Medikamentöse Tumortherapie in der Dermato-Onkologie

Lucie Heinzerling
Anke Hartmann
Martina Hund

Medikamentöse Tumortherapie in der Dermato-Onkologie

2. Auflage

Mit 102 Abbildungen

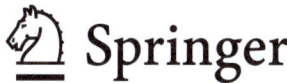

Lucie Heinzerling
Universitätsklinikum Erlangen, Erlangen

Anke Hartmann
Universitätsklinikum Erlangen, Erlangen

Martina Hund
Rzany und Hund, Berlin

ISBN 978-3-662-58011-0   ISBN 978-3-662-58012-7 (eBook)
https://doi.org/10.1007/978-3-662-58012-7

Die Deutsche Nationalbibliothek verzeichnet diese Publikation in der Deutschen Nationalbibliografie; detaillierte bibliografische Daten sind im Internet über http://dnb.d-nb.de abrufbar.

Springer
© Springer-Verlag GmbH Deutschland, ein Teil von Springer Nature 2014, 2019
Das Werk einschließlich aller seiner Teile ist urheberrechtlich geschützt. Jede Verwertung, die nicht ausdrücklich vom Urheberrechtsgesetz zugelassen ist, bedarf der vorherigen Zustimmung des Verlags. Das gilt insbesondere für Vervielfältigungen, Bearbeitungen, Übersetzungen, Mikroverfilmungen und die Einspeicherung und Verarbeitung in elektronischen Systemen.
Die Wiedergabe von allgemein beschreibenden Bezeichnungen, Marken, Unternehmensnamen etc. in diesem Werk bedeutet nicht, dass diese frei durch jedermann benutzt werden dürfen. Die Berechtigung zur Benutzung unterliegt, auch ohne gesonderten Hinweis hierzu, den Regeln des Markenrechts. Die Rechte des jeweiligen Zeicheninhabers sind zu beachten.
Der Verlag, die Autoren und die Herausgeber gehen davon aus, dass die Angaben und Informationen in diesem Werk zum Zeitpunkt der Veröffentlichung vollständig und korrekt sind. Weder der Verlag noch die Autoren oder die Herausgeber übernehmen, ausdrücklich oder implizit, Gewähr für den Inhalt des Werkes, etwaige Fehler oder Äußerungen. Der Verlag bleibt im Hinblick auf geografische Zuordnungen und Gebietsbezeichnungen in veröffentlichten Karten und Institutionsadressen neutral.

Umschlaggestaltung: deblik Berlin
Fotonachweis Umschlag: © deblik Berlin

Springer ist ein Imprint der eingetragenen Gesellschaft Springer-Verlag GmbH, DE und ist ein Teil von Springer Nature
Die Anschrift der Gesellschaft ist: Heidelberger Platz 3, 14197 Berlin, Germany

Vorwort

In der Therapie des metastasierten Melanoms konnten in den letzten Jahren bahnbrechende Erfolge mit zahlreichen neuen wirksamen Tumortherapien erreicht werden. Checkpoint-Inhibitoren (PD-1/PD-L1-Antikörper und CTLA4-Antikörper), als Stimulatoren der Immunabwehr, und Kinaseinhibitoren (BRAF/MEK-Inhibitoren), durch Hemmung der Signaltransduktion proliferierender Tumorzellen, haben zu Tumorantworten und einer Verlängerung des Überlebens von Patienten mit metastasiertem Melanom geführt. Die Dermatoonkologie ist hier auch Vorreiter für zahlreiche andere Tumorentitäten.

Die z. T. ausgeprägten und lang anhaltenden Tumorantworten unter Immuntherapie, aber auch die zahlreichen z. T. schwerwiegenden Nebenwirkungen belegen, welche Kraft das Abwehrsystem gegenüber dem Melanom darstellen kann. Das Versagen bei der Mehrzahl der Patienten hingegen zeigt, dass wir die Mechanismen der primären und sekundären Resistenz besser verstehen müssen. Neben neuen Kombinationspartnern, wie onkolytischen Viren oder neuen Checkpoint-Inhibitoren (LAG-3, TIM-3, u. a.), versprechen v. a. die Daten im adjuvanten Setting, die Prognose von Melanompatienten weiter zu verbessern. Wir hoffen, das metastasierte Melanom bei einem Großteil der Betroffenen zu einer chronischen oder sogar heilbaren Erkrankung zu machen.

Auch bei anderen Hauttumoren tragen die intensiven Forschungsanstrengungen Früchte: Durch das bessere pathogenetische Verständnis von Basaliom und Plattenepithelkarzinom konnten hier effektive, systemisch wirkende Therapeutika entwickelt werden. Checkpoint-Inhibitoren zeigen bei diesen Tumorentitäten ebenso Wirksamkeit wie bei seltenen Tumoren, z. B. dem Merkelzellkarzinom. Hohe Ansprechraten mit langanhaltenden Remissionen können auch hier die Prognose verbessern. Kutane Lymphomerkrankungen können weiterhin mit einem multimodalen Ansatz bzw. zielgerichteten Antikörpern meist gut kontrolliert werden. Ein neues CD30-spezifisches Antikörper-Konjugat zeigte gutes Ansprechen bei CD30-positiven Lymphomen.

Wir befinden uns in einer Zeit mit enormen Erkenntniszugewinn und glücklicherweise sich daraus ergebenden neuen wirksamen Therapieoptionen.

Dieses Buch soll es jungen Kolleginnen und Kollegen erleichtern, sich das für die Durchführung medikamentöser Tumortherapien in der Dermatologie nötige Basiswissen anzueignen. Für Rückmeldungen und Verbesserungsvorschläge sind wir dankbar.

Die Medizin ist eine sich wandelnde Wissenschaft. Durch neue Forschungsergebnisse und zusätzliche klinische Erfahrung werden immer wieder Änderungen in der Behandlung und hierbei insbesondere der medikamentösen Therapie, notwendig. Die Autoren dieses Werks haben sich in dem Bestreben, die relevanten Informationen zutreffend und übersichtlich aufzubereiten, große Mühe gegeben, verlässliche Quellen einzubeziehen und alle Angaben auf ihre Richtigkeit hin zu überprüfen. Trotzdem können angesichts nicht gänzlich auszuschließender Fehler oder Änderungen der medizinischen Praxis weder die Autoren noch der Verlag dafür einstehen, dass alle in diesem Buch enthaltenen

Informationen in jeder Hinsicht korrekt und vollständig sind, und übernehmen somit keine Gewähr für die Richtigkeit, Vollständigkeit und Aktualität der in diesem Werk enthaltenen Informationen und Handlungsempfehlungen.

Dieses Buch soll einen Überblick geben über die medikamentöse Therapie in der Dermatoonkologie, kann aber andere Informationsquellen nicht ersetzen. Die Leser werden ermutigt, die von den Autoren zusammengetragenen Informationen mit anderen Quellen zu vergleichen. Insbesondere sollte sich der Arzt vor der Gabe eines Medikamentes anhand der aktuellen Fachinformationen über Dosis, Nebenwirkungen und Kontraindikationen informieren.

Prof. Dr. med. L. Heinzerling, MPH
Erlangen, im Sommer 2018

Danksagung

Das Autorenteam dankt Herrn Professor Göhl, Herrn Professor Ostgathe, Frau Gabriela Sigrist und Frau Doktor Semrau für deren wertvollen Input zu den Kapiteln Extremitätenperfusion, Palliativmedizin und Radiotherapie sowie Frau Doktor Landendinger für den Input zu kardiologischen Fragestellungen. Ebenso danken wir Herrn Professor Kiesewetter für seine kontinuierliche Unterstützung bei der Aufklärung histopathologischer Zusammenhänge. Schließlich bedanken wir für uns beim Springer-Verlag für die gute Zusammenarbeit und ganz herzlich bei Herrn Doktor Steven Goetze und Herrn Doktor Markus Heppt für die kritische Lektüre des Buchs.

Inhaltsverzeichnis

1	**Allgemeines**	1
1.1	**Definitionen**	3
1.1.1	Studien	3
1.1.2	Therapieansprechen	4
1.1.3	Evidenzniveaus	5
1.1.4	Qualitäts- und Fehlermanagement	6
1.2	**Normwerte und Formeln**	6
1.3	**Zulassungen**	7
1.4	**Wirkmechanismen der Tumortherapien**	10
1.4.1	Immuntherapien	10
1.4.2	Zielgerichtete Therapie	13
1.4.3	Chemotherapeutika	16
1.4.4	Antiangiogene Therapie	22
1.4.5	Hormontherapien	23
1.5	**Nebenwirkungen**	24
1.5.1	Spezifische Nebenwirkungen der Immuntherapie	25
1.5.2	Spezifische Nebenwirkungen der zielgerichteten Therapie	29
1.5.3	Spezifische Nebenwirkungen der Chemotherapie	30
1.5.4	Besondere Nebenwirkungen	34
1.5.5	Therapie in Abhängigkeit von Organfunktion und Nebenwirkung	34
1.6	**Performance-Status**	34
1.7	**Vorbereitung und Planung der Tumortherapie**	34
1.8	**Schwangerschaft**	38
	Literatur	40
	Links	43
2	**Melanom**	45
2.1	**Grundlagen**	48
2.2	**Arten des Melanoms und Spezifika des Uveamelanoms**	49
2.2.1	Melanomtypen	49
2.2.2	Spezifika des Melanoma of unknown origin (MUP)	50
2.2.3	Spezifika des Uveamelanoms (Aderhautmelanom)	51
2.2.4	Spezifika des Schleimhautmelanoms	52
2.3	**Stadieneinteilung**	52
2.3.1	Primärtumor	52
2.3.2	Lymphknotenbeteiligung	53
2.3.3	Fernmetastasierung	54
2.4	**Mutationen und Mutationsanalyse**	55
2.5	**Stadien- und tumorgerechte Therapie**	57
2.5.1	Therapie des Primärtumors und von Lymphknotenmetastasen	57
2.5.2	Therapie bei Satelliten- und Fernmetastasen	59
2.5.3	Therapie des Uveamelanoms	65
2.6	**Melanommarker**	65
2.6.1	S-100	66
2.6.2	MIA	66

2.6.3	Laktatdehydrogenase	67
2.6.4	Histologische Marker	67
2.7	**Ausbreitungsdiagnostik (Staging)**	67
2.8	**Nachsorge**	67
2.9	**Checkpoint-Inhibitoren**	69
2.9.1	Anti-PD1 Antikörper: Pembrolizumab und Nivolumab	73
2.9.2	Anti-CTLA4-Antikörper: Ipilimumab (Yervoy®)	74
2.10	**BRAF-Inhibitoren und MEK-Inhibitoren und andere small molecules**	75
2.10.1	BRAF-Inhibitoren	77
2.10.2	MEK-Inhibitoren	80
2.10.3	Andere Kinaseinhibitoren	82
2.11	**Onkolytische Viren: Talimogen Laherparepvec (Imlygic®)**	87
2.12	**Interferon-alpha und Interleukin-2**	88
2.12.1	Interferon-α (Roferon®, Intron-A®, Pegintron®)	88
2.12.2	Interleukin-2 (Proleukin®)	91
2.13	**Bevacizumab, DCP/DNCB und Imiquimod**	92
2.13.1	Bevacizumab (Avastin®)	92
2.13.2	DCP (Diphenylcyclopropenon)	93
2.13.3	DNCB (Dinitrochlorbenzol)	93
2.13.4	Imiquimod (Aldara®)	93
2.14	**Chemotherapeutika – Dosierungen und Applikationsschemata**	94
2.14.1	Dacarbazin, DTIC (Detimedac®)	94
2.14.2	Temozolomid (Temodal®)	95
2.14.3	Cisplatin (Cisplatin medac®, Platinex®)	97
2.14.4	Carboplatin (Carboplatin®, Carbomedac®)	99
2.14.5	Oxaliplatin (Eloxatin®)	100
2.14.6	Vincristin (Vincristin®, Oncovin®, Cellcristin®)	101
2.14.7	Vindesin (Eldisine®)	103
2.14.8	Fotemustin (Muphoran®)	104
2.14.9	Paclitaxel (Taxol®)	105
2.14.10	Docetaxel (Taxotere®)	106
2.14.11	Carmustin, BCNU (Carmubris®)	108
2.14.12	Lomustin (Cecenu®)	109
2.14.13	Gemcitabin (Gemzar®)	110
2.14.14	Treosulfan (Ovastat®)	111
2.14.15	Tamoxifen (Tamox®)	112
2.14.16	Melphalan (Alkeran®)	113
2.14.17	Trofosfamid (Ixoten®)	114
2.14.18	Busulfan (Myleran®)	115
2.14.19	Etoposid (Vepesid®)	116
2.14.20	Hydroxycarbamid/Hydroxyurea (Litalir®)	117
2.15	**Experimentelle Therapie**	118
2.16	**Interventionelle Therapien**	119
2.16.1	Elektrochemotherapie	119
2.16.2	Extremitätenperfusion	120
2.16.3	Transarterielle Chemoembolisation (TACE)	121
2.16.4	Selektive interne Radiotherapie (SIRT)	121
2.16.5	Chemosaturation	121
2.16.6	Radiofrequenzablation (RFA)	122

2.16.7	Radiotherapie	122
2.16.8	Chirurgische Resektion	123
	Literatur	124
	Links	134

3	**Kutane Lymphome**	**135**
3.1	**Arten und Diagnostik Primär kutaner T-Zell-Lymphome (CTCL)**	139
3.1.1	Mycosis fungoides (MF)	139
3.1.2	Follikulotrope MF	146
3.1.3	Pagetoide Retikulose	146
3.1.4	Granulomatous slack skin (elastolytisches T-Zell-Lymphom)	147
3.1.5	Sézary-Syndrom	148
3.1.6	Primär kutane CD30$^+$-lymphoproliferative Erkrankungen	150
3.1.7	Adulte T-Zell-Leukämie/Lymphom (ATLL, HTLV-1$^+$)	152
3.1.8	Seltene Entitäten	152
3.1.9	Diagnostik der CTCL	155
3.2	**Therapeutika bei CTCL**	156
3.2.1	PUVA (Psoralen + UVA)	156
3.2.2	Extrakorporale Photopherese (ECP)	157
3.2.3	Interferon-α	158
3.2.4	Retinoide	158
3.2.5	Methotrexat	161
3.2.6	Chlorambucil (Leukeran®)	162
3.2.7	Liposomal verkapseltes Doxorubicin (Caelyx®, Myocet®)	163
3.2.8	Doxorubicin	164
3.2.9	Cyclophosphamid (Endoxan®)	166
3.2.10	Vincristin (Oncovin®)	167
3.2.11	Brentuximab Vedotin (Adcetris®)	167
3.2.12	Mogamulizhumab (Poteligeo®)	168
3.2.13	Gemcitabin (Gemzar®, Ribozar®)	168
3.2.14	Daunorubicin	169
3.2.15	Denileukin diftitox (Ontak®)	169
3.2.16	Alemtuzumab (Mab Campath®) Anti-CD52-AK	170
3.2.17	Zanolimumab (Humax®): Anti-CD4-AK	171
3.2.18	Bortezomib (Velcade®): Proteasom-Inhibitor	171
3.2.19	Forodesin (Immucillin®): Purin-Nukleotid-Phosphorylase-Hemmer	172
3.2.20	Vorinostat (Zolinza®), Romidepsin (Istodax®): Histon-Deacetylase-Inhibitoren (HDACI)	172
3.2.21	Chlormethin (Ledaga®)	173
3.2.22	Polychemotherapie-Schemata	173
3.3	**Arten und Diagnostik Primär kutane B-Zell-Lymphome (CBCL)**	174
3.3.1	Niedrig-maligne primär kutane B-Zell-Lymphome	174
3.3.2	Diffuse großzellige B-Zell-Lymphome	177
3.3.3	Diagnostik kutaner B-Zell-Lymphome	179
3.4	**Therapeutika bei CBCL**	181
3.4.1	Anti-CD20 Antikörper	181
3.4.2	Ibritumomab-Tiuxetan (Zevalin®)	183
3.4.3	Ibrutinib (Imbruvica®)	184
3.5	**CD4$^+$-/CD56$^+$-hämatodermische Neoplasien (HN)**	184

3.5.1	Plasmozytoides dendritisches Lymphom/dendritische Zell-Leukämie	184
	Literatur	185
4	**Andere Tumoren**	**191**
4.1	**Plattenepithelkarzinom**	193
4.1.1	Anti-PD1 Antikörper: Nivolumab, Pembrolizumab, Cemiplimab	202
4.1.2	Cetuximab (Erbitux®)	202
4.1.3	Methotrexat (MTX®)	204
4.1.4	5-Fluorouracil (5-FU®, Efudix®)	204
4.1.5	Capecitabin	206
4.1.6	Cisplatin (Cisplatin medac®, Platinex®)	206
4.1.7	Carboplatin (Carboplatin®, Carbomedac®)	206
4.1.8	Bleomycin (Bleomedac®)	206
4.1.9	Zalutumumab (in Studien)	207
4.2	**Keratoakanthom**	207
4.3	**Basalzellkarzinom**	209
4.3.1	Imiquimod (Aldara®)	212
4.3.2	Photodynamische Therapie (PDT)	212
4.3.3	Hedgehog-Inhibitoren (Vismodegib – Erivedge®; Sonidegib – Odomzo®)	213
4.3.4	Itraconazol	214
4.3.5	Anti-PD1 Antikörper: Pembrolizumab, Nivolumab, Cemiplimab	214
4.4	**Weichteiltumoren**	215
4.4.1	Dermatofibrosarcoma protuberans (DFSP)	215
4.4.2	Kaposi-Sarkom (KS)	218
4.4.3	Angiosarkom	222
4.4.4	Leiomyosarkom	228
4.4.5	Rhabdomyosarkom	229
4.4.6	Atypisches Fibroxanthom (AFX)	229
4.4.7	Fibromyxoides Sarkom	230
4.4.8	Klarzellsarkom	230
4.5	**Merkelzellkarzinom**	231
4.5.1	Anti-PD-L1-Antikörper: Avelumab (Bavencio®)	234
4.5.2	Anti-PD1-Antikörper: Pembrolizumab (Keytruda®)	234
	Literatur	234
5	**Nebenwirkungen und Supportivtherapie**	**241**
5.1	**Blutbildveränderungen**	243
5.1.1	Anämie	243
5.1.2	Thrombopenie	244
5.1.3	Neutropenie	244
5.2	**Nausea und Erbrechen**	246
5.3	**Paravasate**	249
5.4	**Tumorschmerz**	251
5.5	**Diarrhö**	254
5.6	**Obstipation**	254
5.7	**Atemnot (Dyspnoe)**	255
5.8	**Kardiale Nebenwirkungen**	255
5.9	**Zerebrale Nebenwirkungen**	256

5.10	**Fatigue und Schlafstörungen**	256
5.10.1	Fatigue	256
5.10.2	Schlafstörungen	257
5.11	**Kachexie**	257
5.12	**Lymphödem**	258
5.13	**Angst und Depression**	259
5.13.1	Angst	259
5.13.2	Depression	259
5.14	**Hautnebenwirkungen**	260
5.14.1	Hand-Fuß-Syndrom bei Chemotherapeutika	260
5.14.2	Hand-Fuß-Syndrom bei Multikinaseinhibitoren	261
5.14.3	Pulpitis und Xerosis	261
5.14.4	Paronychien	261
5.14.5	Akneiformes Exanthem	262
5.14.6	Radiation-Recall-Reaktionen	262
5.14.7	Mukositis	262
5.15	**Haarausfall**	263
5.16	**Polyneuropathie**	265
5.17	**Hypersensitivität**	267
5.18	**Seltene Nebenwirkungen**	268
5.18.1	Progressive multifokale Leukenzephalopathie (PML)	268
5.18.2	Venoocclusive disease/Lebervenenverschlusssyndrom (VOD)	268
5.18.3	Zweitmalignom	268
5.19	**Protektiva**	268
5.19.1	Amifostin (Ethyol®; WR-2721)	268
5.19.2	Dextromethorphan	269
5.19.3	Dexrazoxan (Cardioxane®)	269
5.19.4	Natriumthiosulfat	269
5.19.5	Mesna (Uromitexan®)	270
5.19.6	Vitamin E	270
5.19.7	Glutathion	270
5.19.8	Glutamin	270
5.19.9	All-trans Retinsäure (ATRA)	270
5.20	**Metabolismus und Interaktionen**	270
	Literatur	272
6	**Notfälle in der Dermatoonkologie**	275
6.1	**Tumorinduzierte Hyperkalzämie**	276
6.2	**Tumorlysesyndrom**	277
6.3	**Kapillarlecksyndrom**	279
6.4	**Zytokin-Freisetzungs-Syndrom**	280
6.5	**Hirnödem**	281
6.6	**Kompression des Spinalkanals**	281
6.7	**Maligner Perikarderguss**	282
	Literatur	283
7	**Begleitung**	285
7.1	**Gesprächsführung**	286
7.2	**Palliative Care**	287

7.3	Psychoonkologie	289
	Literatur	291
	Links	291
8	**Anhang**	293
8.1	**Behandlungsprotokolle Melanome**	295
8.1.1	Checkpoint-Inhibitoren	295
8.1.2	DTIC	296
8.1.3	Temozolomid	297
8.1.4	Fotemustin	298
8.1.5	Carboplatin + Paclitaxel	299
8.1.6	Treosulfan + Gemcitabin	301
8.1.7	DCP	302
8.1.8	DVP-Protokoll	303
8.2	**Behandlungsprotokolle Lymphome**	304
8.2.1	Knospe-Protokoll	304
8.2.2	Liposomal verkapseltes Doxorubicin	305
8.2.3	CHOP-Protokoll	306
8.2.4	Rituximab	307
8.2.5	Leitlinien zu R-CHOP	309
8.2.6	R-CHOP-Protokoll	311
8.2.7	Brentuximab Vedotin	312
8.2.8	Mogamulizumab	313
8.2.9	Denileukin diftitox	314
8.3	**Behandlungsprotokoll Merkelzellkarzinom**	315
8.3.1	Avelumab	315
8.4	**Medikamentenstandards**	316
8.4.1	Checkpoint-Inhibitoren: Pembrolizumab, Nivolumab, Ipilimumab, Avelumab, Atezolizumab	316
8.4.2	BRAF/MEK-Inhibitoren: Dabrafenib/Trametinib	322
8.4.3	BRAF/MEK-Inhibitoren: Vemurafenib/Cobimetinib	324
8.4.4	BRAF/MEK-Inhibitoren: Encorafenib/Binimetinib	326
8.4.5	MEK-Inhibitor-Monotherapie: Binimetinib, Cobimetinib, Trametinib	328
8.4.6	Interferon-alpha (IFN-α)	330
8.4.7	Acitretin	331
8.4.8	Bexaroten	332
8.4.9	Methotrexat	333
8.4.10	Hedgehog-Inhibitoren: Vismodegib, Sonidegib	334
8.5	**Checklisten und Dokumentationsbögen**	336
8.5.1	Checkliste Erstvorstellung Tumorpatient	336
8.5.2	Hornheider Screeningbogen	337
8.5.3	Distress Thermometer	339
8.5.4	Psychoonkologische Basisdokumentation	340
8.6	**Paravasate**	342
8.6.1	Substanzspezifische Maßnahmen	342
8.6.2	Paravasat-Dokumentation	343
8.7	**Nebenwirkungen der gebräuchlichsten Chemotherapeutika**	344
	Serviceteil	355
	Sachverzeichnis	356

Abkürzungsverzeichnis

ACE	angiotensin converting enzyme	CTLA	cytotoxic T-lymphocyte antigen
ACTH	adrenokortikotropes Hormon	CyA	Ciclosporin A
ADCC	antibody dependent cytotoxicity, antikörperabhängige Zytotoxizität	Cyp	Cytochrom p
ADR	adverse drug reaction	d	Tag
ADL	acitivities of daily life	DC	dendritische Zellen
AFX	atypisches Fibroxanthom	DCP	Diphenylcyclopropenon
AkdÄ	Arzneimittelkommission der Ärztekammer	DFS	disease-free survival
		DFSP	Dermatofibrosarcoma protuberans
ALL	akute lymphatische Leukämie	DHFR	Dihydrofolatreduktase
ALM	akrolentiginöses Melanom	DIC	disseminierte intravasale Koagulopathie
AME	Arzneimittelexanthem		
AML	akute myeloische Leukämie	Diff-BB	Differenzialblutbild
AP	alkalische Phosphatase	DNCB	Dinitrochlorbenzol
ARDS	acute respiratory distress syndrome, akutes respiratorisches Stresssyndrom	DPD	Dihydropyrimidin-Dehydrogenase
		DTIC	Dacarbazin
AS	Angiosarkom		
ATLL	adulte T-Zell-Leukämie/Lymphom	EBV	Ebstein-Barr-Virus
ATRA	All-trans-Retinsäure	ECP	extrakorporale Photopherese
AUC	area under the curve	ECT	Elektrochemotherapie
		EGFR	epidermal growth factor receptor
BB	Blutbild	EKG	Elektrokardiogramm
BCC	basal cell carcinoma, Basaliom, Basalzellkarzinom	ELND	elektive Lymphknotendissektion
		EMA	epitheliales Membranantigen
BDCA	blood dendritic cell antigen	EMEA	European Agency for the Evaluation of Medicinal Products
BSG	Blutsenkungsgeschwindigkeit		
		ERK	extracellular signal-regulated kinase
Ca	Calcium		
C-ALCL	primär kutanes anaplastisches CD30+-großzelliges Lymphom	FACT	Functional Assessment of Cancer Treatment
CBCL	cutaneous B-cell lymphoma; kutanes B-Zell-Lymphom	FSH	follikelstimulierendes Hormon
		5-FU	5-Fluorouracil
CGD-TCL	kutanes γ/δ-T-Zell-Lymphom		
CK	Kreatininkinase	GCP	good clinical practice
Cl	Chlorid	GFR	glomeruläre Filtrationsrate
CL	cutaneous lymphoma; kutanes Lymphom	GI	gastrointestinal
		GIST	gastrointestinale Stromatumoren
CLA	cutaneous lymphocyte associated antigen	GOT	Glutamat-Oxalacetat-Transaminase
		GPT	Glutamat-Pyruvat-Transaminase
CLL	chronische lymphatische Leukämie	GPX	Glutathionperoxidase
CLS	Capillary-Leak-Syndrom; Kapillarlecksyndrom	Gy	Gray
CML	chronische myeloische Leukämie	HAART	hochaktive antiretrovirale Kombinationstherapie
CMV	Zytomegalievirus		
COX	Cyclooxygenase	HADS	Hospital Anxiety and Depression Scale
CR	complete response, komplette Remission		
		HAMA	humane Anti-Maus-Antikörper
CRS	Cytokine-Release Syndrome; Zytokin-Freisetzungs-Syndrom	Hb	Hämoglobin
		HDACI	Histon-Deacetylase-Inhibitoren
CT	Computertomographie	HN	hämatodermische Neoplasien
CTCL	cutaneous T-cell lymphoma; kutanes T-Zell-Lymphom	HPS	hämophagozytisches Syndrom
		HPV	humanes Papillomavirus

Abkürzungsverzeichnis

HSV	Herpes simplex Virus	MTX	Methotrexat
HTLV	humanes T-lymphotropes Virus	MUP	melanoma with unknown primary tumor, Melanom mit unbekanntem Primärtumor
HUS	hämolytisch-urämisches Syndrom		
HWZ	Halbwertszeit		
ICH	International Conference on Harmonization	NC	no change
		NCAM	NK-cell-associated neural cell adhesion molecule
IDO	Indolamin 2,3-dioxygenase		
IFN	Interferon	NHL	Non-Hodgkin-Lymphom
Ig	Immunglobuline	NK-Zellen	natürliche Killerzellen
IL	Interleukin	NM	noduläres Melanom
INR	international normalized ratio	NOS	nicht genauer spezifiziert
irAE	immune-related adverse events	NSAR	nichtsteroidale Antiphlogistika
irRC	immune-related response criteria	NSCLC	non small cell lung cancer
i.t.	intratumoral	NSE	neuronenspezifische Enolase
i.v.	intravenös		
		OPN	Osteopontin
K	Kalium	ORR	objective response rate
KG	Körpergewicht	OS	overall survival
KM	Knochenmark		
KOF	Körperoberfläche	pAVK	periphere arterielle Verschlusskrankheit
KS	Kaposi-Sarkom		
		p.o.	per os
LAD	Lymphadenektomie	PCFCL	primary cutaneous follicle center lymphoma, Keimzentrumslymphom, follikuläres B-Zell-Lymphom
LCA	leukocyte common antigen		
LDH	Laktatdehydrogenase		
LH	luteinisierendes Hormon	PCMZL	primary cutaneous marginal zone lymphoma, Marginalzonenlymphom
LiTT	Laser-induzierte Thermotherapie		
LK	Lymphknoten	PCP	Pneumocystis-Pneumonie
LMM	Lentigo-maligna-Melanom	PCR	Polymerasekettenreaktion
LyP	lymphomatoide Papulose	PD	progressive disease
		PD-1	programmed cell death protein 1
MALT	mucosa-associated lymphoid tissue	PDGFB	platelet derived growth factor B-chain
MAP	mitogen-activated protein		
MCC	Merkel cell carcinoma, Merkel-Zellkarzinom	PDGFR	platelet-derived growth factor receptor
MCH	mean corpuscular hemoglobin; mittlerer Zellhämoglobingehalt	PD-L1	programmed cell death ligand 1
		PDT	photodynamische Therapie
MCPyV	Merkelzell-Polyomavirus	PET	Positronenemissionstomographie
MCV	mean corpuscular volume; mittleres korpuskuläres Volumen	PFS	progression-free survival, progressionsfreies Überleben
MDR	multi-drug resistance	P-HWZ	Plasmahalbwertszeit
MDS	myelodysplastisches Syndrom	PI3K	Phosphoinositol-3-Kinase
MED	minimale Erythemdosis	PPAR	peroxisome proliferator activated receptor
MEK	mitogen-activated protein kinase		
MELTUMP	melanocytic tumor of uncertain malignant potential	PR	partielle Remission
		PTHrP	parathyroid hormone-related peptide
MF	Mycosis fungoides		
Mg	Magnesium	PTT	partielle Thromboplastinzeit
MIA	melanoma inhibitory activity	PUVA	Psoralen-UV-A-Therapie
Mio	Million		
MMF	Mycofenolatmofetil	QTc	korrigierte QT-Zeit
MPD	minimal phototoxische Dosis		
MR	mixed response	R	Rezeptor
MRT	Magnetresonanztomographie	RAR	retinoid acid receptor, Retinoidrezeptoren
MTD	maximale tolerable Dosis		
mTOR	mammalian target of rapamycin	RCC	renal cell carcinoma

RECIST	response evaluation criteria in solid tumors	TACE	transarterielle Chemoembolisation
RFA	Radiofrequenzablation	TdT	terminale Deoxynukleotidyl-Transferase
RFS	rezidivfreies Überleben	TEN	toxisch epidermale Nekrolyse
ROS	reactive oxygen species	TGF	transforming growth factor
RR	Blutdruck	TIL	Tumor-infiltrierende Lymphozyten
RTK	Rezeptortyrosinkinase	TLR	Toll-like-Rezeptor
RXR	Retinoid-X-Rezeptor	TLS	Tumorlysesyndrom
		TNF	Tumornekrosefaktor
s.c.	subkutan	TRALI	transfusion related acute lung injury
SALT	skin-associated lymphoid tissue	TSH	Thyroid stimulating hormone; Thyreoidea-stimulierendes Hormon
SCC	squamous cell carcinoma, Plattenepithelkarzinom	T-VEC	Talimogen laherparepvec
SD	stable disease	TTF	time to treatment failure
siRNA	small interfering RNA	TTP	thrombotische thrombo-zytopenische Purpura
SIRS	systemic inflammatory response syndrome	TTP	time to progression
SIRT	selektive interne Radiotherapie	Tx	Transplantation
SJS	Stevens-Johnson-Syndrom		
SLNB	Sentinel-lymph-node-Biopsie; Sentinel-Lymphknotenbiopsie	UNL	upper limit of normal; oberer Normwert
SLND	Sentinel-lymph-node-Dissektion; Sentinel-Lymphknotendissektion		
SNB	Sentinel-node-Biopsie	VEGF	vascular endothelial growth factor
SOD	Superoxiddismutase	VEGFR	vascular endothelial growth factor receptor
SPTCL-AB	subkutanes pannikulitisartiges α/β-T-Zell-Lymphom	VOD	venookklusive disease, venookklusive Erkrankung
SS	Sézary-Syndrom	VZV	Varizella-zoster-Virus
SSM	superfiziell spreitendes Melanom		
SSRI	Serotonin-Reuptake-Inhibitoren	ZNS	zentrales Nervensystem
SUSAR	serious unexpected suspected adverse reaction		

Allgemeines

1.1 Definitionen – 3
1.1.1 Studien – 3
1.1.2 Therapieansprechen – 4
1.1.3 Evidenzniveaus – 5
1.1.4 Qualitäts- und Fehlermanagement – 6

1.2 Normwerte und Formeln – 6

1.3 Zulassungen – 7

1.4 Wirkmechanismen der Tumortherapien – 10
1.4.1 Immuntherapien – 10
1.4.2 Zielgerichtete Therapie – 13
1.4.3 Chemotherapeutika – 16
1.4.4 Antiangiogene Therapie – 22
1.4.5 Hormontherapien – 23

1.5 Nebenwirkungen – 24
1.5.1 Spezifische Nebenwirkungen der Immuntherapie – 25
1.5.2 Spezifische Nebenwirkungen der zielgerichteten Therapie – 29
1.5.3 Spezifische Nebenwirkungen der Chemotherapie – 30
1.5.4 Besondere Nebenwirkungen – 34
1.5.5 Therapie in Abhängigkeit von Organfunktion und Nebenwirkung – 34

1.6 Performance-Status – 34

1.7 Vorbereitung und Planung der Tumortherapie – 34

1.8 Schwangerschaft – 38

Literatur – 40

Links – 43

© Springer-Verlag GmbH Deutschland, ein Teil von Springer Nature 2019
L. Heinzerling et al., *Medikamentöse Tumortherapie in der Dermato-Onkologie*
https://doi.org/10.1007/978-3-662-58012-7_1

Die medikamentöse Tumortherapie umfasst die Anwendung und Überwachung der medikamentösen Therapie von Tumorerkrankungen, einschließlich supportiver Maßnahmen und der Therapie auftretender Komplikationen, und sollte nur von darin ausgebildeten und erfahrenen Ärztinnen und Ärztin durchgeführt werden. Vor jeder Therapie sollen der zu erwartende Nutzen, der Ablauf der Therapie, die Risiken und die Nebenwirkungen ausführlich mit dem Patienten besprochen werden. Ebenso soll der Patient informiert sein über mögliche Komplikationen und das Vorgehen bei Komplikationen. Der Patient muss instruiert werden, seine Symptome frühzeitig zu äußern.

Wichtige Fragen, die durch die betreuenden Ärzte zu klären sind, sind dabei:
- Besteht eine gesicherte Indikation für die gewählte Therapie?
- Bestehen keine Kontraindikationen?
- Was ist das Ziel der Therapie: kurativ, adjuvant/neoadjuvant oder palliativ?
- Wurde der Patient über die Therapie sowie alternative Therapiemöglichkeiten informiert ggf. mit einer Patienteninformation und konnte er Fragen stellen? Ist er einverstanden?
- Gibt es Einschränkungen von Organfunktionen bzw. Ko-Morbiditäten (z.B. Autoimmunerkrankungen bei Gabe von Checkpoint-Inhibitoren), die entsprechend berücksichtigt werden müssen (z. B. Niere: Cisplatin, Lunge: Bleomycin)?
- Wie ist die Vorbelastung durch vorangegangene Therapien? Bestehen Nebenwirkungen, die eine Unterbrechung/Dosismodifikation notwendig werden lassen?
- Wie wurden vorangegangene Therapien vertragen? Welche Nebenwirkungen werden erwartet?

Zusätzlich sollte immer vorab geprüft werden, ob der Allgemeinzustand des Patienten und seine Organfunktionen die gewählte Therapie zulassen.

Die medikamentöse Tumortherapie umfasst eine Vielzahl unterschiedlichster Therapien:
- Immuntherapien (monoklonale Antikörper, zelluläre Therapien, Zytokine, Toll-like-Rezeptor (TLR)-Agonisten)
- Zielgerichtete Therapie (Signaltransduktionsinhibitoren, Tyrosinkinasehemmer, Antikörper)
- Chemotherapie
- Hormontherapie
- Differenzierungsinduzierende Therapie (Retinoide)
- Experimentell: Gentherapie, Vakzination

Behandelbarkeit verschiedener Tumorentitäten

Verschiedene Tumorentitäten unterscheiden sich in ihrer therapeutischen Beeinflussbarkeit durch medikamentöse Tumortherapien:
- **Potenziell heilbare Tumoren** (10–20% aller Tumoren): akute myeloische Leukämie (AML), akute lymphatische Leukämie (ALL), Morbus Hodgkin, aggressives Non-Hodgkin Lymphom (NHL), kleinzelliges Bronchialkarzinom, Hodentumoren, Chorionkarzinom
- **Palliative Therapie mit Verlängerung der Überlebenszeit** (40%): chronische myeloische Leukämie (CML), chronische lymphatische Leukämie (CLL), HNO-Plattenepithelkarzinome, Mammakarzinom, Ovarialkarzinom, Uteruskarzinom, Prostatakarzinom, metastasiertes Melanom, nicht kleinzelliges Bronchialkarzinom, Blasenkarzinom, Nierenkarzinom
- **Palliative Therapie ohne Verlängerung der Überlebenszeit** (20%): gynäkologische Plattenepithelkarzinome, Adenokarzinome des Gastrointestinaltrakts, Pankreaskarzinom
- **Nicht deutlich beeinflussbare Tumoren** (20%): ZNS-Tumoren, Leberkarzinom, Schilddrüsenkarzinom

1.1 · Definitionen

◨ Tab. 1.1 Übersicht über die Entwicklung neuer Therapieansätze in den Phasen von der Präklinik bis zu Post-Marketing Surveillance (Phase IV)

Phase	Beschreibung	Bemerkung
Präklinische Erprobung	In vitro und in Tiermodellen	Erste Daten zur Wirkung und zum Nebenwirkungsprofil; Ziel: maximale tolerable Dosis bei minimaler Mortalität (LD_{10}: 10% verstorben) = initiale Dosis für Phase I
I	Erprobung von Sicherheit und Toxizität (oft bei gesunden Probanden; bei Tumortherapeutika an Patienten)	Meist dosiseskalierend Bestimmung der maximalen tolerablen Dosis (MTD) ausgehend von 10% der LD_{10} Bestimmung der ct-Kurve (c = Zytostatikakonzentration und t = Applikationsdauer) und Dosierung Für jede Applikationsart/Kombination ist eine gesonderte Phase-I-Studie notwendig
II	Erprobung von Sicherheit und Wirksamkeit an einer begrenzten Zahl von Patienten	Oft proof of principle Prüfung des Wirkungsspektrums und der Effektivität. Ansprechrate der Tumorerkrankung wird mit den Kategorien CR (komplette Remission), PR (partielle Remission), minor response, MR (mixed response), NC (no change) und PD progressive disease) ermittelt
III	Größere randomisierte Studien zur Erprobung von Sicherheit und Wirksamkeit in Patienten; oft doppelblind IIIa vor Einreichung des Zulassungsdossiers IIIb nach Einreichung des Zulassungsdossiers	Erkennung von Nebenwirkungen, die in 1/100 Fällen auftreten Oft als Zulassungsstudien konzipiert mit Standardtherapie (oder Placebo) als Kontrolle
IV	Nebenwirkungserfassung bei Anwendung Post-marketing-Surveillance	Erkennung seltener Nebenwirkungen oder von Nebenwirkungen, die bei bestimmten Komorbiditäten auftreten

1.1 Definitionen

1.1.1 Studien

Medikamente werden im Rahmen von Studien erprobt (◨ Tab. 1.1). Alle Studien müssen von der zuständigen Ethikkommission bewilligt werden. Zusätzlich sollen sie in der EUDRACT-Datenbank der EMEA eingetragen werden. Neue Therapien müssen zusätzlich durch das Bundesinstitut für Arzneimittel und Medizinprodukte (BfArM) bzw. bei biologischen Präparaten (Gentherapeutika, somatische Zelltherapeutika und biotechnologisch bearbeitete Gewebeprodukte) durch das Paul-Ehrlich-Institut (PEI) genehmigt werden. Die Zulassung erfolgt durch die Europäische Arzneimittelagentur (EMA, in der Vergangenheit EMEA).

Good Clinical Practice (GCP) Richtlinien, nach denen Studien durchgeführt werden müssen, damit die so generierten Daten für das Registrierungsdossier eines Heilmittels in EU/USA/Japan genutzt werden dürfen. GCP setzt einen (internationalen) Standard für Sicherheit und Qualität betreffend ethischer und wissenschaftlicher Planung, Durchführung, Dokumentation und Berichterstattung bei klinischen Prüfungen am Menschen.

1.1.2 Therapieansprechen

Zur Beurteilung des Tumoransprechens werden verschiedene Kategorien beurteilt und im Rahmen von Studien verschiedene Endpunkte gemessen: Bei Tumorerkrankungen sind der Einfluss der Behandlung auf die Überlebenszeit, das progressionsfreie Überleben (PFS) und die Tumorregression sicher am wichtigsten. Aber auch sekundäre Endpunkte wie Lebensqualität oder die Möglichkeit, die täglichen Verrichtungen (activities of daily life; ADL) ohne Hilfe durchzuführen also die sogenannten ‚Patient-reported outcomes' (PRO), nehmen an Bedeutung zu. Eine Aufstellung der verschiedenen gemessenen und errechneten Endpunkte gibt die ▶ Übersicht.

> **Endpunkte, die im Rahmen von Studien ausgewertet werden**
> - Remissionsdauer (time to progression –TTP)
> - Disease free survival (DFS)
> - Event free survival: Zeit zwischen Diagnosestellung bzw. Therapiebeginn und dem Auftreten neuer Tumormanifestation
> - Progressionsfreies Überleben (PFS)
> - Time to treatment failure (TTF)
> - Ansprechrate (Overall response rate, ORR)
> - Dauer des Ansprechens (Duration of response, DOR)
> - Krankheitskontrollrate (Disease control rate, DCR)
> - Überleben (oft in Kaplan-Maier survival curves dargestellt)
>   - Mediane Überlebenszeit
>   - Überlebensraten (1-Jahres-Überlebensrate, 5-Jahres-Überlebensrate)
>   - Overall survival (OS): Zeit zwischen Diagnosestellung bzw. Therapiebeginn und Tod
> - Lebensqualität
>   - Short-form 36 (SF-36)
>   - EORTC QLQ-C30
>   - EQ-5D
> - Functional Assessment of Cancer Treatment (FACT): Misst multiple Dimensionen der Lebensqualität z. B. physisches, funktionales, emotionales und soziales Wohlbefinden
> - Hospital Anxiety and Depression Scale (HADS): Screening-Instrument für Angst und Depression. Misst auf zwei Unterskalen Symptome von Angst und Depression in der vorangegangenen Woche mit Werten zwischen 0 (kein Unwohlsein) bis 21 (maximales Unwohlsein). Bei einem Wert von >7 auf einer der Unterskalen liegt ein klinisch signifikanter Befund vor.
> - Kosten-Nutzen-Relation

Die seitens der Behörden anerkannten Endpunkte können sich unterscheiden und das Gesamtüberleben kann ein schwieriger Readout sein, wenn auf die untersuchte Therapie andere überlebensverlängernde Therapien folgen. Weiterhin heißt ein signifikanter Unterschied nicht unbedingt, dass er klinisch relevant ist, z.B. im Falle einer Therapie mit Überlebensverlängerung von 2 Wochen, die allerdings zahlreiche Nebenwirkungen mit sich bringt.

Tumorregression

Nach einer Therapiephase wird das Ansprechen hinsichtlich der Tumorregression beurteilt. Hierbei wird der **Remissionsgrad** (complete response – CR, partial response – PR, stable disease – SD, progressive disease – PD) heute meist mittels der **RECIST-Kriterien** beurteilt (Eisenhauer et al. 2009). Während WHO-Kriterien (Miller et al. 1981) den Längs- und Querdurchmesser aller Läsionen, auch der die nicht in zwei Dimensionen messbar sind, beurteilen, werden für RECIST (response evaluation criteria in solid tumors; Therasse et al.

Tab. 1.2 WHO- und RECIST-Kriterien (Eisenhauer et al. 2009)

Tumorantwort	WHO	RECIST
Complete response CR	Vollständige Rückbildung aller messbaren Tumorparameter für ≥4 Wochen	Vollständige Rückbildung aller messbaren Tumorparameter für ≥4 Wochen. Verschwinden aller extranodalen Herde, alle LK sind im kurzen Durchmesser <10mm, Tumormarker sind im Normbereich
Partial response PR	Größe (Längs- × Querdurchmesser) aller messbaren Tumoren im Vergleich zur Baseline ≤50% für ≥4 Wochen, keine neuen Metastasen, keine Progression anderer Tumorparameter	≥30% Reduktion der Größe (Längsdurchmesser) aller Target-Läsionen im Vergleich zur baseline ≥4 Wochen, kein Auftreten neuer Läsionen, keine Progression von Non-Target-Läsionen
Stable disease SD	Größe (Längs- × Querdurchmesser) aller messbaren Tumoren im Vergleich zur Baseline 50–125% für ≥4 Wochen, keine neuen Metastasen, keine Progression anderer Tumorparameter	Rückgang um <30% und keine Zunahme >20% der Größe (Längsdurchmesser) aller Target-Läsionen im Vergleich zur Baseline für ≥4 Wochen, kein Auftreten neuer Läsionen, keine Progression von Non-Target-Läsionen
Progressive disease PD	Größe (Längs- × Querdurchmesser) aller messbaren Tumoren im Vergleich zur Baseline >125% für ≥4 Wochen und/oder neue Metastasen und/oder Progression anderer Tumorparameter	Zunahme um ≥20% Größe (Längsdurchmesser) aller Target-Läsionen im Vergleich gegenüber dem besten Resultat und ≥5 mm absolut für ≥4 Wochen und/oder Auftreten neuer Läsionen und/oder Progression von Non-Target-Läsionen

2000) nur Längsdurchmesser der Target-Läsionen (in zwei Dimensionen messbar) gemessen und Non-Target-Läsionen und neue Metastasen beurteilt (Tab. 1.2).

Bei Immuntherapeutika kann es aufgrund der induzierten Entzündungsreaktion zu einer Rekrutierung von T-Lymphozyten in den Tumor kommen und damit zunächst zu einer Größenzunahme, der sogenannten Pseudoprogression. Da gemäß RECIST-Kriterien eine Größenzunahme gleichbedeutend mit einem Tumorprogress ist, wurden für Immuntherapeutika wie Ipilimumab neue radiologische Kriterien, die sog. „immune-related response criteria" (irRC), definiert (O'Regan et al. 2011). So wird nach einer initialen Einstufung als progressive disease nach 12 Wochen die Bildgebung 4 Wochen später nochmals wiederholt, um ein Ansprechen nach initialer Größenzunahme auszuschließen. Interessanterweise kann auch ein radiologischer Tumorprogress histologisch ohne Nachweis von vitalem Tumorgewebe bleiben (Schliep et al. 2018).

Aus den Tumorregressionen einer Studienpopulation ergibt sich die **Ansprechrate** (objective response rate – ORR), also der Anteil von Patienten mit kompletter oder partieller Tumorregression: (CR+PR)/alle behandelten Patienten. Eine neuere Angabe die sog. disease control rate beinhaltet alle Patienten, die keinen Progress zeigten (CR+PR+SD)/alle behandelten Patienten.

1.1.3 Evidenzniveaus

Tab. 1.3 gibt eine Übersicht über die Evidenzniveaus und ihre Datenquellen.

Tab. 1.3 Evidenzniveaus und ihre Datenquellen

Evidenz-niveau	Datenquellen
I	Metaanalyse aus kontrollierten Studien oder randomisierte Studie mit niedrigem falsch-positivem und niedrigem falsch-negativem Fehler (hohe Power)
II	Randomisierte Studie oder mindestens eine gut geplante, kontrollierte experimentelle Studie
III	Nicht-randomisierte Studie mit Kontrollgruppe (Fall-Kontroll-Studien); Prä-post-Kohorten
IV	Nicht-randomisierte Studie mit historischer Kontrollgruppe
V	Fallberichte

1.1.4 Qualitäts- und Fehlermanagement

Qualitätsmanagement (QM)

> Qualität ist die Gesamtheit von Merkmalen eines Gegenstandes/einer Dienstleistung bezüglich seiner Eignung bestimmte Anforderungen zu erfüllen (DIN EN ISO 8402).

Qualität in der Medizin ist der Grad, zu welchem Gesundheitsdienstleistungen für Individuen oder Populationen die Wahrscheinlichkeit erwünschter Gesundheitsergebnisse erhöhen und mit dem professionellem Wissen übereinstimmen (Institute of Medicine).

Qualität im Gesundheitswesen ist der Grad, zu welchem die Gesundheitsversorgung das Erzielen erwünschter Ergebnisse wahrscheinlicher macht und die Wahrscheinlichkeit unerwünschter Ergebnisse vermindert, basierend auf dem aktuellen evidenzbasierten Wissen und der Good Clinical Practice.

Qualität kann untergliedert werden in
— **Strukturqualität**: „Die richtigen Voraussetzungen haben" (apparative und personelle Ausstattung, Medikamente, Infrastruktur)
— **Prozessqualität**: „Das richtige tun" (adäquate Diagnostik und Therapie gemäß der Leitlinien)
— **Ergebnisqualität**: „Das Ziel erreichen" (Tumorremission, Vermeiden von Rezidiven, Funktionalität erhalten, Überleben, Lebensqualität)

Fehlermanagement

„Primum nil nocere" – dem Patienten nicht schaden. Traditionell wurden Fehler bei Individuen gesucht. Im modernen Fehlermanagement sucht man die Fehler im System (Menschen machen Fehler, Organisation, Strukturen und Vorrichtungen müssen diese verhindern).

> Fehleranalyse (CIRS: critical incident reporting system): Melden von Beinahe-Fehlern und Analyse dieser ermöglicht die Verbesserung der Abläufe.

Bei der Applikation von nebenwirkungsreichen medikamentösen Therapien ist besonderer Wert auf Sicherheit zu legen. Kann die Gabe aufgrund von Nebenwirkungen erfolgen, in der richtigen, dem Patienten angepassten Dosis (ggf. in Anpassung an die vorab untersuchte Organfunktion), nach korrekter Indikationsstellung und umfassender Aufklärung beim richtigen Patienten?

1.2 Normwerte und Formeln

Während bei Immuntherapien Nebenwirkungen anhand von Anamnese und Untersuchung vor jeder Infusion evaluiert, ggf. behandelt und ggf. die Checkpoint-Inhibitorgabe pausiert werden muss, sind bei Chemotherapien in Abhängigkeit von der Organfunktion ggf. schon bei der ersten Infusion Dosisanpassungen vorzunehmen. Bei Checkpoint-Inhibitoren besteht keine lineare Dosis-Wirkungsbeziehung, d. h. Dosisreduktionen werden nicht empfohlen. Bei beiden Therapieformen gilt es die Laborwerte sorgfältig zu prüfen.

> **Normwerte der wichtigsten Laborbefunde**
> - Bilirubin –1,0 mg/dl
> - CK – 70 U/l Frauen; – 80 U/l Männer
> - GOT (ASAT) – 40 U/l
> - GPT (ALAT) – 40 U/l
> - Kreatinin – 1,5 mg/dl LDH – 90 U/l
> - AP – 280 U/l
> - TSH – 4 mU/l
> - Leukozyten 4000–10.000/µl
>   - Neutrophile 2000–6000/µl
>   - Lymphozyten 2000–3000/µl
> - Thrombozyten 100.000–400.000/µl
> - Hb 12–16 g/dl Frauen; 14–18 g/dl Männer

Area under the curve (AUC) Gesamtwirkstoffkonzentration über einen Zeitabschnitt in mg/ml × min. AUC ist einer der wichtigsten Parameter zur Abschätzung der Wirksamkeit und möglicher Nebenwirkungen eines Zytostatikums.

Dosisberechnung Entsprechend einer angestrebten AUC erfolgt die Dosisberechnung in Abhängigkeit von der Nierenfunktion nach der **Calvert-Formel**:

Dosis (mg) = angestrebter AUC-Wert × (Kreatinin-Clearance + 25)

Je niedriger die glomeruläre Filtrationsrate, desto niedriger wird die Dosis gewählt.

Glomeruläre Filtrationsrate Cockroft-Gault-Formel zur Berechnung der glomerulären Filtrationsrate (GFR):

$$\text{Kreatinin} - \text{Clearance} = \frac{(140 - \text{Alter}) \times \text{Gewicht}}{\text{Konzentration Plasma} - \text{Kreatinin}\,(\text{mg}/\text{dl}) \times 72}$$

($\times 0{,}85$ bei Frauen, sonst $\times 1$)

Die Kreatinin-Clearance wird über den Sammelurin mit Bestimmung der Kreatinin-Konzentrationen in Plasma und Urin und dem Volumen des Urins bestimmt.

$$\text{GFR} = \frac{\text{Konzentration Kreatinin Urin} \times \text{Volumen Urin}}{\text{Konzentration Kreatinin Plasma} \times \text{Zeit}}$$

Bei eingeschränkter Nierenfunktion ist nicht der aktuelle Kreatininwert, sondern die Kreatinin-Clearance maßgeblich zur Dosisanpassung. Bei älteren Patienten wird durch die verminderte aktive Muskelmasse weniger Kreatinin gebildet. Daher kann der Serumkreatininwert, bei verminderter Kreatinin-Clearance normal sein!

> ❗ Bei eingeschränkter Nierenfunktion ist die Toxizität von Alkylanzien, Platinderivaten, Antimetaboliten und zytotoxischen Antibiotika (Anthracycline, Bleomycin, Etoposid) erhöht.

Körperoberfläche Männer: etwa 1,9 m², Frauen etwa 1,6 m². Vereinfachte Formel nach Mosteller (1987):

$$\text{Körperoberfläche} = \sqrt{(\text{Größe}\,(\text{cm}) \times \text{Gewicht}\,(\text{kg}))/3600}$$

1.3 Zulassungen

Gerade in der Dermatologie ist eine Vielzahl der verwendeten Therapeutika nicht für die jeweiligen Indikationen zugelassen. Einen Überblick über die Wirkstoffe und ihre Zulassungssituation gibt ❒ Tab. 1.4.

Tab. 1.4 Wirkstoffe und deren Zulassungen

Wirkstoff	Zulassung
Immuntherapien	
Atezolizumab (Tecentriq®) Anti-PD-L1-Antikörper	Urothelkarzinom nach Platin-basierter oder statt Platin-basierter Chemotherapie, nicht kleinzelliges Lungenkarzinom (NSCLC) nach Chemotherapie und bei ALK-positiven bzw. EGFR-aktivierenden Mutationen nach zielgerichteter Therapie
Avelumab (Bavencio®) Anti-PD-L1-Antikörper	Merkelzellkarzinom, metastasiertes
Ipilimumab (Yervoy®) Anti-CTLA4-Antikörper	Melanom, metastasiertes oder nicht resezierbares
Cemiplimab (Libtayo®) Anti-PD1-Antikörper	Plattenepithelkarzinom, fortgeschrittenes oder metastasiertes
Nivolumab (Opdivo®) Anti-PD1-Antikörper	Melanom, metastasiertes oder nicht resezierbares als Monotherapie oder in Kombination mit Ipilimumab; zur adjuvanten Therapie des Melanoms mit Lymphknotenbeteiligung oder Metastasierung nach vollständiger Resektion; Plattenepithelkarzinom des Kopf-Hals-Bereichs nach Platin-basierter Chemotherapie; nicht kleinzelliges Lungenkarzinom (NSCLC); klassisches Hodgkin-Lymphom, Urothelkarzinom; Nierenkarzinom (RCC)
Pembrolizumab (Keytruda®) Anti-PD1-Antikörper	Melanom, metastasiertes oder nicht resezierbares; zur adjuvanten Therapie des Melanoms im Tumorstadium III mit Lymphknotenbeteiligung nach vollständiger Resektion; nicht kleinzelliges Lungenkarzinom (NSCLC; PD-L1 abhängige Zulassungsindikationen); klassisches Hodgkin-Lymphom, Urothelkarzinom
Talimogen laherparepvec (T-VEC®) Attenuiertes HSV-1-Virus + kodierende Sequenz für GM-CSF	Melanom, metastasiertes oder nicht resezierbares ohne Knochen- Lungen-, Hirnmetastasen oder andere viszerale Beteiligung (IIIB, IIIC, IV M1a)
Zielgerichtete Therapien – Kinaseinhibitoren/small molecules	
BRAF/MEK-Inhibitoren — Dabrafenib (Tafinlar®) BRAF-Inhibitor	Melanom, metastasiertes oder nicht resezierbares mit BRAF-V600-Mutation; nicht kleinzelliges Lungenkarzinom (NSCLC) mit BRAF V600-Mutation in Kombination mit Trametinib; zur adjuvanten Therapie im Stadium III nach vollständiger Resektion in Kombination mit Trametinib
BRAF/MEK-Inhibitoren — Trametinib (Mekinist®) MEK-Inhibitor	Melanom, inoperables oder metastasiertes mit BRAF-V600E-Mutation, in Kombination mit Dabrafenib; zur adjuvanten Therapie im Stadium III nach vollständiger Resektion in Kombination mit Dabrafenib; nicht kleinzelliges Lungenkarzinom (NSCLC) mit BRAF V600-Mutation in Kombination mit Dabrafenib
BRAF/MEK-Inhibitoren — Vemurafenib (Zelboraf®) BRAF-Inhibitor	Melanom, inoperables oder metastasiertes, mit BRAF-V600-Mutation
BRAF/MEK-Inhibitoren — Cobimetinib (Cotellic®) MEK-Inhibitor	Melanom, inoperables oder metastasiertes, mit BRAF-V600E-Mutation in Kombination mit Vemurafenib
BRAF/MEK-Inhibitoren — Encorafenib (Braftovi®) BRAF-Inhibitor	Melanom mit BRAF-V600 Mutation in Kombination mit Binimetinib
BRAF/MEK-Inhibitoren — Binimetinib (Mektovi®) MEK-Inhibitor	Melanom mit BRAF-V600 Mutation in Kombination mit Encorafenib

Tab. 1.4 (Fortsetzung)

Wirkstoff	Zulassung
Imatinib (Glivec®) Inhibitor von bcr-abl, c-KIT, PDGF-R und anderen	Dermatofibrosarcoma protuberans
Pazopanib (Votrient®) Inhibitor von VEGFR, PDGF-R und c-KIT	Weichteilsarkome, nach Progress unter Vortherapie (nicht alle Typen wurden im Rahmen der klinischen Studie untersucht)
Trabectedin (Yondelis®) DNA-Ligand	Weichteilsarkom, nach Versagen von Anthrazyklinen und Ifosfamid, v.a. Liposarkome und Leiomyosarkome
Vismodegib (Erivedge®) Hedgehog-Inhibitoren	Basalzellkarzinom, metastasiert oder Operation bzw. Radiotherapie nicht geeignet
Sonidegib (Odomzo®)	Basalzellkarzinom, lokal fortgeschrittenes für das Operation oder Radiotherapie nicht in Frage kommt
Zielgerichtete Therapien – Antikörper	
Alemtuzumab (Lemtrada®) Anti-CD52-Antikörper	Multiple Sklerose
Brentuximab Vedotin (Adcetris®) CD30-Antikörper-Konjugat	CD30+ Hodgkin-Lymphom, rezidiviertes, refraktäres oder hohes Risiko des Rezidivs; systemisches anaplastisches großzelliges Lymphom (sALCL), rezidiviertes oder refraktäres
Cetuximab (Erbitux®) EGFR-Antikörper	Plattenepithelkarzinom im Kopf- und Halsbereich bei lokal fortgeschrittener Erkrankung + Radiatio. Plattenepithelkarzinom rezidivierend und/oder metastasiert + Platin-basierter Chemotherapie
Mogamulizumab (Poteligeo®) Anti-CCR4-Antikörper	Mycosis fungoides oder Sézary-Syndrom (kutanes Z-Zell-Lymphom) nach einer systemischen Vortherapie
Olaratumab (Lartruvo®) PDGFR-α Antikörper	Weichteilsarkom, inoperables, in Kombination mit Doxorubicin
Rituximab (Mabthera®*) Anti-CD20-Antikörper	Lymphom, folliculäres; CD20-positives diffuses großzelliges B-Zell-Lymphom in Kombination mit CHOP
Obinutuzumab (Gazyvaro® oder ausserhalb EU Gazyva®) Anti-CD20-Antikörper	Lymphom folliculäres, in Kombination mit Chemotherapie oder in Kombination mit Bendamustin nach Nichtansprechen auf Rituximab oder Progress innerhalb von 6 Monaten nach Rituximab; chronisch lymphatische Leukämie (CLL)
Chemotherapien	
Bleomycin (Bleomedac®)	Plattenepithelkarzinom von Kopf und Hals, äußeren Genitalen; intrapleural bei malignen Pleuraergüssen
Carboplatin	Plattenepithelkarzinom im Kopf-Hals-Bereich
Cisplatin	Tumoren im Kopf-Hals-Bereich
Dacarbacin	Melanom (850 mg/m^2 alle 3 Wochen); Weichteilsarkom; Hodgkin-Lymphom
Docetaxel	+ Cisplatin + 5-FU für die Induktionstherapie bei lokal fortgeschrittenem Plattenepithelkarzinom im Kopf-Hals-Bereich

◘ Tab. 1.4 (Fortsetzung)

Wirkstoff	Zulassung
Doxorubicin, liposomales (Caelyx®)	Kaposi-Sarkom
Eribulin (Halaven®)	Liposarkom, nach Anthrazyklintherapie
Fotemustin	In Frankreich, Portugal, Österreich, Italien: Melanom
Lomustin (Cecenu®)	Melanom, metastasiertes (70–100 mg/m² alle 6 Wochen)
Paclitaxel (Taxol®)	Second line Kaposi-Sarkom
Temozolomid (Temodal®)	Glioblastom, maligne Gliome
Vincristin	Maligne Lymphome (Hodgkin und Non-Hodgkin Lymphome); Rhabdomyosarkom
Vindesin	Plattenepithelkarzinom im Kopf-Hals-Bereich

* Biosimilars verfügbar

1.4 Wirkmechanismen der Tumortherapien

Polygene Defekte an Tumorsuppressorgenen, Protoonkogenen und DNA-Reparaturgenen sind ursächlich für die Tumorentwicklung. Dabei können Mutationen, Deletionen und Schwankungen der Anzahl der Genkopien auftreten (Hanahan u. Weinberg 2011). Nur 5–10% der Tumoren sind monogen (z. B. Basaliome bei Gorlin-Goltz Syndrom: PTCH1-Gen, familiäres Melanom: p16).

Der wesentliche Unterschied von Tumorzellen und Normalgewebe liegt in der gestörten Regulation des Wachstums mit erhöhter Proliferation und verminderter Apoptose, im Verlust der Differenzierungsfähigkeit, Veränderungen des Metabolismus und der Fähigkeit zur unkontrollierten Zellmigration (Metastasierung).

Tumorzellen reagieren unzureichend auf intrinsische und oder extrinsische Signale, die die Zellteilung und die Kontaktinhibition kontrollieren.

Bei metastasierten oder nicht operablen Hauttumoren werden aktuell insbesondere Immuntherapien, zielgerichtete Therapien und Chemotherapie eingesetzt. Bei den Immuntherapien sind v.a. die Checkpoint-Inhibitoren zu erwähnen, bei den zielgerichteten Therapien BRAF- und MEK-Inhibitoren. Die Chemotherapien haben an Wichtigkeit verloren und werden häufig erst eingesetzt, wenn es unter den anderen Therapien zu einer Progression der Erkrankung kommt. Sie könnten aber in Sequenz oder Kombination auch synergistisch mit der Immuntherapie wirken (Kirchberger et al. 2017).

1.4.1 Immuntherapien

Immuntherapien können spezifisch oder unspezifisch wirken. Bei der spezifischen Immuntherapie wird versucht, T-Zell-mediierte Immunantworten gegen tumorassoziierte Antigene oder mutierte Antigene zu induzieren bzw. zu verstärken. Ein Problem der spezifischen Immuntherapien stellt jedoch bislang die Diskrepanz zwischen induzierter Immunantwort und klinischem Ansprechen dar. Die Mechanismen, die die Tumorabwehr trotz Immunantwort insbesondere im Effektorschenkel der Immunantwort im Tumormikromilieu unterbinden, werden zunehmend besser verstanden und damit auch beeinflussbar (► Übersicht). Solche **Immun-Escape-/-Suppressions-Mechanismen** unterdrücken die Tumorerkennung und Tumorlyse durch das Immunsystem.

1.4 · Wirkmechanismen der Tumortherapien

Immun-Escape-/Suppressionsmechanismen
- Expression von inhibitorischen Molekülen wie PD-1-Ligand durch Melanomzellen
- Verlust der Expression von HLA-Molekülen oder Tumorantigenen (Erkennungsstrukturen für zytotoxische T Zellen)
- Förderung des Tumorwachstums durch regulatorische T-Zellen (Tregs) und MDSC (myeloid-derived suppressor cells), welche die antitumorale T-Zell-Antwort unterdrücken
- Sekretion immunsuppressiver Zytokine (IL-10, TGF-β)
- Tumorzell-induzierte Apoptose von Effektorzellen (Lymphozyten)
- Fehlende kostimulatorische Moleküle

Bei der unspezifischen Immuntherapie werden vorhandene Immunreaktionen verstärkt bzw. Immun-Escape-Mechanismen antagonisiert. Hier haben die sogenannten Checkpoint-Inhibitoren die Tumortherapie revolutioniert mit langanhaltendem Ansprechen und Überlebensverlängerung bei zahlreichen Tumorentitäten. Mittels dieser Checkpoints wird das Immunsystem reguliert. Hierbei bestehen kostimulatorische wie auch koinhibitorische Signalwege. Während zahlreiche Antikörper, die inhibitorische Checkpoints blockieren, zugelassen sind, befinden sich Antikörper, die kostimulatorische Signalwege aktivieren noch in Studien. Tumoren mit hoher Mutationslast zeigen in der Regel ein besseres Ansprechen auf Checkpoint-Inhibitoren.

Anti programmed cell death receptor 1 (**PD-1**)-**Antikörper** (Nivolumab, Pembrolizumab) binden an PD-1 und verhindern die Interaktion mit dessen Liganden PD-L1 und PD-L2.

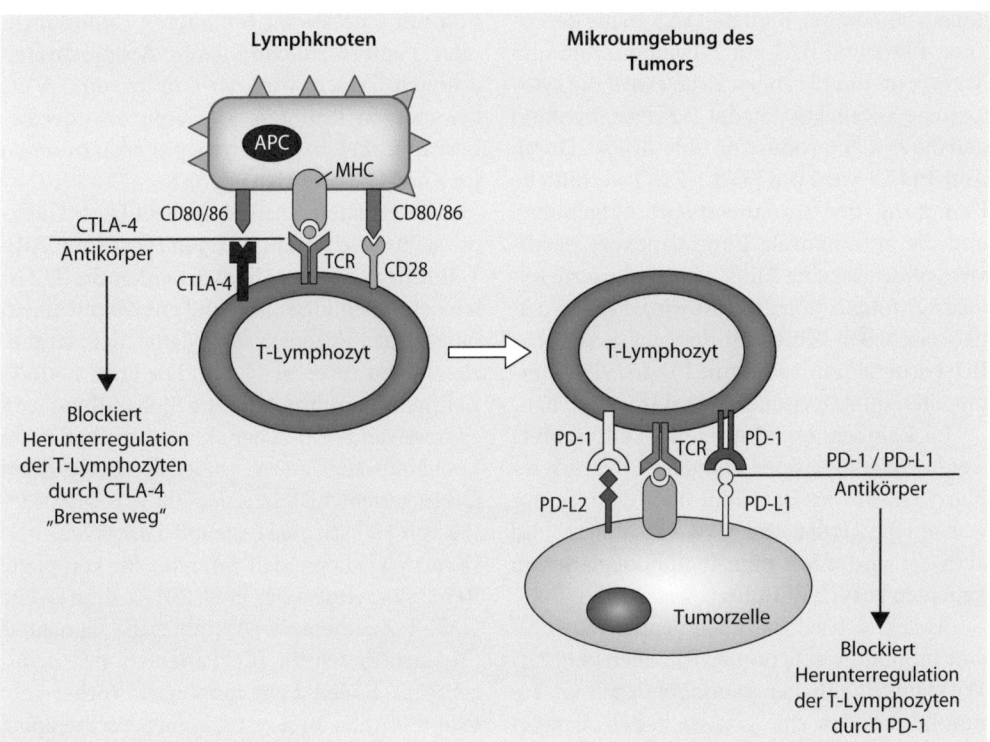

◘ **Abb. 1.1** Ansatzpunkte der Immuntherapie mit CTLA-4- und PD-1-Antikörpern. Beide Checkpoint-Inhibitoren intervenieren mit hemmenden Signalen. Während der CTLA-4-Antikörper die frühe Aktivierung fördert, wirken PD-1/PD-L1-Antikörper auf die Effektorphase.

Über die Bindung an PD-1 führen PD-L1 und PD-L2, die von Antigen-präsentierenden Zellen, Tumorzellen oder anderen Zellen aus dem Mikromilieu exprimiert werden zur Hemmung der T-Zellproliferation und Zytokinausschüttung. Anti-PD-1 führt über die Blockade dieser hemmenden Interaktion zu einer Stimulation der T-Zellreaktion („Bremse weg") (◘ Abb. 1.1). Anti-cytotoxic T-lymphocyte associated protein 4 (**CTLA-4**)-**Antikörper**, wie Ipilimumab greifen ähnlich in die Immunregulation ein, indem sie das inhibitorische Signal, welches über CTLA-4 mediiert wird, unterbinden. Die Kombination einer Therapie mit PD-1-Antikörper und Ipilimumab resultiert in einer verbesserten Anti-Tumor-Aktivität bei metastasiertem Melanom.

Ebenso wirken die programmed death-ligand 1 (**PD-L1**)-**Antikörper** (Avelumab, Atezolizumab, Durvalumab). PD-L1 kann auf Tumorzellen und/oder tumorinfiltrierenden Immunzellen exprimiert werden und hemmt die antitumorale Immunantwort im Mikromilieu des Tumors. Bindet PD-L1 an die Rezeptoren PD-1 und B7.1 auf T-Lymphozyten und Antigen-präsentierenden Zellen wird die zytotoxische T-Zellaktivität, die T-Zellproliferation und die Zytokinproduktion unterdrückt. Durch Anti-PD-L1 wird die PD-L1/PD-1-vermittelte Hemmung der Immunantwort aufgehoben und die antitumorale Immunantwort reaktiviert, ohne dass eine Antikörper-induzierte zelluläre Zytotoxizität ausgelöst wird. PD-L1-Antikörper haben keinen Einfluss auf die PD-L2/PD-1-Interaktion, sodass die PD-L2/PD-1-vermittelten inhibitorischen Signale fortbestehen.

Im Rahmen des **adoptiven T-Zelltransfers** werden autologe oder allogene Effektorlymphozyten, die aus dem Blut oder dem Tumor gewonnen werden, ex vivo expandiert und aktiviert und dann dem lymphodepletierten Patienten zurückinfundiert.

Es stellt sich jedoch zunehmend heraus, dass eine Immuntherapie nur bei Patienten klinische Wirksamkeit entfalten kann, bei denen im Tumormikromilieu eine gewisse T-Zell-Antwort a priori abläuft, d. h. der Tumor nicht komplette Suppression bewirkt hat. Dies scheint für Checkpoint-Inhibitoren und selbst für die adoptive T-Zell-Therapie zu gelten (bei letzterer gelingt das Anzüchten von tumorspezifischen T-Zellen nur bei einigen Patienten, sodass eine Präselektion stattfindet). Daher werden aktuell in Studien neue Checkpoint-Inhibitoren (TIM-3, LAG-3, u.a.), die Kombination mit anderen Wirksubstanzen wie Toll-like Rezeptor (TLR)-Agonisten oder mit onkolytischen Viren (Talimogen laherparepvec; T-VEC) untersucht.

Talimogen laherparepvec (T-VEC) ist die erste zugelassene **onkolytische Immuntherapie** gegen das Melanom. Das modifizierte Herpes-simplex-Virus Typ 1 (HSV-1), welches kodierende Sequenzen für Granulozyten-Monozyten-Kolonie-stimulierende Faktor (GM-CSF) enthält, wird direkt in Melanommetastasen gespritzt. Es dringt in Tumorzellen ein und lysiert diese, was zu Antigen-Release und Aktivierung von zytotoxischen T-Zellen führt und so systemische Effekte hat. T-VEC ist aktuell als Monotherapie beim metastasierten Melanom zugelassen, konnte aber in Kombination mit Checkpoint-Inhibitoren (Ipilimumab oder Pembrolizumab) deren Ansprechraten erhöhen. Zudem wird der Einsatz von T-VEC bei anderen Tumoren, wie Pankreas- oder Leberkarzinom, bzw. Plattenepithelkarzinomen im Kopf-Hals-Bereich geprüft.

Einen anderen Ansatz der zellulären Therapie stellt die **chimeric antigen receptor (CAR)-T-Zelltherapie** dar. Hierbei werden die T-Zellen des Patienten isoliert und ex vivo mit einem künstlichen Rezeptor ausgestattet, dem chimeric antigen receptor (CAR). Die erste CAR-T-Zelltherapie wurde für die Behandlung von aggressiven Formen der akuten lymphatischen Leukämie zugelassen, wobei der CAR gegen CD19 gerichtet ist. In einer Studie zeigten 83% (52 von 63 Patienten), die mit Tisagenlecleucel (Kymriah®) behandelt wurden, eine komplette Remission (Buechner et al. 2017). Eine zweite CAR-T-Zelltherapie (Axicabtagene Ciloleucel (Yescarta®) wurde für Patienten mit großzelligem B-Zell Lymphom nach vorherigem Progress unter zwei systemischen Vortherapien in den USA zugelassen.

Andere Ansätze umfassen die **Vakzinierung mit dendritischen Zellen** (Gross et al. 2017;

1.4 · Wirkmechanismen der Tumortherapien

Schultz et al. 2004; Ridolfi et al. 2011; Besser et al. 2010; Curiel 2013), mRNA und **Peptidvakzinierungen**. Die Zulassung der spezifischen Immuntherapie Sipuleucel-T (Provenge®), einer Vakzine mit dendritischen Zellen zur Anwendung bei Prostatakarzinom, wurde jedoch wieder zurückgezogen. Hierbei wurde mit autologen dendritischen Zellen, die gegen das Tumorantigen (prostataspezifische saure Phosphatase) gerichtet sind, vakziniert. Interleukin-2 mit Peptidimpfung mit gp100 konnte eine höhere Ansprechrate und ein längeres Überleben bei Melanompatienten zeigen im Vergleich zu Interleukin-2 alleine (Schwartzentruber et al. 2011). IMCgp100, ein löslicher **gp100-spezifischer T-Zellrezeptor** mit anti-CD3 single chain antibody fragment, hat in ersten Studien bei Patienten mit Uveamelanom überraschend positive Resultate gezeigt (Sato et al. 2018).

Interleukin-2 ist in Amerika im therapeutischen Setting zugelassen und wird in Europa off-label v. a. für die intratumorale Therapie angewendet. **Interferon-α** ist für die adjuvante Therapie zugelassen, obwohl die positive Datenlage sich über die Jahre relativiert hat. Nur bei ulzerierten Primarien und bei Mikrometastasen zeigte Interferon-α in Posthoc-Subgruppen-Analysen einen Benefit (Eggermont et al. 2012). Die Anwendung von Kontaktallergenen wie DNCB und DCP, die in der Therapie kutaner Melanommetastasen zur Aktivierung des Immunsystems eingesetzt wurden, treten ebenfalls zunehmend in den Hintergrund. Weiterhin zeigte mit dem Imiquimod ein topisch anzuwendender Toll-like-Rezeptor-7 (TLR-7)-Agonist Wirksamkeit beim oberflächlichen Basalzellkarzinom (▶ Kap. 4.3.1), und in Einzelfallbeschreibungen auch beim Melanom (Steinmann et al. 2000; Spenny et al. 2007). Weitere TLR-7/8 Agonisten (z. B. MEDI 9197) werden im Rahmen klinischer Studien bei verschiedenen Tumorentitäten erprobt.

1.4.2 Zielgerichtete Therapie

Bei der molekularen Untersuchung der Krebsentstehung sind verschiedene Signaltransduktionswege bekannt geworden, welche bei bestimmten Krebsformen Mutationen einzelner Moleküle aufweisen. Dadurch kann es zu einer gesteigerten Proliferation kommen, welche durch Neutralisation von Zielmolekülen oder Hemmung der Signalkaskade wieder reduziert werden kann. Eine Hemmung von Signalpräsentation, Signalaufnahme und -transduktion kann mittels blockierender Antikörper, Rezeptorfusionsproteinen, Aptameren, Kinaseinhibitoren wie Proteinkinase-, Rezeptortyrosinkinaseinhibitoren (RTK-Inhibitoren) und MAP-Kinaseinhibitoren, Antisense-Oligonukleotiden und siRNA (small interfering RNA) erfolgen.

Proteinkinaseinhibitoren

Proteinkinasen sind aktuell in der Tumortherapie wichtige Zielstrukturen. Proteinkinasen sind Enzyme, die ein Protein oder anderes organisches Molekül phosphorylieren. Die Phosphatgruppe wird meist an Serin- oder Threonin-Seitenketten (durch Serin-Threonin-Kinasen) oder an Tyrosinreste (durch Tyrosinkinasen) angehängt. Eine Phosphorylierung führt meist zur Aktivierung des betroffenen Proteins. Proteinkinasen können mit spezifischen oder weniger spezifischen Proteinkinaseinhibitoren gehemmt werden.

Der **RAS/RAF/MEK/ERK-Pathway** ist ein wichtiger Signaltransduktionsweg, der bei Aktivierung die Proliferation von Zellen induziert, sowie Überleben der Zellen und Invasion kontrolliert. Nach Aktivierung der EGF-R-Tyrosinkinase durch EGF oder durch Integrin aus der extrazellulären Matrix kommt es über aktivierende Signale der RAS-GTPase zu GTP-gebundenem RAS. Dieses RAS aktiviert wiederum v. a. RAF und PI3K (Phosphatidylinositol-3-Kinase). Aktiviertes RAF phosphoryliert und aktiviert die MAPK/ERK-Kinase, welche letztlich ERK (extracellular signal-regulated kinase) aktiviert. ERK steuert die Expression zahlreicher Faktoren in Zytoplasma und Nukleus.

Signalkaskaden unterhalb von RAS sind beim Melanom häufig von Mutationen betroffen. Aktivierende RAS-Mutationen finden sich bei etwa 10–20% der Melanome, BRAF-Mutationen bei etwa 40–60%. Medikamente können RAS, RAF, MEK und ERK inhibieren (Fecher

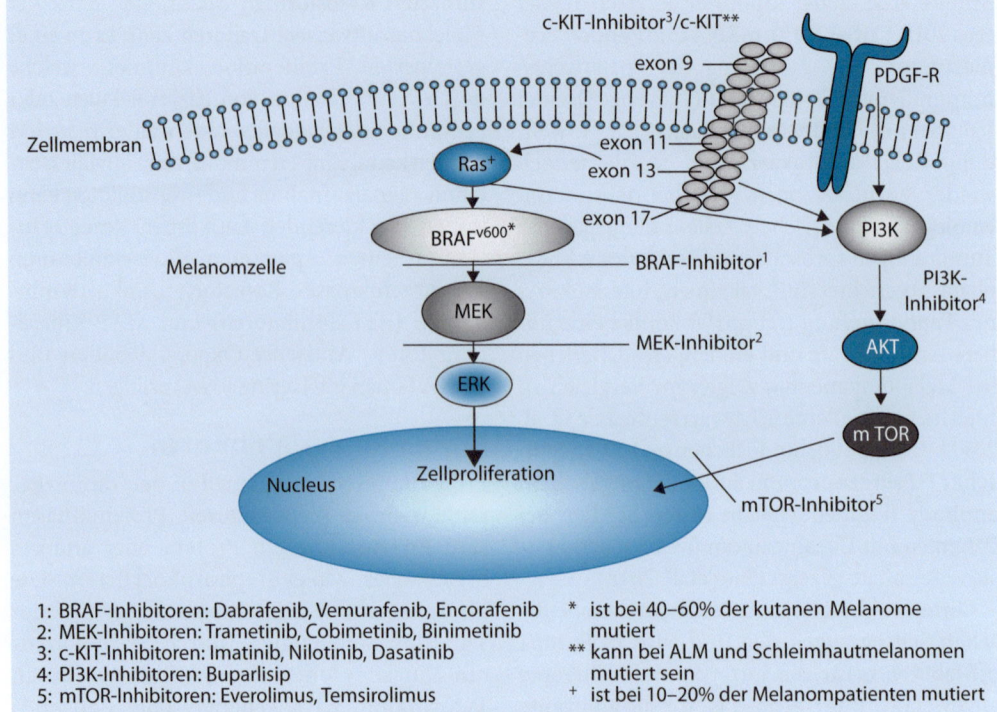

Abb. 1.2 Ansatzpunkte der zielgerichteten Therapie bei Melanomen

et al. 2007). Insbesondere wurden Therapien entwickelt, die genau diese mutierten Moleküle hemmen. Das heißt, die Wirkung dieser Pharmaka setzt das Vorhandensein einer Zielstruktur voraus, welche nicht bei allen Erkrankten vorhanden ist. Selektive BRAF-Inhibitoren, wie Vemurafenib, Dabrafenib oder Encorafenib, sind nur bei Vorliegen der BRAF-V600-Mutation (Aminosäureaustausch von Valin (V)) wirksam (da Rocha Dias et al. 2013). Derartige Pharmaka greifen in die Signaltransduktion der Tumorzelle ein und verhindern so die z. B. aufgrund von aktivierenden oder inaktivierenden Mutationen gesteigerte Proliferation (◘ Abb. 1.2). Bei Monotherapie mit den BRAF-Inhibitoren kam es oft schnell zu Resistenzentwicklung sowie über eine paradoxe Aktivierung von BRAF-Wildtyp-Zellen z. B. zu ausgeprägten hyperproliferativen kutanen Nebenwirkungen. Durch die Kombination mit MEK-Inhibitoren (Cobimetinib, Trametinib und Binimetinib) lassen sich beide Aspekte verbessern, so dass die Kombination in der Therapie BRAF-mutierter Melanompatienten Standard ist.

Ein weiterer wichtiger Signaltransduktionsweg ist der **PI3K/PDK1/AKT/mTOR-Pathway**. Dessen Aktivierung erfolgt über RAS und führt zu Zellproliferation, Apoptose, Veränderungen des Zytoskeletts und Chemoresistenz.

Die Multikinaseinhibitoren Imatinib und Nilotinib, die die Kinasen bcr-abl, c-KIT und platelet derived growth factor Rezeptor (PDGF-R) hemmen, sind für die Behandlung der chronisch myeloischen Leukämie (durch Bcr-Abl-positives Philadelphia-Chromosom) und Imatinib zusätzlich zur Behandlung des Dermatofibrosarcoma protuberans (durch PDGF-R-stimulierendes Fusionsprotein) zugelassen. Gleichermaßen wirken sie, wenn eine Mutation des c-KIT vorliegt und hier sogar spezifisch nur bei Mutationen in bestimmten Exons. Dies ist bei etwa 1% der Melanome (v. a. akrale Melanome, Schleimhautmelanome und Melanome der chronisch lichtexponierten Haut) der Fall.

1.4 · Wirkmechanismen der Tumortherapien

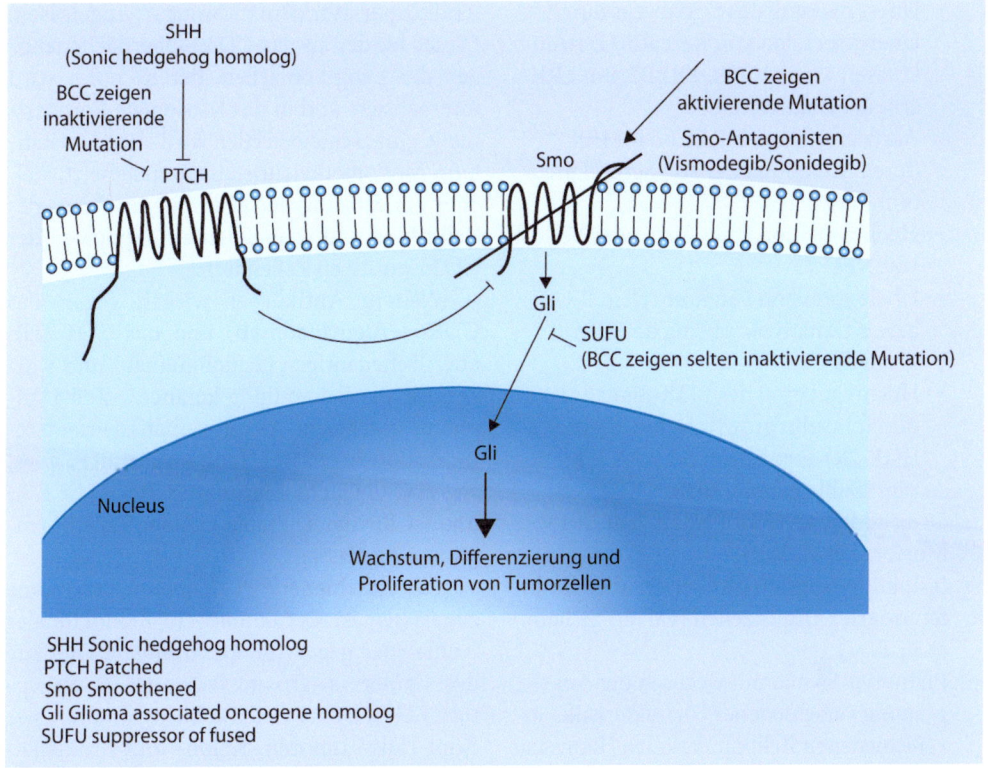

Abb. 1.3 Ansatzpunkte der zielgerichteten Therapie von Basaliomen. Meist liegt eine inaktivierende Mutation von Patched (PTCH) oder aktivierende von Smoothened (Smo) vor und Smo-Antagonisten sind wirksam. Selten liegt eine inaktivierende Suppressor of fused (SUFU)-Mutation vor und Smo-Antagonisten sind nicht wirksam.

Durch ein besseres Verständnis der Signaltransduktionswege beim Basalzellkarzinom (BCC) konnte auch hier eine zielgerichtete Therapie entwickelt werden. Der **Hedgehog-Pathway** spielt bei der Tumorgenese verschiedener Krebserkrankungen eine wichtige Rolle. Er reguliert Zellproliferation und die Erneuerung von Krebsstammzellen. So liegt z. B. bei Patienten mit Basalzell-Nävus-Syndrom eine Mutation des Tumorsuppressor-Gens vor, welches PTCH1 kodiert, das als wichtigster Inhibitor des Hedgehog-Pathways fungiert. Wenn Hedgehog an Patch bindet, hemmt dieses Smoothened (Smo). Aktiviertes Smo wiederum aktiviert die Glioma associated oncogene homolog (Gli)-Transkriptionsfaktoren. Zur Hemmung dieser Signalkaskade wurden verschiedene Moleküle entwickelt, z. B. Smo-Inhibitoren/Antagonisten. So greifen Vismodegib oder Sonidegib in den Pathway ein (Abb. 1.3) und können zur Therapie des BCC eingesetzt werden (Sekulic et al. 2013). Durch die Hemmung von Smo bleiben die Transkriptionsfaktoren Gli1 und Gli2 inaktiv, so dass es nicht zur Expression bestimmter für die Tumorgenese relevanter Gene kommt.

Mechanismen der Resistenz der BRAF/MEK-Inhibitortherapie

Gegen Kinaseinhibitoren können sich Resistenzen entwickeln. Insbesondere bei BRAF/MEK-Inhibitortherapie treten diese regelhaft auf. Sie können auf folgenden Mechanismen beruhen, die sich durch Tumorheterogenität und Evolution resistenter Klone herausbilden können:

- Reaktivierung des MAPK Pathways (Rizos et al. 2014; Long et al. 2014; Griffin et al. 2017) und adaptives Signaling (Sun et al. 2014; Villanueva et al. 2011):

- Überbrückung des Signalwegs durch Überexpression von Rezeptor-Tyrosinkinasen wie PDGFR, ERBB2, um ERK erneut zu aktivieren
- Aktivierung von NRAS oder MEK durch Mutation oder von Serin/Threoninkinasen
- Hochregulation von CRAF oder Verlust von NF1
- Überexpression von mutiertem BRAF bzw. alternatives Splicing des BRAF-Proteins
- Hochregulation des PI3K-Signalwegs durch Insulin growth factor receptor 1 (IGF-1R)-Expression oder AKT-Mutation (Sullivan et al. 2018)
- Drug addiction (Das Thakur et al. 2013; Moriceau et al. 2015)
- Induktion langsam proliferierender entdifferenzierter Tumorzellen (Fallahi-Sichani et al. 2017)
- Phänotyp-Switch mit wechselnder Ausprägung verschiedener Charakteristika in verschiedenen Zellpopulationen (Ramsdale et al. 2015; Cordaro et al. 2017)
- Induktion eines medikamenten-toleranten Mikroenvironments (Hirata et al. 2015)
- Epigenetische Mechanismen (Vizoso et al. 2015; Ravindran Menon et al. 2015)

Antikörper

In der zielgerichteten Tumortherapie eingesetzte Antikörper wirken durch Neutralisation von Zielmolekülen, wie Zelloberflächenantigene, oder als Rezeptoragonisten oder -antagonisten. Weiterhin können sogenannte ‚Payloads', z.B. eine zytotoxische Substanz, an oder in die Zielzelle transportiert werden.

Der erste Antikörper, der zur Behandlung eines Tumors zugelassen wurde, war der **monoklonale Antikörper** gegen das transmembranöse B-Lymphozytenantigen CD20 auf der Zelloberfläche von B-Zellen (Anti-CD-20; **Rituximab**). Er gehört heute zur Standardtherapie in der Behandlung von B-Zell-Lymphomen (Heinzerling et al. 2000; Fink-Puches et al. 2005) (▶ Kap. 3.2.4). Für CD30-positive T-Zell-Lymphome wurde **Brentuximab Vedotin**, ein Antikörper-Wirkstoff-Konjugat zugelassen. Dieses bindet an das CD30-Oberflächenantigen der Lymphomzellen, der Komplex wird internalisiert und in das lysosomale Kompartment eingeschleust. Hier wird das Zytostatikum Monomethylauristatin E freigesetzt, welches zur Störung der Mikrotubuli, damit des Zellzyklus und schließlich zur Apoptose der CD30-positiven Zellen führt.

Weitere Antikörper wirken gegen das CD52- (**Alemtuzumab**) und das CD4-Zelloberflächenantigen (Zanolimumab) und wurden für die Behandlung kutaner T-Zell-Lymphome untersucht. Alemtuzumab ist in anderer Indikation zugelassen. **Mogamulizumab** wirkt gegen C-C-Chemokinrezeptor Typ 4 (CCR-4) und ist für die Therapie kutaner T-Zell Lymphome zugelassen.

Für verschiedene Plattenepithelkarzinome zugelassen ist **Cetuximab** ein monoklonaler Antikörper gegen die extrazelluläre Domäne des Epidermal-growth-factor (EGF)-Rezeptors. EGFR ist bei vielen soliden Tumoren, wie Kopf-Hals-Tumoren, Kolon- und Bronchialkarzinomen, überexprimiert. Dessen Aktivierung führt über die RAS-RAF-MAP-Kaskade (◘ Abb. 1.2) zur Hemmung der Apoptose, zur Förderung der zellulären Proliferation, Angiogenese und Metastasierung. Der Anti-EGFR-Antikörper Cetuximab blockiert die Bindung endogener EGFR-Liganden und führt über die Internalisierung des EGFR zu dessen Downregulation. Cetuximab hemmt so das Tumorwachstum und erhöht zusätzlich die Strahlen- und Chemosensitivität (Markovic u. Chung 2012).

1.4.3 Chemotherapeutika

Der Zellzyklus (Dauer etwa 2–3 Tage) ist in zwei Phasen gegliedert: Die Interphase, in der RNA und DNA repliziert wird und die Mitose (M), in der sich die Zelle teilt. Die Interphase teilt sich in G1-, S- und G2-Phase. Die Steuerung des Zellzyklus erfolgt durch Zykline. Je nach Wirkmechanismus greifen die verschiedenen Chemotherapeutika in unterschied-

1.4 · Wirkmechanismen der Tumortherapien

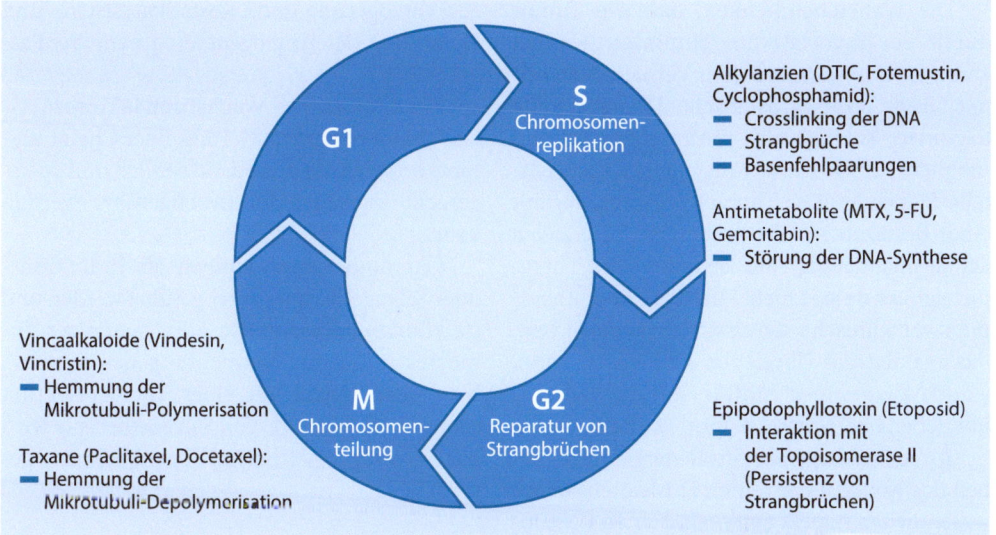

Abb. 1.4 Ansatzpunkte der Chemotherapeutika im Zellzyklus. *MTX* Methotrexat, *5-FU* 5-Fluoruracil

lichen Phasen an bzw. wirken Zellzyklus-unabhängig (Abb. 1.4).

> **Zellyklus**
> - G0: Ruhephase, keine oder nur geringe Chemosensitivität
> - G1: Zellwachstumsphase mit RNA- und Proteinsynthese
> - S: Synthesephase: DNA-Synthese – Verdoppelung der Chromosomen; Zahl der Zellen in S = Mitoseindex
> - G2: Bildung der Zellorganellen, Reparation
> - M: Mitose/Zellteilung

Die **Wachstumsfraktion** des Tumors (Mitoserate) entspricht ca. 20–30% der Tumorzellen. Diese Zellen sind entscheidend für das Tumorwachstum und sprechen am besten auf eine antineoplastische Therapie an. Hohe Mitoseraten sind mit einer hohen Wahrscheinlichkeit zusätzlicher Mutationen bzw. genetischer Instabilität assoziiert und daher mit einer hohen Wahrscheinlichkeit der Bildung zytostatikaresistenter Subklone. Fortgeschrittene Tumoren zeigen eine zunehmende genetische Instabilität. Zur Progression unter Therapie kommt es durch fortgesetztes Wachstum resistenter Subklone. Mit zunehmender Größe des Tumors nimmt die Zahl zytostatikaresistenter Subklone zu. Die progressive Verlangsamung des Tumorwachstums ist durch ein Absinken des Anteils proliferierender Zellen (Wachstumsfraktion) bedingt.

Zytostatika greifen nicht an tumorspezifischen Mechanismen an, sondern an der unterschiedlichen Wachstumskinetik. Tumorstammzellen („cancer initiating cells") mit einem langsameren Zellzyklus sind deshalb schwieriger zu eliminieren als andere Zellen der Wachstumsfraktion mit einem schnelleren Zellzyklus.

Eine definierte Dosis eines Zytostatikums tötet eine konstante Tumorzellfraktion, unabhängig von der jeweils vorhandenen Tumorzellmasse. Der anteilige Zellkill eines langsam wachsenden Tumors ist dabei geringer als bei einem schnell wachsenden Tumor. Die Tumorregression ist umso größer, je schneller ein Tumor wächst, andererseits ist das Wachstum eines Tumors nach der Therapie wieder umso schneller, je größer die Tumorreduktion war. Langsam wachsende große Tumoren haben eine relative **Chemoresistenz**, da bei diesen Tumoren der Anteil der sich nicht teilenden Zellen recht hoch ist.

Die Wahrscheinlichkeit, dass ein Tumor durch ein Zytostatikum eliminiert werden kann, steht in umgekehrtem Verhältnis zu seiner Größe. Eine zytostatische Therapie sollte beginnen, solange ein Tumor klein ist und möglichst noch keine resistenten Zellen enthält. Das endgültige Therapieergebnis, das mit einer bestimmten Chemotherapie zu erzielen ist, ist unabhängig vom Zeitpunkt des Therapiebeginns, da jede nicht kurative Chemotherapie zwar klinische Remissionen erzielen bzw. das rezidivfreie Überleben verlängern kann, jedoch kaum einen Einfluss auf das Gesamtüberleben hat (**Norton-Simon-Modell**).

Bisher vorliegende Studienergebnisse haben das Konzept der reinen Dosisintensität als wesentlichen Aspekt einer wirksamen Chemotherapie nicht untermauern können. Synergismen und Scheduling stellen weitere wichtige Faktoren dar. Chemotherapie könnte unter Umständen Resistenz gegen Immuntherapie durchbrechen indem Mutationen gesetzt werden und das Mikroenvironment des Tumors verändert wird (Kirchberger et al. 2017).

Bei **intermittierenden hochdosierten Chemotherapieschemata** besteht bei schnell wachsenden Tumoren die Gefahr des erneuten Tumorwachstums im Intervall und des Einsetzens von Reparaturmechanismen. Daher wurden Therapieschemata entwickelt, die eine kontinuierliche Applikation von Zytostatika vorsehen (AUC wird erhöht). Hierbei ist die **metronomische Chemotherapie** mit kontinuierlicher Applikation von 1/10 bis 1/3 der Dosis zur Verzögerung der Zytostatikaresistenz und Hemmung der Angiogenese zu nennen (Pasquier 2010).

Ein Einsatz von **Wachstumsfaktoren** (G-CSF) kann zur Intensivierung einer Chemotherapie erfolgen, da diese dann zeitlich und dosisgerecht konsequenter durchgeführt werden kann.

Chemotherapien können als Induktions- oder Salvagetherapie durchgeführt werden und sie können adjuvant also nach operativer Tumorresektion zur Vermeidung des Rezidivs bzw. neoadjuvant vor einer Tumorresektion erfolgen (Tab. 1.5). Von Salvagetherapie wird nach Versagen vorheriger Therapielinien gesprochen.

Phasen der Chemotherapie Nach der **Induktionschemotherapie** bis zum Erreichen einer Remission erfolgt die **Konsolidierungstherapie** zur Stabilisierung der Remission (oft ähnliche Medikamente in reduzierter Dosis), an die sich schließlich die **Erhaltungstherapie** anschließt.

Gompertz-Kinetik Zu Beginn des Tumorwachstums befinden sich viele Krebszellen im Zellzyklus, die Wachstumsfraktion ist also hoch. Mit zunehmender Größe sinkt die Wachstumsfraktion z. B. durch nicht mehr optimale Sauerstoff- und Nährstoffversorgung. Dadurch sterben Krebszellen ab und treten in die G0-Phase ein. Bei der Chemotherapie werden Zellen getötet, wodurch andere Tumorzel-

Tab. 1.5 Einsatz von Chemotherapien

Einsatzmöglichkeit der Chemotherapie	Erläuterung
Induktionschemotherapie	Primäre (first line) Chemotherapie
Salvagetherapie	Second-line-Chemotherapie, die nach Versagen der Standardinduktionschemotherapie eingesetzt wird
Adjuvante Chemotherapie	Nach einer potenziell kurativen lokalen Tumortherapie (Operation, Radiatio) zur Vermeidung eines Rezidivs
Neoadjuvante Chemotherapie	Vor einer potenziell kurativen lokalen Tumortherapie (Operation, Radiatio) zur Tumorreduktion oder Verhinderung einer frühzeitigen Metastasierung

1.4 · Wirkmechanismen der Tumortherapien

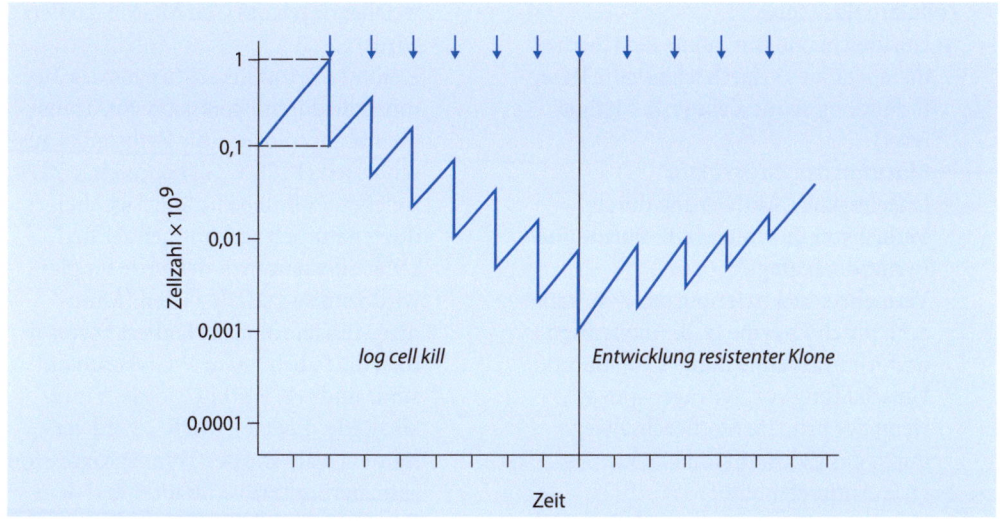

Abb. 1.5 Modell des fractional cell kill (Kinetik 1. Ordnung) bei exponentiell wachsendem Tumor (1). *Links*: Tumorreduktion (log kill) bei Fehlen resistenter Klone. *Rechts*: Entwicklung resistenter Zellklone. *Pfeile* kennzeichnen die jeweiligen Chemotherapiezyklen. (Aus: Hiddemann u. Bartram 2010)

len wieder in den Zellzyklus eintreten und somit chemosensitiv werden. Da sich wieder ein größerer Anteil der Tumorzellen im Zellzyklus befindet, nimmt die Effektivität der Chemotherapie zu.

Fractional-cell-kill-Hypothese Durch das Zytostatikum wird immer der gleiche Prozentsatz von Zellen getötet (Abb. 1.5).
- **Maximaler fractional cell kill:** Verwendung maximal tolerierbarer Dosis
- **Wachstumsfraktion:** Verhältnis der Zahl sich teilender Tumorzellen zur Gesamtzahl der Tumorzellen
- **Chemotherapie in Zyklen:** Durch das Abtöten von Tumorzellen erfolgt eine Induktion des exponentiellen Wachstums der verbliebenen Tumorzellen. Daher dann wieder größerer Effekt der Chemotherapie. Langes Fortsetzen auch nach Verschwinden detektierbarer Tumorerkrankung (bei „minimal residual disease") wird empfohlen, da die Chemotherapie immer nur einen bestimmten Anteil der Tumorzellen zerstört.

Ansatzpunkte der einzelnen Zytostatika

Es gibt eine breite Palette an Zytostatika, die bei verschiedenen Indikationen eingesetzt werden. Leider konnte beim metastasierten Melanom kein Zytostatikum/Zytostatikakombination einen Survival-Benefit zeigen. Der Metabolismus maligner Zellen unterscheidet sich quantitativ von dem normaler Zellen. Eine Zytostatikatherapie wirkt deshalb quantitativ unterschiedlich auf benigne und maligne Zellen. Eine Übersicht über die Gruppen der Zytostatika und deren Wirkung gibt Tab. 1.6.

Mechanismen der Zytostatikaresistenz

Gegen Chemotherapeutika können sich Resistenzen entwickeln. Diese können auf folgenden Mechanismen beruhen:
- **Zellkinetische Resistenz**
  - Durch zu rasche Proliferation entstehen im Chemotherapie-Intervall erneut proliferierende, häufig genetisch instabile Klone mit steigendem Anteil zytostatikaresistenter Subklone
  - Vermehrte Reparation bei langsam wachsenden Tumoren

- **Zelluläre Resistenz**
  - Unzureichende Aufnahme des Chemotherapeutikums durch fehlerhafte Rezeptorbindung an die Zelle (z. B. Methotrexat)
  - Mutation der Zielstruktur
  - Ungenügende Aktivierung durch Verlust von Enzymen (z. B. Purin- und Pyrimidinanaloga)
  - Vermehrte Inaktivierung der Zytostatika auch durch Enzyme (z. B. Alkylanzien und Anthrazykline durch Glutathion)
  - Umschaltung auf „Salvagepathway", wenn der primäre Stoffwechselweg durch das Zytostatikum blockiert ist (z. B. Antimetabolite)
  - Vermehrte Reparation von Zellschäden durch die Tumorzelle (z. B. Alkylanzien, Topoisomerase-II-Inhibitoren)
  - Aktivierung der DNA-Reparatur (Hochregulation des Proteins AGT, welches durch das Gen MGMT kodiert wird)
  - Erhöhter Zytostatikaefflux aus der Tumorzelle durch Expression von Transmembranproteinen, die Zytostatika ausschleusen (P170/P-Glykoprotein). P170, welches als Pumpe für die Ausscheidung natürlich vorkommender toxischer Substanzen in der Zelle fungiert, wird vom sog. MDR-1-Gen (Multidrug-resistance-Gen) kodiert (Zytostatika, die Substrate für P-Glykoprotein sind, sind z. B. Anthrazykline, Vincaalkaloide, Taxane). MDR-1 wird vermutlich während der Tumorprogression assoziiert mit p53-Mutation und dem Ras-Onkogen aktiviert
  - Sekundäre Hormonresistenz durch Wachstumsvorteil rezeptorarmer oder -negativer Subklone unter Hormontherapie

Tab. 1.6 Ansatzpunkte der einzelnen Zytostatika

Zytostatika	Vertreter	Eigenschaften
Alkylanzien Gehen mit der DNA kovalente Bindungen durch Einführung von Kohlenwasserstoff-Resten (z. B. Methylgruppe –CH_3) ein (Alkylierung). Die DNA wird dadurch chemisch verändert und funktionell geschädigt.	**Stickstofflostverbindungen:** Chlorambucil (Leukeran®), Cyclophosphamid (Endoxan®), Melphalan (Alkeran®), Ifosfamid (Holoxan®), Trophosphamid (Ixoten®) **Nitrosoharnstoffderivate:** Carmustin (Carmubris®), Fotemustin (Muphoran®), Lomustin (Cecenu®) **Platinverbindungen:** Carboplatin (Carboplat®, Carbomedac®), Cisplatin (Platinex®), Oxaliplatin **Hydrazin- und Imidazo-Tetrazin-Derivate:** DTIC, Temozolomid **Alkylsulfonate und Bismethansulfonate:** Busulfan, Treosulfan **Sonstige alkylierende Verbindungen:** Mitomycin C	- DNA-Vernetzung, Einzel- und Doppelstrangbrüche, DNA-Protein-Bindung, Konformationsänderungen, Basen-Fehlpaarungen - Lineare Dosis-Wirkungs-Kurve - Wirkung eher **zellzyklusphasenunspezifisch**, aber v. a. in S-/G2-Phase. Auch nichtproliferierende Zellen werden geschädigt (karzinogen; Zweittumoren möglich) - In sich langsam teilenden Zellen kann die Wirkung von Alkylanzien durch Reparaturmechanismen korrigiert werden, was zu einer Resistenz gegen Alkylanzien bei langsam wachsenden Tumoren führen kann - Ein erhöhter Glutathionspiegel vermindert die Wirkung von Alkylanzien
Antimetabolite Hemmen wichtige Enzymsysteme bzw. Transportmechanismen (Folsäureantagonisten) oder werden als falsche Basen in DNA oder RNA eingebaut und führen zu Strangabbrüchen (Nukleosidanaloga)	**Folsäureantagonisten:** Methotrexat (Mtx®) **Purinanaloga:** Azathioprin (Imurek®), Cladribin, Mercaptopurin (Puri-Nethol®), 6-Thioguanin, Fludarabin (Fludara®), Pentostatin (Nipent®) **Pyrimidinanaloga:** 5-Fluoruracil (5-FU, Efudix®), Cytarabin (Ara-C®, Alexan®), Capecitabin (Xeloda®), Gemcitabin (Gemzar®)	- Folsäureantagonisten: Hemmung der Synthese von Purinen und Pyrimidinen - Purin-/Pyrimidinanaloga: Einbau eines falschen Bausteins in die DNA/RNA - Keine lineare Dosis-Wirkungskurve - **Zellzyklusspezifisch:** Größte Wirkung in der S-Phase (stört DNA-Synthese) - Nichtproliferierende Zellen werden kaum beeinflusst

1.4 · Wirkmechanismen der Tumortherapien

Tab. 1.6 (Fortsetzung)

Zytostatika	Vertreter	Eigenschaften
Mitosehemmer Durch Hemmung der Mechanismen der Mikrotubuli kommt es zur Hemmung der Mitose	**Taxane** (mikrotubulusstabilisierend): Paclitaxel (Taxol®), Docetaxel (Taxotere®) **Vincaalkaloide** (mikrotubulusdestruierend): Vindesin (Eldisine®), Vincristin (Oncovin®), Vinblastin	- Stabilisierung der Mikrotubuli durch Hemmung der Depolymerisation (Taxane) bzw. Bindung an Mikrotubuli (Vincaalkaloide), die den Spindelapparat bilden. Dadurch Störung der Chromosomenaufteilung und Zellteilung - Da Mikrotubuli auch für Zellbewegung und Neurotransmittertransport benötigt werden, werden hierdurch auch neurotoxische Nebenwirkungen induziert (periphere Neuropathie, Obstipation, Ototoxizität (Paclitaxel), Erblindung (Vincristin))
		- Taxane, die aus der pazifischen Eibe gewonnen werden, binden an die Polymerase der Mikrotubuli, fördern die Bildung anomaler Mikrotubuli aus Tubulin und **verhindern** gleichzeitig die **Depolymerisierung**, so dass stabile funktionsgestörte Tubuli entstehen. Ferner induziert Paclitaxel die p53-abhängige Apoptose. Hohe Verweildauer im Gewebe. Es kommt zu einer Akkumulation der Zellen in G2/M-Phase.
		- Vincaalkaloide (aus Vinca rosea) **binden an Tubulin**, dem Hauptbestandteil der Mikrotubuli, stören die Funktion des Spindelapparats und blockieren die Mitose in der Metaphase. Die Zelle stirbt ab.
Topoisomerasehemmer	Irinotecan, Topotecan, Camptothecin	- Interaktion mit Topoisomerase I - Verhindern Reparatur von DNA-Einzelstrang-Brüchen - Wirkung in S-Phase
	Epipodophyllotoxine: Etoposid (Vespesid®), Teniposid, Mitoxantron	- Interaktion mit Topoisomerase II - Hemmung der DNA-Synthese und DNA-Reparatur - Wirkung in S/G2-Phase
Anthrazykline – Antibiotika	Doxorubicin (Adriamycin®), liposomales Doxorubicin (Caelyx®, Myocet®), Daunorubicin (Daunoblastin®), Epirubicin	- Interkalation in die DNA, Hemmung der Topoisomerase I und II, Radikalbildung, Störung der Membranpermeabilität - Wirkung eher Zellzyklusphasen-unspezifisch, v. a. in S/G2-Phase
Andere	Bleomycin (Bleomedac®)	- Spaltet DNA; Bildung von Radikalen - Wirkung v. a. in S-Phase
	Hydroxyurea (Litalir®)	- Inhibition der Ribonukleotidreduktase; - Wirkung v. a. in S-Phase

1.4.4 Antiangiogene Therapie

Spezifische antiangiogene Therapie

Untersuchungen beim Melanom konnten zeigen, dass eine hohe Gefäßdichte mit Tumorprogression, Metastasierung und schlechter Prognose korreliert (Herlyn et al. 1987). In den vergangenen Jahrzehnten wurden einige Angiogenesefaktoren beim Melanom charakterisiert, wie vascular endothelial growth factor (VEGF), platelet-derived growth factor (PDGF), basic fibroblast growth factor (bFGF), transforming growth factor (TGF), Angiogenin (ANG), Interleukin-8 und weitere (Westermark et al. 1986; Gitay-Goren et al. 1996; Hartmann et al. 1999; Kunz u. Hartmann 2002). Insbesondere die VEGF- und PDGF-induzierte Tumorvaskularisierung sollte medikamentös gehemmt werden.

Hier wurde in zahlreichen klinischen Studien der **VEGF-Antikörper Bevacizumab**, in Kombination mit verschiedenen Chemotherapeutika (Temozolomid, von Moos et al. 2012; Paclitaxel, Carboplatin, Kottschade et al. 2013; Kim et al. 2012; Fotemustine, Del Vecchio et al. 2010) oder immunmodulatorischen Substanzen (Interferon-α, Grignol et al. 2011; Everolimus, Hainsworth et al. 2010) untersucht. Angiogenesehemmende **Proteinkinaseinhibitoren**, wie Sunitinib und Sorafenib, wurden ebenfalls bei der Therapie des Melanoms eingesetzt (Hauschild et al. 2009; Hersey et al. 2009; Buzzacco et al. 2012; Mahalingam et al. 2014; Mouriaux et al. 2016), wobei letzteres durch die zusätzliche Hemmung der BRAF-Signaltransduktionskaskade (▶ Kap. 2.11.1), auch direkt tumorproliferationshemmende Wirkung besitzt. Durch Kombination von Chemotherapien mit **antiangiogen wirksamen konventionellen Medikamenten** (Peroxisome-proliferator-activated-receptor (PPAR)-Agonisten, COX-2-Inhibitoren, Thalidomid) lässt sich deren therapeutische Aktivität verbessern und es können Tumorregressionen induziert werden (z. B. Melanom: Trofosfamid (Ixoten®) + Rofecoxib, Treosulfan + COX-2-Inhibitoren, Methotrexat + Pioglitazone (Actos®), Methotrexat + Thalidomid, Trofosfamid (Ixoten®) + Pioglitazone + Etoricoxib (Arcoxia®); Temodal + Sorafenib [Nexavar®]; Reichle et al. 2004; Murray et al. 2010).

Experimentelle Daten sprechen zunehmend dafür, dass tubulinbindende Zytostatika in besonderer Weise antiangiogenetische Effekte vermitteln können. Mit der Malignität des Tumors steigt die COX-2-Expression im Gewebe und damit die Entzündungsreaktion. Mit der Inflammation entstehen auch mehr teilungsfähige Zellen, daher inhibieren COX-Inhibitoren neben der Angiogenese auch die Tumorproliferation. COX-Inhibitoren können auch immunmodulierend wirken.

Metronomische Chemotherapie (unspezifische antiangiogene Chemotherapie)

Die metronomische Chemotherapie richtet sich nicht gegen proliferierende Tumorzellen, sondern u. a. gegen das Gefäßsystem und besteht in der regelmäßigen Verabreichung von Zytostatika in niedriger für Tumorendothelzellen ausreichender Konzentration (1/10 bis 1/3 der maximal tolerierten Toxizität). Bei erniedrigter Zytostatikakonzentration und verlängerter Applikationsdauer bleibt die AUC dabei gleich (Hanahan et al. 2000).

> Die metronomische Chemotherapie ist eine niedrigdosierte kontinuierliche Chemotherapie ohne längere Therapiepausen zur Vermeidung von Reparatur- und Regenerationsmechanismen, wie sie bei konventioneller Chemotherapie stattfinden.

Tumorendothelzellen sind gering proliferierend, aber chemosensitiv. Da die Teilungsrate von Tumorendothelien wesentlich niedriger ist als die der Tumorzellen, ist der antiangiogene Effekt bei konventioneller episodischer Chemotherapie nur gering. Ziel der metronomischen Chemotherapie ist die Stabilisierung der Tumorerkrankung und die Verzögerung einer Zytostatikaresistenz. Eine lang anhaltende Tumorkontrolle wird durch die metronomische Chemotherapie allein jedoch nicht erzielt. Sie wird vorwiegend bei fortgeschrittenen Tumorerkrankungen und Chemoresistenz eingesetzt und führt nur zu moderaten Toxizitäten.

Hingegen erfolgt bei konventioneller Chemotherapie die intermittierende Gabe maximal tolerierter Dosen (Endpunkt ist die dosislimitierende Toxizität) aufgrund der Myelosuppression mit 2- bis 3-wöchigen Therapiepausen.

Bislang wurden für die metronomische Chemotherapie überwiegend Alkylanzien (Cyclophosphamid, Treosulfan, Trofosfamid, Temozolomid) und Methotrexat eingesetzt (Kurzen et al. 2003). Niedrig dosierte Chemotherapeutika wie 5-Fluorouracil oder Cyclophosphamid regulieren Thrombospondin-1, einen Gegenspieler des Gefäßwachstumsfaktors VEGF, hoch. Dadurch wird die Angiogenese zusätzlich gehemmt (Lansiaux et al. 2012).

> **Problem:** Eine kontinuierliche antiangiogenetische Therapie kann auch zur Selektion von Tumorzellklonen führen, die hypoxischen und malnutritiven Bedingungen angepasst sind.

Leider haben sich die Erwartungen einer singulären spezifischen antiangiogenetischen Melanomtherapie in klinischen Studien bisher nicht erfüllt (Eisen et al. 2006). Als Bestandteil einer kombinierten Behandlung zur palliativen Therapie (metronomische Chemotherapie) mit dem Ziel der Stabilisierung des Erkrankungsverlaufs und Verlängerung des progressionsfreien Überlebens haben antiangiogenetische Therapieansätze durch die vergleichsweise geringe Nebenwirkungsrate jedoch nach wie vor ihren Stellenwert.

Zytostatikakombinationstherapie

Zytostatikakombinationstherapie
- **Vorteile**
  - Erhöhter Zellkill bei tolerabler (möglichst nicht überlappender) Toxizität und höhere Ansprech-/Remissionsrate
  - Breitere Abdeckung primär resistenter Klone
  - Verhinderung/Verzögerung der Entwicklung sekundär resistenter Klone
- **Nachteile**
  - Keine Verbesserung des Gesamtüberlebens im Vergleich zur Monotherapie bei Melanom
- **Grundsätze**
  - Alle Zytostatika einer Polychemotherapie müssen auch als Monosubstanzen für den jeweils zu behandelnden Tumor wirksam sein
  - Alle Zytostatika sollten in mindestens minimal wirksamer bis möglichst hoher Dosierung (first order kill) eingesetzt werden
  - Bevorzugt sind Kombinationen von Zytostatika mit unterschiedlichen Wirkmechanismen
  - Bevorzugt sind Kombinationen von Zytostatika mit unterschiedlichen, nicht überlappenden Nebenwirkungsprofilen
  - Die Therapie sollte möglichst zeitgleich begonnen werden, da bei einem Tumorwachstum von 2 log mit der Entwicklung neuer Zytostatikaresistenzen zu rechnen ist
  - Scheduling: zeitliche Abfolge unter Beachtung synergistischer oder antagonistischer Effekte

1.4.5 Hormontherapien

Hormontherapien spielen bei Hauttumoren eine sehr untergeordnete bis keine Rolle.

Hormontherapie bei Hauttumoren
- **Ablative Hormontherapie:** unterbindet die hormonelle Stimulation von Tumorzellen durch:
  - Entfernung des hormonproduzierenden Organs (Orchiektomie bei Prostatakarzinom, Ovarektomie, Adrenalektomie, Hypophysektomie bei Mammakarzinom)

- Suppression der Hormonproduktion (Steroidsynthesehemmer)
- Blockade von Hormonrezeptoren auf Tumorzellen (Antiandrogene, Antiöstrogene)
- **Additive Hormontherapie:** wirkt vor allem über eine Unterdrückung der Hypophysenhormone (LH, FSH)
  - Sexualhormone (Östrogene, Gestagene, Androgene) bei Prostata-, Mamma- und Uteruskarzinom
  - Nebennierenrindenhormon (Kortikosteroide) bei Lymphomen

1.5 Nebenwirkungen

Im Verlaufe von Tumorerkrankungen und Therapien ist es wichtig Organveränderungen zu erfassen. Dabei sind Anamnese, klinische Untersuchungen, Laborkontrollen und ggf. bildgebende Verfahren gleichermaßen zu beachten. Ebenso sollten mittels geeigneter Behandlung und Maßnahmen Nebenwirkungen und deren Folgen möglichst minimiert werden. Vor eingreifenden Therapien sind Patienten bezüglich möglicher Nebenwirkungen aufzuklären und etwaige Risikofaktoren (z. B. Vortherapien, vorbestehende Komorbiditäten) zu erfassen. Medikamentöse Tumortherapien sind auf den einzelnen Patienten und seine individuellen Voraussetzungen abzustimmen (Größe/Gewicht, Leber- und Nierenfunktion etc.).

Zur Beschreibung und Einstufung von unerwünschten Reaktionen unter Therapie wurde eine interdisziplinäre und international übergreifende Einteilung entwickelt, die „Common Terminology of Criteria for Adverse Events" (CTCAE). Sie löst die frühere einfachere Einteilung nach Common Toxicity Criteria (CTC) ab. Die CTCAE teilt unerwünschte Ereignisse nach Schweregraden (0–5) ein:
- Grad 1: Mildes unerwünschtes Ereignis
- Grad 2: Moderates unerwünschtes Ereignis
- Grad 3: Schweres unerwünschtes Ereignis
- Grad 4: Lebensbedrohliches unerwünschtes Ereignis
- Grad 5: Tod im Zusammenhang mit unerwünschtem Ereignis

Dabei gibt es 12 Haupt- und mehrere organspezifische Nebenkriterien.

Die unerwünschten Ereignisse werden in **organsystemorientierte Kategorien** eingeteilt:
- Hämatologisches System
- Herz
- Kongenitale und genetische Störungen
- Ohr und Gleichgewichtsorgan
- Endokrinologisches System
- Auge
- Gastrointestinaltrakt
- Allgemeine Erkrankungen und therapieinduzierte Begleiterscheinungen
- Hepatobiliäres System
- Immunystem
- Infektionserkrankungen
- Verletzungen, Vergiftungen und andere therapiebedingte Komplikationen
- Pathologische Laborbefunde
- Stoffwechsel
- Muskuloskelettales System und Bindegewebe
- Tumoren
- Nervensystem
- Schwangerschaft, Wochenbett und Perinatalperiode
- Psychiatrisches
- Niere und ableitende Harnwege
- Reproduktionsorgane und Brust
- Respiratorische Organe, Thorax und Mediastinum
- Haut und subkutanes Gewebe
- Soziale Umstände
- Andere chirurgische und medizinische Maßnahmen

Da die CTCAE regelmäßigen Aktualisierungen unterliegt, wird sie zentral online zur Verfügung gestellt (http://evs.nci.nih.gov/ftp1/CTCAE/About.html). Mitunter umfasst sie bei bestimmten Symptomen auch Einschränkungen der Aktivitäten des täglichen Lebens (Activities of daily lilfe; ADL). Hierbei werden instrumental ADL

(Essen kochen, einkaufen, telefonieren, mit Geld umgehen) und self-care ADL (baden, anziehen, zur Toilette gehen, Medikamente einnehmen, Bettlägrigkeit) unterschieden.

Folgende Terminologie wird im Zusammenhang mit Nebenwirkungen verwendet:
- **Unerwünschtes Ereignis:** Adverse event (AE)
- **Unerwünschte Arzneimittelwirkung:** Adverse drug reaction (ADR). Ein kausaler Zusammenhang zwischen Ereignis und Arzneimittel kann nicht ausgeschlossen werden (möglich/wahrscheinlich/gesichert).
- **Schwerwiegendes unerwünschtes Ereignis:** Serious adverse event (SAE). Ein Ereignis, dass tödlich oder lebensbedrohlich ist, zu bleibenden oder signifikanten Schäden oder Behinderungen führt, eine stationäre Behandlung oder Verlängerung einer stationären Behandlung zu Folge hat, eine angeborene Missbildung bzw. einen Geburtsfehler darstellt, welches die Versuchsperson gefährdet und eine medizinische oder chirurgische Intervention notwendig macht, um eines der oben aufgelisteten Vorkommnisse zu verhindern.
- **Serious unexpected suspected adverse reaction** (SUSAR): Ein unerwünschtes Ereignis, welches in Natur und Schwere nicht konsistent ist mit der Fachinformation (bzw. Investigator's brochure bei noch nicht zugelassenen Medikamenten)

◘ Tab. 1.7 gibt einen Überblick über die Häufigkeit von Arzneimittelnebenwirkungen in Abhängigkeit von der Umschreibung.

◘ **Tab. 1.7** Häufigkeit von Arzneimittelnebenwirkungen gemäß BfArM/EMA

Frequenz	Umschreibung
≥10%	Sehr häufig
≥1%; <10%	Häufig
>0,1%; <1%	Gelegentlich
≥0,01%; <0,1%	Selten
<0,01%	Sehr selten

Für die Feststellung der selteneren Nebenwirkungen wird eine große Zahl von Patienten benötigt. Daher werden diese im Rahmen der Phase-III-Studien meist nicht erfasst. Für die Feststellung einer gelegentlichen Nebenwirkung, die in 0,1% der Fälle auftritt, mit einer Power von 95% würden beispielsweise 2995 Patienten benötigt.

Leider werden in neueren Studien die Nebenwirkungen uneinheitlich und manchmal unzureichend berichtet. So führen z.B. manche Tabellen, nur Nebenwirkungen auf, die bei mehr als 2% der Patienten auftraten oder es werden nur bestimmte ‚adverse events of special interest' (AESI, AEOSI) rapportiert. Die tödlichen Nebenwirkungen – obwohl von zentraler Bedeutung – werden manchmal nur als Fußnote dokumentiert.

1.5.1 Spezifische Nebenwirkungen der Immuntherapie

Durch eine überschießende Reaktion des Abwehrsystems mit Aktivierung der T-Lymphozyten durch die Therapie mit Checkpoint-Inhibitoren kommt es zu autoimmunen Nebenwirkungen, den sogenannten immune-related adverse events (irAE). Obwohl sich die Häufigkeit und das zeitliche Auftreten je nach Therapie (Ipilimumab, anti-PD-1/PD-L1-Antikörper oder Kombinationstherapie) unterscheiden, ist die Art und das Management unabhängig von dem verursachenden Checkpoint-Inhibitor. Nebenwirkungen können in jedem Organsystem auftreten und potentiell tödlich sein wie z.B. Pneumonitis, Perforation bei Kolitis, Kardiomyositis, Hypophysitis, Myasthenia gravis (Goldinger und Heinzerling, 2017). Es ist daher wichtig, dass sich Patienten bei neuen Symptomen an den Behandler wenden, damit Nebenwirkungen adäquat diagnostiziert und behandelt werden können (◘ Tab. 1.8). Häufigkeit und Gefährlichkeit der Nebenwirkungen können dabei weit auseinanderliegen (Wang et al. 2018), d.h. seltene Nebenwirkungen können prozentual häufiger zu Todesfällen führen.

Tab. 1.8 Diagnostik und Therapie von Checkpoint-Inhibitor-induzierten Nebenwirkungen

Bei Auftreten von Nebenwirkungen	Diagnostik	Therapie
Diarrhö/Kolitis	**Allgemein:**	**Allgemein:**
	Stuhl auf pathogene Keime	Rehydrierung
	Ggf. Calprotectin im Stuhl	Methylprednisolon 1–2 mg/kg
	Schwere oder therapierefraktäre Verläufe:	**Schwere oder therapierefraktäre Verläufe:**
	Koloskopie oder Rektosigmoidoskopie mit Biopsie (inklusive immunhistochemischer CMV-Färbung und CMV-PCR)	Infliximab 5 mg/kg i.v.
	Abdomen-Leeraufnahme zum Ausschluss freier Luft bei Perforation	
	ggf. CT-Abdomen	
Hepatitis	**Allgemein:**	**Allgemein:**
	Ausschluss v.a. viraler Infektionen bzw. Reaktivierung unter immunsuppressiver Therapie	Methylprednisolon 1–2 mg/kg
	ggf. Oberbauchsonographie bzw. CT-Abdomen zum Ausschluss Progress	
	Schwere oder therapierefraktäre Verläufe:	**Schwere oder therapierefraktäre Verläufe:**
	Leberbiopsie mit CMV- und EBV-PCR	Mycofenolatmofetil 1–2 g/d oder Infliximab 5 mg/kg i.v.
		ggf. Anti-Thymozyten-Globulin (ATG)
Pankreatitis	Oberbauchsonographie	**Symptomatische Verläufe:**
	PET-CT oder Magnetresonanz-Cholangiopankreatographie (MRCP)	Methylprednisolon 1 mg/kg
Endokrinopathien	**Thyreoiditis**	**Allgemein:**
	fT4, TSH, TPO-AK, TSH-Rezeptor-AK	Hormonsubstitution mit Thyroxin
	ggf. Schilddrüsen-Szintigraphie	**Symptomatische Verläufe:**
	ggf. Schilddrüsen-Sonographie	Betablocker
	Hypophysitis:	**Allgemein:**
	TSH, fT4, ACTH, LH, FSH, Prolaktin, IGF-1, Östradiol, Testosteron, SHBG	Hormonsubstitution Hydrocortison (z. B. 20 mg-10 mg-0); ggf. Testosteron; ggf. Thyroxin
	Cortisol 8:00 Uhr	
	ggf. MRT-Schädel mit Sella-Aufnahme	Notfallausweis ausstellen
Pneumonitis	**Allgemein:**	**Allgemein:**
	CT-Thorax	Methylprednisolon 1 mg/kg
	Lungenfunktionstest	ggf. Antibiose
	Schwere oder therapierefraktäre Verläufe:	**Schwere oder therapierefraktäre Verläufe:**
	Bronchoskopie mit Bronchoalveolärer Lavage (BAL) und	Infliximab 5 mg/kg i.v. oder Mycofenolatmofetil 1–2 g/d oder Cyclophosphamid
	ggf. transbronchiale Biopsie	Sauerstoff

Tab. 1.8 (Fortsetzung)

Bei Auftreten von Nebenwirkungen	Diagnostik	Therapie
Nephrologische Nebenwirkungen	Urin-Stix/Sediment, Urin-Kultur	**Allgemein:**
	Urin-Mikroproteinanalyse	Methylprednisolon 1 mg/kg
	24-Stunden-Sammelurin	
	ggf. Nierenbiopsie	
Neurologische Nebenwirkungen	Neurologische Untersuchung	**Allgemein:**
	Liquordiagnostik	Methylprednisolon 1 mg/kg
	MRT-Schädel	**Schwere oder therapierefraktäre Verläufe:**
	EEG, EMG, NLG	unklar; ggf. Methylprednisolon 1 g über 3–5 Tage
Muskuloskeletale Nebenwirkungen	**Myositis:**	**Allgemein:**
	CK, Troponin, Myoglobin, K, Ca, Harnsäure, ggf. Muskelbiopsie, Ausschluss Kardiomyositis	Glukokortikoide 1 mg/kg
	Arthritis/rheumatische Erkrankung/Arteriitis temporalis:	**Schwere/rezidivierende Arthritis:** Methotrexat oder TNFalpha-Hemmer
	ANA, ENA, dsDNA-AK, CCP-AK, RF, klinische Untersuchung der Gelenke	**Rezidivierende Arteriitis temporalis:** Tocilizumab
	Ultraschall der A. temporalis, Ultraschall bzw. MRT betroffener Gelenke bzw. Sehnen	
Kardiale Nebenwirkungen	CK, pro-BNP, Troponin, Myoglobin	**Allgemein:**
	EKG, Echokardiografie	Methylprednisolon 1 mg/kg
	Koronarangiografie zum Ausschluss Ischämie	symptomatisch ggf. intensivmedizinisch
	PET-MRT des Herzen	**Schwere oder therapierefraktäre Verläufe:**
	ggf. Herzmuskelbiopsie	unklar

BB: Blutbild; Na: Natrium; K: Kalium; Ca: Calcium; LDH: Laktatdehydrogenase; CK: Creatin-Kinase; TSH: Thyreoidea-stiumlierendes Hormon; fT4: freies T4; CRP: C-reaktives Protein; CT: Computertomographie; PET: Positronen-Emissions-Tomographie; CMV: Cytomegalievirus; EBV: Epstein-Barr-Virus; ECHO: Echokardiografie; FSH: Follikelstimulierendes Hormon; ACTH: Adrenocorticotropes Hormon; IGF-1: insulin-like growth factor-1; LH: luteinisierendes Hormon; SHBG: sex hormone-binding globulin; MRT: Magnetresonanztomographie; EEG: Elektroenzephalografie; EMG: Elektromyogramm; NLG: Nerven-Leitgeschwindigkeit; EKG: Elektrokardiogramm; ANA: antinukleäre Antikörper; ENA: extrahierbare nukleäre Antikörper; dsDNA-AK: Doppelstrang-DNA-Antikörper; CCP: Cyclische Citrullin Peptid-Antikörper; RF: Rheumafaktor

Wichtige Nebenwirkungen umfassen die folgenden und sollten ja nach Schweregrad therapiert werden:
- Kolitis
  - Klinische Symptome: Durchfälle, evtl. blutig, Dehydratation, Perforation möglich
  - Therapie: Glukokortikoide; wenn refraktär Infliximab
- Hepatitis
  - Klinische Symptome: Transaminasen- bzw. Bilirubinerhöhung, unter Umständen Übelkeit, Bauchschmerzen
  - Therapie: Glukokortikoide; wenn refraktär Mycophenolatmofetil
- Amylase/Lipaseerhöhungen
  - Klinische Symptome: meist asymptomatisch; selten symptomatische Pankreatitis, sehr selten Entwicklung von Diabetes mellitus oder Pankreasinsuffizienz
  - Therapie: Pausieren der Checkpoint-Inhibitoren, ggf. Steroide
- Endokrinopathien: Thyreoiditis, Hypophysitis, Diabetes mellitus
  - Klinische Symptome: je nach betroffenem Organ
  - Therapie: Symptomatisch, Hormonsubstitution (Thyroxin, Hydrocortison, Insulin)
- Pneumonitis
  - Klinische Symptome: Husten, Dyspnoe, unter Umständen verbunden mit Fieber
  - Therapie: Glukokortikoide; wenn refraktär Infliximab, Mycophenolatmofetil
- Myositis
  - Klinische Symptome: Muskelschwäche, Myalgien, Dyspnoe
  - Therapie: Glukokortikoide; ggf. Immunglobuline
- Nephritis
  - Klinische Symptome: oft asymptomatisch
  - Therapie: Glukokortikoide
- Kutane Nebenwirkungen
  - Klinische Symptome: Pruritus, Ekzeme, Exantheme, seltener Lichen ruber, extrem selten bullöse Hautveränderungen, drug reaction with eosinophilia und systemic symptoms (DRESS), Stevens-Johnson-Syndrom/toxisch epidermale Nekrolyse (SJS/TEN)
  - Therapie: Rückfettung, lokale Glukokortikoide, bei seltenen Nebenwirkungen je nach Entität
- Neurologische Nebenwirkungen (Myasthenia gravis, Enzephalopathie)
  - Klinische Symptome: Apathie, Ataxie, Tremor, Lähmungen, Vigilanz-, Sprach- oder Gedächtnisstörungen
  - Therapie: Glukokortikoide
- Kardiale Nebenwirkungen
  - Klinische Symptome: Dyspnoe, Ödeme, Herzrhythmusstörungen
  - Therapie: Symptomatisch, Glukokortikoide

Bei Auftreten von Symptomen unter oder nach Immuntherapie sind diese von einer Infektion, einem Progress der Erkrankung oder einer anderen Genese abzugrenzen. Meist können die Nebenwirkungen durch eine Therapie mit Glukokortikoiden und einem Unterbrechen bzw. Abbruch der Checkpoint-Inhibitortherapie gut abgefangen werden. Patienten, bei denen die Therapie aufgrund von Nebenwirkungen abgebrochen wurde, zeigen hierbei kein schlechteres Überleben. Darüber sollten Patienten aufgeklärt werden, da sie sonst aus Angst vor Abbruch der Therapie dazu neigen könnten, Symptome zu verschweigen.

Bei Endokrinopathien (Thyreoiditis, Hypophysitis) kommt es in der Folge häufig zur Insuffizienz des Organs, so daß eine Hormonsubstitution (Thyroxin, Hydrocortison, ggf. auch Testosteron) notwendig wird. Nachdem die Symptome kontrolliert wurden, kann die Tumortherapie ungehindert fortgesetzt werden. Neurologische Nebenwirkungen sind schwieriger zu behandeln und bilden sich häufig nicht vollständig zurück (Zimmer et al. 2016). Hierbei ist Vorsicht geboten, da Todesfälle beschrieben wurden (Enzephalopathie, Guillain-Barré-Syndrom).

Führt die Therapie mit Glukokortikoiden nicht zu einem Ansprechen der Symptome oder kann das Glukokortikoid nicht ausgeschlichen werden, empfiehlt sich die Eskalation der Immunsuppression mit Infliximab, Mycophenolatmofetil oder Cyclosporin A. Bei Myositiden oder neurologischen Nebenwirkungen werden mitunter zusätzlich Immunglobuline eingesetzt.

Wichtig ist, dass Nebenwirkungen auch Monate nach Beginn der Therapie sowie lange nach Beendigung der Therapie auftreten können (Hassel et al. 2017). Dies ist insbesondere differentialdiagnostisch wichtig, wenn Patienten bereits mit der nächsten Therapielinie behandelt werden. Während die Anti-PD1-Antikörpertherapie gut verträglich ist mit 21% Grad 3/4 Nebenwirkungen und Therapieabbruch bei 12% der Patienten, treten in der Kombination mit Ipilimumab 59% Grad 3/4 Nebenwirkungen auf und 39% der Patienten brechen die Therapie aufgrund von Nebenwirkungen ab (Wolchok et al. 2017).

1.5.2 Spezifische Nebenwirkungen der zielgerichteten Therapie

Die Nebenwirkungen der Kinaseinhibitoren richten sich sehr stark nach deren Zielstruktur. Während die Therapie mit Vismodegib vor allem mit Alopezie, Geschmacksstörungen und gastrointestinalen Beschwerden einhergeht, kann es unter der Therapie mit Imatinib zur Entwicklung von Ödemen und Herzinsuffizienz kommen. Die aktuell wichtigsten Kinaseinhibitoren zur Therapie von Hauttumoren sind die BRAF/MEK-Inhibitoren. Die Nebenwirkungen hängen etwas von der Art der Kombination ab (Dabrafenb+Trametinib vs. Vemurafenib+Cobimetinib vs. Encorafenib+Binimetinib), so dass bei persistierenden Nebenwirkungen auch eine Umstellung auf eine andere Kombination erwogen werden kann.

Relevante Nebenwirkungen der drei Kombinationen von BRAF/MEK-Inhibitoren sind:
- Kardiale Nebenwirkungen: Reizüberleitungsstörungen (Verlängerung der QTc-Zeit), Verringerung der linksventrikulären Ejektionsfraktion
- Ophthalmologische Nebenwirkungen: Chorioretinitis, Uveitis, Retinalvenenokklusion
- Leberenzymerhöhung
- Diarrhoe, Übelkeit
- Blutbildveränderungen (Leukopenie, Anämie, Thrombopenie)
- Kutane Nebenwirkungen (Exantheme, Hand-Fuss-Syndrom, epitheliale Tumore)

Zusätzlich induziert Vemurafenib Phototoxizität, Dabrafenib Fieber und Encorafenib vermehrt eine Fazialisparese. Grad 3/4 Nebenwirkungen treten bei 32% der Patienten unter Therapie mit Dabrafenib/Trametinib und bei 37% unter Vemurafenib/Cobimetinib und bei 17% unter Encorafenib/Binimetinb auf (Long et al. 2015; Ascierto et al. 2016; Dummer et al. 2018). Die meisten Nebenwirkungen der BRAF/MEK-Inhibitoren treten in den ersten 4 Wochen auf. Durch symptomatische Behandlung bzw. Dosisreduktion können diese aber meist gut behandelt werden, so dass ein Therapieabbruch nur selten notwendig wird (11% bei Dabrafenib/Trametinib; 14% bei Vemurafenib/Cobimetinib; 13% Encorafenib/Binimetinib; Long et al. 2015; Ascierto et al. 2016; Dummer et al. 2018).

Akne-ähnlicher Hautausschlag (EGFR-Follikulitis) Follikulitis in Gesicht und im Bereich der seborrhoischen Areale des Stammes. Inflammatorisches Geschehen. Keine Komedonen.
- Vorkommen: Klasseneffekt bei EGFR-Inhibitoren: Cetuximab (Erbitux®), Erlotinib (Tarceva®), Gefitinib, Lapatinib, Panitumumab. Ähnliche Veränderungen bei MEK-Inhibitoren.
- Prophylaxe: Milde Seife, O/W Gesichtsfluid, ureahaltige Externa, UV-Schutz
- Therapie: lokal metronidazolhaltige Externa, steroidhaltige Externa, systemische Antibiose (Doxycyclin 2×100 mg)

Multikinase-assoziiertes Hand-Fuß-Syndrom/palmoplantare Erythrodysästhesie Schmerzhafte Erytheme und kallusartige gelbe Hyper-

keratosen mit gelegentlicher Ausbildung praller Blasen im Bereich palmoplantarer Druckpunkte. Läsionen an Hand- und Fußrücken und Intertrigines sind bislang nicht beschrieben. Zum Teil zusätzlich Fissuren und Rhagaden.
— Vorkommen: Bei Sorafenib (Nexavar®; etwa nach 2 Wochen), Sunitinib (Sutent®; etwa nach 4 Wochen), Erlotinib, Gefitinib, Cediranib, Cetuximab, Panitumumab, Pazopanib, Vemurafenib/Dabrafenib/Encorafenib
— Prophylaxe: Druckentlastung, gute Hautpflege
— Therapie: Abtragen der Hyperkeratosen

Photosensitivität UV-Photosensitivität mit schwerer Dermatitis solaris bis hin zu Blasenbildung
— Vorkommen: Vemurafenib (Imatinib, Nilotinib, Dasatinib)
— Prophylaxe: UV-Schutz

Verstärkung von Strahlenreaktionen (Recall) Vemurafenib und in geringerem Masse Dabrafenib können zu einer Strahlensensibilisierung führen vor allem mit dem Auftreten von Radiodermatitis und follikulärer zystischer Proliferation (insbesondere am Capillitium nach Ganzhirnradiatio (Hecht et al. 2015)). Bei stereotaktischer Bestrahlung zeigte sich keine erhöhte Toxizität.

Haarveränderungen Alopezie: Vismodegib, Sonidegib, Vemurafenib, Imatinib, Nilotinib, Sorafenib, Sunitinib. Texturveränderungen: EGFR-Inhibitoren, Vemurafenib. Farbveränderungen: Sunitinib. Hypertrichose/Trichomegalie: EGFR-Inhibitoren, MEK-Inhibitoren.

1.5.3 Spezifische Nebenwirkungen der Chemotherapie

Häufige Nebenwirkungen von Chemotherapien sind:
— Myelosuppression (Leukopenie, Anämie, Thrombopenie)
— Übelkeit, Erbrechen
— Schleimhautveränderungen (Mukositis, Stomatitis, Ulcera, Diarrhö)
— Fertilitätsstörungen (Amenorrhö, Azoospermie): Insbesondere bei Therapie mit Alkylanzien sollte eine prätherapeutische Kryokonservation von Sperma und Eizellen angeboten werden
— Karzinogene oder/und teratogene Wirkung
— Alopezie
— Immunsuppression
— Unverträglichkeitsreaktionen (Hypersensitivität, Arzneimittelexantheme):

Neben dem Zytostatikum können diese auch durch Hilfsstoffe (Cremophor – Paclitaxel, Polysorbat – Docetaxel, Etoposid) ausgelöst werden. Vor dem endgültigen Absetzen eines Zytostatikums sollte eine nicht durch Zytostatika induzierte Allergie ausgeschlossen werden. Ebenso kann eine Desensibilisierung erwogen werden (Carboplatin, Oxaliplatin, Paclitaxel, Docetaxel, [liposomales] Doxorubicin, Rituximab; Castells 2008).

Aufgrund ovarialtoxischer/testikulärer, embryotoxischer/teratogener (1. Trimenon) und fetotoxischer (2. und 3. Trimenon) Effekte der Zytostatika sollte bei Frauen und Männern während der Behandlung und bis 6 Monate danach **Kontrazeption** erfolgen.

Darüber hinaus sollte über Langzeitnebenwirkungen aufgeklärt werden (◘ Tab. 1.9). In ◘ Tab. 1.10 sind besondere Nebenwirkungen zusammengestellt.

Myelosuppression
Sehr häufig verursachen Chemotherapeutika Blutbildveränderungen. Hierbei ist es wichtig den Verlauf zu kennen, also zu wissen, ob sich das Blutbild bereits erholt, d.h. der Nadir überschritten ist. In Abhängigkeit von der Reduktion der Zellzahlen wird auch die Dosierung des Chemotherapeutikums angepasst (▶ Tab. 2.42).

Kardiale Toxizität
Die klinisch relevanteste Erscheinungsform Chemotherapie-induzierter kardialer Toxizität

1.5 · Nebenwirkungen

Tab. 1.9 Langzeitnebenwirkungen von Zytostatika

Nebenwirkung	Verursachende Medikamente
Panzytopenie	Alkylanzien (Cyclophosphamid, Melphalan, Chlorambucil, Carmustin, Lomustin, Fotemustin, Carboplatin, Cisplatin, DTIC, Temozolomid, Treosulfan), Anthrazykline (Doxorubicin), Pyrimidin-Analoga (5-FU, Gemcitabin, Cytarabin), Methotrexat -alle Chemotherapeutika bis auf Bleomycin und Vincristin-
Kardiomyopathie	Doxorubicin, Paclitaxel (in Kombination mit Doxorubicin), Cyclophosphamid
Neurotoxizität	Cisplatin, Taxol, Vincristin, Vindesin
Nierenfunktionsstörungen	Cisplatin
Chronische Zystitis	Cyclophosphamid
Lungenfibrose	Bleomycin, Melphalan
Zweitmalignom	Cyclophosphamid (Harnwege, Leukämie), Tamoxifen (Endometriumkarzinom), Melphalan (Leukämie), Chlorambucil (myelodysplastisches Syndrom, akute myeloische Leukämie)

ist die **Kardiomyopathie**, die sich akut oder chronisch als insuffiziente Pumpleistung des Herzens manifestieren kann.

> **Anthrazyklinassoziierte Kardiotoxizität**
> — Akut: supraventrikuläre Tachyarrhythmien während oder kurz nach der Applikation, die in der Regel nach Infusionsende rasch selbstlimitierend sind.
> — Verzögert: Perikarditis oder Myokarditis ca. 3–4 Wochen nach Anthrazyklinbehandlung mit relativ ungünstiger Prognose.
> — Spättoxizität: Kardiomyopathie Monate bis Jahre nach Ende der Anthrazyklinbehandlung, die zu Herzinsuffizienz bis hin zu letalem Ausgang (25–60%) führen kann. Ernste Prognose.

Anthrazykline tragen hierbei ein besonders hohes Risiko in Abhängigkeit von der kumulativen Dosis (>400 mg/m^2). Weitere Risikofaktoren sind hohe Einzeldosis, kurze Infusionsdauer, kardiale Vorerkrankungen und höheres Alter.

> Grenzdosis beachten. Regelmäßige Verlaufskontrolle unter Therapie mittels kardialer Echokardiografie wichtig.

CK oder Troponin haben keinen prädiktiven Wert bei der Beurteilung der Chemotherapieinduzierten Kardiomyopathie. Durch Verabreichung als Dauerinfusion Senkung der kardiotoxischen Potenz, ohne dass es zur Minderung der antitumoralen Wirksamkeit kommt. Enkapsulierung in Liposomen, z. B liposomal verkapseltes Doxorubin.

Weitere kardiotoxische Zytostatika: Cyclophosphamid (>100 mg/kg), Ifosfamid, Trastuzumab, 5-FU.

Hepatotoxizität und hepatische Nebenwirkungen

Chemotherapien können zu direkter Leberschädigung führen (hepatozelluläre Toxizität oder Gallenwegstoxizität) und vorbestehende Lebererkrankungen verschlechtern. Das Ausmaß der Leberschädigung kann durch Bestimmung von Transaminasen, Cholestase-Parametern (Bilirubin, AP, γ-GT) und Syntheseparametern (Quick, Albumin, Cholinesterase) abgeschätzt werden.

Folgende Erkrankungsbilder sind beschrieben:
- Leberzellverfettung, Leberfibrose, Leberzirrhose (chronische Schädigung)
- Leberzellnekrose
- Intrahepatische Cholestase
- Schädigung der kleinen Lebervenen
- Lebervenenverschlusssyndrom (veno-occlusive disease-VOD; ▶ Kap. 5.17.2)
- Budd-Chiari-Syndrom
  - Definition: thrombotischer Verschluss der Lebervenen, Lebervenenthrombose mit Blockade außerhalb der Leber
  - Klinische Symptome: Grippeähnliche Symptomatik, Fieber, Hepatosplenomegalie, Aszites, Ikterus, Leberwerterhöhung, Eosinophilie, Thrombozytose
  - Therapie: Thrombolyse, Marcumar, Shunt
- Leberzelltumor

Neurotoxizität (▶ Kap. 5.15)

Insbesondere bei Therapie mit Vincaalkaloiden und Cisplatin kommt es zu Polyneuropathien durch die Schädigung und Dysfunktion peripherer Nerven, welche meist insbesondere die sensorischen Anteile betreffen. Aber auch Paclitaxel kann Neuropathien induzieren. Differenzialdiagnostisch kommt die chronisch sensomotorische Polyneuropathie bei Tumorpatienten in Frage.

Prophylaxe Es gibt derzeit keine Standards für eine prophylaktische Therapie, jedoch wurden verschiedene Substanzen untersucht. Kühlung der Extremitäten während der Infusionen wurde ebenfalls versucht.

Therapie
- Insgesamt therapeutisch schwierig zu beeinflussen. Versuch der therapeutischen Beeinflussung mittels Anwendung von Antiepileptika, Antidepressiva und anderen Präparaten (▶ Kap. 5.15).

Renale Toxizität

Insbesondere bei Therapie mit Nitrosoharnstoffen, Cisplatin, Cyclophosphamid und Methotrexat kommt es zu Nierenschäden. Während die Nitrosoharnstoffe (Fotemustin, Carmustin, Lomustin) bei Kumulation zu irreversiblen Veränderungen führen, sind die akut einsetzenden Nierenschäden, z. B. durch Cisplatin oder Cyclophosphamid durch protektive Maßnahmen (forcierte Diurese, Alkalisierung) vermeidbar. Das Tumorlysesyndrom kann zum Nierenversagen führen.

Insgesamt kann das akut oder protrahiert einsetzende Nierenversagen von der chronischen Niereninsuffizienz unterschieden werden. Das Risiko ist bei Vorschädigung aufgrund von Diabetes mellitus, Rauchen, arterieller Hypertonie ebenso wie durch die gleichzeitige Gabe anderer nephrotoxischer Medikamente (nichtsteroidale Antiphlogistika [NSAR], Aminoglykosid-Antibiotika) erhöht.

Folgende Erkrankungsbilder sind beschrieben:
- Akutes oder protrahiertes Nierenversagen
- Proteinurie
- Hämolytisch-urämisches Syndrom
- Hypomagnesiämie
- Renale tubuläre Azidose

Diagnostik Bestimmung von Kreatinin, Harnstoff, Harnsäure, Kreatinin-Clearance und Elektrolyten. Urinstatus, -sediment und -osmolalität. Proteine im Urin. Gegebenenfalls Sonographie und Nierenbiopsie.

Prophylaxe Vor Therapie Nierenfunktion abklären und gegebenenfalls Dosis anpassen (www.dosing.de). Unterstützende Therapie mit forcierter Diurese bei Cisplatin/Carboplatin bzw. mit Applikation von Mesna bei Cyclophosphamid, Ifosfamid. Alkalisierung des Harns bei Tumorlysesyndrom mit Acetazolamid (Diamox®) 2×250 mg/Tag oral + NaHCO$_3$ (Uralyt-U®) 50 mmol/l (zur Infusionslösung). Rasburicase (Fasturtec®) zur Vorbeugung des Tumorlysesyndroms bei Patienten mit hohem Risiko (▶ Kap. 6.2).

Therapie
- Medikamente absetzen, wenn nötig Dialyse. Bei Mikroangiopathie Plasmapherese.

Pulmonale Toxizität

Pulmonale Toxizität ist eher selten (<10%) und meist trotz Fortführung der Behandlung reversibel. Sehr selten treten schwerwiegende Nebenwirkungen auf. Die klinische Präsentation von Lungenveränderungen, die durch Chemotherapien induziert werden, ist sehr variabel:

- **Interstitielle Pneumonitis und Lungenfibrose**
  - Häufigste Manifestation pulmonaler Toxizität. Beginn schleichend mit Belastungsdyspnoe, Husten, grippalen Allgemeinbeschwerden, restriktive Ventilationsstörungen
  - Bei Bleomycin, Etoposid, Thalidomid, Lenalidomid und Bortezomib; nach Radiotherapie als Recall-Pneumonitis bei Doxorubicin, Paclitaxel und Gemcitabin
  - Diagnostik: Röntgen-Thorax, Bronchoskopie, bronchioalveoläre Lavage, Biopsie
  - Therapie: Die Therapie erfolgt empirisch mit Aussetzen der verursachenden Therapie, Gabe von Glukokortikoiden und supportiver Therapie (z. B. inhalative β2-Agonisten und Kortikosteroide) inklusive Sauerstoffgaben nach Bedarf (bei Bleomycin zurückhaltend).
- **Hypersensitivitätspneumonitis** (exogen-allergische Alveolitis)
  - Akut auftretende Dyspnoe Stunden oder wenige Tage nach Chemotherapie (häufig wenn Glukokortikoidgabe reduziert wird), unter Umständen verbunden mit Fieber, Myalgien, unproduktivem Husten
  - Bei Gemcitabin, Oxaliplatin und Bleomycin
  - Diagnostik: Röntgen-Thorax, Eosinophilie (10–20%), bronchioalveoläre Lavage
  - Therapie: Glukokortikoide
- **Nichtkardiales Lungenödem**
  - Bei Cytarabin, Gemcitabin und Vinblastin

Dermatotoxizität und kutane Nebenwirkungen

Die Haut kann durch unterschiedliche Mechanismen geschädigt werden:
- Direkter Effekt der zytotoxischen Medikamente
- Effekt allergisierender Hilfsstoffe/Lösungsvermittler
- Allergische Reaktion oder Hypersensitivitätsreaktion
- Verstärkung einer strahleninduzierten Hautschädigung (Radiation-Recall oder Radiosensibilisierung)
- Nebenwirkungen aufgrund des Eingreifens in die Signaltransduktionswege

Sie kann aber auch durch Freisetzung von Entzündungsmediatoren bei Tumorzerfall, durch Tumormanifestation oder Infektionen verursacht sein.

Toxische Erytheme Generalisiert oder lokalisiert durch Dilatation der Gefäße in der Dermis. Ebenso durch Ausscheidung der Chemotherapeutika durch die Schweißdrüsen. Lokalisierte Erytheme treten bevorzugt an den Akren (Hand-Fuß-Syndrom), an Infusionsstellen oder an Auflage- und Druckstellen auf.

Chemotherapie-assoziiertes Hand-Fuß-Syndrom
Ausgeprägte palmoplantare Erythrodysästhesie mit Schmerzen, Erythem, Ödem, Blasenbildung, Desquamation, Ulzeration, palmoplantarer keratodermartiger Verdickung (daneben auch an Hand- und Fußrücken) sowie in Intertrigines als Intertrigo-ähnliche Dermatitis mit Überlappung zur ekkrinen squamösen Syringometaplasie. Auftreten in den ersten Therapiewochen bei Therapie mit Docetaxel > Paclitaxel, Doxorubicin/liposomalem Doxorubicin > Daunorubicin, Methotrexat, 5-Fluorouracil (5-FU), Cisplatin.
- Prophylaxe mit Vitamin B_6 (Pyridoxin) 50–300 mg/d (insbesondere bei 5-FU, Docetaxel); Kühlung während der Therapie.
- Therapie: Antioxidans-Creme zum Radikalenfang (Mapisal®, Prof. J. Lademann, Charité), topisches DMSO bei Doxorubicin

- Prophylaxe: Konsequente Hautpflege mit ureahaltigen Externa, Hyperkeratosen abtragen, möglichst wenig Druckbelastung an Händen und Füßen.
- Therapie: Je nach Symptomatik lokal Cremes mit 5–10% Salicylsäure bzw. 10–20% Harnstoff, topische Glukokortikoide, Vitamin-K-haltige Creme (Pliazon®), Tannolact.

Epitheliale Tumoren Hydroxyurea.

Hyperpigmentierungen Therapieinduzierte Ausschüttung von ACTH und MSH. Cyclophosphamid, Trofosfamid, Busulfan, Bleomycin (typische erythematöse Streifen; Schuler et al. 1984), Paclitaxel, Carboplatin, Doxorubicin (liposomales), Hydroxyurea.

Verstärkung von Strahlenreaktionen (Radiation-Recall) Erythem, gefolgt von trockener Desquamation. Zu den häufigsten, ein Recall-Phänomen auslösenden Chemotherapeutika gehören die Anthrazykline (Doxorubicin, Daunorubicin), ferner Busulfan, Antimetabolite (Methotrexat, Gemcitabin, 5-FU), Bleomycin, Taxane (Paclitaxel, Docetaxel), Vincaalkaloide (Vincristin, Vindesin, Vinblastin), DTIC.

Photosensitivität DTIC, 5-FU, Bleomycin, Paclitaxel, Docetaxel.

Nagelveränderungen Wachstumsstörungen/Onycholyse: 5-FU, Bleomycin, Docetaxel, Hydroxyurea, Paclitaxel. Pigmentanomalien: Cyclophosphamid, Melphalan, Methotrexat, 5-FU, Bleomycin, Doxorubicin, Carboplatin, Hydroxyurea.

Haarveränderungen Alopezie: Risiko dosisabhängig, am höchsten bei Alkylantien, Paclitaxel, Doxorubicin, Cyclophosphamid/Ifosfamid, Topoisomerase-Inhibitoren (Etoposid, Irinotecan).

1.5.4 Besondere Nebenwirkungen

◘ Tabelle 1.10

1.5.5 Therapie in Abhängigkeit von Organfunktion und Nebenwirkung

In ◘ Tab. 1.12 sind die Zytostatika aufgeführt, welche bei Nieren- oder Leberinsuffizienz des Patienten in der Dosis angepasst werden müssen.

Alle Zytostatika mit Ausnahme von Vincristin und Bleomycin schädigen das Knochenmark. Daher müssen die Dosen bei Leuko- bzw. Thrombopenie entsprechend angepasst werden (◘ Tab. 1.13). Ab einem Abfall der Thrombozyten unter 10.000/µl sollten Thrombozyten transfundiert werden. Bei Leukopenien mit Neutropenie bedarf es ebenfalls spezieller Maßnahmen.

1.6 Performance-Status

Um den Allgemeinzustand eines Patienten einschätzen und allgemein verständlich beschreiben zu können, wurden verschiedene Scoring-Systeme entwickelt (◘ Tab. 1.14). Karnofsky-Index und ECOG sind die führenden Einteilungen, die in klinischen Studien und in interdisziplinären Diskussionen Anwendung finden.

1.7 Vorbereitung und Planung der Tumortherapie

Die Tumortherapie erfordert große Sorgfalt. Die aktuellen Fachinformationen müssen bekannt sein. Die Dosierung und etwaige Dosisanpassungen bei Nebenwirkungen und/oder Ko-Morbiditäten mit Organfunktionsstörungen müssen überprüft werden. Der Impfstatus sollte überprüft und notwendige Impfungen verabreicht werden. Während einer Chemotherapie sollten Lebendimpfungen vermieden werden (z. B. Masern, Gelbfieber).

Bei Immuntherapien müssen Nebenwirkungen vor Applikation der nächsten Infusion ausgeschlossen werden. Hier ist insbesondere eine gute Anamnese (Colitis, Hypophysitis, Diabetes mellitus, Enzephalopathie) und eine

Tab. 1.10 Besondere Nebenwirkungen und deren verursachende Medikamente. Checkpoint-Inhibitoren umfassen Nivolumab, Pembrolizumab, Avelumab, Atezolizumab und Ipilimumab; EGFR-Inhibitoren umfassen Cetuximab, Erlotinib, Gefitinib, Lapatinib, Panitumumab; MEK-Inhibitoren Trametinib, Cobimetinib und Binimetinib

Nebenwirkung	Verursachende Medikamente
Hypersensitivitätsreaktion/Schock	Avelumab, monoklonale Antikörper/ Rituximab i.v. (Bronchospasmen, Tumorlyse), Paclitaxel, Etoposid, Interleukin-2 (IL-2)
Radiosensibilisierung	Vemurafenib, (Dabrafenib), Anthrazykline (Doxorubicin, Daunorubicin), ferner Busulfan, Antimetabolite (Methotrexat, Gemcitabin, 5-FU), Bleomycin, Taxane (Paclitaxel, Docetaxel), Vincaalkaloide (Vincristin, Vindesin, Vinblastin), DTIC
Photosensibilisierung	Vemurafenib (DTIC, 5-FU, Bleomycin, Paclitaxel, Imatinib, Nilotinib, Dasatinib, Methotrexat)
Fieber	Dabrafenib, Bleomycin
Akneiformes Exanthem	MEK-Inhibitoren Trametinib/Cobimetinib/Binimetinib (v. a. als Monotherapie)
Akne-ähnlicher Hautausschlag (EGFR-Follikulitis)	EGFR-Inhibitoren (Cetuximab, Erlotinib, Gefitinib, Lapatinib, Panitumumab)
Arzneimittelexantheme	Vemurafenib, Checkpoint-Inhibitoren, Imatinib, Nilotinib, Dasatinib, Sorafenib, Sunitinib, Pazopanib
Exfoliative bullöse Dermatitis	Bleomycin, Imatinib, Retinoide
Fissuren/Rhagaden	EGFR-Inhibitoren, Trametinib/Cobimetinib/Binimetinib (MEK-Inhibitoren), (Vemurafenib)
Hand-Fuß-Syndrom/ palmoplantare Erythrodysästhesie	Sorafenib (etwa nach 2 Wochen), Sunitinib (etwa nach 4 Wochen), Erlotinib, Gefitinib, Cediranib, Cetuximab, Panitumumab, Pazopanib, Vemurafenib
Keratoakanthome/ Plattenepithelkarzinome	BRAF-Inhibitoren Vemurafenib/Dabrafenib/Encorafenib (v. a. als Monotherapie), Hydroxyurea
Haarveränderungen	Alopezie: Chemotherapie, Vismodegib, Sonidegib, Interferon-alpha, Vemurafenib, Imatinib, Nilotinib, Sorafenib, Sunitinib, Cetuximab (mitunter irreversibel), Palbociclib/Ribociclib (CDK4-Inhibitoren) Texturveränderungen: EGFR-Inhibitoren, Vemurafenib Farbveränderungen: Sunitinib Hypertrichose/Trichomegalie: EGFR-Inhibitoren, MEK-Inhibitoren Leukotrichie: Checkpoint-Inhibitoren
Hyperpigmentierungen	Paclitaxel, Carboplatin, Doxorubicin (liposomales), Hydroxyurea, Sunitinib, Busulfan
Paronychien	EGFR-Inhibitoren, MEK-Inhibitoren, Sorafenib, Sunitinib, Neotigason
Nagelveränderungen	Wachstumsstörungen/Onycholyse: 5-FU, Bleomycin, Docetaxel, Hydroxyurea Pigmentanomalien: Cyclophosphamid, Melphalan, Methotrexat, 5-FU, Bleomycin, Doxorubicin, Carboplatin, Hydroxyurea

◘ **Tab. 1.10** (Fortsetzung)

Nebenwirkung	Verursachende Medikamente
Veränderung von Nävuszellnävi	Vemurafenib, Dabrafenib, Sunitinib, Sorafenib
Kardiotoxizität	Kardiomyopathie: Doxorubicin, Paclitaxel (in Kombination mit Doxorubicin), Cyclophosphamid (hochdosiert) Kardiomyositis: Checkpoint-Inhibitoren Arrhythmien: Vemurafenib, Dabrafenib, Paclitaxel, Checkpoint-Inhibitoren, 5-FU/Capecitabine, Sunitinib, Sorafenib, Ifosfamid Myokardischämie: 5-FU, Cisplatin, Vincaalkaloide Reduktion der LVEF: Trametinib/Cobimetinib (MEK-Inhibitoren), Trastuzumab, Rituximab, Cetuximab, Imatinib, Sorafenib
Stomatitis/Mukositis	Methotrexat, Bleomycin, Doxorubicin/Daunorubicin, Docetaxel, 5-FU, Vinblastin/Vindesin, Etoposid, Sunitinb, Sorafenib, EGFR-Inhibitoren
Paralytischer Ileus	Vincaalkaloide (insbesondere Vincristin > Vindesin), Paclitaxel
Retinalvenenokklusion	Trametinib/Cobimetinib (MEK-Inhibitoren)
Hepatotoxizität (Leberfibrose, Lebernekrose)	Busulfan, Carmustin/BCNU, Methotrexat
Lebervenenokklusion/Lebervenenverschlusssyndrom/veno-occlusive-disease (VOD; nicht-thrombotische Obliteration)	Busulfan, DTIC, Carmustin/BCNU, Lomustin, Melphalan, Cyclophosphamid, Azathioprin
Lebervenenthrombose/Budd-Chiari-Syndrom	DTIC
Neurotoxizität/Polyneuropathien	Cisplatin (Ototoxizität, Polyneuropathie)/Carboplatin/Oxaliplatin, Ifosfamid (zentral, Psychose), Vincaalkaloide (Polyneuropathie, insbesondere Vincristin > Vindesin > Vinblastin), Paclitaxel (dosisabhängig), Encorafenib (Fazialisparese), Thalidomid/Lenalidomid, Bortezomib (Neuropathien), Checkpoint-Inhibitoren, Radiotherapie
Nephrotoxizität	Cisplatin, Methotrexat Interstitielle Nephritis: Checkpoint-Inhibitoren
Blasentoxizität/Zystitis/Blasenkarzinom	Cyclophosphamid, Ifosfamid, Fotemustin, Carmustin/Lomustin, Treosulfan
Pulmonale Toxizität/Zytostatikapneumonitis, Lungenfibrose	Busulfan (kumulativ), Bleomycin (Fibrose, allergische Alveolitis; kumulativ), Cyclophosphamid (hohe Dosen), Carmustin/BCNU, Methotrexat, Oxaliplatin, Etoposid (allergische Alveolitis), Vincaalkaloide, Paclitaxel, Gemcitabin (allergische Alveolitis) Pneumonitis: Checkpoint-Inhibitoren
Gonadotoxizität (Azoospermie, Ovarialinsuffizienz)	Insbesondere Alkylanzien

Tab. 1.11 Dosierung in Abhängigkeit des Blutbildes

Leukozyten >3000/μl bzw. Thrombozyten >75.000/μl	100% der empfohlenen Ausgangsdosis
Leukozyten 2000–3000/μl bzw. Thrombozyten 25.000–75.000/μl	70% der empfohlenen Ausgangsdosis
Leukozyten <2000/μl bzw. Thrombozyten <25.000/μl	50% der empfohlenen Ausgangsdosis

Tab. 1.12 Notwendige Dosisanpassung von Zytostatika bei Nieren- und Leberinsuffizienz

Reduktion bei Niereninsuffizienz	Reduktion bei Leberinsuffizienz
Bleomycin Cyclophosphamid/Ifosfamid Cisplatin DTIC* Carboplatin Carmustin/Lomustin Etoposid Fludarabin Hydroxyurea Methotrexat Melphalan	Chlorambucil Cyclophosphamid/Ifosfamid Doxorubicin/Daunorubicin/Epirubicin Carmustin/Lomustin Etoposid Imatinib Methotrexat Melphalan Paclitaxel/Docetaxel Vincristin/Vinblastin/Vindesin

* Bei kombinierter Leber- und Niereninsuffizienz ist die Elimination verlängert, deshalb Vorsicht bei schwerer Leberinsuffizienz. Spezifische Reduktionsempfehlungen gibt es nicht.

Tab. 1.13 Notwendige Dosisanpassung von Zytostatika bei Myelosuppression in Abhängigkeit von den Blutwerten (in Zahl/μl). (Nach Preiss et al. 2010/2011)

Leukozytenzahl	Thrombozytenzahl	Dosis
4000	>100.000	100%
3500–4000	75.000–100.000	75%
3000–3500	50.000–75.000	50%
<3000	<50.000	0%

sorgfältige Kontrolle der Laborparameter (CK: (Kardio-)Myositis, GOT/GPT: Autoimmunhepatitis; Elektrolyte: Hypophysitis; Blutbild) essentiell.

Vor zielgerichteter Therapie mit BRAF/MEK-Inhibitortherapie sollte z.B. eine kardiale und ophthalmologische Kontrolle erfolgen. Kontrolle von Blutbild, Parametern der klinischen Chemie und ggf. EKG bzw. ophthalmologische Kontrolle ergänzen das Monitoring.

Bei Chemotherapie sind insbesondere Leber- und Nierenfunktionsstörungen sowie die Myelosuppression (unter Berücksichtigung der Nadir-Zeitspannen) zu beachten. Bei Myelosuppression sollten bestimmte Grenzwerte nicht unterschritten werden (z. B. Leukozyten >4000/μl bzw. bei jungen Patienten >3000/μl; Thrombozyten >100.000/μl; Hiddemann u. Bartram 2010). Die Dosen der applizierten Medikamente müssen bei **Leuko-** bzw. **Thrombopenie** entsprechend angepasst werden (◘ Tab. 1.13). Ebenso muss ggf. entsprechend der Leber- und Nierenfunktion heruntergedosiert werden (www.dosing.de). Die kumulative Gesamtdosis muss bei manchen Chemotherapeutika (Doxorubicin, Daunorubicin, Bleomycin, Busulfan, Carmustin, Chlorambucil) überprüft werden.

Als **Infusionsstelle** bei i.v. Applikation eignet sich der Unterarm mit etwas Abstand zu den Gelenken oder bei Chemotherapie ein Port bzw. zentral-venöser Zugang. Der Zugang soll nicht mit Verbänden umwickelt sein, um so Paravasate frühzeitig zu erkennen. Vor und während der Infusion ist die Lage der Kanüle zu überprüfen. Der Patient soll nicht unbeaufsichtigt sein. Er muss über mögliche Lokal- und systemische Reaktionen aufgeklärt sein, damit er über diese sofort berichten kann. Nach Beendigung der Infusion mit einem Chemotherapeutikum soll mit Kochsalzlösung nachgespült werden. Bei Unsicherheit sollte ein sofortiger Stopp der Infusion erfolgen, der Zugang aber belassen werden (▶ Kap. 5.3).

◘ Tab. 1.15 informiert über die Applikationsmodalitäten.

◨ **Tab. 1.14** Scoring-Systeme für den Allgemeinzustand. (Nach Oken et al. 1982)

Karnofsky-Index		ECOG	
100%	Normalzustand, keine Beschwerden, keine manifeste Erkrankung	ECOG 0	Normale, uneingeschränkte Aktivität wie vor der Erkrankung
90%	Minimale Krankheitssymptome	ECOG 1	Einschränkung bei körperlicher Anstrengung, aber gehfähig; leichte körperliche Arbeit bzw. Arbeit im Sitzen (z. B. leichte Hausarbeit oder Büroarbeit) möglich
80%	Normale Leistungsfähigkeit mit Anstrengung	ECOG 2	Gehfähig, Selbstversorgung möglich, aber nicht arbeitsfähig; kann mehr als 50% der Wachzeit aufstehen
70%	Eingeschränkte Leistungsfähigkeit, arbeitsunfähig, kann sich alleine versorgen	ECOG 3	Nur begrenzte Selbstversorgung möglich; ist 50% oder mehr der Wachzeit an Bett oder Stuhl gebunden
60%	Gelegentliche fremde Hilfe erforderlich	ECOG 4	Völlig pflegebedürftig, keinerlei Selbstversorgung möglich; völlig an Bett oder Stuhl gebunden
50%	Krankenpflegerische und ärztliche Hilfe erforderlich, nicht dauernd bettlägerig	ECOG 5	Moribund/Tod
40%	Bettlägerig, spezielle Pflege erforderlich		
30%	Schwerkrank, Krankenhauspflege notwendig		
20%	Krankenhauspflege und supportive Maßnahmen erforderlich		
10%	Moribund, Krankheit schreitet schnell fort		

1.8 Schwangerschaft

Schwangerschaft stellt eine Kontraindikation für die Applikation einer Chemotherapie dar. Ebenso sollte eine Kontrazeption unter und bis mindestens 6 Monate nach der Chemotherapie gewährleistet sein. Vismodegib und Sonidegib sind embryotoxisch und/oder teratogen einschließlich schwerer Mißbildungen (kraniofaziale Anomalien, Gliedmaßendefekte). Männer müssen daher 6 Monate nach Einnahme, Frauen bis 20 Monate nach Einnahme konsequent Empfängnis verhüten. Weiterhin sollen monatliche Schwangerschaftstests durchgeführt werden. Bei allen medikamentösen Tumortherapien sollten Patientinnen und Patienten Kontrazeption praktizieren, da die Risiken gerade bei den neuen Therapeutika nicht abschließend beurteilt werden können.

Vor Einleitung einer medikamentösen Tumortherapie sollte den Patientinnen und Patienten ggf. eine Asservierung von Spermien/Eizellen bzw. Hoden/Eierstockgewebe angeboten werden.

Tab. 1.15 Applikationsmodalitäten

	Wirkstoff
Infusionsgeschwindigkeit	
Schnelle Infusion	DTIC 15–30 min
	Doxorubicin 30 min
	Vindesin 1–2 min
	Gemcitabin 30 min
Langsame Infusion	Paclitaxel 3 h
	Carmustin 1–2 h
	Cisplatin 50 mg/m^2/h (1–2 h)
	Etoposid (60 min)
	Pembrolizumab (Keytruda®, 30 min), Nivolumab (Opdivo® 30 oder 60 min), Ipilimumab (Yervoy®, 90 min), Avelumab (Bavencio®, 60 min), Atezolizumab (Tecentriq®, 60 min → 30 min)
Andere Applikationsmodalitäten	
Plastikspritzen (kein Glas!)	Denileukin diftitox (Ontak®)
Lichtschutz	DTIC, Cisplatin, Fotemustin
Kein PVC → Glas	Carmustin, Paclitaxel
Keine Alunadel	Cisplatin, Carboplatin
Nur kurz aufbewahren	Melphalan (1,5 h)
24 h haltbar Mit 0,2 µm oder 1,2 µm Inline-Filter aus Polyethersulfon oder 0,2 µm positiv geladenem Nylonfilter	Ipilimumab (Yervoy®)
1 h vor oder 2 h nach dem Essen	Dabrafenib (Tafinlar®)
Nicht mit Fett einnehmen, Glas Wasser	Sorafenib (Nexavar®), Sunitinib (Sutent®)
Mit Fett/Mahlzeit einnehmen	Bexaroten (Targretin®)
Mit Fett/Mahlzeit einnehmen, Glas Wasser	Imatinib (Glivec®)
Morgens auf nüchternen Magen mit Wasser, 1 h nichts essen, keine anderen Medikamente einnehmen und nur Wasser trinken	Clodronsäure (Bonefos®, Clodron®, Ostac®)
Spezifische Besonderheiten	
Spezielle Expositionsprophylaxe	T-VEC (Schwangere und Immunsupprimierte sollen keinen Kontakt zu T-VEC haben; Injektion mit Schutzkleidung)
Prä- und Posthydratation	Cisplatin, Carboplatin
Trinkmenge einschränken	Vincristin (da ADH ↓, kommt es zu Wasserretention mit Hyponatriämie)
Obstipationsprophylaxe	Vindesin, Vincristin, Paclitaxel
Allergie bzw. Hypersensitivitätsprophylaxe	Avelumab (Bavencio®), Rituximab i.v., Paclitaxel, Docetaxel, liposomales Doxorubicin (Caelyx®)

Literatur

Besser MJ, Shapira-Frommer R, Treves AJ et al. (2010) Clinical: Clinical Responses in a Phase II Study Using Adoptive Transfer of Short-term Cultured Tumor Infiltration Lymphocytes in Metastatic Melanoma Patients. Clin Cancer Res 16(9):2646–55

Buechner J, Grupp SA, Maude SL, et al (2017) Global registration trial of efficacy and safety of CTL019 in pediatric and young adult patients with relapsed/refractory acute lymphoblastic leukemia: Update to the interim analysis. European Hematology Association Annual Meeting. Abstract S476

Buzzacco DM, Abdel-Rahman MH, Park S, Davidorf F, Olencki T, Cebulla CM (2012) Long-term survivors with metastatic uveal melanoma. Open Ophthalmol J 6: 49–53

Cordaro FG, De Presbiteris AL, Camerlingo R, Mozzillo N, Pirozzi G, Cavalcanti E, Manca A, Palmieri G, Cossu A, Ciliberto G, Ascierto PA, Travali S, Patriarca EJ, Caputo E (2017) Phenotype characterization of human melanoma cells resistant to dabrafenib. Oncol Rep 38(5):2741–51

Curiel TJ (2013) Cancer Immunotherapy: Paradigms, Practice and Promise. Springer, Berlin Heidelberg New York

Da Rocha Dias S, Salmonson T, van Zwieten-Boot B, Jonsson B, Marchetti S, Schellens JH, Giuliani R, Pignatti F (2013) The European Medicines Agency review of vemurafenib (Zelboraf®) for the treatment of adult patients with BRAF V600 mutation-positive unresectable or metastatic melanoma: Summary of the scientific assessment of the Committee for Medicinal Products for Human Use. Eur J Cancer 49(7):1654–61

Das Thakur M, Salangsang F, Landman AS, Sellers WR, Pryer NK, Levesque MP, Dummer R, McMahon M, Stuart DD (2013) Modelling vemurafenib resistance in melanoma reveals a strategy to forestall drug resistance. Nature 494(7436):251–5

Del Vecchio M, Mortarini R, Canova S, Di Guardo L, Pimpinelli N, Sertoli MR, Bedognetti D, Queirolo P, Morosini P, Perrone T, Bajetta E, Anichini A (2010) Bevacizumab plus fotemustine as first-line treatment in metastatic melanoma patients: clinical activity and modulation of angiogenesis and lymphangiogenesis factors. Clin Cancer Res 16(23): 5862–72

Dummer R, Ascierto PA, Gogas HJ, Arance A, Mandala M, Liszkay G, Garbe C, Schadendorf D, Krajsova I, Gutzmer R, Chiarion-Sileni V, Dutriaux C, de Groot JWB, Yamazaki N, Loquai C, Moutouh-de Parseval LA, Pickard MD, Sandor V, Robert C, Flaherty KT (2018) Encorafenib plus binimetinib versus vemurafenib or encorafenib in patients with BRAF-mutant melanoma (COLUMBUS): a multicentre, open-label, randomised phase 3 trial. Lancet Oncol 19(5):603–15

Eggermont AM, Suciu S, Testori A, Kruit WH, Marsden J, Punt CJ, Santinami M, Salès F, Schadendorf D, Patel P, Dummer R, Robert C, Keilholz U, Yver A, Spatz A (2012) Ulceration and stage are predictive of interferon efficacy in melanoma: results of the phase III adjuvant trials EORTC 18952 and EORTC 18991. Eur J Cancer 48(2):218–25

Eisen T, Ahmad T, Flaherty KT, Gore M, Kaye S, Marais R, Gibbens I, Hackett S, James M, Schuchter LM, Nathanson KL, Xia C, Simantov R, Schwartz B, Poulin-Costello M, O'Dwyer PJ, Ratain MJ (2006) Sorafenib in advanced melanoma: a Phase II randomised discontinuation trial analysis.Br J Cancer 95(5):581–6

Eisenhauer EA, Therasse P, Bogaerts J, Schwartz LH, Sargent D, Ford R, Dancey J, Arbuck S, Gwyther S, Mooney M, Rubinstein L, Shankar L, Dodd L, Kaplan R, Lacombe D, Verweij J (2009) New response evaluation criteria in solid tumors: revised RECIST guideline (version1.1). Eur J Cancer 45:228–47; http://www.recist.com/recist-in-practice/01.html

Fallahi-Sichani M, Becker V, Izar B, Baker GJ, Lin JR, Boswell SA, Shah P, Rotem A, Garraway LA, Sorger PK (2017) Adaptive resistance of melanoma cells to RAF inhibition via reversible induction of a slowly dividing de-differentiated state. Mol Syst Biol 13(1): 905

Fink-Puches R, Wolf IH, Zalaudek I, Kerl H, Cerroni L (2005) Treatment of primary cutaneous B-cell lymphoma with rituximab. J Am Acad Dermatol 52(5):847–53

Gitay-Goren H, Halaban R, Neufeld G. Human melanoma cells but not normal melanocytes express vascular endothelial growth factor receptors. Biochem Biophys Res Commun. 1993 Feb 15;190(3):702-8.

Hanahan D, Weinberg RA (2000) The hallmarks of cancer. Cell 100(1):57–70

Grignol VP, Olencki T, Relekar K, Taylor C, Kibler A, Kefauver C, Wei L, Walker MJ, Chen HX, Kendra K, Carson WE 3rd (2011) A phase 2 trial of bevacizumab and high-dose interferon alpha 2B in metastatic melanoma. J Immunother 34(6):509–15

Gross S, Erdmann M, Haendle I, Voland S, Berger T, Schultz E, Strasser E, Dankerl P, Janka R, Schliep S, Heinzerling L, Sotlar K, Coulie P, Schuler G, Schuler-Thurner B (2017) Twelve-year survival and immune correlates in dendritic cell-vaccinated melanoma patients. JCI Insight 2(8): e91438

Hainsworth JD, Infante JR, Spigel DR, Peyton JD, Thompson DS, Lane CM, Clark BL, Rubin MS, Trent DF, Burris HA 3rd. (2010) Bevacizumab and everolimus in the treatment of patients with metastatic melanoma: a phase 2 trial of the Sarah Cannon Oncology Research Consortium. Cancer 116(17):4122–9

Hanahan D, Weinberg RA (2000) The hallmarks of cancer. Cell 100(1):57–70

Hartmann A, Kunz M, Köstlin S, Gillitzer R, Toksoy A, Bröcker EB, Klein CE (1999) Hypoxia-induced upregulation of angiogenin in human malignant melanoma. Cancer Research 59:1578–83

Hassel JC, Heinzerling L, Aberle J, Bähr O, Eigentler TK, Grimm MO, Grünwald V, Leipe J, Reinmuth N, Tietze JK, Trojan J, Zimmer L, Gutzmer R (2017) Combined immune checkpoint blockade (anti-PD-1/anti-CTLA-4): Evaluation and management of adverse drug reactions. Cancer Treat Rev 57:36–49

Hauschild A, Agarwala SS, Trefzer U, Hogg D, Robert C, Hersey P, Eggermont A, Grabbe S, Gonzalez R, Gille J, Peschel C, Schadendorf D, Garbe C, O'Day S, Daud A, White JM, Xia C, Patel K, Kirkwood JM, Keilholz U (2009) Results of a phase III, randomized, placebo-controlled study of sorafenib in combination with carboplatin and paclitaxel as second-line treatment in patients with unresectable stage III or stage IV melanoma. J Clin Oncol 27:2823–30

Hecht M, Zimmer L, Loquai C, Weishaupt C, Gutzmer R, Schuster B, Gleisner S, Schulze B, Goldinger SM, Berking C, Forschner A, Clemens P, Grabenbauer G, Müller-Brenne T, Bauch J, Eich HT, Grabbe S, Schadendorf D, Schuler G, Keikavoussi P, Semrau S, Fietkau R, Distel LV, Heinzerling L (2015) Radiosensitization by BRAF inhibitor therapy-mechanism and frequency of toxicity in melanoma patients. Ann Oncol 26(6):1238–44

Heinzerling LM, Urbanek M, Funk JO, Peker S, Bleck O, Neuber K, Burg G, von Den Driesch P, Dummer R (2000) Reduction of tumor burden and stabilization of disease by systemic therapy with anti-CD20 antibody (rituximab) in patients with primary cutaneous B-cell lymphoma. Cancer 89(8):1835–44

Heinzerling L, Goldinger SM (2017) A review of serious adverse effects under treatment with checkpoint inhibitors. Curr Opin Oncol 29(2):136–44

Herlyn M, Clark WH, Rodeck U, Mancianti ML, Jambrosic J, Koprowski H (1987) Biology of tumor progression in human melanocytes. Lab Invest 56:461–74

Hersey P, Bastholt L, Chiarion-Sileni V, Cinat G, Dummer R, Eggermont AM, Espinosa E, Hauschild A, Quirt I, Robert C, Schadendorf D (2009) Small molecules and targeted therapies in distant metastatic disease. Ann Oncol Suppl 6:vi35–40

Hiddemann W, Bartram CR (2010) Die Onkologie. 2. Auflage. Springer, Berlin Heidelberg New York

Hirata E, Girotti MR, Viros A, Hooper S, Spencer-Dene B, Matsuda M, Larkin J, Marais R, Sahai E. Intravital imaging reveals how BRAF inhibition generates drug-tolerant microenvironments with high integrin β1/FAK signaling. Cancer Cell. 2015 Apr 13;27(4):574–88

Kim KB, Sosman JA, Fruehauf JP, Linette GP, Markovic SN, McDermott DF, Weber JS, Nguyen H, Cheverton P, Chen D, Peterson AC, Carson WE 3rd, O'Day SJ (2012) BEAM: a randomized phase II study evaluating the activity of bevacizumab in combination with carboplatin plus paclitaxel in patients with previously untreated advanced melanoma. J Clin Oncol 30(1):34–41

Kirchberger MC, Schilling B, Haferkamp S, Bosserhoff A, Schuler G, Heinzerling L (2017) Can checkpoint inhibitor therapy improve response to chemotherapy? J Cancer Res Clin Oncol 144(1):183–5

Kottschade LA, Suman VJ, Perez DG, McWilliams RR, Kaur JS, Amatruda TT 3rd, Geoffroy FJ, Gross HM, Cohen PA, Jaslowski AJ, Kosel ML, Markovic SN (2013) A randomized phase 2 study of temozolomide and bevacizumab or nab-paclitaxel, carboplatin, and bevacizumab in patients with unresectable stage IV melanoma : a North Central Cancer Treatment Group study, N0775. Cancer 119(3):586–92

Kunz M, Hartmann A (2002) Angiogenesis – Antiangiogenesis. Significance for tumor growth and metastasis. Hautarzt 53:373–84

Kurzen H, Schmitt S, Näher H, Möhler T (2003) Inhibition of angiogenesis by non-toxic doses of temozolomide. Anticancer Drugs 14(7):515–22

Lanslaux A, Salingue S, Dewitte A, Clisant S, Penel N (2012) Circulating thrombospondin 1 level as a surrogate marker in patients receiving cyclophosphamide-based metronomic chemotherapy. Invest New Drugs 30(1):403–4

Larkin J, Chiarion-Sileni V, Gonzalez R, Grob JJ, Cowey CL, Lao CD, Schadendorf D, Dummer R, Smylie M, Rutkowski P, Ferrucci PF, Hill A, Wagstaff J, Carlino MS, Haanen JB, Maio M, Marquez-Rodas I, McArthur GA, Ascierto PA, Long GV, Callahan MK, Postow MA, Grossmann K, Sznol M, Dreno B, Bastholt L, Yang A, Rollin LM, Horak C, Hodi FS, Wolchok JD (2015) Combined Nivolumab and Ipilimumab or Monotherapy in Untreated Melanoma. N Engl J Med 373(1):23–34

Long GV, Fung C, Menzies AM, Pupo GM, Carlino MS, Hyman J, Shahheydari H, Tembe V, Thompson JF, Saw RP, Howle J, Hayward NK, Johansson P, Scolyer RA, Kefford RF, Rizos H (2014) Increased MAPK reactivation in early resistance to dabrafenib/trametinib combination therapy of BRAF-mutant metastatic melanoma Nat Commun 5:5694

Mahalingam D, Malik L, Beeram M, Rodon J, Sankhala K, Mita A, Benjamin D, Ketchum N, Michalek J, Tolcher A, Wright J, Sarantopoulos J. Phase II study evaluating the efficacy, safety, and pharmacodynamic correlative study of dual antiangiogenic inhibition using bevacizumab in combination with sorafenib in patients with advanced malignant melanoma (2014) Cancer Chemother Pharmacol 74(1):77–84

Maker AV, Phan GQ, Attia P, Yang JC, Sherry RM, Topalian SL, Kammula US, Royal RE, Haworth LR, Levy C, Kleiner D, Mavroukakis SA, Yellin M, Rosenberg SA (2005) Tumor regression and autoimmunity in patients treated with cytotoxic T lymphocyte-associated antigen 4 blockade and interleukin 2: a phase I/II study. Ann Surg Oncol 12(12):1005–16

Markovic A, Chung CH (2012) Current role of EGF receptor monoclonal antibodies and tyrosine kinase inhibitors in the management of head and neck squamous cell carcinoma. Expert Rev Anticancer Ther 12(9):1149–59

Miller AB, Hoogstraten B, Staquet M, Winkler A (1981) Reporting results of cancer treatment. Cancer 47(1):207–14

Moriceau G, Hugo W, Hong A, Shi H, Kong X, Yu CC, Koya RC, Samatar AA, Khanlou N, Braun J, Ruchalski K, Seifert H, Larkin J, Dahlman KB, Johnson DB, Algazi A, Sosman JA, Ribas A, Lo RS (2015) Tunable-combinatorial mechanisms of acquired resistance limit the efficacy of BRAF/MEK cotargeting but result in melanoma drug addiction. Cancer Cell 27(2): 240–56

Mosteller RD (1987) Simplified calculation of body-surface area. N Engl J Med 317(17):1098

Mouriaux F, Servois V, Parienti JJ, Lesimple T, Thyss A, Dutriaux C, Neidhart-Berard EM, Penel N, Delcambre C, Peyro Saint Paul L, Pham AD, Heutte N, Piperno-Neumann S, Joly F (2016) Sorafenib in metastatic uveal melanoma: efficacy, toxicity and health-related quality of life in a multicentre phase II study. Br J Cancer 115(1):20–4

Murray A, Little SJ, Stanley P, Maraveyas A, Cawkwell L (2010) Sorafenib enhances the in vitro anti-endothelial effects of low dose (metronomic) chemotherapy. Oncol Rep 24(4):1049–58

Nazarian R, Shi H, Wang Q, Kong X, Koya RC, Lee H, Chen Z, Lee MK, Attar N, Sazegar H, Chodon T, Nelson SF, McArthur G, Sosman JA, Ribas A, Lo RS (2010) Melanomas acquire resistance to B-RAF(V600E) inhibition by RTK or N-RAS upregulation. Nature 468 (7326):973–7

Oken MM, Creech RH, Tormey DC, Horton J, Davis TE, McFadden ET, Carbone PP (1982) Toxicity And Response Criteria Of The Eastern Cooperative Oncology Group. Am J Clin Oncol 5:649–55

O'Regan KN, Jagannathan JP, Ramaiya N, Hodi FS (2011) Radiologic aspects of immune-related tumor response criteria and patterns of immune-related adverse events in patients undergoing ipilimumab therapy. AJR Am J Roentgenol 197(2):W241–6

Pasquier E, Kavallaris M, André N (2010) Metronomic chemotherapy: new rationale for new directions. Nat Rev Clin Oncol 7(8):455–65

Preiss J, Dornoff W, Hagmann FG, Schmieder A (2012) Taschenbuch Onkologie 2010/2011. 15. Auflage. Zuckschwerdt, Germering

Ramsdale R, Jorissen RN, Li FZ, Al-Obaidi S, Ward T, Sheppard KE, Bukczynska PE, Young RJ, Boyle SE, Shackleton M, Bollag G, Long GV, Tulchinsky E, Rizos H, Pearson RB, McArthur GA, Dhillon AS, Ferrao PT (2015) The transcription cofactor c-JUN mediates phenotype switching and BRAF inhibitor resistance in melanoma. Sci Signal 8(390):ra82.

Ravindran Menon D, Das S, Krepler C, Vultur A, Rinner B, Schauer S, Kashofer K, Wagner K, Zhang G, Bonyadi Rad E, Haass NK, Soyer HP, Gabrielli B, Somasundaram R, Hoefler G, Herlyn M, Schaider H (2015) A stress-induced early innate response causes multi-drug tolerance in melanoma. Oncogene 34(34): 4448–59

Reichle A, Bross K, Vogt T, Bataille F, Wild P, Berand A, Krause SW, Andreesen R (2004) Pioglitazone and rofecoxib combined with angiostatically scheduled trofosfamide in the treatment of far-advanced melanoma and soft tissue sarcoma.Cancer 101(10): 2247–56

Ridolfi L, Petrini M, Fiammenghi L, Granato AM, Ancarani V, Pancisi E, Brolli C, Selva M, Scarpi E, Valmorri L, Nicoletti SV, Guidoboni M, Riccobon A, Ridolfi R (2011) Dendritic cell-based vaccine in advanced melanoma: update of clinical outcome. Melanoma Res 21(6):524–9

Rizos H, Menzies AM, Pupo GM, Carlino MS, Fung C, Hyman J, Haydu LE, Mijatov B, Becker TM, Boyd SC, Howle J, Saw R, Thompson JF, Kefford RF, Scolyer RA, Long GV (2014) BRAF inhibitor resistance mechanisms in metastatic melanoma: spectrum and clinical impact. Clin Cancer Res 20(7):1965–77

Sato T, Nathan PD, Hernandez-Aya L, Sacco JL, Orloff MM, Visich J, Little N, Hulstine A-M, Coughlin CM, Carvajal RD (2018) Redirected T cell lysis in patients with metastatic uveal melanoma with gp100-directed TCR IMCgp100: Overall survival findings. J Clin Oncol 36: 15_suppl, 9521

Schliep S, Agaimy A, Cavallaro A, Kiesewetter F, Schuler G, Heinzerling L (2018) Concealed complete response in melanoma patients under therapy with immune checkpoint inhibitors: two case reports. JITC 6(1):2

Schuler G, Auböck J, Huber H (1984) [Bleomycin-nduced linear hyperpigmentation]. Hautarzt 35(7): 383–6

Schultz ES, Schuler-Thurner B, Stroobant V, Jenne L, Berger TG, Thielemanns K, van der Bruggen P, Schuler G (2004) Functional analysis of tumor-specific Th cell responses detected in melanoma patients after dendritic cell-based immunotherapy. J Immunol 172(2):1304–10

Schwartzentruber DJ, Lawson DH, Richards JM, Conry RM, Miller DM, Treisman J, Gailani F, Riley L, Conlon K, Pockaj B, Kendra KL, White RL, Gonzalez R, Kuzel TM, Curti B, Leming PD, Whitman ED, Balkissoon J, Reintgen DS, Kaufman H, Marincola FM, Merino MJ, Rosenberg SA, Choyke P, Vena D, Hwu P (2011) gp100 peptide vaccine and interleukin-2 in patients with advanced melanoma. N Engl J Med 364:2119–27

Sekulic A, Mangold AR, Northfelt DW, Lorusso PM (2013) Advanced basal cell carcinoma of the skin: targeting the hedgehog pathway. Curr Opin Oncol 25(3): 218–23

Spenny ML, Walford J, Werchniak AE, Beltrani V, Brennick JB, Storm CA, Perry AE, Chapman MS (2007) Lentigo maligna (melanoma in situ) treated with imiquimod cream 5%: 12 case reports. Cutis 79(2):149–52

Steinmann A, Funk JO, Schuler G, von den Driesch P (2000) Topical imiquimod treatment of a cutaneous melanoma metastasis. J Am Acad Dermatol 43(3): 555–6

Sullivan RJ and Fisher DE (2018) The molecular biology of melanoma; in Uptodate

Sun C, Wang L, Huang S, Heynen GJ, Prahallad A, Robert C, Haanen J, Blank C, Wesseling J, Willems SM, Zecchin D, Hobor S, Bajpe PK, Lieftink C, Mateus C, Vagner S, Grernrum W, Hofland I, Schlicker A, Wessels LF, Beijersbergen RL, Bardelli A, Di Nicolantonio F, Eggermont AM, Bernards R (2014) Reversible and adaptive resistance to BRAF(V600E) inhibition in melanoma. Nature 508(7494):118–22

Takami Sato, Paul D. Nathan, Leonel Fernando Hernandez-Aya, Joseph J Sacco, Marlana M. Orloff, Jessica Truscello, Cheryl McAlpine, Ann-Marie Hulstine, Mark C. Lanasa, Christina Marie Coughlin, Richard D. Carvajal (2017) Intra patient escalation dosing strategy with IMCgp100 results in mitigation of T-cell based toxicity and preliminary efficacy in advanced uveal melanoma. ASCO 2017: Abstract 9531

Therasse P, Arbuck SG, Eisenhauer EA, Wanders J, Kaplan RS, Rubinstein L, Verweij J, Van Glabbeke M, van Oosterom AT, Christian MC, Gwyther SG (2000) New guidelines to evaluate the response to treatment in solid tumors. European Organization for Research and Treatment of Cancer, National Cancer Institute of the United States, National Cancer Institute of Canada. J Natl Cancer Inst 92(3):205–16

Vizoso M, Ferreira HJ, Lopez-Serra P, Carmona FJ, Martínez-Cardús A, Girotti MR, Villanueva A, Guil S, Moutinho C, Liz J, Portela A, Heyn H, Moran S, Vidal A, Martinez-Iniesta M, Manzano JL, Fernandez-Figueras MT, Elez E, Muñoz-Couselo E, Botella-Estrada R, Berrocal A, Pontén F, Oord Jv, Gallagher WM, Frederick DT, Flaherty KT, McDermott U, Lorigan P, Marais R, Esteller M (2015) Epigenetic activation of a cryptic TBC1D16 transcript enhances melanoma progression by targeting EGFR. Nat Med 21(7):741–50

von Moos R, Seifert B, Simcock M, Goldinger SM, Gillessen S, Ochsenbein A, Michielin O, Cathomas R, Schläppi M, Moch H, Schraml PH, Mjhic-Probst D, Mamot C, Schönewolf N, Dummer R; Swiss Group for Clinical Cancer Research (SAKK) (2012) First-line temozolomide combined with bevacizumab in metastatic melanoma: a multicentre phase II trial (SAKK 50/07). Ann Oncol 23(2):531–6

Westermark B, Johnsson A, Paulsson Y, Betsholtz C, Heldin CH, Herlyn M, Rodeck U, Koprowski H (1986) Human melanoma cell lines of primary and metastatic origin express the genes encoding the chains of platelet-derived growth factor (PDGF) and produce a PDGF-like growth factor. Proc Natl Acad Sci USA 83(19): 7197–200

Villanueva J, Vultur A, Herlyn M. Resistance to BRAF inhibitors: unraveling mechanisms and future treatment options. (2011) Cancer Res 71(23): 7137–40

Wang DY, Salem JE, Cohen JV, Chandra S, Menzer C, Ye F, Zhao S, Das S, Beckermann KE, Ha L, Rathmell WK, Ancell KK, Balko JM, Bowman C, Davis EJ, Chism DD, Horn L, Long GV, Carlino MS, Lebrun-Vignes B, Eroglu Z, Hassel JC, Menzies AM, Sosman JA, Sullivan RJ, Moslehi JJ, Johnson DB (2018) Fatal Toxic Effects Associated With Immune Checkpoint Inhibitors: A Systematic Review and Meta-analysis. JAMA Oncol 4(12):1721–8

Wolchok JD, Chiarion-Sileni V, Gonzalez R, Rutkowski P, Grob JJ, Cowey CL, et al. (2017) Overall Survival with Combined Nivolumab and Ipilimumab in Advanced Melanoma. N Engl J Med 377(14): 1345–56

Zimmer L, Goldinger SM, Hofmann L, Loquai C, Ugurel S, Thomas I, Schmidgen MI, Gutzmer R, Utikal JS, Göppner D, Hassel JC, Meier F, Tietze JK, Forschner A, Weishaupt C, Leverkus M, Wahl R, Dietrich U, Garbe C, Kirchberger MC, Eigentler T, Berking C, Gesierich A, Krackhardt AM, Schadendorf D, Schuler G, Dummer R, Heinzerling LM (2016) Neurological, respiratory, musculoskeletal, cardiac and ocular side-effects of anti-PD-1 therapy. Eur J Cancer 60: 210–25

Links

Fragen der Reproduktion in Zusammenhang mit medikamentöser Tumortherapie: www.fertiprotekt.de

Kalkulation der Körperoberfläche: http://www.esmo.org/fileadmin/practice/bodymass.php

Nebenwirkungen nach CTCAE: http://evs.nci.nih.gov/ftp1/CTCAE/About.html

Seltene Krankheiten und Orphan Drugs: http://www.orpha.net/consor/cgi-bin/ResearchTrials_ClinicalTrials_Simple.php?lng=DE&LnkId=17954&Typ=Pat

Dosierungshinweise: dosing.de

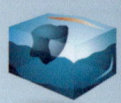

Das Plus an Wirkung.*
Für ein Mehr an Zukunft.

53% | 4-Jahres-Überleben[1]

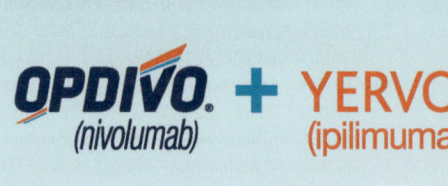

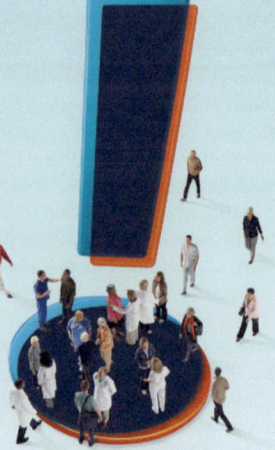

Zugelassen für Patienten mit fortgeschrittenem Melanom [#,2]

- Signifikant verbessertes Ansprechen[1]
- Unübertroffenes 4-Jahres-Gesamtüberleben[1]

Jetzt OPDIVO®[2] **FIX Q4W** in Erhaltungsphase und Monotherapie[§]

* Vs. Vergleichstherapie in der Zulassungsstudie Melanom First-Line: Ipilimumab[1]

 Bristol-Myers Squibb

bms-onkologie.d

OPDIVO® 10 mg/ml Konzentrat zur Herstellung einer Infusionslösung. **Wirkstoff:** Nivolumab. **Sonst. Bestandteile:** Natriumcitratdihydrat, Natriumchlorid, Mannitol, Pentets... Polysorbat 80, Natriumhydroxid, Salzsäure und Wasser für Injektionszwecke. YERVOY® 5 mg/ml Konzentrat zur Herstellung einer Infusionslösung. **Wirkstoff:** Ipilimumab. **Sonst. standteile:** Trometamolhydrochlorid, Natriumchlorid, Mannitol, Pentetsäure, Polysorbat 80, Natriumhydroxid, Salzsäure und Wasser für Injektionszwecke. **Anwendungsgebiet:** OPDIV YERVOY® ist in Kombination mit Ipilimumab/Nivolumab bei Erwachsenen für die Behandlung des fortgeschrittenen (nicht resezierbaren oder metastasierten) Melanoms indiziert Vergleich zur Nivolumab Monotherapie wurde in der Kombination Nivolumab mit Ipilimumab nur bei Patienten mit niedriger Tumor PD-L1-Expression ein Anstieg des progressionsfr Überlebens (PFS) und des Gesamtüberlebens (OS) gezeigt. OPDIVO®/ YERVOY® ist in Kombination mit Ipilimumab/Nivolumab für die Erstlinientherapie des fortgeschrittenen Nie zellkarzinoms bei Erwachsenen mit intermediärem/ungünstigem Risikoprofil indiziert. **Gegenanzeigen:** Überempfindlichkeit gegen den Wirkstoff oder einen der sonstigen Bestandt **Nebenwirkungen: Sehr häufig:** Hypothyreose, Hyperthyreose, verminderter Appetit, Kopfschmerzen, Dyspnoe, Kolitis, Diarrhoe, Erbrechen, Übelkeit, Bauchschmerzen, Hautaussch Juckreiz, Muskel- und Skelettschmerzen, Arthralgie, Fatigue, Pyrexie, AST-Anstieg, ALT-Anstieg, Anstieg des Gesamt-Bilirubins, Anstieg der alkalischen Phosphatase, Lipase-Ans Amylase-Anstieg, Kreatinin-Anstieg, Hyperglykämie, Hypoglykämie, Lymphopenie, Leukopenie, Neutropenie, Thrombozytopenie, Anämie, Hyperkalziämie, Hypokalziämie, Hy kaliämie, Hypokaliämie, Hypomagnesiämie, Hyponaträmie. **Häufig:** Pneumonie, Infektionen der oberen Atemwege, Konjunktivitis, Eosinophilie, infusionsbedingte Reaktion, Hy sensibilität, Nebennierinsuffizienz, Hypophyseninsuffizienz, Hypophysitis, Thyroiditis, Diabetes mellitus, Dehydrierung, Hepatitis, periphere Neuropathie, Schwindelgefühl, Uve verschwommenes Sehen, Tachykardie, Hypertonie, Pneumonitis, Pleuraerguss, Lungenembolie, Husten, Stomatitis, Pankreatitis, Obstipation, trockener Mund, Vitiligo, trockene H Erythem, Alopezie, Urtikaria, Arthritis, Muskelspasmen, muskuläre Schwäche, Nierenversagen (einschließlich akutem Nierenversagen), Ödeme (einschließlich peripheres Ödem), Schr zen, Schmerzen in der Brust, Schüttelfrost, Hypermagnesiämie, Hypernatriämie, Gewichtsverlust. **Gelegentlich:** Bronchitis, aseptische Meningitis, Sarkoidose, diabetische Ketoazid metabolische Azidose, Guillain-Barré-Syndrom, Polyneuropathie, Neuritis, Peroneuslähmung, autoimmune Neuropathie (einschließlich Gesichtsnerv- und Abduzensparese), Myasth gravis, Enzephalitis, Arrhythmie (einschließlich ventrikulärer Arrhythmie), Vorhofflimmern, Myokarditis, Darmperforation, Gastritis, Duodenitis, Psoriasis, Stevens-Johnson-Syndr Erythema multiforme, Spondyloarthropathie, Sjögren-Syndrom, Myopathie, Polymyalgia rheumatica, Myositis (einschließlich Polymyositis), Rhabdomyolyse, tubulointerstit Nephritis. **Selten:** Toxische epidermale Nekrolyse. **Nicht bekannt:** Abstoßung eines soliden Organtransplantats, Tumorlyse-Syndrom, Vogt-Koyanagi-Harada-Syndrom, perikard Erkrankungen. Weitere Hinweise siehe jeweilige Fachinformation. Verschreibungspflichtig. OPDIVO® unterliegt einer zusätzlichen Überwachung. Angehörige von Gesundheitsberufen aufgefordert, jeden Verdachtsfall einer Nebenwirkung über das nationale Meldesystem anzuzeigen. Pharmazeutischer Unternehmer: Bristol-Myers Squibb Pharma EEIG, Plaza Blanchardstown Corporate Park 2, Dublin 15, D15 T867, Irland. Stand des Textes: V4.

\# OPDIVO®/YERVOY® ist in Kombination mit Ipilimumab/Nivolumab bei Erwachsenen für die Behandlung des fortgeschrittenen (nicht resezierbaren oder metastasierten) Melanoms indiziert. Im Vergleich zur Nivolumab Monotherapie wurde in der Kombination Nivolumab mit Ipilimumab nur bei Patienten mit niedriger Tumor PD-L1-Expression ein Anstieg des progressionsfreien Überlebens (PFS) und des Gesamtüberlebens (OS) gezeigt.

§ OPDIVO® kann als Monotherapie und in der Erhaltungsphase der Kombinationstherapie wahlweise als 2- oder 4-wöchige Therapie gegeben werden. Weitere Details siehe OPDIVO®-Fachinformation.

1. Hodi FS et al. Lancet Oncol, 2018; 19(11): 1480–92. Im Vergleich zur Ipilimumab-Monotherapie
2. OPDIVO®- oder YERVOY®-Fachinformation, aktueller Stand

© Bristol-Myers Squibb, 03/2019.7356DE19SD00411

Melanom

2.1 Grundlagen – 48

2.2 Arten des Melanoms und Spezifika des Uveamelanoms – 49
2.2.1 Melanomtypen – 49
2.2.2 Spezifika des Melanoma of unknown origin (MUP) – 50
2.2.3 Spezifika des Uveamelanoms (Aderhautmelanom) – 51
2.2.4 Spezifika des Schleimhautmelanoms – 52

2.3 Stadieneinteilung – 52
2.3.1 Primärtumor – 52
2.3.2 Lymphknotenbeteiligung – 53
2.3.3 Fernmetastasierung – 54

2.4 Mutationen und Mutationsanalyse – 55

2.5 Stadien- und tumorgerechte Therapie – 57
2.5.1 Therapie des Primärtumors und von Lymphknotenmetastasen – 57
2.5.2 Therapie bei Satelliten- und Fernmetastasen – 59
2.5.3 Therapie des Uveamelanoms – 65

2.6 Melanommarker – 65
2.6.1 S-100 – 66
2.6.2 MIA – 66
2.6.3 Laktatdehydrogenase – 67
2.6.4 Histologische Marker – 67

2.7 Ausbreitungsdiagnostik (Staging) – 67

2.8 Nachsorge – 67

© Springer-Verlag GmbH Deutschland, ein Teil von Springer Nature 2019
L. Heinzerling et al., *Medikamentöse Tumortherapie in der Dermato-Onkologie*
https://doi.org/10.1007/978-3-662-58012-7_2

2.9	Checkpoint-Inhibitoren – 69	
2.9.1	Anti-PD1 Antikörper: Pembrolizumab und Nivolumab	– 73
2.9.2	Anti-CTLA4-Antikörper: Ipilimumab (Yervoy®)	– 74
2.10	BRAF-Inhibitoren und MEK-Inhibitoren und andere small molecules – 75	
2.10.1	BRAF-Inhibitoren – 77	
2.10.2	MEK-Inhibitoren – 80	
2.10.3	Andere Kinaseinhibitoren – 82	
2.11	Onkolytische Viren: Talimogen Laherparepvec (Imlygic®) – 87	
2.12	Interferon-alpha und Interleukin-2 – 88	
2.12.1	Interferon-α (Roferon®, Intron-A®, Pegintron®) – 88	
2.12.2	Interleukin-2 (Proleukin®) – 91	
2.13	Bevacizumab, DCP/DNCB und Imiquimod – 92	
2.13.1	Bevacizumab (Avastin®) – 92	
2.13.2	DCP (Diphenylcyclopropenon) – 93	
2.13.3	DNCB (Dinitrochlorbenzol) – 93	
2.13.4	Imiquimod (Aldara®) – 93	
2.14	Chemotherapeutika – Dosierungen und Applikationsschemata – 94	
2.14.1	Dacarbazin, DTIC (Detimedac®) – 94	
2.14.2	Temozolomid (Temodal®) – 95	
2.14.3	Cisplatin (Cisplatin medac®, Platinex®) – 97	
2.14.4	Carboplatin (Carboplatin®, Carbomedac®) – 99	
2.14.5	Oxaliplatin (Eloxatin®) – 100	
2.14.6	Vincristin (Vincristin®, Oncovin®, Cellcristin®) – 101	
2.14.7	Vindesin (Eldisine®) – 103	
2.14.8	Fotemustin (Muphoran®) – 104	
2.14.9	Paclitaxel (Taxol®) – 105	
2.14.10	Docetaxel (Taxotere®) – 106	
2.14.11	Carmustin, BCNU (Carmubris®) – 108	
2.14.12	Lomustin (Cecenu®) – 109	
2.14.13	Gemcitabin (Gemzar®) – 110	
2.14.14	Treosulfan (Ovastat®) – 111	

2.14.15 Tamoxifen (Tamox®) – 112
2.14.16 Melphalan (Alkeran®) – 113
2.14.17 Trofosfamid (Ixoten®) – 114
2.14.18 Busulfan (Myleran®) – 115
2.14.19 Etoposid (Vepesid®) – 116
2.14.20 Hydroxycarbamid/Hydroxyurea (Litalir®) – 117

2.15 Experimentelle Therapie – 118

2.16 Interventionelle Therapien – 119
2.16.1 Elektrochemotherapie – 119
2.16.2 Extremitätenperfusion – 120
2.16.3 Transarterielle Chemoembolisation (TACE) – 121
2.16.4 Selektive interne Radiotherapie (SIRT) – 121
2.16.5 Chemosaturation – 121
2.16.6 Radiofrequenzablation (RFA) – 122
2.16.7 Radiotherapie – 122
2.16.8 Chirurgische Resektion – 123

Literatur – 124

Links – 134

2.1 Grundlagen

- **Epidemiologie**

Das Melanom ist der gefährlichste Hautkrebs mit der höchsten Sterblichkeitsrate, der schon bei jungen Menschen auftreten kann und seit Jahrzehnten steigende Inzidenz verzeichnet (Jemal et al. 2007; Little et al. 2012). Jährlich erkranken weltweit etwa 137.000 Menschen am Melanom und 37.000 versterben an der Erkrankung (Boyle et al. 2004). Die Inzidenz liegt weltweit jährlich bei 2,3–2,6/100.000 Einwohner (Pisani et al. 2002). In Deutschland beträgt die Inzidenz 19,2/100.000 Einwohner und es verstarben 2711 Betroffene im Jahre 2010 (Statistisches Bundesamt).

- **Risikofaktoren**

Folgende Risikofaktoren für die Melanomentstehung sind bekannt:
- Exzessive UV-Exposition und Sonnenbrände (insbesondere bis zum 20. Lebensjahr)
- Genetische Disposition (positive Familienanamnese; positive Eigenanamnese)
- Atypische melanozytäre Nävi
- Hauttyp I und II

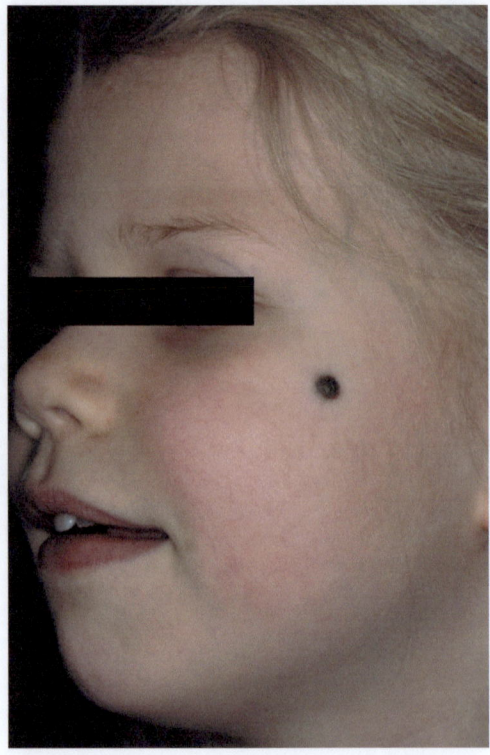

Abb. 2.1 Kongenitaler Nävuszellnävus

Epidemiologische Studien zeigen schon lange, dass **UV-Strahlung** kutane Melanome und Uveamelanome verursacht. Molekularbiologische Studien konnten inzwischen zeigen, dass 46% der Driver-Mutationen beim Melanom eine UV-Mutagenese haben (Hodis et al. 2012). Hierunter fallen v. a. die Mutationen C → T (durch UVB-Wellen) und G → T (durch UVA-Wellen). Die bei Melanomen auch häufig beobachteten Mutationen in den BRAF- und GNAQ/GNA11-Genen (bei kutanen bzw. Uveamelanomen) werden jedoch typischerweise nicht von mittelwelligem UVB-Licht (315–280 nm) oder langwelligem UVA (320–400 nm) induziert. Langwelliges UV-Licht kann, zusammen mit Melanin, reaktive Sauerstoffmoleküle induzieren. Dieser UV-induzierte oxidative Stress und nachfolgende oxidative Schaden ist für die Melanomgenese mitverantwortlich, da Melanozyten sehr empfindlich gegenüber oxidativem Stress sind mit einer Reparaturkapazität, die noch unterhalb derer von Fibroblasten liegt (Wang et al. 2009).

Weitere Risikofaktoren sind:
- Kongenitale Nävi (Abb. 2.1)
- Neuromelanose/neurokutane Melanose
- Xeroderma pigmentosum
- Immunsuppression

Bei Vorliegen **kongenitaler Nävi** können in Abhängigkeit von der Größe Melanome bei kleinen und mittleren kongenitalen Nävi in bis zu 4,9% der Fälle auftreten (im Vergleich zur normalen Inzidenz von 1,97%; Rhodes u. Melski 1982; Zaal et al. 2005; Kinsler et al. 2017). Bei größeren kongenitalen Nävi (>20 cm Durchmesser) besteht ein Risiko von 5–15% für die Entwicklung eines Melanoms (Williams u. Penella 1994), welches aber in einem Drittel der Fälle außerhalb des Nävus, z. B. im ZNS,

2.2 · Arten des Melanoms und Spezifika des Uveamelanoms

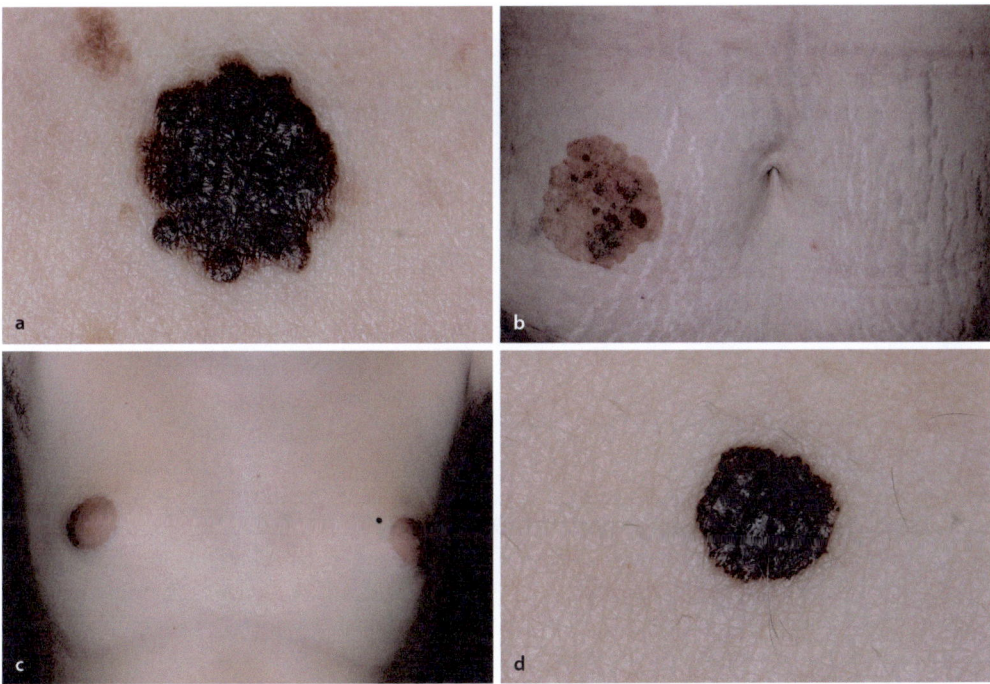

Abb. 2.2a–d Differenzialdiagnose des superfiziell spreitenden Melanoms. **a** Superfiziell spreitendes Melanom, Tumordicke 0,7 mm. **b** Seborrhoische Keratose. **c** Spitz-Nävus. **d** Spitz-Nävus vergrößert

auftreten kann. Neben ZNS-Beteiligung mit leptomeningealer Melanose/intrazerebraler Melanozytose können bei kongenitalen Nävi auch vermehrt ZNS-Fehlbildungen auftreten, die mit einem deutlich erhöhten Melanomrisiko einhergehen (Kinsler et al. 2008; Kinsler et al. 2017). Daher wird bei Vorliegen sehr großer kongenitaler Nävi im Alter von 6 Monaten ein MRT des Kopfes empfohlen.

Bei der **Neuromelanose** und der **neurokutanen Melanose** kommt es durch eine Entwicklungsstörung des Ektoderms zu einer melanozytären Proliferation an Leptomeningen und im Gehirn. Dies kann bei Kindern durch die Verdrängung von Neuronen durch Melanozyten zu neurologischen Symptomen führen und hat eine schlechte Prognose mit Entwicklung von ZNS-Melanomen (Alikhan et al. 2012). Eine Rarität ist die transplazentare Übertragung eines Melanoms von der Mutter auf das Kind (Trumble et al. 2005).

Interessanterweise zeigt sich bei Vorliegen einer **Immunsuppression** (z. B. iatrogen bei Organtransplantierten) in epidemiologischen Studien nur ein moderat erhöhtes Melanomrisiko (relatives Risiko 2,2; Krynitz et al. 2012) und es konnte keine pathogenetische Rolle der Immunsuppression bei der Melanomentstehung gezeigt werden (Zattra u. Mel 2009).

2.2 Arten des Melanoms und Spezifika des Uveamelanoms

2.2.1 Melanomtypen

Klinisch-histologisch werden bei den kutanen Melanomen **vier Typen** unterschieden:
- Superfiziell spreitendes Melanom (Abb. 2.2a) (SSM; 60%)
- Noduläres Melanom (NM; 20%)
- Lentigo-maligna-Melanom (LMM; 10%)
- Akrallentiginöses Melanom (ALM; 5%)

Weiterhin gibt es klinische Sonderformen, wie das amelanotische Melanom, das Schleimhautmelanom (an der Mundschleimhaut, in Nasopharynx, Larynx, im gesamten Gastrointestinaltrakt, vaginal, anal oder an der Glans penis) bzw. andere extrakutane Melanome (Meningen, Primärmelanom in den Lymphknoten), das Bindehautmelanom, das Uveamelanom und Patienten mit Melanom bei unbekanntem Primärtumor (MUP = melanoma with unknown primary tumor). Letztere sind molekulargenetisch den kutanen Melanomen zuzuordnen.

Superfiziell-spreitendes Melanom (Abb. 2.2a)
- Typische Lokalisation: nicht chronisch-lichtexponierte Haut (z. B. Rücken)
- Medianes Alter: 51 Jahre
- Besonderheit: meist über mehrere Jahre oberflächliche horizontale Tumorausbreitung, im weiteren Verlauf knotige Form mit vertikalem Wachstum
- Histologie: Vorherrschen epitheloider Zellen, die zur Tiefe nicht ausreifen (nicht kleiner werden), unscharfe Lateralbegrenzung. In bis zu 50% der Fälle Assoziation zu melanozytären Nävi

Noduläres Melanom
- Typische Lokalisation: lichtexponierte und nicht lichtexponierte Haut
- Medianes Alter: 56 Jahre
- Besonderheit: primär vertikale Ausbreitung, exophytisch, rasch wachsend und ulzerierend, häufig amelanotisch.
- Histologie: epitheloide und spindelförmige Zellen. Scharfe Lateralbegrenzung mit Collerette-Formation, Atrophie des Epithels.
- Prognose: schlecht

Lentigo-maligna-Melanom
- Typische Lokalisation: in lichtexponierten Arealen (90% der Fälle im Gesichtsbereich), bevorzugt betroffen sind ältere Frauen
- Medianes Alter: 68 Jahre
- Besonderheit: entwickelt sich auf dem Boden einer Lentigo maligna, als Knoten oder Pigmentveränderung
- Histologie: Vorherrschen spindelförmiger Zellen, unscharfe Lateralbegrenzung, aktinische Elastose
- Prognose: protrahierter Verlauf; im Vergleich zu anderen Melanomformen auch bei analogen Tumorparametern günstigere Prognose

Akrallentiginöses Melanom
- Typische Lokalisation: Sonderform des superfiziell-spreitenden Melanoms im Bereich der Palmae und Plantae, einschließlich subunguales Melanom
- Medianes Alter: 63 Jahre
- Besonderheit: ist häufig amelanotisch, wird nicht selten fehldiagnostiziert. Hutchinson-Zeichen (mit perinugualer Pigmentierung bei Nagelpigmentierung) wegweisend, jedoch nicht beweisend
- Histologie: epitheloide oder spindelförmige Zellen, atypische dendritische Melanozyten in der Junktionszone
- Prognose: da in der Frühphase häufig übersehen, Prognose meist schlecht

Das spitzoide und das desmoplastische Melanom sind histologische Sonderformen. Sehr selten treten Melanome schon im Kindesalter auf (Richardson et al. 2002), wobei hier die Abgrenzung zu anderen Entitäten, z. B. dem Spitz-Nävus (Abb. 2.2c,d), sehr schwierig sein kann. Es ist möglich, dass selbst mittels Begutachtung durch erfahrene Histopathologen und ggf. der Untersuchung mit zusätzlichen Methoden (komparative Genomhybridisierung oder Fluoreszenz-in-situ-Hybridisierung; Gerami et al. 2009) eine genaue Zuordnung nicht möglich ist. Daher gibt es die Bezeichnung „melanocytic tumor of uncertain malignant potential" (MELTUMP).

2.2.2 Spezifika des Melanoma of unknown origin (MUP)

Patienten mit einem Melanoma of unknown origin bzw. Primary (MUP) werden diagnostiziert bei Vorliegen von Lymphknoten- oder

Fernmetastasen (inklusive Hautmetastasen), ohne dass ein Primärtumor identifiziert werden kann. Etwa 4% der Melanome sind Melanome mit unbekanntem Primarius (MUPs). Bei diesen ist aufgrund des Mutationsmusters von einem kutanen Primarius (okkult oder regredient) auszugehen (Baiter et al. 2015). Bei MUP-Patienten mit Lymphknotenmetastasen (N1b, N2b oder N3) zeigten sich bessere 5- und 10-Jahres-Überlebensraten von 55% bzw. 44% im Vergleich zu den Kontrollen mit bekanntem Primarius von 42% und 32% (Cormier et al. 2006). Dieser Überlebensvorteil konnte auch in einer großen Übersichtsarbeit bestätigt werden (Bae et al. 2015). Auch im Stadium IV zeigen die Patienten mit 18% 5-Jahresüberleben versus 10% für kutane Melanome eine bessere Prognose (Lee et al. 2009).

Die Suche nach einem extrakutanen Primärtumor (HNO-ärztliche, gynäkologische und gastrointestinale Untersuchung) wird nicht empfohlen (S3-Leitlinie) und ergibt in der Regel keinen Tumornachweis. Bei Haut-, Lymphknoten- und Fernmetastasen bei unbekanntem Primarius ist in der Regel von einer Regression eines kutanen Melanoms auszugehen. Die Ausbreitungsdiagnostik sollte entsprechend Stadium III bzw. IV, je nach Vorliegen von Lymphknoten- bzw. Fernmetastasen, erfolgen (Schlagenhauff et al. 1997).

2.2.3 Spezifika des Uveamelanoms (Aderhautmelanom)

Uveamelanome repräsentieren etwa 3–5% aller Melanome (Chang et al. 1998; Singh et al. 2011). Das Uveamelanom ist der häufigste primär intraokuläre Tumor bei Erwachsenen mit einer Inzidenz von 0,6–0,7 pro 100.000 pro Jahr (Anastassiou et al. 2002). Das Uveamelanom unterscheidet sich vom kutanen Melanom hinsichtlich klinischer Manifestation, Verlauf der Erkrankung, Histopathologie, molekularem Profiling und Genetik. Das Uveamelanom metastasiert primär hämatogen, weil die Aderhaut über keine Lymphgefäße verfügt, so dass im Gegensatz zum kutanen Melanom die Leber die vorherrschende Lokalisation bei der Metastasierung ist (Schuster et al. 2007). Bei 85% der Patienten mit Fernmetastasierung ist diese zunächst auf die Leber beschränkt. Andere Lokalisationen von Fernmetastasen stellen Lunge, Knochen und Haut dar (Kath et al. 1993) und seltener Pankreas, Niere, Nebenniere, und andere Organe (Wöll et al. 1999). Das Uveamelanom entsteht aus Melanozyten des Choroidalplexus (= Aderhaut), des Ziliarkörpers oder der Iris. Ein **Naevus Ota**, eine intradermale Melanozytenproliferation, welche zu grau-blauer Hyperpigmentierung der Skleren und periorbitalen Dermis führt, stellt einen Risikofaktor für die Entstehung eines Uveamelanoms dar.

Weiterhin sind beim Uveamelanom andere pathogenetische Gene als bei kutanen Melanomen relevant. So zeigt die BRAF V600E-Mutation beim kutanen Melanom eine Häufigkeit von 50%, kann beim Ziliarkörpermelanom vorliegen, tritt jedoch bei Uveamelanomen vermutlich nicht auf. Ebenso bestehen beim Uveamelanom keine Mutationen von NRAS oder KIT. Beim Uveamelanom liegen jedoch bei 83% eine **Mutation des GNAQ- oder GNA11-Gens** vor (Van Raamsdonk et al. 2010). Aktivierende Mutationen im GNAQ-Gen, welches die stimulatorische α-G-Protein-Untereinheit kodiert, stellen einen alternativen Weg der MAP-Kinase-Aktivierung dar. Andere Patienten weisen Mutationen des BRCA1-associated protein 1 (BAP1), splicing factor 3b subunit 1 (SF3B1) oder des EIFAX auf (Davis et al. 2018). Das Überleben hängt weiterhin direkt mit dem Vorliegen einer Monosomie des Chromosoms 3 zusammen (Scholes et al. 2003). Besteht diese, so bedeutet das ein erheblich höheres Risiko für eine Metastasierung. Ein weiterer ungünstiger prognostischer Parameter sind Hinzugewinne (Duplikationen, Additionen) bei Chromosom 8. Hingegen zeigen Tumoren mit Hinzugewinnen beim Chromosom 6p ein geringeres Metastasierungsrisiko.

Das mediane Gesamtüberleben bei Fernmetastasierung beträgt 4–15 Monate (Augsburger et al. 2009); bei Patienten, bei denen eine operative Resektion durchgeführt werden konnte, 14–19 Monate (Mariani et al. 2009;

Adam et al. 2006). Das fernmetastasierte Uveamelanom spricht schlecht auf systemische Therapien an (Vahrmeijer et al. 2008) mit Ansprechraten um die 5% (Review von Buder et al. 2013). In einem mit Ipilimumab behandelten Patientenkollektiv zeigte sich bei 53 Patienten kein Ansprechen (Zimmer et al. 2015) und unter anti-PD1-Therapie in einer anderen retrospektiven Studie zeigte sich lediglich ein Ansprechen in 5% der Fälle (Heppt et al. 2017). Das metastasierte Uveamelanom ist schlechter untersucht, da diese Patienten von den großen Immuntherapie-Studien ausgeschlossen waren. Die Therapie mit verschiedenen zielgerichteten Therapien (Sorafenib, MEK-Inhibitoren) wurde im Rahmen einiger Studien untersucht.

Die 5-Jahres-Überlebensrate bei metastasiertem Uveamelanom beträgt nur 22%; insgesamt betrug sie bei Patienten mit metastasiertem Melanom 59% (Mallone et al. 2012).

2.2.4 Spezifika des Schleimhautmelanoms

Schleimhautmelanome oder mucosale Melanome repräsentieren etwa 1% aller Melanome mit einem höheren Anteil bei dunklerem Hauttyp und bei asiatisch-stämmigen Individuen (Chang 1998). Das Schleimhautmelanom unterscheidet sich vom kutanen Melanom hinsichtlich klinischer Manifestation (enoral, vaginal, anorektal), Verlauf der Erkrankung, Histopathologie und molekularem Profiling. Bei Schleimhautmelanomen wurden Mutationen von NRAS (14%), KIT (9%) und BRAF (6%) detektiert (Heppt et al. 2017). KIT-Mutationen sind damit häufiger beim Schleimhautmelanom als beim kutanen Melanom während BRAF-Mutationen seltener sind. Die Prognose ist eher schlechter als beim kutanen Melanom. Diese Tatsache läßt sich zum Teil damit begründen, dass Schleimhautmelanome oft relativ spät diagnostiziert werden.

2.3 Stadieneinteilung

Die Stadieneinteilung wird entsprechend der TNM-Klassifikation nach der Einteilung des American Joint Committee on Cancer (AJCC 2009, revidiert 2017) vorgenommen. Diese Stadieneinteilung wurde anhand der unterschiedlichen Überlebenswahrscheinlichkeiten getroffen.

2.3.1 Primärtumor

Zunächst wird die Diagnose klinisch und histologisch gestellt. Bei der histologischen Evaluation des Primärtumors (T = Tumor) werden zahlreiche Kriterien untersucht, u. a. asymmetrische Gesamtarchitektur, Nester atypischer Melanozyten, pagetoide Durchsetzung der Epidermis mit melanozytären Zellen, fehlende Ausreifung dermal gelegener Tumorzellen, atrophe Epidermis = „consumption", Pigmentinkontinenz. Für die Stadieneinteilung des Primärtumors sind die essenziellen Charakteristika die **Tumordicke nach Breslow** und das Vorhandensein einer **Ulzeration**. Die **Mitoserate** war noch in der alten TNM-Klassifikation als prognostischer Faktor von T1-Melanomen in der Einteilung enthalten (Balch et al. 2009), fand jedoch aktuell keinen Eingang mehr (Amin et al. 2017).

> Das Vorliegen einer Ulzeration stellt aktuell – nach der Tumordicke nach Breslow – das zweitwichtigste prognostische Kriterium dar, welches am Primärtumor erhoben werden kann.

Patienten mit **ulzeriertem Tumor** zeigen gegenüber Patienten gleicher Tumordicke ohne Ulzeration ein schlechteres Überleben. Daher führt Ulzeration zu einer Hochstufung in das jeweils höhere Tumorstadium (Tab. 2.1). So ist ein Melanom mit Tumordicke >1 mm, nicht ulzeriert (T2a) Stadium IB, eines mit >1 mm Tumordicke, welches ulzeriert ist (T2b) bereits Stadium IIA (Tab. 2.1). Das 5-Jahres-Überleben senkt sich bei Ulzeration im Stadium I/II von 80% auf 55% im Stadium III von 53% auf 12% (Balch et al. 2010, Thompson et al. 2011).

2.3 · Stadieneinteilung

Tab. 2.1 TNM-Klassifikation gemäß AJCC 2017. Einteilung entsprechend der Charakteristika des Primärtumors

T	Tumordicke (mm) nach Breslow	Ulzeration/Mitosen
Tis	Melanoma in situ, Clark-Level I	NA
T1	≤1,0	a: <0,8 mm und keine Ulzeration b: ≤0,8 mm mit Ulzeration oder 0,8–1,0 mm
T2	>1,0–2,0	a: ohne Ulzeration b: mit Ulzeration
T3	>2,0–4,0	a: ohne Ulzeration b: mit Ulzeration
T4	>4,0	a: ohne Ulzeration b: mit Ulzeration

Weiterhin finden Untersuchungen zur Protein- und Genexpression zur Erhebung prognostischer und prädiktiver Marker statt. Bislang gibt es jedoch keine validierten Marker für das Melanom.

2.3.2 Lymphknotenbeteiligung

Für die Stadieneinteilung in Bezug auf die **Lymphknoten** werden Mikro- und Makrometastasen unterschieden. **Makrometastasen** sind klinisch nachweisbare Metastasen, die histologisch bestätigt wurden. Darüber hinaus wurde durch die Sentinel-Node-Biopsie (SNB; synonym auch Sentinel-Lymph-Node-Biopsie, SLNB) mit nachfolgender immunhistochemischer Untersuchung des Wächterlymphknotens (des Sentinels) die Detektion von **Mikrometastasen**, als klinisch nicht nachweisbaren Lymphknotenmetastasen, möglich. Das Vorliegen von Mikrometastasen ist prognostisch schlecht und führt deshalb entsprechend der AJCC-Klassifikation zu einer Höherstufung (Tab. 2.2).

Tab. 2.2 TNM-Klassifikation gemäß AJCC 2017. Einteilung entsprechend der Lymphknotenmetastasen. SLNB = Sentinel-Lymphnode-Biopsie

N	Anzahl regionärer Lymphknotenmetastasen	Ausbreitung des Lymphknotenbefalls
N0	Keine	NA
N1	1	a: Mikrometastase (SLNB+) b: Makrometastase (klinisch festgestellt) c: Satelliten- oder In-transit-Metastase(n) *ohne* regionäre Lymphknotenmetastasen
N2	2–3	a: Mikrometastasen (SLNB+) b: Makrometastasen (klinisch festgestellt) c: Satelliten- oder In-transit-Metastase(n) *mit* regionären Lymphknotenmetastasen
N3	4 oder mehr Lymphknotenmetastasen oder verbackene Lymphknotenmetastasen oder Satelliten- oder In-transit-Metastase(n) mit regionären Lymphknotenmetastasen in 2 oder mehr regionären Lymphknoten	a: Mikrometastasen (SLNB+) b: Makrometastasen (klinisch festgestellt) c: Satelliten- oder In-transit-Metastase(n) mit 2 oder mehr regionären Lymphknotenmetastasen

Tab. 2.3 TNM-Klassifikation gemäß AJCC 2017. Einteilung entsprechend der Fernmetastasen und des Serum-LDH-Wertes.

M	Lokalisation der Metastasen
M0	Keine
M1a	Entfernte Haut- und/oder subkutane und/oder nicht-regionäre Lymphknotenmetastasen
M1b	Lungenmetastasen
M1c	Alle anderen viszeralen Metastasen
M1d	ZNS-Metastasen
(0)	LDH* nicht erhöht
(1)	LDH erhöht

* LDH (Laktatdehydrogenase): 2× mit mindestens 24 h Abstand erhöht gegenüber dem Normbereich

2.3.3 Fernmetastasierung

Beim Vorliegen von Fernmetastasen wird die Lokalisation dieser Metastasen zur Einteilung in 3 Untergruppen mit unterschiedlicher Prognose verwendet (Tab. 2.3). Die Höhe der Laktatdehydrogenase (LDH)-Spiegel im Serum ist ein wichtiger prognostischer Faktor, der als Suffix berücksichtigt wird, so entspricht M1a(1) einem Melanom mit subkutanen Metastasen jenseits der regionären Lymphknoten und einer erhöhten LDH.

Die Stadien ergeben sich aus der TNM-Klassifikation und lassen eine Aussage zur Prognose zu. Die Überlebenszeiten galten noch unter der alten AJCC-Klassifikation und den nicht wirksamen Therapien, d. h. werden in der Zukunft positiver ausfallen (Tab. 2.4). Im Stadium IV verändern sich die Überlebensdaten mit dem Einsatz der wirksamen Therapien auf ein deutlich besseres Survival mit 3-Jahres-Überlebensraten von mindestens 37% (Forschner et al. 2017) im Vergleich zu historischen Daten (Douglas et al. 2002; Gaspar et al. 1997).

Das Auftreten einer melanomassoziierten vitiligoähnlichen Hypopigmentierung, die, je nach Studie und Therapie, bei 3% bis zu 30% der Patienten spontan oder im Verlauf von Immuntherapien (Interferon-alpha, Interleukin-2, DNCB/DCP, Antikörper, Vakzinierung) auf-

Tab. 2.4a Stadieneinteilung gemäß TNM-Klassifikation AJCC 2017.

Stadium	T	N	M
0	Tis	N0	M0
IA	T1a/b		
IB	T2a		
IIA	T2b, T3a		
IIB	T3b, T4a		
IIC	T4b		
IIIA	T1a/b, T2a	N1a, N2a	
IIIB	T0	N1b/c	
	T1a/b, T2a	N1b/c, N2b	
	T2b, T3a	N1a – N2b	
IIIC	T0	N2b/c, N3b/c	
	T1a–T3a	N2c, N3a–c	
	T3b/T4a	Jedes N >= N1	
	T4b	N1a–N2c	
IIID	T4b	N3a–c	
IV	Jedes T	Jedes N	M1

Tab. 2.4b Stadieneinteilung gemäß **AJCC 2017** und Überleben (Gershenwald et al. 2017)

Stadium	T	N	M	5-Jahres-Überlebensrate [in %]	10-Jahres-Überlebensrate [in %]
0	Tis	N0	M0	100	100
IA	T1a			99	98
IB	T1b			99	96
	T2a			96	92
IIA	T2b			93	88
	T3a			94	88
IIB	T3b			86	81
	T4a			90	83
IIC	T4b			82	75
IIIA	T1a/b, T2a	N1a, N2a		93	88
IIIB	T0	N1b/c		83	77
	T1a/b, T2a	N1b/c, N2b			
	T2b, T3a	N1a – N2b			
IIIC	T0	N2b/c, N3b/c		69	60
	T1a–T3a	N2c, N3a–c			
	T3b/T4a	Jedes N >= N1			
	T4b	N1a–N2c			
IIID	T4b	N3a–c		32	24

tritt, wird als prognostisch günstiger Faktor angesehen, verbunden mit einem verbesserten Gesamtüberleben (Hartmann et al. 2008; Quaglino et al. 2010; Teulings et al. 2015).

2.4 Mutationen und Mutationsanalyse

Molekularbiologische Untersuchungen, insbesondere Mutationsanalysen (BRAF-V600, c-KIT bei ALM oder Schleimhautmelanom, NRAS) werden zunehmend relevant. Diese sind sowohl pathogenetisch als auch therapeutisch von Bedeutung (◘ Tab. 2.5). Chromosomale Abnormitäten bestehen insbesondere bei akralen, Uvea- und Schleimhautmelanomen.

Patienten, deren Melanom die **BRAF-V600-Mutation** aufweist, können mit einem BRAF-Inhibitor (siehe ▶ 2.10) behandelt werden. Dieser wird in Kombination mit einem MEK-Inhibitor angewendet, um eine paradoxe Aktivierung des Stoffwechsels nicht mutierter Zellen (BRAF Wildtyp) zu vermeiden (◘ Tab. 2.5). Meist liegt die BRAF-V600E-Mutation vor. Seltener werden V600K-, V600R-, V600M-, V600D- und andere seltenere Mutationen detektiert (Baiter et al. 2013).

Mutationsanalysen werden mittels verschiedener Verfahren in der Regel an Paraffinschnitten von Tumormaterial durchgeführt. Dabei wird versucht eine möglichst aktuell entstandene Metastase zu untersuchen. Nach der Präparation der DNA kann die Mutation durch die Polymerasekettenreaktion (PCR) mit oder

Tab. 2.5 Melanom und Genmutationen

Betroffenes Gen	Funktion	Mutationen	Vorkommen	Therapieoption/ Bedeutung
BRAF	Steigert Zellproliferation	V600E (aktiviert BRAF und MAP-Kinase-Pathway)*; V600K, V600R, V600M, V600D, L597S, V600EK601del, V600DK601del und andere	Etwa bei 40–60% der Melanompatienten; nicht bei Uveamelanom	BRAF-Inhibitor (Vemurafenib Zelboraf®, Dabrafenib Tafinlar®, Encorafenib Braftovi®; Goel et al. 2006)
c-KIT	Steuert Überleben hämatopoetischer Stammzellen und Mastzellen, Melanogenese und Melanozytenwanderung, Erythropoese und Spermatogenese	Zahlreiche Mutationen, da großes Gen und viele Hot spots. Insbesondere Mutationen in Exon 9, 11, 13, 17, 18, manchmal in Kombination mit multiplen c-KIT-Kopien	5–21% der ALM und Schleimhautmelanome; vermutlich nicht bei Uveamelanom	Imatinib (Glivec®); (Carjaval et al. 2011; Guo et al. 2011); Nilotinib (Tasigna®; Cho et al. 2012) insbesondere bei Mutation in Exon 11 oder 13; Dasatinib (Kalinsky et al. 2017)
GNAQ/ GNA11	Kodiert α-Untereinheit eines G-Proteins, Endothelinsignaling	Insbesondere in Exon 4 und 5	83% der Uveamelanome	Noch kein spezifisches Therapeutikum; kein schlechteres Überleben bei Mutation (van Raamsdonk et al. 2009)
NRAS	Proto-Onkogen welches für ein G-Protein kodiert	Häufig Q61R, Q61K, Q61L, Q61H, u.a. ^{G13D}NRAS-Mutationen, führen zu Verlust der GTPase-Aktivität	9–29% aller Melanome; nicht bei Uveamelanom	Verschiedene Inhibitoren in Studien (MEK, PI3K, AKT, HSP90; Eggermont u. Robert 2011)

* bei zusätzlicher Mutation von MC1R schlechtere Prognose; ALM: Akrallentiginöses Melanom
Davies et al. 2002, Edlundh-Rose et al. 2006, Reifenberger et al. 2004, Solit et al. 2006

ohne Fluoreszenz-Monitoring, Dideoxysequenzierung, Kapillarsequenzierung oder mittels Pyrosequenzierung bestimmt werden. Diese zeigen Unterschiede hinsichtlich Sensitivität, Spezifität, Kosten und Dauer. Weitere Verfahren zur Detektion der **V600E-Mutation** stellen der COBAS-Test und die immunhistochemische Färbung dar. Diese Methoden können aber seltene V600-Mutationen nicht detektieren. Die BRAF- und die NRAS-Mutation treten meist nicht gleichzeitig auf.

Zusätzlich zur klinisch/pathologischen Stadieneinteilung werden Mutationsanalysen für Prognoseerstellung und Therapieentscheidungen immer wichtiger. In Abhängigkeit von den Melanomtypen unterscheidet sich die Häufigkeiten der verschiedenen Mutationen (Tab. 2.6).

Insbesondere der Nachweis einer **V600-Mutation** eröffnet die Therapieoption mit der Kombinationstherapie aus BRAF- und MEK-Inhibitor, während bei Vorliegen einer **c-KIT-Mutation** ein Therapieversuch mit Imatinib oder Nilotinib unternommen werden kann. **BRAF-Mutationen** finden sich hauptsächlich in Melanomen an nicht chronisch sonnenexponierter Haut, während c-KIT-Mutationen eher in Schleimhautmelanomen, akralen Melano-

2.5 · Stadien- und tumorgerechte Therapie

Tab. 2.6 Melanomsubtypen (Nach Curtin et al. 2005, 2006)

Subtyp	Entstehung von/auf	BRAF-Mutation	NRAS-Mutation	KIT-Mutation
Superfiziell spreitendes Melanom (SSM)	Haut ohne chronischen UV-Schaden (intermittierende Sonnenexposition)	51–60%	20%	0%
Lentigo-maligna-Melanom (LMM)	Haut mit chronischem UV-Schaden	10–20%	10%	12–28%
Schleimhautmelanom (SH-M)	Schleimhäute	0–10%	5–13%	5–39%
Akrallentiginöses Melanom (ALM)	Akren	16–20%	10%	30–36%

men und Melanomen auf chronisch sonnenexponierter Haut gefunden wurden (Curtin 2005). Patienten mit **NRAS-Mutation** haben einen aggressiveren Krankheitsverlauf mit einem um durchschnittlich 8 Monate kürzeren Überleben bei metastasierter Erkrankung im Vergleich zu Patienten mit BRAF-Mutation oder ‚double wildtype' (BRAFwt und NRASwt; Jakob et al. 2012). Zahlreiche weitere Mutationen, die entweder mit Prognose oder mit Ansprechen/Resistenz auf bestimmte Therapien korrelieren, sind beschieben. Die **Neurofibromatose Typ 1 (NF1)** Mutation ist bei 10–15% der Melanome vorhanden. Telomerase reverse Transkriptase (TERT) Promoter Mutationen, cyclin-dependent kinase inhibitor 2A (CDKN2A) Verlust, Phosphatase und Tensin Homolog (PTEN) Verlust oder TP53 Mutationen sind beschrieben (Davis et al. 2018). CDKN2A ist mit dem Auftreten familiärer Melanome assoziiert (Goldstein et al. 2007). Weitere Mutationen, die potentiell auch zur Therapie genutzt werden könnten, sind PI3K, AKT, mTOR.

2.5 Stadien- und tumorgerechte Therapie

Während in den frühen Stadien (I–IIA) Resektion mit adäquatem Sicherheitsabstand eine Therapie mit etwa 90% Langzeitüberleben darstellt, haben Patienten der Stadien IIB–C und III ein hohes Risiko für ein Rezidiv mit einer stadienabhängigen Rezidivrate. Stadium IIC-Patienten haben eine 5- und 10-Jahresüberlebensrate von 82% und 75%, die noch unter der der Stadium IIIA-Patienten mit 93% und 88% liegt (Gershenwald et al. 2017). Eine adjuvante Therapie kann das Risiko verringern.

2.5.1 Therapie des Primärtumors und von Lymphknotenmetastasen

Die Exzision sollte nach klinischer Diagnose zeitnah erfolgen. Nach Vorliegen des histologischen Befundes, inklusive Tumordicke, erfolgt dann die Nachexzision, eventuell inklusive Sentinel-Lymphknotenbiopsie (Tab. 2.7). Das Risiko für einen positiven Sentinel-Lymphknoten steigt mit der Tumordicke und anderen prognostischen Merkmalen wie Ulzeration, Lokalisation des Primarius und Alter des Patienten

Tab. 2.7 Chirurgische Therapie des Primärtumors

Tumordicke nach Breslow	Sicherheitsabstand
In situ	Histologisch kontrollierte komplette Exzision oder 0,5 cm
≤2 mm	1 cm
>2 mm	2 cm

(jüngeres Alter geht mit erhöhtem Risiko einher). Eine Sentinel-Lymphkotenbiopsie wird bei Primärtumoren > 1 mm Tumordicke und bei Tumoren > 0,75 mm mit zusätzlichen Risikofaktoren (Ulzeration, Mitoserate, Alter <40 Jahre) empfohlen. Unter einer Tumordicke von 0,75 mm liegt die Rate positiver SLND bei unter 5% (Han et al. 2013) und wird deshalb nicht empfohlen.

Bei Vorliegen einer Mikrometastase mit geringer Größe, kann keine **Lymphadenektomie (LAD)** mehr empfohlen werden. Zwei Studien zeigten, dass bei Mikrometastasen, die komplette Lymphknotendissektion zwar eine Verbesserung der regionalen Kontrolle, jedoch keine verringerte Fernmetastasierung und keinen Überlebensvorteil gegenüber Observation zeigte, bei den bekannten Komplikationen (DeCOG-Studie, Leiter et al. 2016; MSLT-II-Faries et al. 2017). Insbesondere bei kleinen Mikrometastasen (<2 mm), für die in den Studien ausreichend Daten gewonnen werden konnten, empfehlen wir daher bei guter Nachsorge, inklusive regelmäßiger Lymphknoten-Sonographie, keine LAD mehr. Bei Vorliegen einer Makrometastase wird eine **Lymphadenektomie (LAD)** empfohlen. Bei extrakapsulärem Tumorwachstum, Lymphknotenmetastasen größer 3 cm, oder bei ≥3 befallenen Lymphknoten sollte zusätzlich eine postoperative **Strahlentherapie** nach der Lymphknotendissektion durchgeführt werden (S3-Leitlinie). Dies sichert eine bessere lokale Tumorkontrolle, zeigt jedoch keinen Einfluss auf das Gesamtüberleben. Weiterhin wird eine adjuvante Therapie empfohlen (Tab. 2.7).

In der adjuvanten Situation sollten bei BRAF-mutierten Patienten präferentiell BRAF/MEK-Inhibitoren (Dabrafenib+Trametinib; Long et al. 2017) eingesetzt werden; bei Wildtyp Patienten die anti-PD1 Antikörper Nivolumab oder Pembrolizumab (Weber et al. 2017; Eggermont et al. 2018). Ipilimumab adjuvant sollte nicht eingesetzt werden (Eggermont et al. 2016), da dies gegenüber der Therapie mit anti-PD1-Antikörpern unterlegen war. Die Studie bei Patienten im Stadium III nach LAD zeigte, dass eine Behandlung mit Dabrafenib und Trametinib die 3-Jahresüberlebensrate von 77% auf 86% im Vergleich zu Placebo steigert mit einem 3-Jahres-rezidivfreien Überleben von 58% gegenüber 39% (Long et al. 2017). Die Therapie mit Nivolumab bei Patienten im Stadium IIIB/C oder IV tumorfrei zeigte einen Vorteil im rezidivfreien Überleben von 71% gegenüber 61% im Vergleich zu Ipilimumab. Ipilimumab (mit 10 mg/kg 4× alle 3 Wochen dann alle 12 Wochen über insgesamt

Tab. 2.7 Stadiengerechte Therapie des Melanoms

	Stadium I-II	Stadium IIIA	Stadium IIIB/C	Stadium IV tumorfrei
Lymphknoten-Dissektion	NA	nein	Bei Makro-metastasen	NA
Interferon-alpha	Nur bei ulzerierten Tumoren	nein	nein	nein
BRAF/MEK-Inhibitor*	nein	ja (D/T)	ja (D/T)	Weiterführen, wenn durch medikamentöse Therapie erreicht
Anti-PD1 **	nein	ja (Nivo/Pembro)	ja (Nivo/Pembro)	ja (Nivo/Pembro)

* Dabrafenib 150 mg 2 x täglich/Trametinib 2 mg/d für 1 Jahr (St. IIIA-C nach Lymphadenektomie (LAD) → HR OS 0.57; Long et al. 2017)
** Nivo=Nivolumab 3 mg/kg alle 2 Wochen für 1 Jahr (St. IIIB-C nach LAD, IV tumorfrei → HR RFS 0.65; Weber et al. 2017)
Pembro=Pembrolizumab 200 mg alle 3 Wochen für 1 Jahr (St. IIIA-C nach LAD → RFS HR 0.57; Eggermont et al. 2018)

3 Jahre) hatte einen Vorteil gegenüber Placebo im rezidivfreien Überleben nach 5 Jahren von 41% vs. 30% und im 5-Jahresüberleben von 65% vs. 54% zeigen können (Weber et al. 2017). Pembrolizumab wurde bei Patienten im Stadium III A-C nach LAD angewandt (200 mg alle 3 Wochen über 12 Monate) und zeigte eine Verbesserung des rezidivfreien Überlebens von 75% im Vergleich zu 61% im Placeboarm (Eggermont et al. 2018).

Eine adjuvante Therapie mit Interferonalpha hat bei Patienten mit ulzerierten Primärtumoren einen größeren Benefit als bei nicht ulzerierten Primarien. Patienten im Stadium IIIA (nicht-ulzerierte Tumore bis 2 mm T0) profitieren sehr viel stärker von einer adjuvanten Therapie mit BRAF/MEK-Inhibitoren bzw. Anti-PD1 Antikörper.

2.5.2 Therapie bei Satelliten- und Fernmetastasen

Therapierichtlinien veröffentlicht die Arbeitsgemeinschaft Dermatologische Onkologie (ADO; http://ado-homepage.de/leitlinien) in regelmäßigen Abständen und diese sind ebenfalls den S3-Leitlinien zu entnehmen. ◘ Tab. 2.8 gibt einen Überblick über aktuelle Therapiemöglichkeiten in Abhängigkeit vom Tumorstadium.

Solitäre Metastasen sollten chirurgisch exzidiert werden.

Die Ansprechraten der häufigsten Therapieoptionen im Stadium IV und deren Charakteristika sind in ◘ Tab. 2.9 gegenübergestellt.

Zerebrale Metastasierung

Bei zerebraler Metastasierung ist die Prognose insgesamt schlechter, insbesondere, wenn das Intervall zwischen Erstdiagnose des Melanoms und Zeitpunkt der Diagnose der Hirnmetastasen kurz ist (Fife et al. 2004). Die systemische medikamentöse Behandlung mit zielgerichteter Therapie bei BRAF-mutierten Patienten mit BRAF/MEK-Inhibitortherapie (Davies et al. 2017) und Checkpoint-Inhibitortherapie (siehe ▶ 2.9) ist wirksam (Long et al. 2018) mit intrakraniellen Ansprechraten zwischen 21% bei anti-PD1 Monotherapie, bis zu 57% bei kombinierter Immuntherapie und bis zu 59% bei Therapie mit Dabrafenib+Trametinib. Bei einzelnen Metastasen sollte die Resektion erwogen werden, bei bis zu 6–10 Metastasen die stereotaktische Bestrahlung. Bei multiplen Metastasen kann eine Ganzhirnradiatio durchgeführt werden, jedoch wird diese Therapiemodalität bei den aktuell verfügbaren wirksamen Systemtherapien kritischer beurteilt.

Bei **solitären Hirnmetastasen** kann eine operative Resektion oder eine stereotaktische Einzeitbestrahlung (▶ Abschn. 2.16.7) durchgeführt werden. Der Vorteil der stereotaktischen Einzeitbehandlung liegt in der geringen Toxizität (S3-Leitlinie). Durch chirurgische Exzision, ggf. mit Nachbestrahlung, oder stereotaktische Bestrahlung kann durch lokale Tumorkontrolle die Überlebenszeit auf 10–16 Monate verlängert werden (Buchsbaum et al. 2002; Pollock et al. 2003). Hinsichtlich der Kombination der Lokaltherapie mit anschließender Ganzhirnradiatio zeigten einige Untersuchungen eine Verlängerung der medianen Überlebenszeit von 4 auf etwa 10 Monate (Brown et al. 2002; Buchsbaum et al. 2002), während andere Studien keinen Vorteil zeigten (Fife et al. 2004; Wronski u. Arbit 2000).

In multivariaten retrospektiven Analysen zeigten Patienten, die nur eine Chemotherapie mit Temozolomid erhielten, ebenfalls eine verbesserte Überlebensrate (Raizer et al. 2008). Bessere Überlebensdaten für die Lokaltherapie in Kombination mit Immuntherapie bzw. zielgerichteter Therapie werden erwartet.

Bei **multiplen Hirnmetastasen** sollte eine Systemtherapie mit BRAF/MEK-Inhibitoren bzw. eine kombinierte Immuntherapie mit Anti-PD1 Antikörpern und Ipilimumab durchgeführt werden. Die Kombinationstherapie aus Dabrafenib und Trametinib zeigte ein intrakraniales Ansprechen von 57% bei Patienten mit asymptomatischen Hirnmetastasen. Bei der Kohorte mit symptomatischen Hirnmetastasen betrug die Ansprechrate 59%, bei einer medianen Ansprechdauer von 4,5 Monaten (Davies et al. 2017). Die Kombination von Ipilimumab

Tab. 2.8 Therapie bei Fernmetastasierung des Melanoms

Fernmetastasen		
	Operation	Wenn R0 möglich, bei Komplikationen durch Metastase (Blutung, Perforation) oder palliativ als Debulking
	Anti-PD1 Antikörper	**Pembrolizumab** (anti-PD1 Antikörper; Keytruda®) 2 mg/kg KG i.v. alle 3 Wochen oder 200 mg alle 3 Wochen **Nivolumab** (anti-PD1 Antikörper; Opdivo®) 3 mg/kg KG i.v. alle 2 Wochen oder 240 mg alle 2 Wochen oder 480 mg alle 4 Wochen
	Anti-CTLA-4 Antikörper	**Ipilimumab** (anti-CTLA-4 Antikörper; Yervoy®) 3 mg/kg KG i.v. über 90 min alle 3 Wochen insgesamt 4 Applikationen Tremelimumab 15 mg/kg KG i.v.
	Kombination Anti-PD1 Antikörper + Ipilimumab	**Nivolumab** 1 mg/kg KG i.v. gefolgt von **Ipilimumab** 3 mg/kg KG am selben Tag, alle 3 Wochen 4x, dann Nivolumab 3 mg/kg KG i.v. alle 2 Wochen; ggf. auch in Kombination normale anti-PD1 Antikörperdosierung mit reduzierter Dosis von Ipilimumab 1 mg/kg KG
	Kombination BRAF-Inhibitor + MEK-Inhibitor (wenn BRAF-V600-Mutation vorliegt)	**Dabrafenib** (Tafinlar®): 150 mg (2 Tabletten à 75 mg) 2× täglich p.o. in Kombination mit **Trametinib** (Mekinist®) 2 mg 1× täglich p.o. **Vemurafenib** (Zelboraf®): 960 mg (4 Tabletten à 240 mg) 2× täglich p.o. in Kombination mit **Cobimetinib** (Cotellic®) 60 mg täglich p.o. (20 mg 3-0-0) für 21 Tage, dann 7 Tage Pause **Encorafenib** (Braftovi®) 450 mg 1x täglich p.o. in Kombination mit **Binimetinib** (Mektovi®) 45 mg 2x täglich p.o.
	MEK-Inhibitoren (als Monotherapie bei NRAS-Mutation bzw. Uveamelanom)	**Trametinib** (Mekinist®) 2 mg 1× täglich p.o. **Cobimetinib** (Cotellic®) 60 mg täglich p.o. (20 mg 3-0-0) für 21 Tage, dann 7 Tage Pause **Binimetinib** (Mektovi®) 45 mg 2x täglich p.o. Selumetinib 75 mg 2× täglich p.o.
	Andere Immuntherapien	**Interleukin-2** (Proleukin®) 600.000 IU/kg KG alle 8 h d1–5 (15 min Kurzinfusion) dann Wiederholung d14–18 (in den USA)
	Onkolytische Viren	**T-VEC** (Talimogen Laherparepvec; Imlygic®); dosiseskalierend, 1 mal maximal 4 ml 10^6 Plaque Forming Units (PFU)/ml, 3 Wochen später maximal 4 ml mit 10^8 PFU/ml intratumoral, und Fortsetzung alle 2 Wochen; ggf. in Kombination mit anti-PD1 Antikörper/Ipilimumab

2.5 · Stadien- und tumorgerechte Therapie

Tab. 2.8 (Fortsetzung)

Fern-metastasen	Chemotherapien	**DTIC** (Dacarbazin®) 850 mg/m² oder 1000 mg/m² i.v. alle 3–4 Wochen (lichtgeschützt) **Temozolomid** (Temodal®) 75–200 mg/m² p.o. über 5 Tage alle 4 Wochen **Fotemustin** (Muphoran®) 100 mg/m² i.v. an d1, 8, 15, dann 5 Wochen Pause, dann alle 3 Wochen einmalig 100 mg/m² (v. a. bei Hirnmetastasen; lichtgeschützt) **Cisplatin** 50 mg/m² über 60 min i.v. (lichtgeschützt) alle 3–4 Wochen **Carboplatin + Paclitaxel** (Taxol®); Carboplatindosis: AUC6 6× (Kreatininclearance–25) = 618 mg; Paclitaxeldosis: 175 mg/m² oder 225 mg/m² i.v. alle 3 Wochen **Gemcitabin** (Gemzar®) + **Treosulfan** (Ovastat®): Gemcitabin 1000 mg/m² i.v. + Treosulfan 3500 mg/m² i.v.; bei Vorchemotherapie beides auf 75% der Dosis reduzieren; d1 und 8 alle 4 Wochen **Vindesin** (Eldisine®) 3 mg/m² i.v. alle 14 Tage **Vincristin** 1,4 mg/m² i.v. 1×/Woche DVP: DTIC + Vindesin + Cisplatin
Hirn-metastasen	Singuläre	Operation oder stereotaktische Bestrahlung/Gamma-knife
	Multiple	Systemtherapien (Anti-PD1 Antikörper+Ipilimumab, BRAF+MEK-Inhibitor); evtl. Ganzhirnradiatio
Knochen-metastasen		**Bisphosphonate**: Zoledronsäure (Zometa®, Aclasta®) 4 mg i.v. alle 4 Wochen oder Clodronsäure (Clodron®) 2×800 mg 1× täglich oder Alendronsäure 10 mg täglich oder 70 mg 1×/Woche **RANK-Ligand-Antikörper**: Denosumab (Xgeva®, Off-label: Prolia®) 120 mg s.c. 1× alle 4 Wochen + 500 mg Kalzium + 400 I.E. Vitamin D Bestrahlung mit 30 Gy (10×3 Gy) Stabilisierungsoperation bei drohendem Querschnitt
Haut-metastasen		Systemtherapien T-VEC (Imlygic®) Elektrochemotherapie Interleukin-2 (Proleukin®) intratumoral 3 Mio. IU 3×/Woche Bestrahlung (bis 70 Gy) Kryotherapie (z. B. d1, 3, 5 alle 3 Wochen) DCP (Diphenylcyclopropenon)-Pinselung (1× pro Monat) DNCB (Dinitrochlorobenzene) + DTIC Imiquimod (Aldara®): okklusive Anwendung
Leber-metastasen		Systemtherapien TACE (transcatheter arterial chemoembolization) SIRT (selective internal radiation therapy) Chemosaturation Radiofrequenzablation Fotemustin (Muphoran®) 100 mg/m² intraarteriell an d1, 8, 15, 22, und 57 Hypertherme Leberperfusion mit Melphalan (Alkeran®)
Metastasen an den Extremitäten		Systemtherapien Hypertherme Extremitätenperfusion mit Melphalan (Alkeran®) T-VEC (Imlygic®)

Tab. 2.9 Gegenüberstellung systemischer Therapien im Stadium IV

Therapieoption	Ansprechrate (CR+PR)	Nebenwirkungen Grad 3-4	Bemerkungen
Nivolumab + Ipilimumab	59%	59%	Schnelles Ansprechen; sehr ausgeprägte Nebenwirkungen; teuer
Pembrolizumab + Ipilimumab low dose	61%	45%	Schnelles Ansprechen; ausgeprägte Nebenwirkungen; teuer
Anti-PD1 Antikörper (Nivolumab, Pembrolizumab)	30–45%	21%	Schnelles Ansprechen; bessere Verträglichkeit; teuer
Ipilimumab	10–19%	28%	Langsames Ansprechen; zum Teil langanhaltende Wirkung; teuer
BRAF/MEK-Inhibitor (Vemurafenib/Cobimetinib, Dabrafenib/Trametinib; Encorafenib/Binimetinib)	65%	32–37%	Schnelles Ansprechen; häufig Resistenzbildung; teuer
Chemotherapien	5–20%	10%	Schnelles Ansprechen; keine Wirkung auf das Gesamtüberleben; günstiger

+ Nivolumab zeigte in 46–57% der Fälle intrakranielles Ansprechen (Tawbi et al. 2018), die Behandlung mit Nivolumab oder Pembrolizumab in der Monotherapie hingegen nur in 20–22% (Checkmate 204; Goldberg et al. 2016). Ipilimumab konnte als Monotherapie eine Krankheitskontrolle in 18% erzielen (Margolin et al. 2012), in Kombination mit Fotemustin in 50% der Fälle (DiGiacomo et al. 2012, DiGiacomo et al. 2015). Insgesamt ist bei Hirnmetastasierung anzunehmen, dass die Blut-Hirnschranke gestört ist und Systemtherapien wirken können.

Die Ganzhirnbestrahlung (▶ Abschn. 2.16.7) konnte in verschiedenen retrospektiven Analysen kein statistisch signifikant längeres medianes Überleben der Patienten zeigen (Staudt et al. 2010; Raizer et al. 2008; Fife et al. 2004). Bei insgesamt aufgrund der modernen Therapien längerem Überleben werden jedoch die Nebenwirkungen der Ganzhirnbestrahlung mit Einschränkungen der kognitiven Leistungsfähigkeit häufiger evident. Hier kann die Aussparung des Hypothalamus vermutlich eine Besserung bringen. Die Kombination einer Fotemustin-Chemotherapie mit Ganzhirnradiatio im Vergleich zu alleiniger Fotemustin-Chemotherapie zeigte in einer prospektiv randomisierten Studie eine Verlängerung der progressionsfreien Zeit, jedoch keine Verlängerung des Ansprechens oder des Gesamtüberlebens (Mornex et al. 2003). Monochemotherapie mit Fotemustin oder Temozolomid zeigt bei unterschiedlichen Studienergebnissen in der Gesamtschau der Daten eine gewisse Aktivität (S3-Leitlinie).

Knochenmetastasen

Knochenmetastasen können Schmerzen verursachen, zu Instabilität mit Frakturgefährdung führen und im Bereich der Wirbelsäule neurologische Komplikationen induzieren.

Neben der Bestrahlung von Knochenmetastasen bei vorhandener oder drohender Symptomatik (meist fraktioniert mit 10×3 Gy), können auch Stabilisierungsoperationen indiziert sein. In jedem Fall sollte bei Vorliegen von Knochenmetastasen eine Therapie mit Bisphosphonaten bzw. RANK-Ligand Inhibitoren (Denosumab) erfolgen (s. nachfolgende Zusammenfassung).

Bisphosphonate

- **Wirkung:** Bisphosphonate hemmen die Osteoklasten. Sie werden in die Knochenmatrix eingelagert und von hier freigesetzt.
- **Kontraindikationen**
  - Schwere Niereninsuffizienz
  - Schwere Hypokalzämie
- **Präparate** (Auswahl)
  - Alendronsäure (Alendromed®, Fosamax®, Tevabone®): 10 mg p.o. täglich oder 70 mg p.o. 1×/Woche
  - Clodronsäure/Clodronat (Bonefos®/Clodron beta®; zugelassen bei Hyperkalzämie, Knochenmetastasen infolge solider Tumoren): 2×800 mg p.o. 1× täglich; Ostac®: 2×520 mg p.o. 1× täglich
  - Ibandronsäure (Bondronat®; zugelassen bei Hyperkalzämie, Knochenmetastasen bei Mammakarzinom): 6 mg i.v. alle 3–4 Wochen,
  - Pamidronsäure/Pamidronat (Aredia®, Axidronat®, Novapam®, Pamidro®, Pamifos®, Ribrodronat®; zugelassen bei Hyperkalzämie, Knochenmetastasen bei Mammakarzinom und multiplem Myelom): 90 mg i.v. alle 4 Wochen, über 2 h
  - Zoledronsäure (Zometa®; zugelassen bei Knochenmetastasen; Aclasta®; zugelassen bei Osteoporose): 4 mg i.v. alle 4 Wochen, über 15 min
- **Nebenwirkungen**
  - Hypokalzämie (durch die Komplexbildung mit Kalzium)
  - Niereninsuffizienz (hier Monitoring des Calciumspiegels)
  - Gastrointestinale Nebenwirkungen (bei Tabletten Einnahme mit viel Wasser)
  - Osteonekrose des Kiefers (Zahnsanierung vor Therapiebeginn; gute Zahnhygiene und keine invasiven zahnärztlichen Eingriffe unter Therapie)

RANK-Ligand-Antikörper

- **Wirkung:** Stoppt RANKL-induzierte Osteoklastenaktivierung. Dadurch Einbau von Calcium in den Knochen → Hypocalcämie
- **Präparate**
  - Denosumab (Xgeva®; zugelassen bei Knochenmetastasen, Prolia®; zugelassen bei Osteoporose und Frakturrisiko bei Prostatakarzinom, nur 60 mg in Fertigspritzen): 120 mg s.c. 1× alle 4 Wochen
- **Nebenwirkungen**
  - Hypokalzämie (Monitoring insbesondere bei Niereninsuffizienz)
  - Dyspnoe, Diarrhö
  - Osteonekrose des Kiefers (Zahnsanierung vor Therapiebeginn; gute Zahnhygiene und keine invasiven zahnärztlichen Eingriffe unter Therapie)
  - Infektrisiko insbesondere bakterielle Hautinfektionen (Zellulitis)
  - Evtl. Vaskulitis

Vor Therapie mit Bisphosphonaten wie auch mit Denosumab sollte eine bestehende Hypocalcämie korrigiert werden. Insbesondere bei Niereninsuffizienz kann es unter der Therapie zu Hypocalcämien kommen, da bei diesen Patienten der Knochenumsatz stärker von Parathormon abhängt, so dass die Osteoklastenhemmung zu einem „hungry bone-like syndrome" führen kann. Hypocalcämien können zu Krämpfen, Parästhesien und QT-Verlängerung mit Herzrhythmusstörungen führen.

Während der Therapie sollte zusätzlich 1000 mg Kalzium und 1000 I.E. Vitamin D täglich p.o. verabreicht werden (laut Fachinformation mindestens 500 mg Calcium + 400 IE Vitamin D). Unter Denosumab wurde über weniger Nebenwirkungen, jedoch eine erhöhte Inzidenz neuer primärer Malignome im Vergleich zu Zoledronsäure berichtet (Menshawy et al. 2018).

Hautmetastasen

Insbesondere an Größe oder Zahl zunehmende Hautmetastasen, v. a. im Gesicht- und Halsbereich, belasten die Patienten oft sehr. Die körperliche Erscheinung ändert sich und macht die Erkrankung für den Patienten und für andere sichtbar. Im Verlauf kann es bei kutanen und subkutanen Metastasen zu Blutungen, Nekrosen, Entzündung und Superinfektion kommen, bis hin zu schlecht riechenden, stark sezernierenden Tumoren. Zur Behandlung stehen neben Exzision und Bestrahlung verschiedene Optionen zu Verfügung. Neben Systemtherapien kann eine Immuntherapie mit intratumoral injiziertem T-VEC, Interleukin-2 und Elektrochemotherapie eingesetzt werden. Die lokale Applikation eines Kontaktallergens (DCP/DNCB) in Kombination mit einer milden Chemotherapie (DTIC), lokal appliziertes Imiquimod sowie Kryotherapie finden Verwendung.

Therapie in klinischen Studien/ Experimentelle Therapien

Zusätzlich zu den zugelassenen Therapien werden diverse Therapieansätze im Rahmen klinischer Studien untersucht (◘ Tab. 2.10). Der Einschluss von Patienten in Studien ist essenziell zur Gewinnung von Daten und Weiterentwicklung von Therapieoptionen und eröffnet Patienten Zugang zu neuen Therapieformen.

Einige Beispiele umfassen neue Checkpoint-Antikörper, Oligonucleotide oder neue small molecules, welche auch in Kombination mit erprobten Wirkstoffen untersucht werden.

IDO-Inhibitoren, wie Epacadostat, Indoximod oder BMS-986205, hemmen die Indolamin 2,3 Dioxygenase 1, welche Tryptophan metabolisiert. IDO1 spielt eine Rolle beim Immunescape von Tumoren. Trotz vielversprechender Ansprechraten von 52–59% in Kombination mit anti-PD1 Antikörperbehandlung in ersten Studien, konnte die erste große Phase 3 Studie mit Epacadostat keinen Vorteil zeigen (Beatty et al. 2017; Zakharia et al. 2017; Soliman et al. 2014).

CpG Oligonucleotide, z. B. SD-101, wirken als Toll like Rezeptor-Agonisten (TLR-9) und stimulieren dendritische Zellen (Leung et al. 2017).

Weitere Moleküle, die wie CTLA-4 oder PD-1 das Abwehrsystem hemmen, sind LAG-3, TIM-3 oder TIGIT. In der Therapie von Tumorerkrankungen wird versucht diese Checkpoints zu inhibieren. LAG-3 wird auf der Oberfläche von zytotoxischen und regulatorischen T-Lymphozyten exprimiert. Es führt bei Kontakt mit Tumorantigen zur Erschöpfung der T-Lymphozyten. Von Anti-LAG3 erhofft man sich daher eine Wiederherstellung der Funktion zytotoxischer T-Zellen. TIM-3 wird auf zytotoxischen und regulatorischen T-Lymphozyten, Monozyten und NK-Zellen exprimiert und ist mit T-Zell-Erschöpfung und Hemmung der Monozytenfunktion assoziiert. Anti-TIM-3 Antikörper können zu Proliferation und Wiederherstellung der Funktion zytotoxischer T-Zellen führen.

Eine Stimulation von Effektor-T-Lymphozyten könnte über CD137, GITR, Ox40, ICOS und CD27 erreicht werden. CD137 wird als Mitglied der TNF-alpha Rezeptorfamilie auf aktivierten B- und T-Lymphozyten exprimiert. Urelumab, ein CD137 (4-1 BB) Agonist, wird im Rahmen klinischer Studien zur Therapie solider Tumoren erprobt. Anti-glucocorticoid-induced Tumor Nekrose Faktor Rezeptor (GITR) Agonisten zeigten ebenfalls erste Wirksamkeit in Kombination mit anti-PD1 Antikörpern. Anti-GITR erhöht das Überleben und die Aktivität von T-Effektorzellen und reduziert die immunsuppressive Wirkung von regulatorischen T-Lymphozyten (Tregs).

Andere Therapieansätze umfassen die Stimulation von NK-Zellen, die gezielte Modulation des Tumorstromas oder der Migration von T- Lymphozyten.

Neue Targets für small molecules umfassen Inhibitoren von CDK4/6, mTOR, PI3K oder c-MET. Weiterhin können für andere Indikationen zugelassene Medikamente bei Melanompatienten eingesetzt werden wie z. B. Imatinib.

Tab. 2.10 Experimentelle Therapien

Substanz	Dosierung	Kommentar
Proteinkinaseinhibitor Imatinib (Glivec®)	400 mg/d p.o.	Bei Vorliegen der c-KIT-Mutation (Postow et al. 2012)
Proteinkinaseinhibitor Sorafenib (Nexavar®)	200–400 mg/d 2× täglich p.o.	Bei Uveamelanom (Mangana et al. 2012)
Vakzinierung mit dendritischen Zellen	Nach Leukapherese; verschiedene Applikationsschemata	Keine rasche Tumorregredienz, aber unter Umständen Verlängerung des Langzeitüberlebens (Ridolfi et al. 2011; Gross et al. 2017)
Anti-CD20-Antikörper Rituximab (Mabthera®)	375 mg/m² i.v. 1×/Woche; 4 Infusionen dann alle 8 Wochen 1 Infusion	Bei tumorfreien Stadium IV Patienten (Pinc et al. 2012)
PV-10 (Rose Bengal)	Intratumorale Injektion bis zu 4 ml	Bei Vorliegen injizierbarer Metastasen (Thompson et al. 2015)
Toll-like Rezeptor-Agonisten	Intratumorale Injektion	Bei Vorliegen injizierbarer Metastasen

2.5.3 Therapie des Uveamelanoms

Aktuell kommen bei Patienten mit Uveamelanom bei begrenzter Metastasierung lokale Therapieoptionen zum Einsatz (Operation, transcatheter arterial chemoembolisation (TACE; siehe ▶ 2.16.3), (Selective internal radiation therapy, SIRT; siehe ▶ 2.16.4), Radiofrequenzablation). Die Therapie mit Checkpoint-Inhibitoren (siehe ▶ 2.9) kann erfolgreich sein, jedoch liegen die Ansprechraten weit unter derer bei kutanem Melanom. Bei Therapie mit PD-1-Antikörper zeigte sich ein Ansprechen bei 5% der Patienten; bei Kombinationstherapie mit Ipilimumab und PD-1 Antikörper bei 13% der Patienten (Heppt et al. 2017). Erste klinische Studien mit dem MEK-Inhibitor Selumetinib waren vielversprechend. In einer Phase III-Studie zeigte sich jedoch keine signifikante Verlängerung des progressionsfreien-Überlebens durch Selumetinib in Kombination mit DTIC. Der Einsatz von Sorafenib im Rahmen einer klinischen Studie zeigte ein leicht verlängertes PFS (Scheulen et al. 2017). Es gibt keine zugelassene Chemotherapie für das Uveamelanom. Intraarterielle Leberperfusion mit Fotemustin im Fall isolierter Lebermetastasierung führte zu einem medianen Überleben von 15 Monaten (Peters et al. 2006). Systemische Therapien mit Fotemustin, Interferon-α, und Interleukin-2 (Becker et al. 2002) oder Gemcitabin und Treosulfan (Schmittel et al. 2006) haben keine signifikante Erhöhung des Gesamtüberlebens erbracht. In Einzelfällen kann aber eine Stabilisierung der Erkrankung erreicht werden. Die Entwicklung besserer Therapieoptionen für Patienten mit metastasiertem Uveamelanom ist dringend notwendig.

2.6 Melanommarker

Für das Melanom gibt es zwei Tumormarker, welche bei Rezidiv oder Metastasierung ansteigen können, bei fortgeschrittener Erkrankung (Stadium III/IV) erhöht sind sowie ein Ansprechen auf Therapien anzeigen können, S-100 und „melanoma inhibitory activity" (MIA) (Tab. 2.11). Sie werden in der Tumornachsorge eingesetzt, da ein Anstieg ein Fortschreiten der Erkrankung bzw. ein Rezidiv anzeigen kann. Beide zeigen ähnliche Sensitivität (40–46%) und Spezifität (85–95%), wobei S-100 etwas sensitiver und spezifischer zu sein scheint (Tas et al. 2004; Henry et al. 2013). Die Laktatdehydrogenase (LDH) gilt als Prognosemarker im Stadium IV.

Tab. 2.11 Melanommarker

Marker	Normwert	Bedeutung	Beachte
S-100	<0,15 µg/l	Kalziumbindend (Signaling)	Erhöhungen bei Leber- und Niereninsuffizienz, ZNS-Schäden (z. B. Contusio, multiple Sklerose), Polyneuropathie, anderen Krebserkrankungen (insbesondere Gliome), nach Trauma, operativen Eingriffen, Karpaltunnelsyndrom, UV-Exposition Falsch-positiv bei längerer Lagerung der Probe unter Raumtemperatur
MIA	<10 ng/ml	Zelladhäsion, wird sezerniert	Erhöhungen nach ZNS-Erkrankungen (Meningitis, Enzephalitis), Knorpelschäden (rheumatoide Arthritis, Chondrosarkom), UV-Exposition
LDH	<250 U/l	Zelladhäsion, wird sezerniert	Erhöhungen bei Herzmuskelerkrankungen, nach Herzinfarkt, hämatologischen Erkrankungen, Skelettmuskelerkrankungen sowie starker körperlicher Betätigung, Leber- und Gallenwegserkrankungen, Lungenembolie, Trauma, anderen Krebserkrankungen, Säuglingen/Kindern und Schwangeren Falsch-positiv bei hämolytischer Blutprobe

2.6.1 S-100

S-100 ist ein kalziumbindendes saures Protein, welches am intrazellulären Kalzium-Signaling beteiligt ist. Es wird in der Immunhistochemie zur Identifizierung von Melanomen verwendet und dient als Serummarker beim initialen Staging und als Verlaufsparameter unter Therapie. Hierbei ist insbesondere das S-100β relevant. Man kennt heute mindestens 17 verschiedene S100-Proteine. Die S-100β-Homodimere werden vornehmlich in Schwann-Zellen, Astrozyten und Gliazellen gebildet, während man die α/β-Heterodimere in Melanozyten, Adipozyten und Chondrozyten findet. Alle kommerziell erhältlichen S100-Assays erkennen die β-Untereinheit und somit die Hetereodimere (alpha/beta) und Homodimere (β/β).

Als Referenzbereiche gelten S100β-Werte **kleiner als 0,10 µg/l**. Patienten mit Leber- oder Nierenerkrankungen sowie Erkrankungen des ZNS können erhöhte Werte aufweisen. Außerdem muss das Serum innerhalb von 8 h nach Abnahme eingefroren oder verarbeitet werden.

2.6.2 MIA

MIA („melanoma inhibitory activity"), ist ein kleines 11-kDa-Protein, welches in Melanomzellen hochexprimiert und sezerniert wird. Im Normalgewebe wurde MIA nur in differenzierten Knorpelzellen gefunden, nicht jedoch in Melanozyten, Fibroblasten oder Keratinozyten aus normaler Haut (Dietz u. Sandell 1996). Es spielt eine wichtige funktionelle Rolle in der Melanomentstehung, -progression und -invasion. Eine direkte Interaktion von MIA mit Zelladhäsionsrezeptoren und extrazellulären Matrixmolekülen wurde beschrieben (Schmidt u. Bosserhoff 2009). Neben S-100β und Osteopontin (OPN) ist MIA ein wertvoller Serummarker beim Uveamelanom (Klingenstein et al. 2011; Haritoglou et al. 2009; Barak et al. 2007) und anderen Melanomen. Patienten, die auf eine Behandlung ansprechen, zeigen oft einen schnellen und deutlichen Abfall der MIA-Serumwerte.

Der **obere Normwert** entsprechend der 97. Perzentile wurde durch Ring et al. auf **10,0 ng/ml** festgelegt. Bei 94% der Patienten mit metastasiertem Melanom im Stadium III (Lymphknotenmetastasen) oder im Stadium IV (Fernmetastasen) wurden präoperativ positive MIA-Serumwerte gemessen. Bei 8% der Seren von Patienten mit Primärtumoren (Stadium I) und 25 Prozent mit Primärtumoren im Stadium II waren die MIA-Werte erhöht. MIA wird im Normalgewebe nur im Knorpel gefunden. Bei der Bewertung der MIA-Werte sind daher rheumatologische Erkrankungen zu berücksichtigen. Aber auch bei Säuglingen, Kindern und Schwangeren kommen erhöhte Werte vor (Bosserhoff et al. 2004).

2.6.3 Laktatdehydrogenase

Die Laktatdehydrogenase (LDH) ist ein Enzym, das Laktat zu Pyruvat umwandeln kann. Es ist insbesondere für Zelladhäsion verantwortlich und wird sezerniert. Der Normalwert liegt laborabhängig bei Werten **unterhalb von 250 U/l**. Erhöhungen des LDH-Wertes werden auch bei Herzmuskelerkrankungen, hämatologischen Erkrankungen, Skelettmuskelerkrankungen, Leber- und Gallenwegserkrankungen und Lungenembolien beobachtet, es stellt also einen relativ unspezifischen Marker dar. Melanompatienten mit einem erhöhten LDH zeigen eine schlechtere Prognose (Manola et al. 2000) und unter Umständen auch ein schlechteres Ansprechen auf systemische Therapien (Bcl-2-Antisense; Oblimersen; Bedikian et al. 2006).

2.6.4 Histologische Marker

In der Histologie stehen für die Färbung von Melanozyten und Melanomzellen S-100, Tyrosinase, Melan-A, HMB-45 und MAGE-1 zur Verfügung. Für die Bestimmung der Proliferation wird Ki-67 (bzw. MIB-1) gefärbt. Die Beurteilung von Ulzeration und Mitosen erfolgt auf dem HE (Hämatoxyllin-Eosin)-Schnitt. Weiterhin wird PD-L1 gefärbt und zeigte sich meist als prognostisch günstig.

SOX-10, ein Transkriptionsfaktor, kann ebenfalls zur Differenzierung bei Melanom eingesetzt werden.

2.7 Ausbreitungsdiagnostik (Staging)

Das Vorgehen bei der initialen Ausbreitungsdiagnostik (Staging) sollte sich nach dem Tumorstadium richten. Es gibt dazu Empfehlungen in der aktuellen S3-Leitlinie. Hier wird bis zum Stadium IIB eine Lymphknoten-Sonographie und die Bestimmung des S-100 empfohlen; bei Stadium IIC-III zusätzlich die Bestimmung der LDH und die Durchführung einer Schnittbildgebung (PET-CT, CT-Thorax/Abdomen oder Ganzkörper-MRT und eines MRT vom Kopf). Es kann jedoch durchaus Sinn machen, auch bei den frühen Stadien bis IIB einen Ausgangsbefund mit Bildgebung von Thorax und Abdomen zu erheben, um zu wissen, welche vorbestehenden Veränderungen vorliegen (Hämangiome der Leber, Läsionen in der Lunge, bislang unerkannte Zweitneoplasien). ◻ Tab. 2.12 gibt einen Überblick über ein mögliches Vorgehen. Individuell können bei Verdacht auf Metastasierung oder unklaren Befunden zusätzliche Untersuchungen durchgeführt werden. Ebenso kann statt CT-Thorax/Abdomen auch ein PET-CT erfolgen.

2.8 Nachsorge

Die Nachsorge ist ein wichtiger Bestandteil der Versorgung von Melanompatienten, um Rezidive und eventuelle Zweitmelanome früh zu erkennen. Eine Studie mit 2008 Patienten zeigte, daß 50% der Rezidive durch die körperliche Untersuchung, weitere 21% durch die Lymphknoten-Sonographie erkannt werden (Garbe et al. 2003). Die frühe Erkennung eines Rezidivs erhöht dabei das Überleben (Garbe et al. 2003). Patienten mit Melanom sollten instruiert werden, sich regelmäßig selbst zu untersuchen und sich bei Vorliegen von auffälligen Hautveränderungen auch zwischen den Nachsorgeterminen bei ihren betreuenden Dermatologen vorzustellen. Die Wahrscheinlichkeit eines Rezidivs nimmt mit zeitlichem Abstand zum Primärtumor steil ab, wird aber nie ganz Null. Rezidive

Tab. 2.12 Stadiengerechtes Primärstaging des Melanoms (Vorgehen am Universitätsklinikum Erlangen)

	Stadium I–IIB [Primärtumor]	Stadium IIC [Primärtumor]	Stadium III [Lymphknoten-Filia(e) bzw. Satelliten/In-transit-Filiae]	Stadium IV [Fernmetastasen]
pTNM	pT1a,b, pT2a, b, pT3a, b	pT4b	N1, N3	M1a–d
Körperliche Untersuchung	x	x	x	x
Lymphknoten-Sonographie	x	x	x	x
Abdomen-Sonographie	x*			
Röntgen-Thorax	x*			
LDH + S-100 ggf. MIA v. a. bei Uveamelanom	x	x	x	x
MRT-Kopf		x	x	x
CT-Thorax/Abdomen		x	x	x
PET/CT				(x)

* Röntgen-Thorax und Abdomen-Sonographie werden in diesen Stadien nicht zur Ausbreitungsdiagnostik durchgeführt, sondern um vorbestehende Veränderungen zu erfassen.

Tab. 2.13 Stadiengerechte Nachuntersuchung des Melanoms entsprechend der S3-Leitlinie

Stadium	1.–3. Jahr	4.–5. Jahr	6.–10. Jahr
IA	6-monatlich: GK	Jährlich: GK	Jährlich: GK
IB-IIB	3-monatlich: GK 3-monatlich: S-100 6-monatlich: LK-Sonographie	6-monatlich: GK	6- bis 12-monatlich: GK
IIC-IV tumorfrei	3-monatlich: GK 3-monatlich: S-100, Lymphknoten-Sonographie 6-monatlich: Bildgebung	3-monatlich: GK 6-monatlich: S-100, Lymphknoten-Sonographie	6-monatlich: GK
IV	Individuell		

Bei allen Terminen wird eine klinische Ganzkörperinspektion (GK) durchgeführt

können auch nach über 10 Jahren noch auftreten (Garbe et al. 2003).

> Weiterhin ist bei Melanompatienten das Risiko eines Zweitmelanoms mit 5,6% auf das 30-fache erhöht (Nashan et al. 2003). Ebenso sollten Patienten darauf aufmerksam gemacht werden, dass für ihre Verwandten das Risiko eines Melanoms erhöht ist.

Die Nachsorge sollte entsprechend der ADO-Leitlinien erfolgen (Tab. 2.13). Es empfiehlt sich einen Nachsorgepass anzulegen, in den Termine und Untersuchungen übersichtlich eingetragen werden können (Bezug z. B. über Tumorzentren). Die Nachsorge sollte über mindestens 10 Jahre erfolgen, mit häufigerer Kontrolle in den ersten 3 Jahren, in denen 80% der Rezidive auftreten (Poo-Hwu et al. 1999).

2.9 Checkpoint-Inhibitoren

Das Immunsystem reguliert sich über sogenannte Checkpoints. Das heißt, nach der Aktivierung des Immunsystems kommt es über negative Feed-back-Mechanismen wieder zu einer Herunterregulation der Immunaktivität. Damit soll eine überschießende Immunantwort und auch Autoimmunität vermieden werden. Für Hauttumoren kommen derzeit anti-PD1, anti-PD-L1 und anti-CTLA-4 Antikörper zum Einsatz.

Programmed-cell-death-1 (PD1)-Ligand (PD-L1) wird auf Tumorzellen exprimiert, während PD1 auf T- und B-Lymphozyten sowie auf myeloiden Zellen exprimiert wird. Bei Bindung von PD-1 mit PD-L1 kommt es zur Deaktivierung der T-Lymphozyten. Weiterhin schützt die Expression von PD-L1 den Tumor vor der Induktion von Apoptose durch Effektorzellen. Die PD1-Antagonisten (PD-1 Antikörper und PD-L1 Antikörper) verhindern diese Interaktion von PD1 und PD1-Ligand. Dies führt zur Aktivierung tumorspezifischer T-Lymphozyten, Zytokinproduktion (insbesondere Interferon-γ) und anderen Anti-Tumormechanismen. CTLA-4 (CD152) wird hauptsächlich auf aktivierten CD4+T-Lymphozyten und CD8+ T-Lymphozyten exprimiert. Wie der Kostimulator CD28, bindet CTLA-4 an B7.1 und B7.2. Es hemmt die T-Zell-Proliferation, indem die Expression des IL-2-Rezeptors und so auch die IL-2-Produktion verringert wird.

Neben anti-PD1 und CTLA-4 gibt es zahlreiche inhibitorische und stimulatorische Checkpoints (Abb. 2.3). Laufende Studien werden zeigen, welche weiteren Therapeutika effektiv zur Modulation des Immunsystems zum Einsatz kommen werden.

<u>Anti-PD1 Antikörper</u> (Pembrolizumab und Nivolumab) sind beim metastasierten Melanom wirksam mit Ansprechraten von 33–44%.

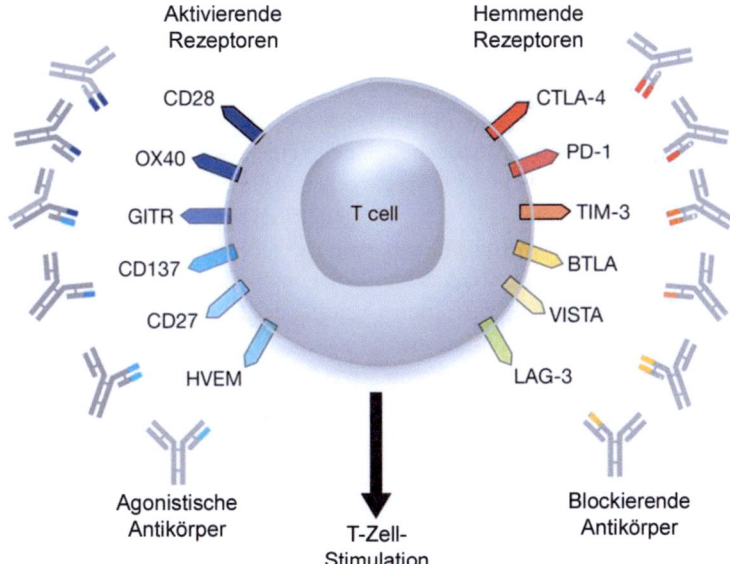

Abb. 2.3 Checkpoint-Inhibitoren und Stimulatoren

Tab. 2.14 Wirksamkeit und Tolerabilität der verschiedenen Checkpoint-Inhibitortherapien beim metastasierten Melanom

Wirkstoff-/kombination	Ansprechrate	3-Jahres-Überleben	SAE >=Grad 3	Abbruchrate
Nivolumab[1]	44%	52%	21%	12%
Pembrolizumab[2]	33%	40%	10%	7%
Ipilimumab[1]	19%	33%	28%	16%
Ipilimumab 3 mg/kg + Nivolumab[1]	58%	58%	59%	39%
Ipilimumab 1 mg/kg + Pembrolizumab[3]	61%	NA	27%	14%
Ipilimumab 1 mg/kg + Nivolumab	46%	NA	34%	24%

[1] Wolchok et al. 2018; [2] Robert et al. 2015; [3] Long et al. 2017; Lebbé et al. 2019

Anti-PD1 Antikörper können als Monotherapie eingesetzt werden oder in Kombination mit Ipilimumab. Sie zeigen ebenso gute Wirksamkeit bei zahlreichen anderen Tumorentitäten wie dem Nierenzellkarzinom (RCC), Non-small cell lung cancer (NSCLC), Hodgkin-Lymphom, Blasenkarzinom und anderen Tumorentitäten.

Anti-PD-L1 Antikörper (Atezolizumab oder Avelumab) sind ebenfalls bei verschiedenen Krebsentitäten wirksam. Atezolizumab (Tecentriq®) ist für die Therapie des Urothelkarzinoms und bei NSCLC zugelassen, Avelumab (Bavencio®) zur Therapie des Merkelzellkarzinoms. Bei **Merkelzellkarzinom** konnten anti-PD1 (Pembrolizumab) und anti-PD-L1 (Avelumab) Antikörper ein gutes Ansprechen mit 32–56% bewirken (Nghiem et al. 2016; Kaufman et al. 2016; ▶ Kapitel 4.5).

Der Anti-CTLA-4 Antikörper Ipilimumab (Yervoy®), der als erster Checkpoint-Inhibitor die Zulassung beim metastasierten Melanom bekam, konnte langanhaltende Remissionen oder Stabilisierungen der Erkrankung zeigen (Schadendorf et al. 2015). Ipilimumab ist auch in Kombination mt dem anti-PD1 Antikörper Nivolumab (Opdivo®) zugelassen. Hier zeigten sich höhere Ansprechraten von 58% allerdings bei ausgeprägter Toxizität mit 59% Grad 3/4 Nebenwirkungen (◘ Tab. 2.14). Als weiterer anti-CTLA4 Antikörper ist Tremelimumab als orphan drug bei Mesotheliom in den USA zugelassen.

In Studien wird derzeit die Kombination von Checkpopint-Inhibitoren mit zielgerichteter Therapie untersucht (sogenannte Triple-Therapien).

■■ **Nebenwirkungsmanagement unter Checkpoint-Inhibitoren**

Checkpoint-Inhibitoren können schwerwiegende bis fatale immunologische Nebenwirkungen mit Beteiligung aller Organsysteme zeigen. Die häufigsten sind Kolitis, Hepatitis, Dermatitis und Endokrinopathien (Übersicht siehe ▶ 1.5.1, ◘ Tab. 1.8 und ◘ Tab. 2.15). Seltener zeigen sich Pneumonitis, neurologische oder kardiale Nebenwirkungen, die jedoch sehr gefährlich sein können. Wichtig ist das Erkennen der Nebenwirkungen und die adäquate Diagnostik und Therapie sowie ggf. Unterbrechung der Checkpoint-Inhibitorgaben.

> **Promptes Nebenwirkungsmanagement mit Abklärung der Ursachen ist bei Checkpoint-Inhibitortherapie unerlässlich, da Nebenwirkungen potentiell tödlich sein können. Endokrinologische Nebenwirkungen führen häufig zur Insuffizienz des Endorgans. Neurologische Nebenwirkungen bilden sich oft nicht komplett zurück.**

Tab. 2.15 Therapiebedingte Nebenwirkungen bei ≥2% der Patienten (Wolchok et al. 2018)*

	Nivolumab plus Ipilimumab (n=313)		Nivolumab (n=313)		Ipilimumab (n=311)	
	Alle Grade	Grad 3/4	Alle Grade	Grad 3/4	Alle Grade	Grad 3/4
Haut (Exanthem, Pruritus, Vitiligo)	193 (62%)	20 (6%)	144 (46%)	7 (2%)	173 (56%)	9 (3%)
Gastrointesinaltrakt	150 (48%)	47 (15%)	70 (22%)	11 (4%)	117 (38%)	36 (12%)
Diarrhö	142 (45%)	29 (9%)	67 (21%)	9 (3%)	105 (34%)	18 (6%)
Kolitis	40 (13%)	26 (8%)	7 (2%)	3 (1%)	35 (11%)	24 (8%)
Leber (Transaminasenerhöhungen)	102 (33%)	62 (20%)	25 (8%)	9 (3%)	23 (7%)	5 (2%)
Endokrine Organe	106 (34%)	20 (6%)	54 (17%)	5 (2%)	36 (12%)	8 (3%)
Hypothyreose	53 (17%)	1 (<1%)	33 (11%)	0	14 (5%)	0
Hyperthyreose	35 (11%)	3 (1%)	14 (4%)	0	3 (1%)	0
Adrenalitis	11 (4%)	6 (2%)	4 (1%)	2 (1%)	4 (1%)	1 (<1%)
Hypophysitis	23 (7%)	5 (2%)	2 (1%)	1 (<1%)	12 (4%)	5 (2%)
Pankreas (Lipase-, Amylaseerhöhungen)	70 (22%)	43 (14%)	47 (15%)	20 (6%)	33 (11%)	16 (5%)
Lunge (Pneumonitis)	24 (8%)	3 (1%)	6 (2%)	1 (<1%)	6 (2%)	1 (<1%)
Niere (v.a. Kreatininerhöhung, Nephritis)	22 (7%)	6 (2%)	4 (1%)	1 (<1%)	5 (2%)	1 (<1)
Hypersensitivitäts-, Infusionsreaktion	13 (4%)	0	14 (4%)	1 (<1%)	8 (3%)	1 (<1%)

* Häufigkeit und Spektrum der Nebenwirkungen unter Therapie mit Pembrolizumab sind denen von Nivolumab vergleichbar. Hier liegt aber keine dreiarmige Studie vor, die Nebenwirkungsinzidenzen bei den drei Therapiemodalitäten vergleicht

Es gibt zahlreiche Publikationen zum Monitoring und dem Management der Nebenwirkungen (Heinzerling et al. 2017; Hassel et al. 2017) und Behandlungsalgorithmen für Nebenwirkungen (als Faltblatt oder App über die Firmen Bristol-Myers Squibb oder Merck Sharp und Dome zu beziehen). Schilddrüsenfunktionsstörungen, Arthralgien und Myalgien treten häufiger unter Anti-PD1 Antiköpertherapie auf, Diarrhoe/Kolitis und Hypophysitis vermehrt unter Ipilimumab. Auch wenn sich die Häufigkeit der jeweiligen Nebenwirkung je nach Checkpoint-Inhibitor unterscheidet, ist das Spektrum gleich und das Management der Nebenwirkungen ist unabhängig von dem verursachenden Checkpoint-Inhibitor.

Typische Nebenwirkungen und die entsprechenden Maßnahmen sind in ◘ Tab. 2.16 aufgeführt. Manche der Nebenwirkungen können asymptomatisch sein, wie die Autoimmunhepatitis, die Pneumonitis und Lipase/Amylaseanstiege, so dass sie mitunter nur durch Laborkontrollen oder in der Schnittbildgebung (Pneumonitis) erkannt werden. (Diagnostik ► Abschn. 1.5.1).

Wenn Verdacht auf autoimmun-induzierte Nebenwirkungen (irAE) besteht, erfolgt nach entsprechender Diagnostik die Behandlung

Tab. 2.16 Typische Nebenwirkungen von anti-PD1/PD-L1 Antikörpern, Ipilimumab und der Kombination aus anti-PD1 Antikörper + Ipilimumab

Nebenwirkungen	Besondere Maßnahmen
Kolitis	DD: Ausschluss Infektion (inkl. Clostridium difficile) Therapie: Steroide, ausreichende Hydrierung, bei Nichtansprechen Eskalation der Immunsuppression mit Infliximab (Remicade®), Kostreduktion bis hin zu ‚nothing-per-mouth'
Hepatitis	DD: Ausschluss Progress, Infektion, toxische Hepatitis ggf. mittels einer Biopsie Therapie: Steroide, regelmäßige Laborkontrollen, bei Nichtansprechen Eskalation der Immunsuppression mit Mycophenolatmofetil (CellCept®) oder Infliximab
Endokrinopathien	Hypophysitis DD: Ausschluss zerebraler Metastasen Therapie: Substitution mit Hydrocortison, symptomatisch, Notfallausweis Thyreoiditis Ggf. symptomatische Therapie bei Hyperthyreose (Betablocker, evtl. Carbimazol), Substitution bei Hypothyreose
Pneumonitis	DD: Infektion, Sarkoidose Therapie: Steroide, bei Nichtansprechen Eskalation der Immunsuppression mit Mycophenolatmofetil
Neurologische Nebenwirkungen	DD: Ausschluss ZNS-Metastasen, Endokrinopathien Therapie: Steroide, symptomatisch
Kardiale Nebenwirkungen	DD: Kardiale Erkrankung Therapie: Steroide, symptomatisch

symptomatisch (Grad 1–2) oder mit Glukokortikoiden systemisch (1–2 mg/kg KG) und ggf. topisch (bei Dermatitis und Uveitis). Ein rasches Reagieren führt zu weniger ausgeprägten Nebenwirkungen und einem schnelleren Abklingen. Bei Grad-1/2-Nebenwirkungen wird unter Umständen die nächste Checkpoint-Inhibitorgabe ausgelassen, während bei Grad-3/4-Nebenwirkungen außer bei Endokrinopathien die Behandlung meist dauerhaft abgesetzt wird. Bei endokrinologischen Nebenwirkungen kann nach Symptomkontrolle unter Hormonsubstitution weitertherapiert werden. Wenn die Symptomkontrolle unter Glukokortikoiden nicht ausreichend ist, bzw. das Ausschleichen nicht möglich, ohne dass die Symptome wieder auftreten, muss die Immunsuppression eskaliert werden. Je nach betroffenem Organsystem mit Infliximab, Mycophenolatmofetil oder Ciclosporin A.

> **Behandlung der Nebenwirkungen:** Mit systemischen Glukokortikoiden (1–2 mg/kg KG), ausschleichend über 4 Wochen. Bei steroidrefraktären Nebenwirkungen oder bei Wiederauftreten der Symptome beim Ausschleichen des Glukokortikoids: Eskalation der Immunsuppression.

Tödliche Nebenwirkungen, umfassen Myokarditis und Kardiomyopathie, Pneumonitis, Guillain-Barré Syndrom, Paralyse und Enzephalopathie, Autoimmunhepatitiden und Darmperforationen, Nierenversagen, und hämolytische Anämie (adaptiert aus Heinzerling und Goldinger 2017) (Tab. 2.17).

Bei Patienten, die Nebenwirkungen in einem Organsystem zeigen, insbesondere bei der kombinierten Immuntherapie, zeigt häufig ein zweites Organsystem eine Nebenwirkung. Daher ist es wichtig, diese Patienten im Verlauf engmaschig zu kontrollieren.

2.9 · Checkpoint-Inhibitoren

Tab. 2.17 Tödliche Nebenwirkungen von Checkpoint-Inhibitoren (adaptiert aus Goldinger und Heinzerling 2017)

Organsystem	Nebenwirkung
Kardial	Myokarditis
	Kardiomyopathie
	Ventrikuläre Tachykardie
	Herzstillstand
Neurologisch	Guillain-Barré Syndrom
	Enzephalopathie
	Myasthenia gravis
	Paralyse
Pulmonal	Pneumonitis
	Acute respiratory distress Syndrom
Gastrointestinal	Kolitis
	Perforation
	Hepatitis
Renal	Nierenversagen
Kutan	Toxisch epidermale Nekrolyse (TEN)
Andere	Hämolytische Anämie
	Angiopathie
	Rhabdomyolyse

2.9.1 Anti-PD1 Antikörper: Pembrolizumab und Nivolumab

- **Indikationen**
- Zugelassen: Nichtresezierbares oder metastasierendes Melanom, NSCLC (nach Progress unter platinhaltiger Chemotherapie, EGFR/ALK mutierte nach Progression; zusätzliches Kriterium Pembrolizumab: PD-L1 exprimierend), Nierenzellkarzinom (nach antiangiogener Therapie), Hodgkin-Lymphom (nach Stammzell-Transplantation (Tx) und post-Tx Brentuximab Vedotin).
- Merkelzellkarzinom

- **Anwendung**
- Pembrolizumab (Keytruda®); 2 mg/kg KG i.v. über 30 min alle 3 Wochen; als feste Dosierung 200 mg alle 3 Wochen
- Nivolumab (Opdivo®); 3 mg/kg KG i.v. über 60 min alle 2 Wochen; in Studien als feste Dosierung 240 mg alle 2 Wochen oder 480 mg alle 4 Wochen
- Nivolumab (Nivo) 1 mg/kg + Ipilimumab (Ipi) 3 mg/kg KG i.v. für 4 Infusionen alle 3 Wochen dann weiter mit Nivolumab Monotherapie 3 mg/kg KG i.v. alle 2 Wochen
- Pembrolizumab (Pembro) 2 mg/kg + Ipilimumab 1 mg/kg KG i.v. für 4 Infusionen alle 3 Wochen dann weiter mit Pembrolizumab Monotherapie 2 mg/kg KG i.v. alle 3 Wochen (Off Label)
- Adjuvant: Nivolumab 3 mg/kg KG i.v. alle 2 Wochen für 1 Jahr (bei Lymphknotenbeteiligung oder Metastasierung nach vollständiger Resektion; in Studien untersucht: St. IIIB/C, St. IV tumorfrei); Pembrolizumab 200 mg alle 3 Wochen für 1 Jahr (im Stadium III mit Lymphknotenbeteiligung nach vollständiger Resektion; in Studien untersucht: St. IIIA/B/C)
- Pembrolizumab + Talimogen laherparepvec (T-VEC; in Studien)
- Anamnese, Untersuchung und Kontrolle von Blutbild, Leberwerten, Kreatinin, CK, Elektrolyten und TSH vor jeder Applikation (▶ Anhang). Patienten sind intensiv über die verschiedenartigen immunmediierten Nebenwirkungen aufzuklären. Mitbetreuende Ärzte sind ebenfalls zu informieren.

> Der Patient muss sich bei allen neu auftretenden Symptomen bei seinen behandelnden Ärzten melden.

- **Wirkung**
- Pembrolizumab und Nivolumab sind monoklonale IgG4-Antikörper und blockieren die Interaktion von PD-1 und seinen Liganden PD-L1 und PD-L2

- **Ansprechrate**

33–44% als Monotherapie; 58% Nivolumab in Kombination mit Ipilimumab; 61% Pembrolizumab in Kombination mit reduzierter Dosis von Ipilimumab. Das 1-Jahres-Überleben betrug 59–72% bei Nivolumab Monotherapie, 53–57% bei Pembrolizumab Monotherapie und 73% bei kombinierter Behandlung mit Ipilimumab +Nivolumab; das 2-Jahres-Überleben 39–58%, 35% und 63% für die entsprechenden Gruppen. Das 3-Jahres-Überleben war 40–52% für anti-PD1 Monotherapie, 33% für Ipilimumab und 58% für die Kombination Ipilimumab +Nivolumab. Die kombinierte Therapie mit Ipilimumab und Pembrolizumab zeigte ein 1-Jahres-Überleben von 87% (Übersicht in Ugurel et al. 2017).

Beim Lungenkarzinom korreliert die PD-L1-Expression mit Ansprechen; beim Melanom ist der Zusammenhang weniger wegweisend.

Im adjuvanten Setting war das 1-Jahresrezidivfreie Überleben 61% für Ipilimumab vs. 71% mit Nivolumab (Weber et al. 2017) und 61% mit Placebo vs. 75% mit Pembrolizumab (Eggermont et al. 2018) bei etwas unterschiedlichen Patientencohorten.

- **Nebenwirkungen (◻ Tab. 2.16)**

Grad 3/4 Nebenwirkungen bei Nivolumab/Pembrolizumab Monotherapie: 10–21%; Behandlungsabbruch 7–12% (Wolchok et al. 2018; Long et al. 2015)

Grad 3/4 Nebenwirkungen bei Nivolumab + Ipilimumab in zugelassener Dosierung: 59%; Behandlungsabbruch: 39% (Wolchok et al. 2018)

Grad 3/4 Nebenwirkungen bei Pembrolizumab +Ipilimumab mit Ipilimumab in reduzierter Dosierung: 27%; Behandlungsabbruch: 14% (Long et al. 2017)
– Gastrointestinale Nebenwirkungen (Durchfall) mit Kolitis bis hin zu Perforationen, Ileus
– Hepatitis mit Leberenzymerhöhungen, ggf. Übelkeit und Bauchschmerzen
– Hypophysitis (im MRT Vergrößerung der Hypophyse möglich) mit Müdigkeit, Kopfschmerzen und Verwirrtheit, Impotenz, Hyponatriämie, Elektrolytverschiebungen, niedrigem ACTH/Nüchtern-Cortisol, niedriges T4, Testosteron und/oder Prolaktin
– Thyreoiditis: Schilddrüsenüber- dann -unterfunktion
– Neurologische Nebenwirkungen: Neuropathie, Guillain-Barré Syndrom, Myasthenia gravis, Meningitis, Enzephalitis u. a.
– Nephritis
– Myokarditis, Perikarditis
– Myositis
– Pneumonitis
– Amylase/Lipase-Erhöhungen, Diabetes mellitus, Pankreasinsuffizienz
– Uveitis, Iritis
– Fatigue, Pruritus
– Stevens-Johnson-Syndrom, toxische epidermale Nekrolyse (TEN), Arzneimittelexanthem (AME)
– Hämolytische Anämie

Weiterhin gibt es zahlreiche seltene Nebenwirkungen (Hofmann et al. 2015; Zimmer et al. 2015).

- **Wechselwirkungen**

Keine bekannt.

- **Paravasat**

Keine spezifischen Maßnahmen.

2.9.2 Anti-CTLA-4 Antikörper: Ipilimumab (Yervoy®)

- **Indikationen**
– Zugelassen: Nichtresezierbares oder metastasierendes Melanom. In Kombination mit einem anti-PD1 Antikörper oder als Monotherapie bei Patienten mit Progression nach anti-PD1 Monotherapie.

- **Anwendung**
– 3 mg/kg KG Ipilimumab i.v. über 90 min alle 3 Wochen für insgesamt 4 Infusionen
– Anamnese, Untersuchung und Kontrolle von Blutbild, Leberwerten, Kreatinin, CK, Elektrolyten und TSH vor jeder Applikation (▶ Anhang). Patienten sind intensiv über die verschiedenartigen immunmediierten Nebenwirkungen aufzuklären. Mitbetreuende Ärzte sind ebenfalls zu informieren.

> Der Patient muss sich bei allen neu auftretenden Symptomen bei seinen behandelnden Ärzten melden.

- **Wirkung**

Ipilimumab ist ein humanisierter IgG1-Antikörper, der CTLA-4 blockiert. Das cytotoxic T-lymphocyte antigene 4 (CTLA-4) ist ein Transmembranprotein auf aktivierten T-Zellen und Monozyten, das als inhibitorischer Rezeptor wirkt, um den Organismus vor einer dauerhaften und unkontrollierten Autoimmunreaktion zu schützen. Durch den Anti-CTLA-4 Antikörper wird die Hemmung der T-Zellaktivierung durch CTLA-4 auf CD80/86 aufgehoben („Bremse weg"). Es kommt zu einer T-Zellaktivierung, was zu starken und anhaltenden Immunantworten führt. Ipilimumab stimuliert hierdurch auch die Tumorerkennung durch das Immunsystem (Hodi et al. 2003).

- **Ansprechrate**

19% bei metastasiertem Melanom. Ein- und 2-Jahresüberleben bei Ipilimumab-Monotherapie betrug 47% und 30%; in der Kombination mit Nivolumab 73% und 63%. In der Kombination mit Pembrolizumab zeigte sich ein 1-Jahres-Überleben von 87%.

- **Nebenwirkungen (Tab. 2.16)**
  - Gastrointestinale Nebenwirkungen (Durchfall) mit Kolitis bis hin zu Perforationen, Ileus
  - Hepatitis mit Leberenzymerhöhungen, ggf. Übelkeit und Bauchschmerzen
  - Hypophysitis (im MRT Vergrößerung der Hypophyse möglich) mit Müdigkeit, Kopfschmerzen und Verwirrtheit, Impotenz, Hyponatriämie, niedrigem ACTH/Nüchtern-Cortisol, niedriges T4, Testosteron und/oder Prolaktin, Elektrolytverschiebungen
  - Thyreoiditis: Schilddrüsenüber- dann Unterfunktion
  - Neurologische Nebenwirkungen: Neuropathie, Guillain-Barré Syndrom, Myasthenia gravis, Meningitis, Enzephalitis u. a.
  - Nephritis
  - Myokarditis, Perikarditis
  - Myositis
  - Pneumonitis
  - Amylase/Lipase-Erhöhungen, Diabetes mellitus, Pankreasinsuffizienz
  - Uveitis, Iritis
  - Fatigue, Pruritus
  - Stevens-Johnson-Syndrom, toxische epidermale Nekrolyse (TEN), Arzneimittelexanthem (AME)
  - Hämolytische Anämie

Weiterhin gibt es zahlreiche seltene Nebenwirkungen (Voskens et al. 2013).

- **Wechselwirkungen**

Keine bekannt. Bei Patienten unter Antikoagulation engmaschige Kontrolle aufgrund des erhöhten Blutungsrisikos.

- **Paravasat**

Keine spezifischen Maßnahmen.

2.10 BRAF-Inhibitoren und MEK-Inhibitoren und andere small molecules

Da sich bei malignen Tumoren häufig überschießende, unregulierte Signalkaskaden finden (Mutation von Protoonkogenen; ▶ Kap. 1.4.2), stellt die Signaltransduktionsinhibition eine wirksame Therapieoption dar. Beim Melanom ist insbesondere der RAS/RAF/MEK/ERK-Pathway häufig aktiviert. Aktivierende RAS-Mutationen finden sich bei etwa 10–20% der Melanome, BRAF-Mutationen bei etwa 40–60%. Medikamente können RAS, RAF, MEK und ERK inhibieren (Fecher et al. 2007). Weitere Substanzen zielen auf eine Hemmung von PI3K, AKT oder mTOR ab. Der RAS/RAF/MEK/ERK-Pathway ist entscheidend für die Proliferation humaner Tumorzellen. BRAF phosphoryliert MEK1 und MEK2, führt dadurch zur Signalübertragung und so zur Zellproliferation. Dieser Signalweg wird konstitutiv aktiviert durch Veränderungen bestimmter Proteine, wie dem BRAF. Die V600E-Mutation führt z. B. zu einem 10-fachen Anstieg der BRAF-Aktivität und damit zur vermehrten Zellproliferation.

◘ Tab. 2.18 Einnahmemodalitäten der drei BRAF/MEK-Inhibitor-Kombinationen

	Dabrafenib + Trametinib	Vemurafenib + Cobimetinib	Encorafenib + Binimetinib
morgens	2 Kapseln à 75 mg Dabrafenib* + 1 Tablette à 2 mg Trametinib**	4 Tabletten à 240 mg Vemurafenib + 3 Tabletten à 20 mg Cobimetinib#	6 Kapseln à 75 mg Encorafenib§ 3 Tabletten à 15 mg Binimetinib
	12h-Intervall		
abends	2 Kapseln à 75 mg Dabrafenib*	4 Tabletten à 240 mg Vemurafenib	3 Tabletten à 15 mg Binimetinib
	* Nüchtern einnehmen (1h vor dem Essen oder 2h danach)	Mit oder ohne Nahrung	Mit oder ohne Nahrung
	** im Kühlschrank aufbewahren	# nur 21 Tage dann 7 Tage Pause	§ kann auch abends eingenommen werden

Proteinkinasen besitzen neben der Substratbindungsstelle eine Bindungsstelle für ATP, die durch maßgeschneiderte Moleküle blockiert werden kann. Proteinkinaseinhibitoren stellen neben Checkpoint-Inhibitoren eine wichtige Säule in der Melanomtherapie dar.

Beim Vorliegen der BRAF-V600 Mutation werden BRAF-Inhibitoren in Kombination mit MEK-Inhibitoren eingesetzt. Diese Therapie zeigt hohe Ansprechraten von 66–70%, bei einem medianen Überleben zwischen 22 und 26 Monaten und einer 1- und 2-Jahres-Überlebensrate von 73–75% und 48–51%. Unter der Therapie zeigen sich schnelle Tumorremissionen, was auch neoadjuvant eingesetzt werden kann. Leider bilden sich unter der Behandlung häufig Resistenzen aus (Johnson et al. 2015; siehe auch 1.4.2).

■ ■ BRAF/MEK-Inhibitortherapie

Bei Patienten mit BRAF-V600-Mutation stellt die Kombinationsbehandlung mit einem BRAF- und einem MEK-Inhibitor den Standard dar. Hierbei gibt es:
— Vemurafenib (Zelboraf®) + Cobimetinib (Cotellic®)
— Dabrafenib (Tafinlar®) + Trametinib (Mekinist®)
— Encorafenib (Braftovi®) + Binimetinib (Mektovi®).

Die Wirksamkeit der Kombinationstherapien ist vergleichbar, jedoch unterscheiden sie sich hinsichtlich der Einnahmemodalitäten (◘ Tab. 2.18). Während manche Nebenwirkungen Klasseneffekte sind, gibt es auch Unterschiede der Nebenwirkungsprofile (◘ Tab 2.20). Die Ansprechraten liegen bei 66–70%.

Trotz hoher Ansprechraten kommt es im Verlauf der Therapie mit BRAF/MEK-Inhibitoren häufig zu Resistenzentwicklung. Etwa die Hälfte der Ansprecher entwickelt einen Progress in den ersten 13–14 Monaten. Hierbei wurden zahlreiche Mechanismen beschrieben wie
— Aktivierung des MAP-Kinase Pathways upstream (z. B. aktivierende NRAS-Mutationen) oder downstream (z. B. MEK-Mutationen), oder beides,
— Aktivierung alternativer survival Pathways (z. B. des PI3K-AKT-mTOR Pathways) oder
— vermehrte Expression von Rezeptor-Tyrosinkinasen wie EGFR.

Ein Wiederansprechen nach Progress bei erneuter Behandlung nach einer Therapiepause ist jedoch durchaus möglich, was im Rahmen einer prospektiven Studie bei 21% der Patienten dokumentiert wurde (Schreuer et al. 2017). Weitere 20% der Patienten dieser Studie zeigten eine Stabilisierung der Erkrankung bei Wiederbehandlung.

■ ■ Nebenwirkungen bei BRAF/MEK-Inhibitortherapie

Bei der BRAF/MEK-Inhibitortherapie treten bestimmte Nebenwirkungen bei allen Kombi-

2.10 · BRAF-Inhibitoren und MEK-Inhibitoren und andere small molecules

Tab. 2.19 Typische Nebenwirkungen von BRAF- und MEK-Inhibitoren

BRAF-Inhibitoren	MEK-Inhibitoren
- Kardiale Nebenwirkungen (Überleitungsstörungen) - Transaminasenerhöhung - Fieber (Dabrafenib); Photosensitivität (Vemurafenib) - Radiosensibilisierung (v.a. Vemurafenib)	- Kardiale Nebenwirkungen (verringerte Ejektionsfraktion) - Seröse Chorioretinopathie - Akneiformes Exanthem

Tab. 2.20 Typische Nebenwirkungen der BRAF/MEK-Inhibitor-Kombinationen

Dabrafenib/ Trametinib	Vemurafenib/ Cobimetinib	Encorafenib/ Binimetinib
Fieber Blutdruckanstieg	Photosensitivität (UV-A) Exantheme Durchfälle Arthralgien	Häufiger Schwere Anämie, Fazialisparese

nationen auf, während andere abhängig von der Art der eingesetzten Kombination sind (**Tab 2.20**). Die meisten Nebenwirkungen treten in den ersten 28 Tagen nach Therapiebeginn auf. Häufige Nebenwirkungen der Kombinationsbehandlung sind gastrointestinale Beschwerden und Arthralgien. In der Kombinationsbehandlung mit BRAF- und MEK-Inhibitor können weiterhin bestimmte Nebenwirkungen einem der Kombinationspartner zugeschrieben werden (**Tab 2.19**). Oft kann durch Pausieren oder Dosisreduktion einer oder beider Partner schliesslich weiterbehandelt werden.

Andere Nebenwirkungen sind abhängig von der Art der BRAF/MEK-Inhibitor-Kombination (**Tab. 2.20**). Das Auftreten oder die Häufigkeit dieser Nebenwirkungen unterscheidet sich also je nach den eingesetzten Wirkstoffen (Off-Target-Effekt). Vemurafenib zeigt z. B. eine ausgeprägte Photosensibilisierung, die durch Dabrafenib oder Encorafenib nicht induziert wird. Dabrafenib hingegen induziert häufiger Fieber und Encorafenib häufiger eine Fazialisparese. Bei Auftreten inakzeptabler Nebenwirkungen unter einer der BRAF/MEK-Inhibitorkombinationen stellt das Umsetzen auf die andere BRAF/MEK-Inhibitorkombination eine Option dar.

Bei der Monotherapie mit einem MEK-Inhibitor kommt es bei der Mehrzahl der Patienten zu einem akneiformen Exanthem.

Bei der Monotherapie mit einem BRAF-Inhibitor entstehen Nebenwirkungen aufgrund einer paradoxen Aktivierung des Wildtyp-BRAF in normalen Zellen, was zur Bildung epithelialer Neoplasien (z. B. verruköse Hyperplasien, Akanthome, Plattenepithelkarzinome) führt.

2.10.1 BRAF-Inhibitoren

Dabrafenib (Tafinlar®)

- **Indikationen**
- Zugelassen: Nichtresezierbares oder metastasiertes Melanom bei Vorliegen der BRAF-V600-Mutation in Kombination mit dem MEK-Inhibitor Trametinib. Adjuvante Behandlung von Melanom im Stadium III mit BRAF-V600-Mutation nach vollständiger Resektion in Kombination mit Trametinib. Die BRAF-Mutation liegt bei 40–60% der kutanen Melanome vor, jedoch nicht bei anderen Subtypen, wie dem Uveamelanom.

- **Anwendung (Tab. 2.18)**
- 150 mg Dabrafenib 2× täglich p.o., kontinuierlich bis zum Progress oder inakzeptabler Toxizität; in Kombination mit Trametinib
- Vorher und in monatlichen Abständen: Blutkontrolle inklusive Blutbild, Transaminasen, γ-GT, AP, Bilirubin, Elektrolyte

- **Wirkung**

Dabrafenib ist ein selektiver Inhibitor der V600-mutierten BRAF-Kinase.

- **Ansprechraten**

Die Ansprechrate lag bei 69% für die Kombinationstherapie aus Dabrafenib+Trametinib. Das

Gesamtüberleben war 72–80% nach 1 Jahr und 51–53% nach 2 Jahren in den Dabrafenib+Trametinib Gruppen (Long et al. 2015; Long et al. 2016; Robert et al. 2015). Rezidive unter adjuvanter Therapie traten bei 5% der Patienten auf (Long et al. 2017).

- **Nebenwirkungen (◘ Tab. 2.21)**

Grad 3/4 Nebenwirkungen traten bei 32% der Patienten unter Kombinationstherapie mit Dabrafenib und Trametinib auf.
— Fieber
— Hautausschläge
— Hand-Fuß-Syndrom
— Leberenzymerhöhungen
— Verringerung der Herzfunktion (Abfall der linksventrikulären Ejektionsfraktion, QT-Verlängerung)
— Kaum bis keine Photosensitivität
— Weniger starke Radiosensibilisierung

- **Wechselwirkungen**
— Radiosensitizer

Vemurafenib (Zelboraf®)

- **Indikationen**
— Zugelassen: Nichtresezierbares oder metastasiertes Melanom bei Vorliegen der BRAF-V600-Mutation in Kombination mit dem MEK-Inhibitor Cobimetinib. Die BRAF-Mutation liegt bei etwa 40–60% der kutanen Melanome vor, jedoch nicht bei anderen Subtypen, wie dem Uveamelanom.

- **Anwendung (◘ Tab. 2.18)**
— 960 mg (entsprechend 4 Tabletten) Vemurafenib 2× täglich p.o. (im Ganzen einnehmen, nicht zerkauen oder zerdrücken), kontinuierlich bis zum Progress oder inakzeptabler Toxizität; in Kombination mit Cobimetinib
— Aufklärung über konsequenten UV-Schutz und mögliche Einschränkung der Verkehrstüchtigkeit
— Vorher und in monatlichen Abständen: Ganzkörperuntersuchung des Integuments, EKG, Blutkontrolle inklusive Blutbild, Transaminasen, γ-GT, AP, Bilirubin, Elektrolyte

> Die Patienten müssen sich bei Therapie mit Vemurafenib konsequent vor UV-Strahlung schützen und die Haut muss regelmäßig untersucht werden.

- **Wirkung**

Vemurafenib ist ein selektiver Inhibitor der V600-mutierten BRAF-Kinase.

- **Ansprechraten**

Die Ansprechrate lag bei 70% für die Kombinationstherapie aus Vemurafenib+Cobimetinib (Ascierto et al. 2016). Das Gesamtüberleben war 79–85% nach 1 Jahr und 49–66% nach 2 Jahren in den Vemurafenib+Cobimetinib Gruppen (Ribas et al. 2014; Robert et al. 2015).

- **Pharmakokinetik**
— Elimination: hepatisch, biliär
— Substrat und Inhibitor des Efflux-Transporters P-Glykoprotein. Kann Wirkung CYP1A2 metabolisierter Medikamente erhöhen und die CYP3A4 metabolisierter Medikamente erniedrigen.

- **Kontraindikationen**
— QTc >500 ms; relativ: Herzerkrankungen (kongestive Herzinsuffizienz, Bradyarrhythmien)
— Relativ: Schwangerschaft (Vemurafenib ist plazentagängig)

- **Nebenwirkungen (◘ Tab. 2.21)**

Grad 3/4 Nebenwirkungen traten in 60% der Patienten unter Kombinationstherapie mit Vemurafenib und Cobimetinib auf.
— Hautausschlag, Juckreiz, bis hin zu Stevens-Johnson-Syndrom/TEN, Anaphylaxie
— Photosensitivität (UV-A vermittelt, also auch hinter Fensterglas)
— Verlängerung der QTc-Zeit mit erhöhtem Arrhythmierisiko (keine Therapie bei QTc >500 ms)
— Arthralgien, Myalgien
— Abgeschlagenheit
— Erhöhung von Transaminasen, γ-GT, AP und Bilirubin
— Radiosensibilisierung
— Uveitis, Iritis, Verschluss der retinalen Vene

2.10 · BRAF-Inhibitoren und MEK-Inhibitoren und andere small molecules

Tab. 2.21 Typische Nebenwirkungen der BRAF-Inhibitoren Dabrafenib, Vemurafenib und Encorafenib

Nebenwirkungen	Besondere Maßnahmen
Arthralgien	Gabe von nichtsteroidalen Antiphlogistika (NSAR)
Gastrointestinal (Diarrhoen, Verstopfung)	Symptomatisch
Radiosensitivität	v.a. bei Vemurafenib
Keratoakanthome/Plattenepithel-karzinome, evtl. Melanome	Regelmäßige Ganzkörperinspektion und Exzision, v.a. bei Monotherapie mit BRAF-Inhibitor
Vemurafenib	
QTc-Verlängerung	Kontrolle mittels EKG und bei QTc >500 ms Aussetzen der Behandlung sowie Dosisreduktion bzw. dauerhafter Therapieabbruch (bei Abweichungen >60 ms zum Vortherapiewert bzw. 3. Anstieg über 500 ms) Überwachung und ggf. Korrektur der Elektrolyte (inklusive Magnesium); monatlich
Photosensitivität	UV-Schutz
Dabrafenib	
Pyrexie	Fieber senken mit NSAR, Einnahme pausieren, ggf. in reduzierter Dosis fortsetzen

— Nausea
— Diarrhö oder Obstipation
— Alopezie
— Hand-Fuß-Syndrom
— Evtl. Melanome
— V.a. in der Monotherapie: SCC/Keratoakanthome bei 20% (nach 7–8 Wochen Therapiedauer; oft multipel)

Tabelle 2.21 gibt einen Überblick über die Nebenwirkungen der BRAF-Inhibitoren.

- **Wechselwirkungen**

Bei Vemurafenib müssen zahlreiche Arzneimittelinteraktionen beachtet werden! CAVE bei Sulfonamidallergien.

— Mögliche Kreuzreaktivität bei Sulfonamidallergien (Entwicklung von TEN beschrieben; Bellón et al., 2015)
— Möglichst keine gleichzeitige Gabe von Medikamente, die P-Glykoprotein oder CYP3A4 induzieren (Rifampicin, Carbamazepin, Phenytoin, Johanniskraut), da sonst verringerte Vemurafenibwirkung (siehe auch ▶ Kapitel 5.19)
— Vemurafenib kann die Plasmaspiegel von über CYP3A4 verstoffwechselten Medikamenten verringern. Dadurch kann die Wirksamkeit oraler Kontrazeptiva eingeschränkt sein.
— Bei Gabe von Marcumar intensiveres INR-Monitoring
— Bei Gabe von Inhibitoren des P-Glykoproteins (Verapamil, Clarithromycin, Ciclosporin, Ritonavir, Chinidin, Dronedaron, Amiodaron, Itraconazol, Ranolazin) mögliche Interaktion
— Radiosensitizer

Encorafenib
- **Indikationen**
— Nicht resezierbares oder metastasiertes Melanom mit BRAF-V600-Mutation in Kombination mit Binimetinib

- **Anwendung (Tab. 2.18)**
— 450 mg Encorafenib 1× täglich p.o. in Kombination mit Binimetinib 45 mg 2× täglich p.o., kontinuierlich bis zum Progress oder inakzeptabler Toxizität

Wirkung
Encorafenib ist ein selektiver Inhibitor der V600-mutierten BRAF-Kinase.

Ansprechraten
Die Ansprechrate von Encorafenib+Binimetinib war mit 63% bzw. 75% mit lokaler Review der anderer BRAF/MEK-Inhibitor-Kombinationstherapien vergleichbar (Dummer et al. 2018).

Nebenwirkungen (Tab. 2.21)
Grad 3/4 Nebenwirkungen traten bei 58% der Patienten unter Kombinationstherapie mit Encorafenib+Binimetinib auf; 6% zeigten Nebenwirkungen, die zu einem Abbruch der Therapie führten.
- Gastrointestinale Nebenwirkungen (Nausea)
- CK-Erhöhung
- Arthralgien
- Fieber
- Arterielle Hypertonie
- Hand-Fuß-Syndrom
- Leberenzymerhöhungen
- Verringerung der Herzfunktion (Abfall der linksventrikulären Ejektionsfraktion, QT-Verlängerung)
- Geringe Rate an Photosensitivität
- Fazialisparesen

2.10.2 MEK-Inhibitoren

MEK1 und MEK2 sind Threonin/Tyrosin-Kinasen, die bei verschiedenen Krebsentitäten hochreguliert sind. Sie sind Teil des RAS/RAF/MEK/ERK-Pathways, welcher entscheidend für die Proliferation humaner Tumorzellen ist. Eine Hemmung von MEK1/2 kann somit eine Tumorregression induzieren.

Beim Vorliegen der BRAF-V600 Mutation werden MEK-Inhibitoren in Kombination mit BRAF-Inhibitoren eingesetzt. Bei Patienten mit NRAS-Mutation oder mit metastasiertem Uveamelanom sollte ein Therapieversuch mit einem MEK-Inhibitor unternommen werden (Kirchberger et al. 2018; Dummer et al. 2017).

Die Kombination des BRAF-Inhibitors mit einem MEK-Inhibitor führt neben einem verbesserten Ansprechen zur Verringerung bestimmter BRAF-Inhibitor-induzierter Nebenwirkungen, welche durch die vermehrte Aktivierung des MAP-Kinase-Pathways in normalen Zellen induziert werden, wie z. B. das Auftreten von Plattenepithelkarzinomen (Flaherty et al. 2012b). Manche der Nebenwirkungen der selektiven MEK-Inhibitoren stellen Klasseneffekte dar mit ähnlichen Symptomen bei allen Substanzen, wie z. B. Chorioretinopathie (siehe Tab. 2.22).

Trametinib (Mekinist®)

Indikationen
- Bei BRAF-V600 Mutation in Kombination mit BRAF-Inhibitor; Off Label als Monotherapie bei NRAS-Mutation, Uveamelanom oder Melanomen aus kongenitalen Nävi mit NRAS-Mutationsmosaik

Anwendung
- 2 mg Trametinib 1× täglich p.o., kontinuierlich; in Kombination mit Dabrafenib
- Nüchtern einnehmen (1h vor dem Essen oder 2h danach)
- Im Kühlschrank aufbewahren

Wirkung
Trametinib bindet spezifisch und hemmt die MEK1 und MEK2.

Ansprechrate
76% in Kombination von Trametinib + Dabrafenib

Nebenwirkungen (Tab. 2.22)
- Akneiformes Exanthem (v.a. als Monotherapie)
- Durchfall
- Periphere Ödeme
- Kardiale Nebenwirkungen (verringerte Ejektionsfraktion)
- Bluthochdruck
- Seröse Chorioretinopathie, Retinalvenenverschluss

Wechselwirkungen
- Häufigeres Auftreten von Fieber bei Kombinationstherapie mit Dabrafenib

Tab. 2.22 Typische Nebenwirkungen der MEK-Inhibitoren Trametinib, Cobimetinib und Binimetinib

Nebenwirkungen	Besondere Maßnahmen
Verringerung der Pumpfunktion (reduzierte EF)	Aussetzen der Medikation; Kontrolle mittels Echokardiografie
Seröse Chorioretinopathie	Meist kann weiter therapiert werden. Symptome bilden sich zurück.
Retinalvenenverschluss	Absetzen und Therapie durch Augenärzte
Akneiformes Exanthem	Lokale Steroide, Metronidazolcreme, Doxycyclin 100 mg 1x täglich p.o. (alternativ Minozyklin 2 x 50 mg/d; Tetrazyklin 3 x 250 mg/d)

Cobimetinib (Cotellic®)

- **Indikationen**
- Bei BRAF-V600 Mutation in Kombination mit BRAF Inhibitor; Off-Label als Monotherapie bei NRAS-Mutation, Uveamelanom oder Melanomen aus kongenitalen Nävi mit NRAS-Mutationsmosaik

- **Anwendung**
- 60 mg Cobimetinib 1× täglich p.o., über 21 Tage, dann 7 Tage Pause; in Kombination mit Vemurafenib
- Nicht zusammen mit Grapefruitsaft

- **Wirkung**

Cobimetinib bindet spezifisch und hemmt die MEK1 und MEK2.

- **Ansprechrate**

70% in Kombination von Vemurafenib + Cobimetinib (Ascierto et al. 2016). Das Gesamtüberleben war 79–85% nach 1 Jahr und 49–66% nach 2 Jahren in den Vemurafenib+Cobimetinib Gruppen (Ribas et al. 2014; Robert et al. 2015).

- **Nebenwirkungen (Tab. 2.22)**

Grad 3/4 Nebenwirkungen traten in 60% der Patienten unter Kombinationstherapie mit Vemurafenib und Cobimetinib auf.
- Akneiformes Exanthem
- Durchfall
- Kardiale Nebenwirkungen (verringerte Ejektionsfraktion)
- Seröse Chorioretinopathie, Retinalvenenverschluss
- Bluthochdruck
- Transaminasen- bzw. CK-Anstieg bis hin zur Rhabdomyolyse

- **Wechselwirkungen**
- Interaktion mit CYP (Itraconazol, Clarithromycin/Erythromycin, Verapamil, Johanniskraut, u.a.)

Tabelle 2.22 gibt einen Überblick über die Nebenwirkungen der MEK-Inhibitoren.

Binimetinib

- **Indikationen**
- Bei BRAF-V600 Mutation in Kombination mit BRAF-Inhibitor; Off-label als Monotherapie bei NRAS-Mutation, Uveamelanom oder Melanomen aus kongenitalen Nävi mit NRAS-Mutationsmosaik

- **Anwendung**
- 45 mg Binimetinib 2× täglich p.o., kontinuierlich, in Kombination mit Encorafenib
- Nicht zusammen mit Grapefruitsaft

- **Wirkung**

Binimetinib bindet spezifisch und hemmt MEK1 und MEK2. Bei NRAS-mutierten Melanompatienten war Binimetinib als Monotherapie mit einem verbesserten progressionsfreien Überleben assoziiert, insbesondere bei vorangegangener Behandlung mit Ipilimumab (Dummer et al. 2017).

- **Ansprechrate**

63% Ansprechrate von Encorafenib+Binimetinib bei Patienten mit BRAF-mutiertem Mela-

Tab. 2.23 Angriffspunkte der Kinaseinhibitoren und deren Einsatz in der Dermatoonkologie

Kinaseinhibitor	Target	Einsatz in der Dermatoonkologie
Sorafenib (Nexavar®)	BRAF, VEGF-R, PDGF-R, FLT3, c-KIT, Raf1-Kinase, FGFR	Uveamelanom
Sunitinib (Sutent®)	VEGF-R, PDGF-R, FLT3, c-KIT, EGFR1	Melanom
Imatinib (Glivec®)	Bcr-Abl, c-KIT, DDR1/2, CSF-1R, PDGF-R	Melanom mit c-KIT-Mutation; DFSP, Kaposi-Sarkom, Angiosarkom
Nilotinib (Tasigna®)	Bcr-Abl (weniger hemmend auf PDGF, c-KIT, Ephrin)	Melanom mit c-KIT-Mutation
Erlotinib (Tarceva®)	EGFR1	Melanom, Plattenepithelkarzinom

nom; bzw. im lokalen Review 75% (Dummer et al. 2018)

15% als Monotherapie bei NRAS-mutiertem Melanom mit Verlängerung des PFS von 1,5 auf 2,8 Monate (Dummer et al. 2017).

- **Nebenwirkungen (Tab. 2.22)**

Grad 3/4 Nebenwirkungen traten in 34% der Patienten unter Monotherapie und in 58% der Patienten unter Kombinationstherapie mit Encorafenib und Binimetinib auf.
- Akneiformes Exanthem
- Durchfall
- Periphere Ödeme
- Kardiale Nebenwirkungen (verringerte Ejektionsfraktion)
- Bluthochdruck
- Seröse Chorioretinopathie, Retinalvenenverschluss

2.10.3 Andere Kinaseinhibitoren

Andere Kinaseinhibitoren sind bislang nicht für die Therapie des Melanoms zugelassen. Insbesondere bei Vorliegen der c-KIT-Mutation (v. a. bei ALM und Schleimhautmelanom) sollte jedoch ein Therapieversuch mit Imatinib unternommen werden. Neben den spezifischen Kinaseinhibitoren, gibt es auch weniger selektive Kinaseinhibitoren, die sogenannten Multikinaseinhibitoren. Sorafenib und Sunitinib werden v. a. bei anderen Tumorerkrankungen (Nierenzellkarzinom, gastrointestinale Tumoren) eingesetzt. Beim Melanom konnten für Sorafenib in Studien bislang nur begrenzte Effekte dokumentiert werden. Hier gilt es die entsprechenden Subgruppen zu identifizieren. Bei metastsiertem Uveamelanompatienten konnte das progressionsfreie Überleben in einer Studie verlängert werden (Scheulen et al. 2017).

Tab. 2.23 gibt eine Übersicht über Angriffspunkt der anderen Kinaseinhibitoren und deren Einsatz in der Dermatoonkologie.

Dasatinib (Sprycel®), ein Inhibitor insbesondere der Src-Familie, von Bcr-Abl, c-KIT, PDGF-R und EPHA, zeigte als Monotherapie und in Kombination mit DTIC sehr niedrige Ansprechraten bei Melanompatienten und wurde schlecht toleriert (Algazi et al. 2012; Kluger et al. 2011).

Sorafenib (Nexavar®, in Studien)
- **Indikationen**
- In Studien: Melanom, Angiosarkom
- Zugelassen: Lokal fortgeschrittenes oder metastasiertes Nierenzellkarzinom und primäres Leberkarzinom

- **Anwendung**
- 400 mg Sorafenib p.o. 2× täglich, kontinuierlich
- Einnahme nicht zusammen mit Säureinhibitoren, nicht zusammen mit fetter Mahlzeit, am besten zusammen mit einem Glas Wasser

2.10 · BRAF-Inhibitoren und MEK-Inhibitoren und andere small molecules

Tab. 2.24 Typische Nebenwirkungen von Sorafenib

Nebenwirkungen	Besondere Maßnahmen
Blutdruckerhöhung	Kardiologische Abklärung bei Risikofaktoren, Kontrolle des Blutdrucks
Myelosuppression	Wöchentliche Blutbildkontrollen
Palmoplantare Erythrodysästhesie	Topisch Steroid
Hypophosphatämie	Substitution mit 3 g Phosphat/d p.o.

– Keine Dosisanpassung bei Leber- oder Nierenfunktionsstörungen erforderlich
– Regelmäßige Blutdruckkontrollen

- **Wirkung**

Kleinmolekularer Tyrosinkinaseinhibitor (Multikinaseinhibitor), der die BRAF-Kinase (Wildtyp und mutierte Form) und RAF-1 (c-RAF oder c-RAF-1) und somit die RAF-Signalkaskade blockiert, was zu einer verminderten Zellteilung führt. Über die Hemmung weiterer Tyrosinkinasen, wie vascular endothelial growth factor receptor (VEGF-R), platelet-derived growth factor receptor (PDGF-R) und FLT3 kommt es zur Hemmung der Tumorangiogenese (Wilhelm et al. 2004).

- **Ansprechrate**

Leider konnte bislang beim kutanen Melanom kein Benefit gezeigt werden als Monotherapie oder in Kombination mit Chemotherapie (Mangana et al. 2012). Beim Uveamelanom liless sich eine Verlängerung des PFS zeigen (Scheulen et al. 2017)

- **Pharmakokinetik**
– Elimination: vorwiegend hepatisch

- **Nebenwirkungen (Tab. 2.24)**
– Palmoplantare Erythrodysästhesie, Hand-Fuß-Syndrom (während der ersten 6 Wochen), Hautschuppung, Pruritus
– RR ↑, cave KHK: kardiale Ischämie, Herzinfarkt
– Gastrointestinale Perforation
– Durchfall
– Nausea (minimal emetogen)
– Amylase ↑, Lipase ↑, Phosphat ↓
– Myelosuppression: Lymphopenie, Leukopenie, Neutropenie, Anämie, Thrombopenie
– Hämorrhagien (erhöhtes Blutungsrisiko)
– Alopezie
– Depression
– Wechselwirkung: erhöht Digoxin
– Hypophosphatämie mit Enzephalopathien, Rhabdomyolyse, Nierenversagen, Hämolyse

- **Wechselwirkungen**
– Bei gleichzeitiger Einnahme von Marcumar eventuell Veränderung der INR
– Rifampicin führt zur Abnahme der Sorafenibkonzentration (und eventuell andere CYP3A4-Induktoren wie Johanniskraut, Phenytoin, Carbamazepin, Phenobarbital und Dexamethason)
– Neomycin senkt den Sorafenib-Spiegel
– Anstieg der Sorafenib- und Paclitaxel-Exposition bei gleichzeitiger Anwendung

Sunitinib (Sutent®, in Studien)

- **Indikationen**
– In Studien: Melanom
– Zugelassen: gastrointestinale Stromatumoren (GIST), metastasiertes Nierenzellkarzinom

- **Anwendung**
– 50 mg/d Sunitinib, 1× täglich p.o. über 4 Wochen, dann 2 Wochen Pause
– Abends einnehmen

Tab. 2.25 Typische Nebenwirkungen von Sunitinib

Nebenwirkungen	Besondere Maßnahmen
Myelosuppression	Blutbildkontrollen, Pausieren der Therapie bzw. Dosisreduktion
Arterieller Hypertonus, verminderte linksventrikuläre Ejektionsfraktion	EKG vorab, regelmäßige Blutdruckkontrollen
Hypothyreose	Kontrolle von T3, T4, TSH und ggf. Substitution mit Thyroxin
Palmoplantare Erythrodysästhesie	Topisch Steroid

- **Wirkung**

Kleinmolekularer Tyrosinkinaseinhibitor (Multikinaseinhibitor), der die Kinasefunktion des PDGF-R, VEGF-R und von c-KIT hemmt. Hinweise auf Wirksamkeit bei Melanom (de Jonge et al. 2011) und c-KIT exprimierendem Uveamelanom (Mahipal et al. 2012).

- **Nebenwirkungen (Tab. 2.25)**
- Nausea (minimal emetogen)
- Diarrhö, Mukositis
- Myelosuppression: Anämie, Neutropenie, Thrombopenie
- Hautausschlag, Hand-Fuß-Syndrom/palmoplantare Erythrodysästhesie, Erytheme, Juckreiz, Hautverfärbung (Gelbfärbung), Hyperpigmentierung von Haut und Veränderung der Haarfarbe
- Hämorrhagien (Nasenbluten)
- Leber- und Nierenwerterhöhungen: GOT, GPT, Lipase, Amylase, Kreatinin, Phosphat ↓
- Myalgien, Arthralgien
- Arterielle Hypertonie
- Ödeme
- Hypothyreose (10%)
- Beeinträchtigung des Geschmackssinns, Kopfschmerzen

Imatinib (Glivec®)

- **Indikationen**
- Off-label: Melanompatienten, bei denen c-KIT-Mutation vorliegt v.a. in Exon 11 oder 13, Kaposi-Sarkom, Angiosarkom, multiples Myelom
- Zugelassen: Dermatofibrosarcoma protuberans (DFSP), chronisch myeloische Leukämie (CML), gastrointestinale Stromatumoren (GIST), MDS, Hypereosinophilensyndrom und Subsets eosinophiler Leukämie, ALL

- **Anwendung**
- 400 mg Imatinib 1× täglich p.o. (mit einem Glas Wasser), kontinuierlich
- Anpassung bei Leberinsuffizienz; erhöhte Vorsicht bei Niereninsuffizienz
- Regelmäßige Kontrolle von EKG, Blutbild, Transaminasen, AP, Bilirubin, Elektrolyten, Kreatinin, Harnsäure

- **Pharmakokinetik**
- Elimination: hepatisch, nur 13% renal

- **Kontraindikationen**
- Schwere Leberfunktionsstörung
- Kardiale Funktionsstörung

- **Wirkung**

Kleinmolekularer Inhibitor der Tyrosinkinase-Aktivität von mutiertem c-KIT, Abl, PDGFR-β und ARG. Abl ist bei der chronisch-myeloischen Leukämie mit der BCR-Proteinkinase fusioniert und verantwortlich für das unregulierte Zellwachstum. Beim DFSP erfolgt die Wirkung in erster Linie über eine direkte Hemmung der Tumorzellen, da es beim DFSP zu einem PDGF-R-stimulierenden Fusionsprotein kommt.

- **Ansprechrate**

16–23% bei Melanompatienten mit aktivierender c-KIT-Mutation (Schleimhautmelanome, ALM); Tumorkontrollrate: 54% (Phase II, n=43; Guo et al. 2011; Carjaval et al. 2011).

2.10 · BRAF-Inhibitoren und MEK-Inhibitoren und andere small molecules

Tab. 2.26 Typische Nebenwirkungen von Imatinib

Nebenwirkungen	Besondere Maßnahmen
Myelosuppression	Blutbildkontrollen
Flüssigkeitsretention mit Ödembildung	Gewichtskontrolle
Hepatotoxizität	Kontrolle von Leberwerten

- **Pharmakokinetik**
- Elimination: renal, Metabolisierung in der Leber (CYP3A4, CYP2C9)
- Bioverfügbarkeit 98%
- P-HWZ: 18–40 h
- Plasmaproteinbindung 95%

- **Nebenwirkungen (Tab. 2.26)**
- Myelosuppression (Panzytopenie)
- Ekzeme, Pruritus, Alopezie
- Flush, Ödeme (periphere Ödeme, Pleuraerguss, Aszites)
- Durchfall
- Nausea/Erbrechen (moderat emetogen)
- Leberenzymerhöhung, Hepatitis, Pankreatitis
- Arthralgien, Abgeschlagenheit, Schlaflosigkeit, Unruhezustände
- Palpitationen, Tachykardie, Stauungsherzinsuffizienz, Herzinfarkt
- Dyspnoe, Husten, Lungenödem
- Hypothyreose (strenge TSH Kontrolle da Wechselwirkung mit L-Thyroxin)
- Schwindel, Verschwommensehen
- Bindehautblutungen
- Muskelkrämpfe, Muskelschmerzen

- **Wechselwirkungen**
- Beeinflussung der Plasmakonzentration von **Phenprocoumon** über CYP2C9, daher Antikoagulation auf niedermolekulares oder Standardheparin umstellen. Erhöhung der Plasmaspiegel von Metoprolol und Paracetamol.
- **CYP3A4-Inhibitoren** (Ketoconazol, Itraconazol, Erythromycin, Clarithromycin): Erhöhung der Imatinib-Konzentration.
- **CYP3A4-Induktoren** (Dexamethason, Phenytoin, Carbamazepin, Rifampicin, Phenobarbital, Johanniskraut): Verminderung der Imatinib-Konzentration. Durch Inhibition von CYP3A4-Erhöhung von Ciclosporin, Pimozid, Triazol-Benzodiazepine, Kalziumkanalblocker vom Dihydropyridin-Typ, bestimmte HMG-CoA-Reduktase-Inhibitoren möglich.

Nilotinib (Tasigna®, in Studien)

- **Indikationen**
- In Studien/Off-label: Melanompatienten, bei denen c-KIT-Mutation vorliegt
- Zugelassen: chronisch myeloische Leukämie (CML) mit Resistenz oder Unverträglichkeit einer vorherigen Behandlung, einschließlich Imatinib

- **Anwendung**
- 400 mg Nilotinib 2× täglich p.o. (am besten 1 h vor bis 2 h nach einer Mahlzeit), kontinuierlich
- Vorher und mindestens einmal pro Monat: EKG und Kontrolle von Blutbild, Elektrolyten, Transaminasen, Bilirubin, Lipase

- **Wirkung**

Inhibitor der Tyrosinkinase-Aktivität von c-KIT, PDGF-R (gegen mutierte Moleküle aber auch gegen Wildtyp) und Bcr-Abl. Auf Wildtyp-KIT wirkt es stärker als Imatinib. In Pilotstudie zeigte sich ein Ansprechen von 2/9 (22%) der Patienten mit c-KIT-mutiertem Melanom (ALM oder Schleimhautmelanom) und eine Tumorkontrollrate von 7/9 (78%; Cho et al. 2012).

- **Kontraindikationen**
- Nicht lang zurückliegender Herzinfarkt
- Herzinsuffizienz
- Kardiale Risikofaktoren
- Bradykardie
- Instabile Angina pectoris
- Verlängertes QT-Intervall

Tab. 2.27 Typische Nebenwirkungen von Nilotinib

Nebenwirkungen	Besondere Maßnahmen
Myelosuppression	Blutbildkontrollen, Dosisreduktion
Lipase-/Transaminsenanstiege	Pausieren der Therapie
Hepatotoxizität	Kontrolle der Transaminasen
Kardiale Nebenwirkungen	EKG-Kontrolle

- **Nebenwirkungen** (Tab. 2.27)
  - Urtikaria, Exanthem, Follikulitis, Pruritus, Alopezie, trockene Augen
  - Myalgie, Arthralgie, Abgeschlagenheit, Kopfschmerzen
  - Nausea
  - Oberbauchbeschwerden, Lipaseanstieg (Cave Pankreatitis!), Bilirubinanstieg, Hepatotoxizität
  - Myelosuppression: Thrombopenie, Neutropenie, Anämie
  - QT-Verlängerung, linksventrikuläre Dysfunktion
  - Hypertonie
  - Hyperglykämie
  - Dyspnoe
  - Elektrolytstörungen (Phosphat↑, K↓), Flüssigkeitsretention (periphere Ödeme, pleurale und Perikardergüsse)
  - Schilddrüsenüber- oder -unterfunktion
  - Depression

- **Wechselwirkungen**
  - Interaktion mit CYP2C9, CYP2C8, CYP2D6, CYP3A4
  - Keine Gabe von Ketoconazol, Itraconazol, Voriconazol, Clarithromycin, Telithromycin, Ritonavir und Grapefruitsaft
  - CYP3A4-Induktoren (z. B. Phenytoin, Rifampicin, Carbamazepin, Phenobarbital oder Johanniskraut) können Nilotinib-Spiegel vermindern

Erlotinib (Tarceva®, in Studien)

- **Indikationen**
  - In Studien: Melanom
  - Off-label: Plattenepithelkarzinom an Kopf-Hals
  - Zugelassen: nicht-kleinzelliges Bronchialkarzinom (Second-line-Therapie), Pankreaskarzinom (First-line-Therapie in Kombination mit Gemcitabin)

- **Anwendung**
  - 100–150 mg Erlotinib 1× täglich p.o., kontinuierlich
  - Einnahme mindestens 1 h vor oder 2 h nach einer Mahlzeit
  - Vorsicht bei Patienten mit Leberfunktionsstörung

- **Wirkung**

Kleinmolekularer selektiver Inhibitor der Tyrosinkinasedomäne des EGF-Rezeptors. Blockiert die Tyrosinkinaseaktivität innerhalb der Zelle und verhindert dabei die Signalübertragung über den für das Zellwachstum wichtigen Wachstumsfaktor HER1 (humaner epidermaler Wachstumsfaktorrezeptor 1)/EGFR1.

- **Pharmakokinetik**
  - Elimination: biliär, hepatische Metabolisierung
  - Orale Bioverfügbarkeit 59%
  - Rauchen erniedrigt die Exposition gegenüber Erlotinib

- **Nebenwirkungen** (Tab. 2.28)
  - Akneiformes Exathem bei etwa 2/3 der Patienten in unterschiedlicher Ausprägung (Stärke korreliert mit dem Ansprechen auf das Medikament)
  - Diarrhö
  - Nausea (minimal emetogen)
  - Erhöhtes Risiko von gastrointestinalen Blutungen und einer Magen-Darm-Perforation (NSAR kontraindiziert)
  - Hepatotoxizität

Tab. 2.28 Typische Nebenwirkungen von Erlotinib

Nebenwirkungen	Besondere Maßnahmen
Akneiformes Exanthem	Prophylaxe: UV-Schutz und milde Hautpflege Lokale Therapie und systemische Therapie (Doxycyclin)
Gastrointestinale Komplikationen	Keine NSAR, um Blutungsgefahr zu reduzieren
Diarrhö	Loperamid, Dosisreduktion, Rehydratation

2.11 Onkolytische Viren: Talimogen Laherparepvec (Imlygic®)

Onkolytische Viren können in Tumorzellen eindringen und diese lysieren, eine Immunantwort erzeugen und Toxine, Zytokine oder andere ‚payloads' in Tumorzellen einführen. Talimogen laherparepvec (T-VEC) ist ein attenuiertes Herpes simplex Virus Typ 1 (HSV-1). Es wurde mittels Deletion von zwei Genen (ICP34.5 und ICP47) sowie der Insertion von GM-CSF modifiziert, so dass es in Tumoren effizienter replizieren kann als in normalen Zellen und das Immunsystem stimuliert. T-VEC bewirkt die Lyse von Tumorzellen und damit das Freisetzen von Tumorantigenen.

- **Indikationen**
- Metastasiertes oder nicht resezierbares Melanom mit injizierbaren Metastasen (Stadium IIIB, IIIC, IV M1a); in den USA unabhängig vom Vorliegen viszeraler Metastasen zugelassen

- **Anwendung**
- **Erste Injektion**: 10^6 PFU/ml i.t. beginnend mit der größten Metastase; 3 Wochen danach die Folgeinjektion
- **Folgeinjektionen:** 10^8 PFU/ml i.t. beginnend mit der neuen bzw. der größten Metastase; Injektionen alle 2 Wochen
- Kombination mit anti-PD1 Antikörper Pembrolizumab (in Studien)

- **Kontraindikationen**
- Schwangerschaft
- Immunsuppression

Tab. 2.29 Typische Nebenwirkungen von T-VEC

Nebenwirkungen	Besondere Maßnahmen
Grippeartige Beschwerden	Bei Bedarf Paracetamol
Myelosuppression (Leukopenie, Thrombopenie, Anämie)	Aussetzen

- **Wirkung**

T-VEC zeigte Wirkung auf injizierte und nichtinjizierte Metastasen. In Studien zeigte es zudem höhere Ansprechraten der Checkpointinhibitoren in der Kombination.

- **Nebenwirkungen (Tab. 2.29)**
- Cellulitis
- Fieber und grippeartige Beschwerden
- Blutbildveränderungen
- Fatigue mit evtl. eingeschränkter Fähigkeit zum Bedienen von Maschinen
- Nausea/Erbrechen

- **Wechselwirkungen**
- Keine bekannt

2.12 Interferon-alpha und Interleukin-2

Zytokine sind natürlich vorkommende Botenstoffe, die im Körper die Aktivierung des Immunsystems steuern.

Therapeutische **Antikörper** wirken als Rezeptoragonisten oder -antagonisten, durch Neutralisation von Zielmolekülen, wie z. B. Zytokinen (Anti-VEGF) oder Zytokinrezeptoren (Anti-EGFR), oder durch Markierung von Zellen für eine nachfolgende Zerstörung (antikörpervermittelte zelluläre und komplementabhängige Zytotoxizität – ADCC, Anti-CD20).

Interferone wirken
- virushemmend/antiviral,
- antiproliferativ,
- pro-apoptotisch,
- immunmodulierend und
- antiangiogen (biologic response modifiers).

Die antivirale Wirkung besteht in der Induktion einer Resistenz gegen Virusinfektionen. Bindung an spezifische Membranrezeptoren an der Zelloberfläche nach Kontakt mit Bakterien, Viren, Tumoren, Fremdstoffen und dadurch Induktion bestimmter Enzymsysteme, führt z. B. zur Inhibition der Virusreplikation, Suppression der Zellproliferation, Verstärkung der Makrophagenaktivität und Lymphozytentoxizität. Durch ihre immunmodulatorische Aktivität erhöhen sie die Oberflächenpräsentation von Antigenen (MHC-I/II-Antigene) auf Zielzellen, die dann entsprechend besser erkannt und phagozytiert werden können. Der Mechanismus der Antitumorwirkung ist jedoch nicht vollständig geklärt. Möglicherweise verlangsamen Interferone den Zellteilungszyklus und vermindern die Synthese von DNA, RNA und Proteinen. Eine antiangiogene Aktivität wird eher bei niedriger Dosierung postuliert.

Die Hauptsyntheseorte für die verschiedenen Interferone sind:
- Interferon-α = Leukozyten
- Interferon-β = Fibroblasten
- Interferon-γ = T-Lymphozyten

Die **Interferonresistenz** stellt einen wichtigen Faktor in der Pathophysiologie von Krebserkrankungen, viralen Infektionen und Autoimmunerkrankungen dar. Dabei sind verschiedene Mechanismen ursächlich:
- Freisetzung von zirkulierenden Interferon-α-Rezeptoren, die zur Inaktivierung von Interferonen führen.
- Bildung Interferon-α-inhibierender Autoantikörper: Beim Melanom in 35% der Fälle (Intron A® induziert seltener Antikörper als Roferon®). Während diese bei Hepatitis C den Therapieerfolg reduzieren, ist beim Melanom deren Einfluss nicht bekannt.
- Bildung von Prostaglandin E2 durch die Tumoren, welches die endogene Interferonproduktion hemmt.

2.12.1 Interferon-α (Roferon®, Intron-A®, Pegintron®)

- **Indikationen**
- Melanom, adjuvant; kutanes T-Zell-Lymphom (CTCL); Kaposi-Sarkom
- Zulassungen nach Präparaten:
- Interferon-α2a (Roferon®): operativ entferntes Melanom ohne Lymphknoten- oder Fernmetastasen Tumordicke >1,5 mm (low dose), Haarzell-Leukämie, Kaposi-Sarkom bei AIDS, CTCL, CML, chronische Hepatitis B/C, follikuläres Non-Hodgkin Lymphom, Nierenzellkarzinom (3/4,5/6/9/18 Mio. I.E.)
- Interferon-α2b (Intron-A®): tumorfreie Melanompatienten, die in hohem Masse rezidivgefährdet sind, z. B. mit primärem oder rezidivierendem Lymphknotenbefall (Standardhochdosis), chronische Hepatitis B/C, multiples Myelom, follikuläre Lymphome, Haarzell-Leukämie, CML, Karzinoid (1/3/5/10/30 Mio. I.E.)
- Pegyliertes Interferon-α2a (Pegasys®): keine Melanomindikation, nur Hepatitis B und C (135/180 µg)

- Pegyliertes Interferon-α2b (Pegintron®): keine Melanomindikation, nur chronische Hepatitis C (50/80/100/120/150 µg)
- In den USA: pegyliertes Interferon-α2b (Sylatron®): Melanompatienten mit mikroskopischen oder makroskopischen Lymphknotenmetastasen nach Lymphadenektomie

- **Anwendung**
- **Low dose adjuvant**: 3 Mio. I.E. s.c. 3×/Woche über 18–24 Monate oder PegIntron (Peginterferon-α2b) 6 µg/kg KG/1× pro Woche s.c. für 8 Wochen, dann 3 µg/kg KG 1× pro Woche für 2 Jahre
- **Standardhochdosis**: 20 Mio. I.E./m² i.v. Tag 1–5 jeder Woche über 4 Wochen, dann 10 Mio. I.E./m² 3×/Woche s.c. über 11 Monate (v. a. in den USA)
- **Intervallhochdosis**: 4 Wochen i.v., 3 Wochen Pause, 4 Wochen i.v., 3 Wochen Pause etc.
- Vorher: Augenuntersuchung, EKG, TSH, Differenzialblutbild, Elektrolyte, Leberenzyme, CK, Serumprotein, Kreatinin, Bilirubin, Triglyzeride, TSH
- Während: Patienten sollen gut hydriert sein
- Regelmäßige Blutkontrollen inklusive Blutbild, Kreatinin, CK, Triglyzeride, TSH
- Low dose: Woche 0, 2, 4, 8, 12, 24, 26, 48 (► Anhang)
- High dose: Tag 0, 2, 4, 9, 11, 16, 18, 23, 25, Woche 8, 12, 24, 36, 48

- **Pharmakokinetik**
- Elimination: renal (Standardinterferon; proteolytischer Abbau während der tubulären Rückresorption in der Niere), hepatisch (pegyliertes Interferon)
- Bioverfügbarkeit nach i.m. oder s.c.-Injektion >80%
- P-HWZ: 5 h (Standardinterferonen), 50 h (pegyliertes Interferon) → 10-fach
- Die geringere Aktivität durch Pegylierung wird durch eine verlängerte HWZ kompensiert
- Bei Standardinterferonen wird die maximale Plasmakonzentration nach 1–8 h erreicht, bei pegyliertem Interferon nach 30 h (α2b) bis 80 h (α2a)

- **Kontraindikationen**
- Depression
- Schwerwiegende Herzerkrankungen; bei Stauungsinsuffizienz des Herzens oder nach Myokardinfarkt und/oder Herzrhythmusstörungen erhöhte Vorsicht und regelmäßige EKG-Kontrollen
- Autoimmunerkrankungen
- Schwere Nieren- oder Leberinsuffizienz
- Schwere Funktionsstörungen des Knochenmarks
- Nicht kontrollierte Schilddrüsenerkrankungen
- Schwangerschaft und Stillzeit

- **Wirkung**

Interferon-α-2a (Roferon®) und Interferon-α-2b (Intron A®) sind Leukozyteninterferone. Sie zeigen die gleiche biologische Wirkung.

Fazit der Meta-Analysen: Niedrig dosiertes Interferon-α zeigt in den Studien einen Effekt auf das rezidivfreie Überleben (RFS). Beim Gesamtüberleben (OS) konnte jedoch insgesamt keine Wirkung von Interferon-α nachgewiesen werden. Bei der nachträglichen Analyse von Subgruppen zeigte sich Wirksamkeit auf RFS und OS bei Patienten mit Mikrometastasen, jedoch kein Effekt bei Patienten mit Lymphknoten-Makrometastasen. Bei Patienten mit ulzerierten Melanomen zeigte sich der ausgeprägteste Effekt auf RFS und OS (Eggermont et al. 2009; Garbe et al. 2007). Obwohl in der Leitlinie die adjuvante Therapie mit Interferon-alpha weiterhin empfohlen wird, sind wir im Hinblick auf die Benefit-Nebenwirkungsratio eher zurückhaltend in der Indikationsstellung.

- **Nebenwirkungen (◘ Tab. 2.30)**
- Myelosuppression (Leukopenie, Thrombopenie, Anämie)
- Fatigue mit evtl. eingeschränkter Fähigkeit zum Bedienen von Maschinen
- Nausea/Erbrechen, Bauchschmerzen, Gewichtsabnahme

Tab. 2.30 Typische Nebenwirkungen von Interferon-α

Nebenwirkungen	Besondere Maßnahmen
Grippeartige Beschwerden	Abendliche Anwendung eventuell in Kombination mit Paracetamol
Myelosuppression (Leukopenie, Thrombopenie, Anämie)	Bei Neutropenie: stop bei <2000/µl Neutrophilen, <500 → Dosis 1/3 senken, wieder <500 → stop bis 2000 dann Dosis 2/3 senken, <250 → Abbruch
Hepatotoxizität	Regelmäßige Kontrolle und ggf. Pausieren
Fatigue, Stimmungsschwankungen	Körperliche Aktivität
Depression, Suizidalität	Nicht bei schweren psychischen Begleiterkrankungen einsetzen Bei Symptomen Überwachung und geeignete therapeutische Maßnahmen Ggf. Citalopram (Cipramil®) 1×10 mg/d → 1×20 mg/d oder Paroxetin (Seroxat®) 1×10 mg/d → 1×20 mg/d
Hyperlipidämie	Cave Pankreatitis >1000 mg/dl, Diät, Fibrate, Aspirin
Autoimmunphänomene (z. B. Schilddrüse)	Kontrolle von TSH, T3, T4 Bei Auftreten einer Hyperthyreose: – Absetzen von Interferon-α – Betablocker (z. B. Metoprolol) – Thyreostatika (z. B. Carbimazol) Bei Auftreten einer Hypothyreose: – Interferon-α-Therapie fortsetzen – Substitution mit L-Thyroxin
Muskelschmerzen und CK ↑	<3-fache Erhöhung über ULN: wait and check >3-fache Erhöhung über ULN: Dosisreduktion um 1/3, wenn keine Besserung um 2/3 Akute Rhabdomyolyse → dramatisch und oft letal (bei Verdacht: Laktatdehydrogenase, Myoglobin bestimmen; Interferon-α sofort absetzen und nephrologisches Konsil, da Gefahr des Nierenversagens mit Schock)
Sehstörungen	Umgehend Augenuntersuchung
Lungeninfiltrate, Pneumonitis und Pneumonie	Bei Fieber, Husten, Dyspnoe sollte ein Röntgen-Thorax durchgeführt werden

ULN upper limit of normal; oberer Normwert

- Grippe-ähnliche Symptome und Fieber
- Sehstörungen
- Arrhythmien, einschließlich atrioventrikulärer Block, Myokardinfarkt
- Leberfunktionsstörungen, Hepatitis
- Nierenversagen
- Stimmungsschwankungen, Schlafstörungen, Kopfschmerzen, Angstgefühle
- Depressionen
- Libidoabnahme und erektile Dysfunktion
- Hyperlipidämie
- Schilddrüsenfunktionsstörungen (TSH-Suppression bei normalen T3, T4)
- Muskelschmerzen und CK ↑
- Gelenkschmerzen
- Dehydratation, Hyperurikämie
- Lungeninfiltrate, Pneumonitis und Pneumonie
- Sarkoidose, Psoriasis, rheumatische Arthritis, Lupus erythematodes
- Reversibler Haarausfall, Pruritus, Hauttrockenheit

- **Wechselwirkungen**
- Ggf. Dosisanpassung von Theophyllin und Aminophyllin, da deren Clearance vermindert wird
- Lungentoxizität bei Anwendung von Shosaikoto, einer chinesischen Arzneipflanze

2.12.2 Interleukin-2 (Proleukin®)

- **Indikationen**
- Off-label: Melanom-Monotherapie i.v., Lokaltherapie kutaner Metastasen intra-/peritumoral
- Zugelassen: metastasiertes Nierenzellkarzinom
- USA: zugelassen für i.v. Therapie

- **Anwendung**
- 18 Mio. I.E. Interleukin-2 intratumoral (verteilt auf Tumoren pro Metastase 0,6–6 Mio. I.E.) 2–3× pro Woche (d1, 3, 5), dann 3 Wochen Pause, dann wiederholen (Radny et al. 2003; Weide et al. 2011)
- Hochdosis: 600.000 IU/kg KG Interleukin-2 alle 8 h i.v. als 15-minütige Kurzinfusion für maximal 14 Dosen über 5 Tage gefolgt von 6–9 Tagen Pause, dann wiederholen (Atkins et al. 1999)

- **Wirkung**

Stimulation von Lymphozyten und natürlichen Killer-Zellen. Interleukin-2 bindet an spezifische zelluläre IL-2-Rezeptoren und steigert die Aktivierung, Differenzierung und Proliferation von T- und B-Lymphozyten (insbesondere T-Helferzellen, zytotoxische T-Zellen) sowie die Aktivierung von Makrophagen. Gesteigerte Induktion humaner zytolytischer Zellen in vitro und Induktion von lymphokinaktivierten Killerzellen (LAK) aus Lymphozyten. Induktion der Freisetzung von TNF-α, Interferon-γ, IL-1 und IL-6. Natürlicherweise wird IL-2 von CD4-positiven T-Zellen nach Antigenaktivierung abgegeben, in geringerer Menge von CD8-positiven Zellen, natürlichen Killerzellen und B-Zellen. In der Zirkulation ist es natürlicherweise nicht in signifikanten Konzentrationen messbar. Spezifische Rezeptoren auf T-Zellen und natürlichen Killerzellen binden IL-2.

- **Pharmakokinetik**
- Elimination: renal
- Applikation i.v., s.c., inhalativ
- P-HWZ: 85 min

- **Kontraindikationen**
- Schwere Herzkrankheit
- Schwere Infektionen
- Schwere Organleiden
- Überempfindlichkeit gegen Humanprotein
- Kinder und Jugendliche
- Schwangerschaft

- **Nebenwirkungen (Tab. 2.31)**
- Grippeartige Symptome (Fieber, Myalgien, Arthralgien, Schüttelfrost)
- Schlafstörungen
- Myelosuppression (Leukopenie, Anämie)
- Ödeme (periphere Ödeme; Lungenödem)

Tab. 2.31 Typische Nebenwirkungen von Interleukin-2

Nebenwirkungen	Besondere Maßnahmen
Myelosuppression	Blutbildkontrollen
Grippeartige Beschwerden	Paracetamol
Kardiale Nebenwirkungen (Tachykardie, Brustschmerzen)	Bei kardiologischer Vorerkrankung vorab kardiologisches Konsil
Ödeme (peripher und Lungenödem)	
Autoimmunphänomene	

- Kapillarlecksyndrom (capillary leak syndrome)
- Hypotonie
- Nausea/Erbrechen
- Diarrhö, Mukositis
- Elektrolytveränderungen (Hypo- und Hyperkalzämie, Hyperkaliämie)
- Leberenzymerhöhungen
- Autoimmunerkrankungen (Auslösen oder Verschlechterung)
- Injektionsreaktionen (bei intratumoraler Injektion): Entzündung der Tumorknoten, subkutane Granulome, Erytheme

2.13 Bevacizumab, DCP/DNCB und Imiquimod

2.13.1 Bevacizumab (Avastin®)

- In Studien: Melanom Stadium IV
- Zugelassen: metastasiertes Kolon-, Rektum-, Mamma-, und Nierenzellkarzinom, Ovarial- und Zervixkarzinom, nichtkleinzelliges Bronchialkarzinom, außer bei vorwiegend Plattenepithel-Histologie
- Bei Radionekrose von Hirnmetastasen, bei Angiosarkom ggf. in Kombination mit Chemotherapie

- **Anwendung**
- 15 mg/kg KG Bevacizumab i.v. alle 21 Tage, eventuell in Kombination mit Paclitaxel und Carboplatin oder mit Temozolomid

- Erste Infusion über 90 min, bei guter Verträglichkeit schrittweise verkürzen auf 60 und 30 min
- Vorher: zahnärztliche Untersuchung (Fragestellung an Zahnarzt: Gefahr der Kiefernekrose durch vorausgegangene Eingriffe? Stomatitis vor Behandlungsbeginn?)

- **Wirkung**

Humanisierter monoklonaler anti-VEGF Antikörper, der an alle Isoformen von VEGF bindet und diese neutralisiert. Hemmt Angiogenese, da VEGF nicht mehr an seine Rezeptoren (VEGF-R1, VEGF-R2) am Endothel und auch auf Melanomzellen binden kann.

- **Nebenwirkungen (◘ Tab. 2.32)**
- Myelosuppression
- Bauchschmerzen, Magen-Darm-Perforationen
- Wundheilungsstörungen, Blutungen
- Arterielle Hypertonie
- Thromboembolische Ereignisse, Apoplex
- Infektionen
- Anaphylaktoide Reaktionen während der Infusion
- Fatigue, Diarrhö
- Proteinurie, bei >2 g Protein/24 h Bevacizumab pausieren, Gefahr eines nephrotischen Syndroms
- Palmoplantares Erythrodysästhesie-Syndrom
- Neuropathie
- Herzinsuffizienz
- Kiefernekrosen insbesondere bei zusätzlicher i.v. Gabe von Bisphosphonaten

◘ **Tab. 2.32** Typische Nebenwirkungen von Bevacizumab

Nebenwirkungen	Besondere Maßnahmen
Myelosuppression	Blutbildkontrollen
Wundheilungsstörungen, Blutungen	Pausieren
Thromboembolische Ereignisse	Absetzen
Arterielle Hypertonie	Kontrolle des Blutdrucks, medikamentöse antihypertensive Therapie bei Bedarf, wenn nicht ausreichend Absetzen

- **Wechselwirkungen**
- Verstärkung bestimmter Nebenwirkungen in Kombinationstherapie

❗ **Vorsicht bei gleichzeitiger Behandlung mit Bisphosphonaten, da hier erhöhte Gefahr für Kiefernekrosen!**

2.13.2 DCP (Diphenylcyclopropenon)

- **Indikationen**
- Therapie von kutanen Metastasen bei malignem Melanom

- **Anwendung**
- Zunächst Sensibilisierung: 2%ige Lösung oder in Vaseline auf 4 cm² erscheinungsfreie Haut auftragen, 48 h unter Pflaster belassen, dadurch Induktion einer Dermatitis
- In wöchentlichen Abständen Bepinseln der kutanen Metastasen: Beginn mit 0,01%iger Lösung und Steigerung der Konzentration bis 1% von Behandlung zu Behandlung je nach Lokalbefund bis zur Auslösung eines Kontaktekzems

❯ **Grundsätzlich müssen beim Umgang mit DCP Handschuhe getragen werden!**

- Erwünschte Reaktion: Juckreiz und leichte Rötung für 48 h → weiter mit dieser Konzentration
- Wenn keine Reaktion (mehr): Steigerung zur nächst höheren Dosis
- Wenn übermäßig starke Reaktion: Clobetasol extern, ggf. sogar systemisch Glukokortikoid → weiter mit niedrigerer Konzentration
- Kann gut mit systemischer Chemotherapie, zumeist mit DTIC, kombiniert werden

- **Nebenwirkungen**
- Überschießendes Kontaktekzem

2.13.3 DNCB (Dinitrochlorbenzol)

- **Indikationen**
- Nicht-operable kutane Metastasen
- In Kombination mit DTIC: Vorliegen von systemischen und kutanen Metastasen

- **Anwendung**
- Zunächst Sensibilisierung: 2% DNCB in Vaseline auf die Haut auftragen
- In wöchentlichen Abständen Bepinseln der kutanen Metastasen durch schrittweise Steigerung der Konzentrationen von DNCB (z. B. 0,01%, 0,05%, 0,1%, 0,5% bis maximal 1%) bis zur Auslösung eines Kontaktekzems (Dosisfindung ▶ Abschn. 2.14.2)
- In Kombination mit DTIC 1000 mg/m² alle 21 Tage i.v.

❯ **Grundsätzlich müssen beim Umgang mit DNCB Handschuhe getragen werden!**

2.13.4 Imiquimod (Aldara®)

- **Indikationen**
- Off-label: kutane Metastasen unter Okklusion, mäßig erfolgreich bei inoperabler Lentigo maligna, mitunter bei Mycosis fungoides
- Zugelassen: Condylomata acuminata im Genital- und Perianalbereich bei Erwachsenen; kleine superfizielle Basalzellkarzinome bei Erwachsenen; klinisch typische, nicht hyperkeratotische, nicht hypertrophe aktinische Keratosen im Gesicht oder auf der Kopfhaut bei immunkompetenten Erwachsenen, wenn die Größe oder die Anzahl der Läsionen die Wirksamkeit und/oder die Akzeptanz einer Kryotherapie begrenzen und andere topische Behandlungsmöglichkeiten kontraindiziert oder weniger geeignet sind.

- **Anwendung**
- Oberflächliche Basaliome: 8 h über Nacht 5×/Woche für 6–12 Wochen, ggf. unter Polyurethan-Folie (Tegaderm®, Opsite®)
- Aktinische Keratosen: 8 h über Nacht 3×/Woche für 4 Wochen

Tab. 2.33 Typische Nebenwirkungen von Imiquimod

Nebenwirkungen	Besondere Maßnahmen
Erosionen	Pausieren
Juckreiz	Pausieren
Persistierende Erytheme	

- **Wirkung**

Bindet an Toll-like-Rezeptor-7 (TLR-7) und führt so zur Induktion von Interferon-α und einer Immunaktivierung.

- **Nebenwirkungen (Tab. 2.33)**
- Entzündungsreaktion mit Erythem, Erosionen und Krustenbildung am Ort der Applikation, die jedoch mit dem Ansprechen korreliert; wenn zu stark Applikationsfrequenz senken oder Therapiepause einlegen
- Hypopigmentierung und Hyperpigmentierung
- Persistierende Erytheme
- Selten grippeartige Symptome (Fieber, Nausea, Muskelschmerzen, Schüttelfrost)

2.14 Chemotherapeutika – Dosierungen und Applikationsschemata

Bei allen Therapeutika ist stets die Fachinformation zu beachten! Bei Chemotherapeutika sind aufgrund der Immunsuppression Lebendimpfungen relativ kontraindiziert. Bei gleichzeitiger Anwendung verschiedener Chemotherapeutika mit myelosuppressiver Wirkung addiert sich die suppressive Wirkung auf das Knochenmark. Im Folgenden werden die einzelnen Therapeutika in der Übersicht dargestellt.

2.14.1 Dacarbazin, DTIC (Detimedac®)

- **Indikationen**
- Zugelassen: Melanom (Monotherapie, DVP-Schema), Weichteilsarkom (250 mg/m² d1–5 in Kombination mit Doxorubicin; ADIC-Schema), Hodgkin-Lymphom

- **Anwendung (siehe Behandlungsprotokoll Kapitel 8.1.2)**
- **Monotherapie**: 850 mg/m² DTIC alle 21–28 Tage; auch 1000 mg/m² möglich
- **Polychemotherapie**: 250 mg/m² DTIC (d1–5) oder 450 mg/m² (d1 und d8) für **DVP** (**D**acarbazin, **V**indesin, **C**isplatin); 200 mg/m² DTIC d1–5 für **BOLD** (**B**leomycin, Vincristin/**O**ncovin, **L**omustin, **D**acarbazin) und 150 mg/m² DTIC d1–5 für **BHD** (**B**CNU, **H**ydroxyurea, **D**acarbazin) Polychemotherapien zeigten höhere Ansprechraten im Vergleich zur Monochemotherapie, jedoch verbunden mit höherer Toxizität, und führten ebenfalls nicht zu einer Verlängerung der Überlebensrate, so dass diese Schemata heute weitgehend verlassen wurden.
- Schnelle Infusion (≤1h) und unter Lichtschutz, da unter UV-Einwirkung toxische Produkte (Azahypoxanthin) entstehen, die weniger Antitumorwirkung aufweisen. Stabilität der Gebrauchslösung 24 h im Dunkeln, 8 h bei Licht
- Vorher: Kontrolle von Blutbild, Leber- und Nierenwerten
- Vorlauf (30 min vor Chemotherapie): 5-HT3-Antagonist + Dexamethason (+ Aprepitant, wenn 5-HT3-Antagonist + Dexamethason nicht wirken)

- **Wirkung**

Alkylierend, Prodrug wird in der Leber durch mikrosomale Oxidasen in Monomethyl-triazeno-imidazole-carboxamid (MTIC = aktiver Metabolit) umgewandelt. Hemmung der DNA-, RNA- und Proteinsynthese (monofunktionelles Alkylans). Durch DNA- und RNA-Methylierung werden während der S-Phase DNA-

Einzelstrangbrüche induziert. Störung der DNA-Reparatur. Einbau als falsche Base in Nukleinsäuren (Antimetabolit). Wirkt in G1- und S-Phase.

- **Ansprechrate**

6–15%, mediane Überlebenszeit 4,5–6 Monate (Eggermont u. Kirkwood 2004; Chapman et al. 1999).

- **Pharmakokinetik**
– Elimination: renal (Dosisreduktion bei Niereninsuffizienz), hepatisch über p450 metabolisiert (CYP1A1, CYP1A2 und CYP2E1), deshalb Vorsicht bei Leberinsuffizienz
– P-HWZ: initial 20 min, terminale P-HWZ: 5 h (bei Leber- und Nierenfunktionsstörungen erheblich verlängert)
– Embryotoxisch und fetotoxisch
– Plazentagängigkeit unbekannt

- **Kontraindikationen**
– Leukopenie und/oder Thrombopenie
– Schwerwiegende hepatische oder renale Erkrankungen

- **Nebenwirkungen (◘ Tab. 2.34)**
– Myelosuppression mit Panzytopenie – Nadir 3–4 Wochen nach Infusion
– Nausea/Erbrechen (hoch emetogen; akut, Beginn nach 1–3 h, Dauer bis 12 h; siehe auch Kapitel 5.2)
– Diarrhö
– Mäßiggradige Alopezie (selten)
– Leberenzymerhöhung, Lebervenenokklusionssyndrom (VOD) und sehr selten Budd-Chiari-Syndrom (Lebervenenthrombose, Lebernekrose)
– Hyperurikämie
– Pneumonitis (selten)
– Nierenfunktionsstörungen (selten)
– Störung der Spermatogenese und Ovulation
– Mukositis, Dermatitis, Gesichtsrötung
– Anaphylaktoide Reaktionen, Hypotonie (selten)
– Grippeartige Beschwerden mit Fieber, Schüttelfrost, Myalgien
– Reizung der Venenwand

- **Wechselwirkungen**
– Verminderte Resorption von Phenytoin aus dem Darm
– Zusammen mit Fotemustin akutes respiratorisches Stresssyndrom (ARDS)
– Nicht mit anderen Medikamenten mischen (Heparin, Hydrocortison)
– Allopurinol und Azathioprin erhöhen Toxizität
– Wirkungsverstärkung durch Hyperthermie
– Chemosensibilisierung durch Verminderung der Reparaturkapazität (Absenkung des Glutathion-Spiegels)

- **Paravasat**

Gewebsreizend; vor Sonne schützen, ruhig stellen.

> Patienten sollten Sonne meiden.

2.14.2 Temozolomid (Temodal®)

- **Indikationen**
– Off-label: Melanom (Monotherapie), insbesondere bei Hirnmetastasen
– Zugelassen: Gliom (Glioblastoma multiforme, anaplastisches Astrozytom)

◘ **Tab. 2.34** Typische Nebenwirkungen von Dacarbazin

Nebenwirkungen	Besondere Maßnahmen
Myelosuppression	Wöchentliche Blutbildkontrollen
Nausea	5-HT3-Antagonisten, ggf. Dexamethason d1–3 und Aprepitant d1–3
Leberschäden	Wöchentliche Kontrolle der Leberwerte
Anaphylaktoide Reaktionen	

- **Anwendung (siehe Behandlungsprotokoll Kapitel 8.1.3)**
  - Monotherapie:
    - 150–200 mg/m² Temozolomid p.o. d1–5 alle 4 Wochen oder
    - 150 mg/m² Temozolomid p.o. über 7 d, dann 7 d Pause („one week on, one week off" oder „bi-weekly") oder
    - 75 mg/m²/d Temozolomid p.o. über 42 Tage (bei gleichzeitiger Radiatio)
  - Einnahme auf nüchternen Magen, danach am besten noch 1 h nüchtern bleiben
  - d1–5: 5-HT3-Antagonist 60 min vorher
  - Vorher: Kontrolle von Blutbild, Leber- und Nierenwerten

- **Wirkung**

Alkylierend, Prodrug wandelt sich in vivo spontan zu Mitozolomid (MTIC, gleicher aktiver Metabolit wie bei DTIC) um. Temozolomid überwindet die Blut-Hirn-Schranke; Hemmung der DNA-, RNA- und Proteinsynthese (monofunktionelles Alkylans). Durch DNA- und RNA-Methylierung werden während der S-Phase DNA-Einzelstrangbrüche induziert (wirkt in G1- und S-Phase).

- **Ansprechrate**

7–15% (CR + PR). Medianes PFS 1,5–2,4 Monate, medianes OS 5,6–8,4 Monate (Kaufmann et al. 2005, Middleton et al. 2000), DTIC 1000 mg/m² alle 3 Wochen vs. Temozolomid („bi-weekly-Schema"; s. oben) zeigte keinen Unterschied hinsichtlich des Gesamtüberlebens, ein Trend zu weniger Hirnmetastasen zeigte sich bei Temozolomid (Middleton et al. 2000). Temozolomid ist im Gegensatz zu DTIC oral verfügbar, zeigt weniger Nebenwirkungen und ist liquorgängig.

- **Pharmakokinetik**
  - Elimination: renal
  - Sehr hohe Bioverfügbarkeit von 100% nach oraler Gabe
  - P-HWZ: 1,8 h
  - Sehr gute und schnelle Liquorgängigkeit (AUC 30%)

Tab. 2.35 Nebenwirkungsmanagement bei Temozolomid

Nebenwirkungen	Besondere Maßnahmen
Nausea	5-HT3-Antagonisten
Myelosuppression	Wöchentliche Blutbildkontrollen
Leberenzymerhöhungen	Wöchentliche Kontrollen der Leber- und Nierenwerte

- **Kontraindikationen**
  - Schwere Knochenmarkdepression
  - Überempfindlichkeit gegen DTIC

- **Nebenwirkungen (Tab. 2.35)**
  - Nausea/Erbrechen (moderat emetogen; akut)
  - Myelosuppression (Thrombopenie): Nadir 3.–4. Woche (Erholung nach 1–2 Wochen)
  - Obstipation, Diarrhö, Dyspepsie, Bauchschmerzen, Anorexie, Gewichtsverlust
  - Müdigkeit, Asthenie, Somnolenz, Kopfschmerzen, Unwohlsein (Beginn nach 2–5 Tagen, Dauer 7–21 Tage)
  - Leberenzymerhöhung (transient), jedoch geringere Lebertoxizität als DTIC, bislang kein Lebervenenokklusionssyndrom (VOD) oder Budd-Chiari-Syndrom
  - Erythem/Exanthem, Pruritus, Photosensitivität, Ödeme (selten)
  - Alopezie (selten)
  - Fieber, Schüttelfrost, Infekte
  - Dyspnoe
  - Geschmacksanomalie, Parästhesien, Schwindel

- **Wechselwirkungen**
  - Valproinsäure (geringe Abnahme der Temozolomid-Clearance)
  - Allopurinol und Azathioprin erhöhen die Toxizität

2.14.3 Cisplatin (Cisplatin medac®, Platinex®)

- **Indikationen**
- Zugelassen: Melanom, Merkelzellkarzinom (MCC), Tumoren im Kopf-Hals-Bereich; gynäkologische Tumoren und Bronchialkarzinom

- **Anwendung**

Es existieren unterschiedliche Protokolle (Monotherapie, DVP-Schema, DBCT, CVD, McClay, Dartmouth).

> **Cisplatin-Protokolle**
> - **Monotherapie**
>   - 50 mg/m² Cisplatin i.v. alle 3–4 Wochen
>   - 50 mg/m² Cisplatin i.v. d1 und 8, alle 3–4 Wochen
>   - 100 mg/m² Cisplatin i.v. d1, alle 3–4 Wochen
> - **DVP$_1$**: DTIC 450 mg/m² d1, Vindesin 3 mg/m² d1, Cisplatin 50 mg/m² d1, alle 3–4 Wochen
>   - d1: 5-HT3 Antagonist + 8 mg Dexamethason + 125 mg Aprepitant mit 2 l NaCl + 5% Glukose über 24 h, dann Cisplatin
>   - d2, 3: 8 mg Dexamethason + 80 mg Aprepitant
> - **DVP$_2$**: DTIC 250 mg/m² d1–5, Vindesin 3 mg/m² d1, Cisplatin 100 mg/m² d2, alle 3–4 Wochen
>   - d1: 5-HT3 Antagonist + 8 mg Dexamethason + 125 mg Aprepitant mit 2 l NaCl + 5% Glukose über 24 h, dann Cisplatin
>   - d2, 3–5: 8 mg Dexamethason + 80 mg Aprepitant

- Dosis an Kreatinin-Clearance anpassen. Infusion über 60 min, aluminiumfreies Infusionsbesteck; lichtgeschützt; Prä- und Posthydratation: 500–1000 ml NaCl + D-Mannitol 20% (125–250 ml); keine Schleifendiuretika (Furosemid, Lasix®); nicht gleichzeitig mit Chelatbildnern (Penicillamin).

- **Wirkung**

Bifunktionelles Alkylans. Kovalente Bindung an DNA. Crosslinks und Punktmutationen. Hemmung der DNA-Reparatur und der Telomeraseaktivität. Auch Alkylierung von RNA und Proteinen. Induktion von Apoptose. Ausgeprägte Toxizität gegenüber normalen, nichttransformierten Zellen. Zellzyklusspezifische Wirkung in der G1- und S-Phase nach nicht-enzymatischer intrazellulärer Aktivierung zu reaktiven Platinkomplexen. Im Rahmen der Therapie entsteht Resistenz maligner Zellen.

- **Pharmakokinetik**
- Elimination: zu 90% renal, 10% biliär
- P-HWZ: 50–70 min (nicht plasmagebundene Substanz), 24 h (an Plasmaproteine gebundenes Cisplatin). Lange HWZ in Organen (Haut 30 d)
- Schlechte Liquorgängigkeit
- Plazentagängig

- **Kontraindikationen**
- Knochenmarkdepression (<4000/µl Leukozyten; <100.000/µl Thrombozyten)
- Niereninsuffizienz (Kreatinin-Clearance <45 ml/min)
- Exsikkose
- Überempfindlichkeit gegen platinhaltige Substanzen
- Schwangerschaft

> Bei Hörschäden vorher Audiometrie!

- **Nebenwirkungen (Tab. 2.36)**
- Nierentoxizität mit Kreatininanstieg (Tubulusschädigung), Urämie (Prophylaxe durch Hyperhydratation und forcierte Diurese vor und nach der Gabe, jedoch Cave mit Furosemid) und Hypomagnesiämie (regelmäßige Magnesium-Kontrollen, da häufig erstes Anzeichen für Nephropathie), dosisabhängig, kumulativ, 10–20 Tage nach Therapiebeginn
- Störungen im Elektrolythaushalt (Hypokalzämie, Hypokaliämie, Hyponatriämie)

◘ **Tab. 2.36** Typische Nebenwirkungen von Cisplatin. (Nach Retz u. Gschwend 2010)

Nebenwirkungen	Besondere Maßnahmen
Nausea	5-HT3-Antagonisten, ggf. Dexamethason d1–3 und Aprepitant d1–3
Nephrotoxizität	Ausreichende Flüssigkeitssubstitution
Elektrolytentgleisungen mit Hypomagnesiämie	Elektrolytsubstitution inklusive Magnesium
Ototoxizität	Regelmäßige Audiometriekontrollen
Neurotoxizität	Vor jeder Gabe eruieren
Myelosuppression	Wöchentliche Blutbildkontrollen
Alopezie	

— Ototoxizität mit Hörverlust (Hochtonschwerhörigkeit), oder Tinnitus, Schwindel (dosisabhängig; verstärkt bei Bestrahlung des Kopfes)
— Neurotoxizität (in 30–50% irreversibel; abhängig von der Gesamtdosis ab >100–200 mg/m^2): Polyneuropathien (Demyelinisierung), Sehstörungen, periphere Parästhesien, Taubheitsgefühl, autonome Neuropathie, zerebrale Störungen, Sprach- und Sprechstörungen, Verwirrtheit
— Geschmacksverlust, metallischer Geschmack
— Myelosuppression (Leukopenie, Thrombopenie): Nadir 3. Woche
— Fertilitätsstörungen (irreversibel): Störung der Spermatogenese und Ovulation
— Nausea/Erbrechen (hoch emetogen, akut und vom verzögertem Typ, 5–7 Tage nach Verabreichung anhaltend)
— Hyperurikämie (evtl. Medikation bei Gichtpatienten erhöhen)
— Alopezie (meist total, meist reversibel)
— Hand-Fuß-Syndrom, palmoplantare Erythrodysästhesie
— Infertilität
— Leukämie (sekundär; ab 400 mg Gesamtdosis)
— Phlebitis
— Leberenzymerhöhung, Dermatitis, Mukositis
— Anaphylaktoide Reaktionen

▪ **Wechselwirkungen**
— Erhöhung der Nephro- und Neurotoxizität durch Kombination! Insbesondere verstärkte Neurotoxizität in Kombination mit Paclitaxel und Docetaxel
— Verstärkung der Ototoxizität durch Lärm, ZNS-Bestrahlung, Anämie, Kombination mit Ifosfamid
— Mögliche Verminderung der Ototoxizität durch Coenzym A, Verminderung der Neurotoxizität durch Glutathion

❶ Keine Gabe von Schleifendiuretika, Aminoglykosiden, Cephalosporinen oder Amphotericin B in Kombination mit Cisplatin.

— Vorsicht bei Anwendung von renal eliminierten Kontrastmitteln/Methotrexat
— Wirkung von Phenytoin erniedrigt
— Wirkung von Cisplatin erhöht bei Gabe von Verapamil (Isoptin®), Metoclopramid (MCP, Paspertin®)
— Paclitaxel: bei Kombinationstherapien Cisplatin/Paclitaxel zuerst Gabe von Cisplatin. Antagonismus mit Paclitaxel bei gleichzeitiger oder vorheriger Gabe von Cisplatin!

▪ **Paravasat**
Gewebsreizend-nekrotisierend (je nach Konzentration < oder >0,4 mg/ml): DMSO (4–6× täglich über 7–14 Tage betupfen und trocknen

lassen) und trockene Kälte (mehrmals täglich für 15 min). Chirurgisches Konsil innerhalb von 3 Tagen. Antidot bei Überdosierung: Natriumthiosulfat bis 500 mg/kg KG i.v. (▶ Kap. 5.19.4).

- **Besonderheiten**

Cisplatin erfordert aufwändige Hyperhydratation, in Kombination mit forcierter Diurese. Aufgrund der kumulativen Neuro- und Ototoxizität ab 100–200 mg/m² wird ein Monitoring für Hörstörung und Neuropathie empfohlen. Zum Beispiel vor jedem Zyklus kursorische neurologische Untersuchung (Schriftprobe, Eruierung von Parästhesien, Sprech- und Sprachstörungen) und bei Anhalt für Hörminderung HNO-ärztliches Konsil mit Audiometrie.

2.14.4 Carboplatin (Carboplatin®, Carbomedac®)

- **Indikationen**
- Off-label: Melanom (Paclitaxel/Carboplatin-Kombinationstherapie), Merkelzellkarzinom (MCC)
- Zugelassen: Plattenepithelkarzinom Kopf-Hals, Ovarialkarzinome, kleinzellige Bronchialkarzinome

- **Anwendung (siehe Behandlungsprotokoll Kapitel 8.1.5)**

> **Carboplatin-Protokolle**
> - **Kombinationstherapie**: AUC (4–)6 Carboplatin mit Paclitaxel 225 mg/m² alle 3 Wochen; ab 5. Zyklus AUC 5 Carboplatin in Kombination mit Paclitaxel 175 mg/m²
> - **Monotherapie**: AUC 5–7 oder 400 mg/m² Carboplatin i.v. alle 4 Wochen

- AUC [mg/ml] × (Kreatinin-Clearance [ml/min] + 25) = [mg]
- Infusion über 1 h. Aluminiumfreies Infusionsbesteck (Aluminium vermindert die Carboplatinwirkung). In 0,9% NaCl-Lösung kann aus Carboplatin Cisplatin entstehen
- Prä- und Posthydratation: K, Ca, Mg in 500–1000 ml NaCl + 10–25 mg Mannitol; Cave: Nierenfunktionsstörung, Flüssigkeitshaushalt
- Vorher: 5-HT3-Antagonist z. B. Ondansetron (Zofran®), Dexamethason (Fortecortin®), KCl
- Hinterher: KCl, 5-HT3-Antagonist
- d2, 3: 5-HT3-Antagonist
- Vorher: Kontrolle von Blutbild, Leber- und Nierenwerten; regelmäßige Audiometrie
- Dosisanpassung bei Niereninsuffizienz

- **Wirkung**

Kovalente Bindung an DNA und Protein. Bifunktionelles Alkylans. DNA-Interkalation und Strangbrüche.

- **Pharmakokinetik**
- Elimination: vorwiegend renal
- Keine Bioverfügbarkeit p.o.
- P-HWZ: initial 1,5 h; terminal 3–6 h
- Nicht-enzymatische intrazelluläre Aktivierung zu reaktiven Platinkomplexen (analog zu Cisplatin)
- Bessere Liquorgängigkeit als Cisplatin

- **Kontraindikationen**
- Schwere Nierenschäden (GFR <30 ml/min)
- Schwere Myelosuppression
- Bei Hörschäden vorher Audiometrie

- **Nebenwirkungen (◘ Tab. 2.37)**

Besser verträglich als Cisplatin, deutlich verminderte Nephrotoxizität und Ototoxizität, deutlich verminderte Rate an gastrointestinalen Nebenwirkungen. Jedoch stärkere myelosuppressive Wirkung.
- Myelosuppression: Thrombopenie bei ca. 30% der Patienten <50 000/µl, Leukopenie bei ca. 20% der Patienten <2000/µl – Nadir 2.–3. Woche, nach 28 Tagen meist Ausgangswert erreicht; Hb-Abfall <9,5 g/dl bei der Hälfte der Patienten
- Nausea/Erbrechen (moderat emetogen; akut + verzögert [selten v. a. nach 6–24 h])

Tab. 2.37 Typische Nebenwirkungen von Carboplatin. (Aus Retz u. Gschwend 2010)

Nebenwirkungen	Besondere Maßnahmen
Nausea	5-HT3-Antagonisten, ggf. Dexamethason d1
Neurotoxizität und Ototoxizität	Regelmäßige Audiometriekontrollen
Nephrotoxizität	Ausreichende Flüssigkeitssubstitution
Myelosuppression (Thrombozytopenie)	Blutbildkontrollen

- Nephrotoxizität, meist reversibel (Dosisanpassung entsprechend der Kreatinin-Clearance)
- Elektrolytstörungen (Hypomagnesiämie, Hypokalzämie, Hypokaliämie, Hyponatriämie)
- Neurotoxizität (<10%): periphere Parästhesien, Taubheitsgefühl, Sehstörungen (Einzelfälle), metallischer Geschmack, Ototoxizität, Tinnitus bei 1%, Hörverlust, Hochtonschwerhörigkeit, Schwindel
- Hyperurikämie ca. 25%
- Alopezie (selten)
- Erythem, Pruritus
- Infertilität: Störungen der Spermatogenese und der Ovulation (z. T. permanent)
- Leberenzymerhöhung 15–36% (meist reversibel)
- Koronarspasmen (AkdÄ-Meldung)
- Schmerzen an der Injektionsstelle (im Gegensatz zu Cisplatin Irritans, kein Vesikans)

- **Wechselwirkungen**
- Erhöhung der Nephro- und Neurotoxizität durch Kombination mit Schleifendiuretika, Aminoglykosiden!
- Wirkung von Phenytoin erniedrigt
- Bei Kombinationstherapie Carboplatin/Paclitaxel: Gabe von Carboplatin **nach** Paclitaxel
- Radiosensitizer

- **Paravasat**
Ruhig stellen (gering gewebsschädigend). Antidot bei Überdosierung: Natriumthiosulfat (Siehe ► Kap. 5.19.4).

> Carboplatin ist weniger nephro- und ototoxisch als Cisplatin, jedoch stärker myelosuppressiv.

2.14.5 Oxaliplatin (Eloxatin®)

- **Indikationen**
- Melanom, Kopf-Hals-Tumoren
- Zugelassen: kolorektales Karzinom

- **Anwendung**
- **Kombinationstherapie**: 85–100 mg/m² Oxaliplatin als 2 h-Infusion alle 2 Wochen mit 5-FU + Folinsäure
- **Monotherapie**: 130 mg/m² Oxaliplatin als 2-h-Infusion alle 3 Wochen

- **Wirkung**
Diaminocyclohexanplatinderivat. Neue Entwicklung der Platinverbindungen. Bindet sehr rasch an DNA-Stränge und führt im Vergleich zu Cisplatin zu stabileren DNA-Crosslinks. Im Gegensatz zu Cisplatin werden die DNA-Oxaliplatin-Produkte in der G2-Phase nicht von DNA-Mismatch-Reparaturkomplexen erkannt und entfernt. Im Vergleich zu Cisplatin effektivere Hemmung der Replikation und Transkription.

- **Pharmakokinetik**
- Elimination: renal, nicht-enzymatischer Abbau
- P-HWZ: terminal 9 Tage, geringe Plasmaspiegel noch nach 22 Tagen nachweisbar
- Spontane Bildung aktiver Metaboliten
- Im Gegensatz zu Cisplatin jedoch keine Akkumulation im Plasma
- Oxaliplatin kann ohne zusätzliche Hydratation angewandt werden

- **Kontraindikationen**
- Schwere Nierenfunktionsstörung
- Myelosuppression
- Periphere Neuropathie
- Platinunverträglichkeit

- **Nebenwirkungen**

Im Vergleich zu Cisplatin keine signifikante Nephrotoxizität und daher ohne zusätzliche Hydratation anwendbar. Keine Ototoxizität. Kein Haarverlust.
- Kumulative periphere Neurotoxizität (periphere Neuropathie, Parästhesien, Dysästhesien im Larynx/Pharynx mit Atem- und Schluckbeschwerden); meist Besserung der Symptomatik 3–6 Monate nach Therapieende
- Geringe Myelosuppression (Granulozytopenie)
- Keine signifikante Nephro- oder Ototoxizität
- Leberenzymerhöhung (transient)
- Nausea/Erbrechen (moderat emetogen)
- Erythem, Exanthem, Onycholyse, Alopezie (selten, mäßiggradig)
- Allergische Reaktionen, Fatigue, Arthralgien

- **Paravasat**

Gewebsnekrotisierend: keine kalten Umschläge.

2.14.6 Vincristin (Vincristin®, Oncovin®, Cellcristin®)

- **Indikationen**
- Off-label: Melanom, Kaposi-Sarkom, CTCL
- Zugelassen: Hodgkin-Lymphom, Non-Hodgkin-Lymphom, metastasierendes Mammakarzinom, kleinzelliges Bronchialkarzinom, Sarkom (osteogenes Sarkom, Ewing-Sarkom, Rhabdomyosarkom), therapierefraktäre idiopathische Thrombopenien (Morbus Werlhof)
- Positive Empfehlung durch G-BA: Merkelzellkarzinom in Kombination mit Doxorubicin 45–50 mg/m² Tag 1, Cyclophosphamid 1000 mg/m² Tag 1 und Vincristin 1,4 mg/m² (maximale Dosis 2 mg) Tag 1 mit Wiederholung am Tag 22

- **Anwendung**
- **Monotherapie**: 1,4 mg/m² Vincristin i.v. 1× wöchentlich
- Im Rahmen des **CHOP**-Schemas (1,4 mg/m²): **C**yclophosphamid 750 mg/m² i.v., Doxorubicin [**H**ydroxydaunorubicin] 50 mg/m², Vincristin/**O**ncovin 1,4 mg/m² i.v. (maximal 2 mg absolut), **P**rednisolon 100 mg p.o. d1–5, alle 3 Wochen
- Im Rahmen des **BOLD**-Schemas (1 mg/m²): BOLD: **B**leomycin 15 mg i.v. d1 und 4; Vincristin/**O**ncovin 1 mg/m² i.v. d1 und 5; **L**omustin 80 mg/m² p.o. d1; **D**TIC 200 mg/m² i.v. d1–5 (alle 4–6 Wochen)
- Vorher: Kontrolle von Blutbild, Leber- und Nierenwerten, regelmäßige neurologische Untersuchung (bei kumulativen Gesamtdosen von >20 mg kumulative Neurotoxizität); Obstipationsprophylaxe
- Direktes Bilirubin > 3 mg/dl Dosisreduktion um 50%

> ⚠ Vincristin nicht in Kombination mit anderen neurotoxischen Substanzen. Keine gleichzeitige Gabe von Itraconazol, INH, CyA (hemmen CYP3A4) oder Nifedipin (verminderte Clearance von Vincristin). Vincristin setzt den Phenytoinspiegel herab, den Digoxinspiegel herauf.

- **Wirkung**
Mitoseinhibitoren. Bindung an Mitosespindeln, Mitose-Stopp, Hemmung der RNA-Synthese. Zellzyklusspezifische Wirkung in G2- und M-Phase.

- **Pharmakokinetik**
  - Elimination: hepatische Metabolisierung (p450), biliäre Exkretion (>80%), Dosis an Bilirubinspiegel anpassen
  - Verabreichung i.v.
  - P-HWZ: 5 min, terminal 85 h (deutlich längere Retention im Körper als bei den anderen Vincaalkaloiden)
  - Schlechte Liquorgängigkeit
  - Embryotoxisch und fetotoxisch

- **Kontraindikationen**
  - Leberfunktionsstörungen
  - Neuromuskuläre Störungen
  - Myelosuppression
  - Obstipation

- **Nebenwirkungen** (Tab. 2.38)
  - Neurotoxisch (axonale Degeneration) mit sensiblen Störungen, Schmerzen, Lähmungen, Ataxie, Optikusatrophie, Krampfanfällen
  - Anaphylaktoide Reaktionen, Exanthem, Ödeme
  - Hypersensitivitätspneumonitis (exogenallergische Alveolitis)
  - Obstipation, Bauchkrämpfe, paralytischer Ileus (häufig), Stomatitis, Diarrhö (durch autonome Neuropathie)
  - ADH ↓: Wasserretention, Hyponatriämie → Trinkmenge einschränken! Kardiovaskulär: Hyper- oder Hypotonie
  - Alopezie (mäßiggradig reversibel)
  - Myelosuppression nur selten und geringgradig, meist Neutropenie: Nadir 1 Woche
  - Infertilität
  - Radiation-Recall (Wiederauftreten von strahlentherapiebedingten Hautveränderungen)
  - Fieber, Myalgien, Muskelkrämpfe
  - Pankreatitis (selten)

Tab. 2.38 Typische Nebenwirkungen von Vincristin

Nebenwirkungen	Besondere Maßnahmen
Neurotoxisch	
Anaphylaktoide Reaktionen	Symptomatisch
Wasserretention	Trinkmenge einschränken
Obstipation	Prophylaxe
Radiation-Recall	

  - Nausea (minimal emetogen)
  - Kardiotoxische Reaktionen (selten)

- **Wechselwirkungen**
  - Herabsetzung des Phenytoin- und Digoxinspiegels
  - Gabe von Ciclosporin A (CyA) und Bestrahlung können periphere Neurotoxizität erhöhen
  - Erhöhung der Neurotoxizität bei Gabe von Cisplatin, Etoposid, Paclitaxel
  - Erhöhte Ileusgefahr bei Gabe von Opiaten
  - CYP3A4-Inhibitoren erhöhen die Toxizität (Kalziumantagonisten, v.a. Nifedipin, Erythromycin, Antidepressiva, Cimetidin), nicht zusammen mit Itraconazol, Isoniazid (INH)
  - Keine Kombination mit Filgrastim oder Mitomycin

- **Paravasat**
Gewebsnekrotisierend: Hyaluronidase 1500 I.E. auf 10 ml Aqua ad injectionem subkutan um das Paravasatgebiet umspritzen und unmittelbar anschließend trockene Wärme (Hotpack/Wärmflasche bis 4× täglich über 15 min). Bei Augenkontakt Gefahr von Hornhautulzerationen.

2.14.7 Vindesin (Eldisine®)

- **Indikationen**
- Melanom, Plattenepithelkarzinom der Speiseröhre, Plattenepithelkarzinom des Kopf-Hals-Bereichs, Lymphom, Leukämie, Mammakarzinom, Hodenkarzinom
- Zugelassen: ALM, CML, M. Hodgkin, Bronchialkarzinom

- **Anwendung**
- **Monotherapie**: 3 mg/m² Vindesin i.v., als Bolus/Push oder als Kurzinfusion (50 ml, 20–30 min)
- **DVP**: **D**TIC 450 mg/m² i.v., **V**indesin 3 mg/m² i.v., Cis**p**latin 50 mg/m² i.v. d1 und 8, alle 3–4 Wochen (Behandlungsprotokoll Kapitel 8.1.7)
- Vorher: Kontrolle von Blutbild, Leber- und Nierenwerten, Obstipationsprophylaxe, regelmäßige neurologische Untersuchung
- Dosis an Bilirubinspiegel anpassen (direktes Bilirubin >3 mg/dl → 50% Dosisreduktion)

- **Wirkung**

Mitoseinhibitor. Bindung an Tubulin, dadurch keine Bildung einer Mitosespindel und Mitose-Stopp, Hemmung der RNA-Synthese. Zellzyklusspezifische Wirkung in der G2- und M-Phase.

- **Pharmakokinetik**
- Elimination: wie Vincristin; 90% über Leber (über Cytochrom p450: CYP3A4), 10% renal
- Verabreichung i.v., Bioverfügbarkeit 0% p.o.
- P-HWZ: initial 5 min, terminal 20 h
- Schlechte Liquorgängigkeit

- **Kontraindikationen**
- Schwere Knochenmarkdepression
- Schwere Leberfunktionsstörungen
- Neuromuskuläre Störungen

- **Nebenwirkungen** (◘ Tab. 2.39)

Wie Vincristin, jedoch weniger stark neurotoxisch, dafür vermehrt Alopezie und stärker myelosuppressiv.

◘ **Tab. 2.39** Typische Nebenwirkungen von Vindesin

Nebenwirkungen	Besondere Maßnahmen
Myelosuppression	Blutbildkontrollen
Obstipation	Prophylaxe
Erhöhte Krampfneigung	Bei Hirnmetastasen Gabe von Antiepileptika
Neurotoxizität	

- Periphere Neuropathien, i. d. R. reversibel. Sie treten meist im Verlauf von 3–4 Monaten auf und beginnen mit Sensibilitätsverlust an Fingern und Zehen, der bis zu Einschränkungen der groben Kraft der Extremitäten führen kann
- Obstipationsprophylaxe, sonst Gefahr des Ileus
- Hyperurikämie → Gefahr der akuten Niereninsuffizienz
- Myelosuppression (Leukopenie, Thrombopenie): Nadir 4.–10. Tag (1 Woche)
- Exantheme
- Kreislauf- und kardiovaskuläre Störungen (Hypertonie, Thromboembolien)
- **Bronchospasmen**, akutes Lungenödem!
- Myalgien, Muskelkrämpfe
- Wenn ZNS-Metastasen: Prophylaktisch Antiepileptika!
- Nausea/Erbrechen (minimal emetogen)
- Mukositis
- Alopezie (häufig, aber moderat)
- Infertilität: Störung der Spermatogenese und Ovulation
- Phlebitis (Intimareizungen)
- Radiation-Recall
- Fieber, Pankreatitis (selten)

- **Wechselwirkungen**

Wie Vincristin.
- CYP3A4-Inhibitoren erhöhen die Toxizität (Itraconazol, Kalziumantagonisten v. a. Nifedipin, Erythromycin, Antidepressiva, Cimetidin)

- Cave Leberbestrahlung! Verminderter Wirkspiegel von Phenytoin, erhöhte Krampfneigung
- Erhöhung der Neurotoxizität bei Gabe von Cisplatin, Etoposid, Paclitaxel
- Erhöhte Ileusgefahr bei Gabe von Opiaten

■ **Paravasat**

Gewebsnekrotisierend: Hyaluronidase 1500 I.E. subkutan umspritzen und unmittelbar anschließend trockene Wärme (Hotpack/Wärmflasche bis 4× täglich über 15 min). Bei Augenkontakt Gefahr von Hornhautulzerationen.

2.14.8 Fotemustin (Muphoran®)

■ **Indikationen**
- Off-label: Melanom, inklusive Hirnmetastasen, bei Lebermetastasen auch intraarteriell in Lebergefäße
- Zugelassen: In anderen Ländern z. B. Österreich, Israel für metastasiertes Melanom als Monotherapie oder in Kombination mit DTIC

■ **Anwendung**
- **Monotherapie:**
- 100 mg/m² Fotemustin i.v. an d1, 8, 15, dann 5 Wochen Pause, dann alle 3 Wochen einmalig 100 mg/m² Fotemustin i.v.
- 100 mg/m² Fotemustin i.v. d1 und 8 dann alle 3–4 Wochen; bei vorausgegangener First-line-Therapie
- **Intraarteriell:** 100 mg/m² Fotemustin i.a. an d1, 8, 15, 22, 57 (über Perfusorspritze); Applikation in Arteria hepatica über 4 h
- Vorher: Augenarzt (Retinaatrophie)
- Fotemustin ist lichtempfindlich! Lösung ist instabil, daher innerhalb von 4 h verwenden!

■ **Wirkung**

Alkylierend, Nitrosoharnstoff (Nitroseurea), überwindet Blut-Hirn-Schranke, intrazellulär rasche nicht-enzymatische Abspaltung der reaktiven alkylierend wirkenden Substanz.

■ **Ansprechrate**
- Melanom: Ansprechrate bis 7–16%, mediane Überlebenszeit 7 Monate (Avril, 2004; Mornex et al. 2003)
- Uveamelanom: Ansprechrate 8%, mediane Überlebenszeit 12 Monate (Becker, 2000)
- Intraarterielle Leberinfusionstherapie: Ansprechrate 40%, mediane Überlebenszeit 14 Monate (Leyvraz et al. 1997). DTIC vs. Fotemustin: Zeit zum Auftreten von Hirnmetastasen DTIC: 7,2 Monate vs. Fotemustin: 22,7 Monate (Avril et al. 2004; Chang et al. 1994), DTIC + Fotemustin: 12% Ansprechen (Aamdal et al. 2002)

■ **Pharmakokinetik**
- Elimination: vorwiegend renal
- Stark lipophil, Bioverfügbarkeit 0% p.o.
- P-HWZ: 83 h!
- Sehr gute Liquorgängigkeit

■ **Nebenwirkungen (◘ Tab. 2.40)**
- Myelosuppression: später Nadir nach 4–5 Wochen, prolongierte und kumulative Hämatotoxizität; verstärkt wenn Alter >50 Jahre
- Nausea/Erbrechen (moderat emetogen)
- Leberenzymerhöhung: Anstieg von Transaminasen, AP, Bilirubin – insbesondere bei Niereninsuffizienz engmaschig kontrollieren
- Fieber, Pruritus
- Phlebitis: Irritans, lokale Venenreizung durch Hilfsstoff Ethanol und bei zu rascher Infusion (<1 h)
- Diarrhö
- Hyperurikämie
- Neurologische Veränderungen (Parästhesien, Geschmacksstörungen, Desorientiertheit)
- Infertilität
- Retinaatrophie

■ **Wechselwirkungen**
- DTIC – akutes respiratorisches Stresssyndrom (acute respiratoric distress syndrome; ARDS), myelodysplastisches Syndrom

2.14 · Chemotherapeutika – Dosierungen und Applikationsschemata

Tab. 2.40 Typische Nebenwirkungen von Fotemustin

Nebenwirkungen	Besondere Maßnahmen
Nausea	5-HT3-Antagonisten, ggf. Dexamethason, d1–3 und Aprepitant d1–3
Myelosuppression	Wöchentliche Blutbildkontrollen
Leberenzymerhöhungen	Wöchentliche Kontrollen der Leber- und Nierenwerte

— Die Fotemustinwirkung wird erhöht durch Cimetidin, Ranitidin, Verapamil, Interferon, Metronidazol
— Senkt Phenytoinspiegel

- **Paravasat**

Gewebsreizend: ruhig stellen.

2.14.9 Paclitaxel (Taxol®)

- **Indikationen**
— Off-label: metastasiertes Melanom
— Zugelassen: Kaposi-Sarkom second line, Mamma-, Ovarial-, Bronchialkarzinom

- **Anwendung (siehe Behandlungsprotokoll Kapitel 8.1.5)**
— **Kombinationstherapie:** Paclitaxel/Carboplatin: Paclitaxel 225 mg/m² über 3–6 h, Carboplatin AUC 6 über 0,5–2 h alle 3 Wochen
— **Monotherapie:**
  — 175 mg/m² Paclitaxel über 3 h alle 3 Wochen
  — 100 mg/m² Paclitaxel über 3 h alle 2 Wochen bei AIDS-assoziierten Kaposi-Sarkom
— Über Filter und PVC-freies Besteck wegen Lösungsvermittler Cremophor (löst Weichmacher heraus)!
— Gefahr der Hypersensitivität, daher Prämedikation 30 min vorher (Dexamethason 20 mg i.v., Cimetidin 300 mg oder Ranitidin 50 mg i.v., Diphenhydramin 50 mg oder anderes Antihistaminikum i.v.). Vitalparameterkontrolle alle 10–15 min in der ersten Stunde! Notfallausrüstung bereithalten

— Sonnenschutz von Händen und Füßen, sonst Gefahr der Onycholyse
— Vorher: Kontrolle von Blutbild, Elektrolyten, Leber- und Nierenwerten, kardiale Abklärung
— Dosisreduktion bei Myelosuppression (v. a. bei Leberfunktionsstörungen), Mukositis, Neuropathie

- **Wirkung**

Extrakt aus der pazifischen Eibe (Taxus brevifolia). Bildung anomaler Mikrotubuli dadurch Inhibition der Depolymerisation, wodurch stabile funktionsgestörte Tubuli entstehen. Mitoseinhibition. Es kommt zu einer Akkumulation der Zellen in der G2/M-Phase. Zellzyklusspezifische Wirkung in der M-Phase. Ferner induziert Paclitaxel p53-abhängige Apoptose. Hohe Verweildauer im Gewebe.

- **Pharmakokinetik**
— Elimination: hepatischer Metabolismus (Hydroxylierung) über die Cytochrom p450-Isoenzyme CYP2C8 und CYP3A4 zu 7-Epitaxol. 90% hepatisch, 10% renal
— P-HWZ: 12–24 h
— Keine Liquorgängigkeit

- **Kontraindikationen**
— Schwere Leberfunktionsstörung (Bestimmung von Quick-Wert, Cholinesterase, Albumin)

- **Nebenwirkungen (Tab. 2.41)**
— Myelosuppression v. a. bei eingeschränkter Leberfunktion, insbesondere Neutropenien: Nadir 8.–10. Tag, Erholung nach 2–3 Wochen

Tab. 2.41 Typische Nebenwirkungen von Paclitaxel

Nebenwirkungen	Besondere Maßnahmen
Hypersensitivitätsreaktion	Prämedikation mit Dexamethason, Clemastin und Cimetidin bzw. Ranitidin
Kardiotoxizität	Monitoring der Herzfunktion
Hypotoner Schock	Engmaschige Blutdruckkontrollen bei Paclitaxel-Infusion, Infusionszeit: 3 h
Neurotoxizität (Parästhesien)	Cave: bei Paclitaxel-Dosierung >250 mg/m^2 Arthralgie und Myalgie
Hepatotoxizität	
Myelosuppression (Neutropenie)	Blutbildkontrollen (Nadir 8.–10.Tag)

— Neurotoxisch bei >250 mg/m^2 oder kumulativ >1000 mg/m^2 v. a. periphere Neuropathie, sonst Taubheit, autonome Neuropathie, paralytischer Ileus, Obstipation, Bauchkrämpfe – reversibel
— Hypersensitivitätsreaktionen durch Detergens (Cremophor) ca. 2–4%: Hypotonie, Angioödem, Bronchospasmus, Urtikaria, Hypersensitivitätspneumonitis, exogen-allergische Alveolitis
— Kardiotoxisch: Bradykardie, Kardiomyopathie, Überleitungsstörungen, Herzrhythmusstörungen/supraventrikuläre Tachykardien, Hypertonie, Thromboembolien
— Pseudomembranöse Kolitis
— Arthralgie, Myalgie
— Leberenzymerhöhung, Leberzellnekrose (sehr selten)
— Nausea (gering emetogen)
— Mukositis, Diarrhö
— Alopezie (häufig und nahezu komplett)
— Onycholysen (Lichtschutz)
— Radiation-Recall, Recall nach Extravasaten und erneuter Paclitaxel-Gabe

- **Wechselwirkungen**
— Vorsicht bei Medikamenten, die CYP3A4 inhibieren (Erythromycin, Fluoxetin, Gemfibrozil, Imidazol-Antimykotika, Verapamil, Diltiazem) oder induzieren (Phenytoin, Carbamazepin, Phenobarbital, Rifampicin, Efavirenz, Nevirapin)

— Paclitaxel **vor** Cisplatin/Carboplatin und Cyclophosphamid in Kombinationschemotherapien (Cisplatin/Carboplatin antagonisieren die Wirkung von Paclitaxel), aber **nach** Doxorubicin (Paclitaxel vermindert die Clearance von Doxorubicin, dadurch erhöhte Toxizität).

- **Paravasat**

Gewebsnekrotisierend: Hyaluronidase bis zu 1500 I.E. in das Paravasatgebiet infiltrieren. Keine Wärme. Chirurgisches Konsil innerhalb von 3 Tagen. Evtl. Recall bei nachfolgenden Paclitaxeltherapien!

2.14.10 Docetaxel (Taxotere®)

- **Indikationen**
— Off-label: Melanom, Angiosarkom
— Zugelassen: Mammakarzinom, Bronchialkarzinom

- **Anwendung**
— 100 mg/m^2 Docetaxel i.v. d1, alle 3 Wochen
— Infusionsdauer mindestens 60 min, da sonst erhöhtes Risiko einer Hypersensitivitätsreaktion
— Zusätzlich 16 mg Dexamethason vor Docetaxel-Gabe d−1, d1, d2 bis zu d5. Behandlung von Hautreaktionen mit einer Cycloheximid-haltigen Glycerinsalbe

- Leberfunktionsstörungen: Dosisreduktion auf 75 mg/m² bei 1,5-facher Transaminasenerhöhung

Wirkung
Taxan, das semisynthetisch aus der europäischen Eibe gewonnen wird. Stabilisierung der Tubulinpolymere, hemmt Spindelfunktion, Mitose-Stopp. Zellzyklusspezifisch: M-Phase. Ansprechen bei 14–17% der Patienten.

Pharmakokinetik
- Elimination: Metabolismus über Cytochrom p450, überwiegend hepatisch
- P-HWZ: 8–12 h
- Schlechte Liquorgängigkeit

Nebenwirkungen (Tab. 2.42)
- Myelosuppression (Neutro- und Thrombopenie, Anämie): Nadir 8.–10. Tag, Erholung nach 2–3 Wochen
- Hypersensitivitätsreaktionen: Blutdruckabfall, Dyspnoe, Bronchospasmus, Angioödem durch Detergens (Polysorbat) – bei Docetaxel seltener und weniger schwere Hypersensitivitätsreaktionen als bei Paclitaxel, da kein Cremophor
- Ödembildung (Wasserretentionssyndrom)
- Alopezie (nahezu komplett),
- schmerzhafte makulopapulöse/bullöse Hautreaktionen z. T. mit Nagelveränderungen/Onycholysen (Lichtschutz!)
- Akrale Erytheme, Hand-Fuß-Syndrom/palmoplantare Erythrodysästhesie
- Leberenzymerhöhung
- Neuropathie
- Nausea/Erbrechen (gering emetogen)
- Mukositis, Diarrhö
- Myalgien, Arthralgie
- Arrhythmien, Herzversagen
- Radiation-Recall

Wechselwirkungen
- CYP3A4-Inhibitoren erhöhen die Toxizität (Kalziumantagonisten, Erythromycin, Antidepressiva, Cimetidin; siehe auch Kapitel 5.20).
- Docetaxel ist ein Radiosensitizer.
- Docetaxel **vor** Carboplatin und Cyclophosphamid in Kombinationschemotherapien und **nach** Doxorubicin (Docetaxel vermindert die Clearance von Doxorubicin).

Tab. 2.42 Typische Nebenwirkungen von Docetaxel. (Nach Retz u. Gschwend 2010)

Nebenwirkungen	Besondere Maßnahmen
Hypersensitivitätsreaktionen (Blutdruckabfall, Bronchospasmus)	Begleitende Dexamethason-Therapie mit 2×8 mg oral an den Tagen −1, 1 und 2
Flüssigkeitsretentionssyndrom	Begleitende Dexamethason-Therapie mit 1×8 mg oral an den Tagen 2–5
Nagelveränderungen und Onycholysen	Kühlung der Finger und Zehen während der Docetaxel-Infusion
Alopezie	Kältekappe
Mukositis	Mundspülung mit Dexpanthenol, Benzocain-Lösung oder Salbeitee
Myelosuppression (Neutropenie)	Blutbildkontrollen
Palmoplantare Erythrodysästhesie	
Konjunktivitis und vermehrte Tränensekretion	
Makulopapulöse und/oder bullöse Hautreaktionen	
Radiation-Recall	

- **Paravasat**

Gewebsreizend-gewebsnekrotisierend: ruhig stellen.

2.14.11 Carmustin, BCNU (Carmubris®)

- **Indikationen**
- Off-label: metastasiertes Melanom, lokal für CTCL
- Zugelassen: Hirntumoren (Glioblastom, Hirnstammgliom, Medulloblastom, Astrozytom, Ependymom, metastasierte Hirntumoren), multiples Myelom, Morbus Hodgkin, Lymphosarkom, maligne Tumoren im Gastrointestinalbereich

- **Anwendung**
- **Monotherapie**: 200 mg/m² Carmustin alle 6 Wochen bei nicht vorbehandelten Patienten
- **BHD**-Schema (Carmustin [**B**CNU] 150 mg/m² i.v. d1, nur jeden 2. Zyklus + **H**ydroxyurea [Litalir®] 1,5 g/m² p.o. d1–5 + **D**TIC 150 mg/m² i.v. d1–5, alle 4 Wochen)
- Dosierung in Abhängigkeit des Blutbildes (Tab. 1.13)
- Vorher: Spermakonservierung, Lungenfunktion überprüfen (unter 70% der erwarteten forcierten Vitalkapazität oder der Kohlenmonoxid-Diffusionskapazität ist das Risiko für Lungentoxizität stark erhöht, ebenso bei Rauchern, Vorbestrahlung der Lunge oder vorbestehenden Infiltraten)

- **Wirkung**

Monofunktionelles Alkylans (DNA-, RNA-Alkylierung). Hemmung der DNA-, RNA- und Proteinsynthese. Nicht zellzyklusspezifisch (auch G0-Phase) also auch auf ruhende Zellen zytozid. Überschreitet die Blut-Hirn-Schranke in antineoplastisch wirksamer Menge.

- **Pharmakokinetik**
- Elimination: Schnelle Elimination aus dem Plasma (5 min), renal und etwas hepatisch; hepatischer Metabolismus durch mikrosomale Enzymoxidationssysteme
- P-HWZ: 20–70 min
- Sehr gute Liquorgängigkeit (>50%)
- Embryotoxisch und fetotoxisch

- **Nebenwirkungen (Tab. 2.43)**
- Myelosuppression, prolongiert und kumulativ, Leukozyten- und Thrombozytennadir verzögert nach 3–5 Wochen
- Nausea/Erbrechen (hoch emetogen: Beginn nach 1–2 h, Dauer 8–24 h)
- Mukositis, gastrointestinale Ulzera
- Hepatotoxizität, transient, bis hin zu VOD
- Nierenfunktionsstörung
- Toxische Lungenschädigung in bis zu 30% (pulmonale Infiltrate, interstitielle Pneumonitis und/oder Lungenfibrose; dosisabhängig und evtl. Jahre verzögert)
- Allergische Reaktionen
- Alopezie
- Neurotoxizität: Verwirrtheit, hirnorganisches Psychosyndrom, Neuroretinitis, Optikusneuritis, Ataxie
- Gynäkomastie, Brustschmerz

Tab. 2.43 Typische Nebenwirkungen von Carmustin

Nebenwirkungen	Besondere Maßnahmen
Myelosuppression	Blutbildkontrollen
Nausea	5-HT3-Antagonisten, Dexamethason d1–3 und Aprepitant d1–3
Hepatotoxizität inklusive VOD	
Lungenschäden	
Neurotoxizität	

- Infertilität, Impotenz, Schädigung des Erbgutes
- Fieber, Infekte

- **Wechselwirkungen**
- Kein Cimetidin oder Metronidazol (sonst verstärkte myelosuppressive Wirkung)
- Verminderte Wirkung durch Phenobarbital
- Akute Erblindung in Kombination mit Doxorubicin

- **Paravasat**

Gewebsreizend-gewebsnekrotisierend: ruhig stellen.

2.14.12 Lomustin (Cecenu®)

- Zugelassen: Metastasiertes Melanom (BOLD-Schema), M. Hodgkin (second line), Lungentumor (kleinzelliges Bronchialkarzinom), Hirntumore und Hirnmetastasen

- **Anwendung**
- **Monotherapie:**
    - 70–100 mg/m^2 (= 1,6–2,3 mg/kg KG) Lomustin p.o. alle 6 Wochen (Kapseln à 40 mg)
    - 130 mg/m^2 Lomustin p.o. d1, dann alle 6 (–8) Wochen
- **BOLD**: **B**leomycin 15 mg i.v. d1–4; **V**incristin/**O**ncovin 1 mg/m^2 i.v. d1 und 5; **L**omustin 80 mg/m^2 p.o. d1; **D**TIC 200 mg/m^2 i.v. d1–5 (alle 4–6 Wochen)
- Auf nüchternen Magen mit reichlich Flüssigkeit z. B. abends vor dem Schlafengehen oder 3 h nach einer Mahlzeit, vorher Antiemese.

> Bei eingeschränkter Nierenfunktion Dosisreduktion. Kumulative Gesamtdosis soll weniger als 1000 mg/m^2 betragen, da sonst das Risiko einer Lungenfibrose besteht.

- **Wirkung**

Monofunktionelles Alkylans (DNA-, RNA-Alkylierung). Hemmung der DNA-, RNA- und Proteinsynthese. Gute Bioverfügbarkeit nach oraler Gabe. Überschreitet die Blut-Hirn-Schranke in antineoplastisch wirksamer Menge.

- **Pharmakokinetik**
- Elimination: überwiegend renal; hepatischer Metabolismus durch mikrosomale Enzymoxidationssysteme
- Bioverfügbarkeit p.o., 30–60 min
- P-HWZ: Schnelle Elimination aus dem Plasma (5 min); 16–48 h (Metaboliten)
- Sehr gute Liquorgängigkeit (>50%)
- Embryotoxisch und fetotoxisch

- **Kontraindikationen**
- Relativ: Zöliakie (da Weizenstärke enthalten)

- **Nebenwirkungen (◘ Tab. 2.44)**
- Myelosuppression (alle Zellreihen): Thrombopenie Nadir 4.–5. Woche (über 1–3 Wochen persistierend); Neutropenie Nadir 6.–7. Woche (über 2 Wochen persistierend); kann kumulativ sein
- Nausea/Erbrechen (hoch emetogen): Beginn nach 4–6 h, Dauer 1–2 Tage
- Interstitielle Pneumonie, Lungenfibrose (v. a. kumulative Dosis >1000 mg/m^2)
- Nephrotoxizität (Berichte von Nierenversagen bei kumulativer Dosis >1500 mg/m^2)
- Hepatotoxizität (Verminderung durch Begleitmedikation mit Phenobarbital)
- Neurologische Symptome: Apathie, Ataxie oder Stottern in Kombination mit anderen Tumortherapien; irreversible Schädigung des Sehnervs in Kombination mit Strahlentherapie
- Alopezie (selten)
- Fieber, Infekte
- Infertilität, Impotenz
- Immunsuppression, Zweitmalignome (akute myeloblastische Leukämie [AML], myelodysplastische Syndrome [MDS])

Tab. 2.44 Typische Nebenwirkungen von Lomustin

Nebenwirkungen	Besondere Maßnahmen
Myelosuppression	Blutbildkontrollen
Nausea	5-HT3-Antagonist + Dexamethason d1–3 + Aprepitant d1–3
Lungentoxizität (Interstitielle Pneumonie, Lungenfibrose)	
Nephrotoxizität	
Hepatotoxizität	
Neurotoxizität	

- **Besonderheiten**

Verzögerter Nadir, Monitoring für pulmonale Toxizitäten (Dyspnoe, Tachypnoe), hoch emetogen, bei Überdosierung ab 1400 mg Tod durch Multiorganversagen.

> BOLD ist eine hoch emetogene, myelosuppressive, neurotoxische Polychemotherapie.

- **Wechselwirkungen**
- Anstieg der Myelosuppression bei gleichzeitiger Einnahme von Theophyllin oder Cimetidin
- Verminderung der Antitumorwirkung durch Induktion mikrosomaler Leberenzyme durch Phenobarbital
- Lomustin senkt den Digoxinspiegel
- 1 h vor und nach Lomustin kein Alkohol
- Akute Erblindung in Kombination mit Doxorubicin

2.14.13 Gemcitabin (Gemzar®)

- **Indikationen**
- Off-label: Uveamelanom, CTCL, Plattenepithelkarzinom, M. Hodgkin, Non-Hodgkin-Lymphome
- Zugelassen: Pankreaskarzinom, nichtkleinzelliges Bronchialkarzinom, Blasenkarzinom, Brustkrebs, Ovarialkarzinom

- **Anwendung (Behandlungsprotokoll Kapitel 8.1.6)**
- **Kombinationstherapie**: Gemcitabin 1000 mg/m² (500–3000 mg/m²; oft 1250 mg/m²) i.v. mit Treosulfan 3500 mg/m² i.v. d1 und 8 alle 4 Wochen; bei Vorchemotherapie Dosis auf 75% reduzieren
- Monotherapie: 1000–1250 mg/m² Gemcitabin i.v. d1, 8, 15, dann alle 4 Wochen
- Infusionsgeschwindigkeit 10 mg/m²/min (30 min), Verlängerung der Infusionszeit erhöht die Myelosuppression. Lösung bei Raumtemperatur nur bis 24 h haltbar, keine Lagerung im Kühlschrank (Auskristallisation)

- **Wirkung**

Antimetabolit (Pyrimidinnukleosidanalogon), das vorwiegend zellzyklusspezifisch wirkt und den Übergang von der G1- in die S-Phase blockiert. Führt durch Einbau als falsches Nukleotid in die DNA und RNA und Hemmung von DNA-Polymerasen zur Störung der DNA-Synthese (anstatt Cytidin Gemcitabintriphosphat). Desweiteren induziert Gemcitabin Apoptose. Führt zur Strahlensensibilisierung.

- **Pharmakokinetik**
- Elimination: renal; als Prodrug intrazelluläre Umwandlung zu zytostatisch aktivem 5-Bi- und -Triphosphat. Diese werden durch enzymatische Desaminierung dann

2.14 · Chemotherapeutika – Dosierungen und Applikationsschemata

◘ Tab. 2.45 Typische Nebenwirkungen von Gemcitabin

Nebenwirkungen	Besondere Maßnahmen
Grippeähnliche Symptome mit Myalgie, Gliederschmerzen, Kopfschmerzen	Therapie mit nichtsteroidalen Antirheumatika (z. B. Paracetamol)
Myelosuppression (Neutropenie und Thrombozytopenie)	
Periphere Ödeme	
Pulmonale Toxizität (ARDS)	

rasch zu zytostatisch inaktiven Metaboliten umgewandelt
– P-HWZ: 1–2 h (14 h inaktive Metabolite)
– Keine Liquorgängigkeit
– Embryotoxisch und fetotoxisch

- **Kontraindikationen**
– Renale Clearance unter 30 ml/min
– Cave: Nieren- und Leberfunktionsstörung

- **Nebenwirkungen (◘ Tab. 2.45)**
– Myelosuppression mit Leukopenie, Thrombopenie, febrile Neutropenie: Nadir 10.–14. Tag, Erholung nach 3 Wochen
– Grippeähnliche Symptome: Gliederschmerzen, Myalgien, Kopfschmerzen, Fieber (in ca. 50% nach 6–12 h)
– Ödeme, pulmonale Toxizität (ARDS; Alveolitis)
– Nausea/Erbrechen (gering emetogen, aber häufig)
– Mukositis, Diarrhö
– Transiente Leberwerterhöhung
– Nephrotoxizität (Hämaturie, Proteinurie, Urinfärbung)
– Hypersensitivitätsreaktion (Exantheme, Hypotonie, Atemnot, Juckreiz)
– Praktisch keine Alopezie (selten)
– Infertilität
– Schwere infektiöse Komplikationen in 26%
– Hämolytisch-urämisches Syndrom (HUS)
– Capillary leak syndrome
– Bullöse und erosive Dermatitis

- **Wechselwirkungen**
– Radiotherapie: minimaler Abstand 7 Tage, da es sonst zu schweren Mukositiden (Ösophagitis, Pneumonitis) kommen kann
– Evtl. Auftreten eines Radiation-Recall
– Kann als Radiosensitizer eingesetzt werden

- **Paravasat**
Gewebsreizend: ruhig stellen.

2.14.14 Treosulfan (Ovastat®)

- **Indikationen**
– Off-label: Melanom, Uveamelanom, Kopf-Hals-Tumoren
– Zugelassen: Ovarialkarzinom

- **Anwendung (siehe Behandlungsprotokoll Kapitel 8.1.6)**
– Applikation i.v., p.o.
– Uveamelanom: Treosulfan 3,5 g/m² i.v. d1 und 8, als Kurzinfusion (15–30 min) + Gemcitabin 1 g/m² i.v. d1 und 8, alle 3–4 Wochen
– Metronomische Chemotherapie: 500 mg/d Treosulfan p.o. abends
– Bis 24 h nach Infusion viel trinken; bei Vorchemotherapie Dosis auf 75% reduzieren
– Auch orale Protokolle: Treosulfan 750–1250 mg/d p.o. zum Essen

- **Kontraindikationen**
  - Lungenfunktionsstörung
  - Myelosuppression: Dosisreduktion um 1 g/m²

- **Wirkung**

Bifunktionelles Alkylans. Bindung an Guanidin, DNA-Strangbrüche, DNA-Crosslinking. Zellzyklusspezifische Wirkung in S- und G2-Phase. Prodrug, aus dem nichtenzymatisch bifunktionelle alkylierende Epoxide entstehen.

- **Pharmakokinetik**
  - Elimination: renal; Prodrug, enzymunabhängige Umwandlung in alkylierend wirkende Epoxide
  - Gute Bioverfügbarkeit nach oraler Gabe. Nach 4 h sind ca. 70% umgewandelt
  - P-HWZ: 2 h
  - Unklare Liquorgängigkeit (keine Daten)
  - Embryotoxisch und fetotoxisch

- **Nebenwirkungen (◘ Tab. 2.46)**
  - Myelosuppression (Leukopenie, Thrombopenie) – kumulativ akzentuiert: Nadir 2.–3. Woche; Erholung nach 1–2 Wochen
  - Nausea/Erbrechen (moderat emetogen)
  - Mukositis, Diarrhö
  - Leberenzymerhöhungen und Leberfunktionsstörungen (transient) inklusive Cholestase und Ikterus
  - Alopezie
  - Hautpigmentierung (Bronzeverfarbung der Haut), Urtikaria
  - Hämorrhagische Zystitis (sehr selten; zur Vermeidung 24 h nach der Infusion/Gabe vermehrt trinken)
  - Pulmonale Toxizität (allergische Alveolitis, Pneumonie, Lungenfibrose)
  - Kardiomyopathie (selten)
  - Parästhesien
  - Leukämie (gelegentlich)

- **Wechselwirkungen**
  - Wirkungsabschwächung von Ibuprofen/Chloroquin

- **Paravasat**

Gewebsreizend: ruhig stellen.

2.14.15 Tamoxifen (Tamox®)

- **Indikationen**
  - Off-label: Melanom im DBCT-Protokoll (**D**TIC + **B**CNU + **C**isplatin + **T**amoxifen) – jedoch nicht mehr empfohlen
  - Zugelassen: Mammakarzinom

- **Anwendung**
  - 30 mg/d Tamoxifen p.o.
  - Vorher: Augenarzt, Thrombozytenaggregationshemmer absetzen

- **Wirkung**

Antiöstrogen. Hemmt Bindung von Östrogen an zytoplasmatischen Östrogenrezeptor. Agonist im Knochen- und Cholesterinstoffwechsel

◘ Tab. 2.46 Typische Nebenwirkungen von Treosulfan

Nebenwirkungen	Besondere Maßnahmen
Myelosuppression	Wöchentliche Blutbildkontrollen
Hämorrhagische Zystitis	24 h nach der Infusion vermehrt trinken
Nausea	5-HT3-Antagonisten + Dexamethason d1
Pulmonale Toxizität	
Hepatotoxizität	
Alopezie, Bronzefärbung der Haut	

Tab. 2.47 Typische Nebenwirkungen von Tamoxifen

Nebenwirkungen	Besondere Maßnahmen
Myelosuppression	Blutbildkontrollen
Thrombembolien	Keine Thrombozytenaggregationshemmer, sorgfältige Überwachung bei marcumarisierten Patienten
Augenveränderungen	Augenärztliche Abklärung
Vaginale Blutungen	Ausschluss von Uterusmalignomen
Myalgien, Arthralgien	

- **Kontraindikationen**
- Endometriumkarzinom
- Myelosuppression
- Vorbestehende Thromboembolien

- **Pharmakokinetik**
- Elimination: biliäre Exkretion, hepatischer Metabolismus
- P-HWZ: 7 Tage

- **Nebenwirkungen (Tab. 2.47)**
- Myelosuppression: Anämie, Leukopenie, Neutropenie, Thrombopenie
- Hitzewallungen, Zyklusveränderungen, Benommenheit, Flüssigkeitsretention
- Hyperkalzämie (v. a. bei Knochenmetastasen, zu Beginn der Therapie)
- Triglyzeride ↑
- Sehstörungen (Katarakt, Veränderungen der Kornea und Retina)
- Alopezie
- Interstitielle Pneumonitis
- Thrombosen
- Nausea/Erbrechen
- Leberenzyme ↑, Cholestase
- Angioödem, Erythema multiforme, Stevens-Johnson-Syndrom, Pruritus
- Vaginale Blutungen, Ovarialzysten, Endometriumskarzinom, Endometriumhypertrophie

- **Wechselwirkungen**
- Keine Thrombozytenaggregationshemmer, da Gefahr der Blutung während thrombopener Phase, bei Einnahme von Marcumar Gerinnung sorgfältig überwachen (mögliche Verlängerung der Prothrombinzeit)
- Gleichzeitige Chemotherapie: vermehrte thromboembolische Ereignisse
- Hemmung des Cytochrom-p450-Systems, daher verzögerter Abbau aller Medikamente, die hierüber abgebaut werden

2.14.16 Melphalan (Alkeran®)

- **Indikationen**
- Hypertherme Extremitätenperfusion bei Melanom, Weichteilsarkom
- Zugelassen: multiples Myelom (Plasmozytom)

- **Anwendung**
- Hypertherme Extremitätenperfusion: 1,2–1,4 mg/kg KG Melphalan für die untere Extremität, 0,6–0,8 mg/kg KG Melphalan für die obere Extremität; wird in den extrakorporalen Kreislauf (Herz-Lungen-Maschine) appliziert
- 1,75 mg/kg KG Melphalan i.v. nur in NaCl, nicht länger als 1,5 h aufbewahren
- Bei Niereninsuffizienz Dosis auf 50% verringern und ausreichende Hydratation und forcierte Diurese. Unter Kreatinin-Clearance von 30 ml/min wird Behandlung nicht empfohlen.

- **Kontraindikationen**
- Hypertherme Extremitätenperfusion: periphere arterielle Verschlusskrankheit (pAVK)
- Allgemein: schwere Nierenfunktionsstörung

- **Wirkung**

Alkylans. Induktion von Apoptose. DNA-Strangbrüche. Crosslinking. Wirkt zellzyklusspezifisch in der S- und G2-Phase.

- **Ansprechrate**

Ansprechrate der hyperthermen Extremitätenperfusion bei Melanom: 91% (Knorr et al. 2006); medianes Überleben 42 Monate.

- **Pharmakokinetik**
- Elimination: hepatisch und renal; spontaner Zerfall
- P-HWZ: 1–1,5 h bei Raumtemperatur; 45 min bei hyperthermer Perfusion
- Liquorgängigkeit unbekannt
- Embryotoxisch und fetotoxisch
- Plazentagängig

- **Nebenwirkungen (Tab. 2.48)**
- Nebenwirkungen bei hyperthermer Extremitätenperfusion
  - Myelosuppression (18%)
  - Wundinfektionen (17%)
  - Kompartmentsyndrom (4%)
  - Persistierende Lymphsekretion (35%)
  - Lymphozele (5%)
  - Schwerwiegende Nebenwirkungen, die zu Fasziotomie bzw. Amputation führten, sind beschrieben
- Allgemeine Nebenwirkungen
  - Myelosuppression: verzögert-irreversible Knochenmarkaplasie
  - Harnstoff ↑
  - Urtikaria, Ödeme, anaphylaktische Reaktionen
  - Nausea/Erbrechen (moderat emetogen)
  - Diarrhö
  - Exanthem
  - Alopezie

Tab. 2.48 Typische Nebenwirkungen von Melphalan in der hyperthermen Extremitätenperfusion

Nebenwirkungen	Besondere Maßnahmen
Myelosuppression	Blutbildkontrollen
Persistierende Lymphsekretion, Lymphozele	
Wundinfektion	
Nausea	
Kompartmentsyndrom	

- Muskelatrophie, Muskelfibrose, Kompartmentsyndrom
- Lebervenenokklusionssyndrom (VOD)
- Lungenfibrose (selten), Pneumonitis
- Infertilität (ovariell, z. T. permanent; Oligospermie)
- Zweitmalignome: AML, Leukämie
- Inadäquates ADH-Sekretionssyndrom

- **Wechselwirkungen**
- Zusammen mit Nalidixinsäure vereinzelt hämorrhagische Enterokolitiden bei Kindern
- Zusammen mit CyA Einschränkung der Nierenfunktion
- Verminderte Wirkung bei erhöhten Glutathionspiegeln

- **Paravasat**

Gewebsreizend. Wird nicht in periphere Venen appliziert.

2.14.17 Trofosfamid (Ixoten®)

- **Indikationen**
- Off-label: Melanom, maligne Lymphome, Weichteilsarkome
- Zugelassen: Leukämien, Ovarialkarzinom, Mammakarzinom, kleinzelliges Bronchialkarzinom, NHL

2.14 · Chemotherapeutika – Dosierungen und Applikationsschemata

Tab. 2.49 Typische Nebenwirkungen von Trofosfamid

Nebenwirkungen	Besondere Maßnahmen
Myelosuppression	Blutbildkontrollen
Nephrotoxizität und Blasentoxizität	Viel trinken, häufige Blasenentleerung, evtl. Gabe von Mesna
Nausea	5-HT3-Antagonisten und Dexamethason d1
Infektionsrisiko	

- **Anwendung**
- 300–400 mg Trofosfamid täglich p.o. initial, 50–150 mg Trofosfamid täglich p.o. als Erhaltungstherapie
- Kombination mit Mesna (400 mg/m²/d) zur Komplexierung von Acrolein bei vorangegangener Strahlenbehandlung des Beckens, bei vorangegangener Cyclophophsmid-Behandlung oder Harnwegserkrankungen bzw. bei Dosen >10 mg/kg KG
- Gaben vormittags, viel trinken, häufige Blasentleerung
- Als metronomische Therapie: 50 mg Trofosfamid (Ixoten®) 1-0-1 in Kombination mit Pioglitazon (Actos®) 45 mg 1-0-0 p.o. + Etoricoxib (Arcoxia®) (▶ Kap. 4.4.2) (Arcoxia®) 60 mg 1-0-0 p.o.
- Vorher: Kontrolle von Blutbild, Leber- und Nierenwerten

- **Wirkung**

Bifunktionelles Alkylans. Intrazellulär hauptsächlich Umwandlung zu Ifosfamid, nur zu einem sehr kleinen Teil zu Cyclophosphamid. Wirkt zellzyklusspezifisch in der S-Phase. Bei einer Studie zur metronomischen Therapie (Trofosfamid 50 mg (1–1-1) + Pioglitazon 60 mg + Rofecoxib 25 mg) zeigte sich ein medianes Überleben der Stadium-IV-Melanompatienten von 18,8 Monaten im Vergleich zu 8,2 Monaten mit Trofosfamid alleine (Reichle et al. 2007).

- **Pharmakokinetik**
- Elimination: zu 10% renal
- Bioverfügbarkeit >75% p.o.
- P-HWZ: 3 h
- Embryotoxisch und fetotoxisch

- **Nebenwirkungen (Tab. 2.49)**
- Myelosuppression: Nadir 7–14 d Tage (Erholung nach 3 Wochen)
- Nephrotoxizität, Urotoxizität: Blasenfibrose, nicht-hämorrhagische Zystitis
- Leberschäden, Hepatitis, Ikterus
- Nausea/Erbrechen
- Alopezie, Dermatitis, Mukositis, Hyperpigmentierung der Haut
- Infertilität (ovariell, z. T. permanent)
- Immunsuppression; Infektionsrisiko
- Zweitmalignome: AML, Blasenkarzinome

- **Wechselwirkungen**
- Verstärkung der Wirkung von Sulfonylharnstoffen
- Wirkungsverstärkung durch Barbiturate und Cimetidin

2.14.18 Busulfan (Myleran®)

- **Indikationen**
- Off-label: Melanom, Uveamelanom, essenzielle Thrombozythämie, Polycythämia vera
- Zugelassen: CML

- **Anwendung**
- Induktion 0,06 mg/kg KG Busulfan p.o./d

Tab. 2.50 Typische Nebenwirkungen von Busulfan

Nebenwirkungen	Besondere Maßnahmen
Myelosuppression	Blutbildkontrollen; Unterbrechung bei raschem Thrombozytenabfall oder Auftreten von Purpura
Interstitielle Pneumonitis	Möglichst geringe Sauerstoff-Gaben, bei Lungenschädigung absetzen
Hepatotoxizität inklusive VOD	
Alopezie	

- **Kontraindikationen**
- Patienten mit hereditärer Galaktose-Intoleranz, Laktase-Mangel oder Glukose-Galaktose-Malabsorption
- Myelosuppression

- **Wirkung**

Bifunktionelles Alkylans (DNA-Crosslinking). Alkylierung der RNA.

- **Pharmakokinetik**
- Elimination: renal; Metabolisierung über Cytochrom p450 und Glutathiontransferase
- Bioverfügbarkeit >50% p.o.
- P-HWZ: 2 h
- Gute Liquorgängigkeit bei höheren Dosen
- Plazentagängigkeit nicht bekannt

- **Nebenwirkungen (Tab. 2.50)**
- Myelosuppression (Leukopenie, Thrombopenie)
- Nausea/Erbrechen (minimal emetogen)
- Alopezie, Hautpigmentierung
- Hämorrhagische Zystitis
- Dosisabhängiges toxisches Lebervenenokklusionssyndrom (VOD), Leberfibrose, Lebernekrose
- Pulmonale Toxizität (allergische Alveolitis, Pneumonitis, Lungenfibrose „Busulfanlunge")
- Teratogen, embryotoxisch und fetotoxisch
- Karzinogene Substanz mit Induktion von epithelialen Dysplasien, Leukämie

- **Wechselwirkungen**
- Sauerstoffgabe oder Radiotherapie des Thorax erhöht das Risiko einer Lungenfibrose
- Busulfan verstärkt kutane Strahlenreaktionen → Radiation-Recall
- Keine gleichzeitige Gabe von Itraconazol oder Metronidazol (Zunahme der Busulfan-Exposition)
- Paracetamol vermindert Busulfan-Clearance, da es Glutathionspiegel senkt und Glutathion für Metabolismus benötigt wird

2.14.19 Etoposid (Vepesid®)

- **Indikationen**
- Off-label: Melanom, Merkelzellkarzinom, Sarkome, akute lymphatische Leukämie (ALL)
- Zugelassen: M. Hodgkin und Non-Hodgkin-Lymphome, AML, multiples Myelom

- **Anwendung**
- 100–120 (maximal 330) mg/m² Etoposid i.v. d1–3 oder d1–5, alle 4 Wochen
- 100–200 mg/m² Etoposid p.o. d1–5 oder d1–7, alle 3–4 Wochen
- 50–100 mg Etoposid p.o./d für 2–3 Wochen
- Langsame i.v.-Infusion über 1 h zur Vermeidung eines Blutdruckabfalls
- Nierenfunktionsstörungen: Dosisreduktion, erhöhte Toxizität bei vermindertem Serumalbumin!

Tab. 2.51 Typische Nebenwirkungen von Etoposid

Nebenwirkungen	Besondere Maßnahmen
Myelosuppression	Blutbildkontrollen
Blutdruckabfall nach Etoposid-Infusion	Empfehlung: Infusionszeit 60 min
Nephrotoxizität	Ausreichende Flussigkeitssubstitution
Neurotoxische Störungen	
Hepatotoxizität	
Alopezie	

- **Wirkung**

Etoposid ist eines der Zytostatika mit der breitesten antitumoralen Effektivität. Es führt zur Blockierung der Mitose mit Stabilisierung des Topoisomerase-II-DNA-Komplexes, Induktion von DNA-Strangbrüchen, Bildung freier Radikale, Hemmung der Proteinsynthese sowie Hemmung von Membrantransportvorgängen. Nach oraler Applikation wird die Substanz zu über 50% resorbiert, unabhängig von der Nahrungsaufnahme. Vermindert die DNA-Reparaturkapazität und sensibilisiert gegenüber anderen Zytostatika (z. B. Alkylanzien).

- **Pharmakokinetik**
- Elimination: vorwiegend renal
- Verabreichung i.v., p.o.
- Bioverfügbarkeit 50% p.o.
- P-HWZ: 6–12 h
- Hohe Plasmaproteinbindung, höchste Anreicherung in Leber, Milz, Harnblase, Nieren, Dünndarm, Hoden und Prostata
- Sehr geringe Liquorgängigkeit
- Embryotoxisch und fetotoxisch
- Plazentagängigkeit nicht bekannt

- **Nebenwirkungen (Tab. 2.51)**
- Myelosuppression (dosislimitierende Hämatotoxizität mit Panzytopenie)
- Neurotoxizität
- Erheblicher Blutdruckabfall (kurze Zeit nach Applikation, selten) → Infusion >1 h
- Nausea/Erbrechen (gering emetogen)

- **Wechselwirkungen**
- Verstärkte Wirkung oraler Antikoagulantien

- **Paravasat**

Gewebsreizend: ruhig stellen.

2.14.20 Hydroxycarbamid/ Hydroxyurea (Litalir®)

- **Indikationen**
- Off-label: Melanom
- Zugelassen: myeloproliferative Erkrankungen: CML, Essentielle Thrombozythämie, Polycythaemia vera

- **Anwendung**
- 15–40 mg/kg KG Hydroxyurea p.o./d
- **BHD**: Carmustin (**B**CNU) 150 mg/m² i.v. d1, nur jeden 2. Zyklus, **H**ydroxyurea 1,5 g/m² p.o. d1–5, nur jeden 2. Zyklus, **D**TIC 150 mg/m² i.v. d1–5, alle 4 Wochen
- Regelmäßige Kontrolle der Blutwerte, Leber- und Nierenfunktion
- Die Hydroxycarbamid-Dosis sollte reduziert werden, wenn die Anzahl der Leukozyten unter 5000/µl fällt und erhöht werden, wenn eine Leukozytenanzahl von >10.000/µl beobachtet wird. Unterbrechung bei Leukozyten <2500/µl oder Thrombozyten <100.000/µl.

◨ **Tab. 2.52** Typische Nebenwirkungen von Hydroxyurea

Nebenwirkungen	Besondere Maßnahmen
Myelosuppression	Wöchentliche Blutbildkontrollen
Plattenepithelkarzinome (SCC)	Regelmäßige Ganzkörperinspektionen
Ulzera	Vermehrt bei Komedikation mit Interferon; Abbruch von Hydroxyurea bei Auftreten

- **Kontraindikationen**
- Patienten mit hereditärer Galaktose-Intoleranz, Laktasemangel oder Glukose-Galaktose-Malabsorption
- Reduktion bzw. Pausieren in Abhängigkeit von Myelosuppression

- **Wirkung**

Der genaue Wirkmechanismus von Hydroxyurea ist unbekannt. Der wichtigste Effekt scheint die Hemmung der Ribonukleotidreduktase (Nukleosiddiphosphatreduktase) zu sein. Dadurch kommt es zur Blockierung des Übergangs von der G1- in die S-Phase. Dies führt zu einer reversiblen Hemmung der DNA-Synthese und DNA-Reparatur.

- **Pharmakokinetik**
- Elimination: vorwiegend renal; hepatische Metabolisierung
- Bioverfügbarkeit 80% p.o.
- P-HWZ: 2–4 h
- Liquorgängig
- Plazentagängigkeit nicht bekannt

- **Nebenwirkungen** (◨ Tab. 2.52)
- Myelosuppression, insbesondere Leukopenie als dosislimitierende Toxizität
- Exantheme, Erytheme, Hyperpigmentierung von Haut und Nägeln, Haut- und Schleimhautschäden, schmerzhafte Unterschenkelulzera
- Dermatomyositis-ähnliche Hautveränderungen
- Vaskulitiden, Gangrän
- Gastrointestinale Nebenwirkungen, Diarrhö, Mukositis
- Nausea (minimal emetogen)
- Verstärkung von Strahlenschäden (Mukositis) nach vorheriger oder gleichzeitiger Strahlentherapie, Radiation-Recall, Radiosensitizer
- Lungenschäden: allergische Alveolitis, Fibrose
- Leberenzymerhöhungen
- Kreatininerhöhung (tubuläre Nierenfunktionsstörung)
- Kopfschmerzen, Schwindel
- Induktion von Hautkrebs: Plattenepithelkarzinom (SCC), Sekundärleukämie bei essenzieller Thrombozythämie und Polycythaemia vera

- **Wechselwirkungen**
- Keine Kombination von Hydroxycarbamid mit antiretroviralen Substanzen (Nukleosidanaloga), da hierbei Pankreatitis und Leberschädigungen, zum Teil mit letalem Ausgang, sowie schwere periphere Neuropathien berichtet wurden.

2.15 Experimentelle Therapie

Toll-like Rezeptor Agonisten

Toll-like-Rezeptoren (TLR) spielen eine wichtige Rolle in der unspezifischen Immunantwort. TLRs erkennen Strukturen, die für Pathogene charakteristisch sind die sogenannten Pathogen-associated molecular patterns (PAMPs).

Für die Tumortherapie werden aktuell Agonisten von TLR-8 und -9 in klinischen Studien erprobt. Mit dem Imiquimod ist bereits ein topisch anwendbarer TLR-7 Agonist zugelassen.

IDO-Inhibitoren

Das Enzym Indolamin-2,3-Dioxygenase (IDO) baut Tryptophan zu Kynurenine ab ist immunsuppressiv und wird durch Interferon-gamma reguliert (Mellor and Munn, 2004). Es wird von zahlreichen Immun- und Stromazellen gebildet wie zum Beispiel plasmacytoid dendritischen Zellen (pDC) und Myeloid-derived suppressor cells (MDSC; Chevolet et al. 2015) und spielt eine wichtige Rolle in der Immunregulation. Es hemmt die fötale Abstossung durch mütterliche T Lymphozyten and Autoimmunprozesse wie GVHD (Jasperson et al. 2008). Es wird insbesondere in den Tonsillen und der Plazenta gebildet. Bei Tumorerkrankungen blockiert es eine wirksame Antitumorantwort z. B. durch G1-Arrest der T-Lymphozyten (Munn et al. 1999), T-Zell- und DC-Apoptose und der Förderung regulatorischer T-Zellen (Hornyák et al. 2018). Tryptophanmetabolite inhibieren weiterhin die NK-Zellfunktion. In der Melanomtherapie wurden IDO-Inhibitoren (Epacadostat, Indoximod) in Kombination mit Checkpoint-Inhibitoren eingesetzt. Epacadostat in Kombination mit Pembrolizumab zeigte eine Ansprechrate von 53% und eine Disease control rate von 74% (Gangadhar et al. 2016, Kristeleit et al. 2017). Eine Phase 3 Studie mit Epacadostat in Kombination mit anti-PD1 konnte jedoch keinen Benefit zeigen. Indoximod zeigte in Kombination mit Pembrolizumab oder Nivolumab eine Ansprechrate von 52%, eine DCR von 80% und ein medianes PFS von 13 Monaten (Zachariah et al. 2017).

Epacadostat
- **Indikationen**

Metastasiertes Melanom

- **Anwendung**

100 mg 2× täglich p.o.

- **Nebenwirkungen**

Exanthem, Arthralgie, Fieber, Juckreiz

Indoximod
- **Indikationen**

Metastasiertes Melanom

- **Anwendung**

1200 mg 2× täglich p.o. In Kombination mit Checkpoint-Inhibitor
(Soliman et al. 2014, 2016); 600, 1200 und 1800 mg 2× täglich in Kombination mit Checkpoint-Inhibitor (in Studien)

- **Nebenwirkungen**

Arthritis, Gastritis, Hörveränderungen, Nephritis

2.16 Interventionelle Therapien

2.16.1 Elektrochemotherapie

- **Definition**

Die Elektrochemotherapie (ECT) ist ein nichtthermisches Tumorablationsverfahren. Es basiert auf der lokalen Verabreichung von elektrischen Impulsen, welche die Zellmembranen für wenig penetrierende Chemotherapeutika, wie z. B. Bleomycin oder Cisplatin, durchlässig machen. Dadurch wird die Zytotoxizität der Medikamente auf die behandelten Zellen deutlich erhöht.

- **Indikationen**
- Kutane oder subkutane Melanommetastasen
- Kutane oder subkutane Metastasen bei Kopf- und Halstumoren, Mammakarzinom und anderen Primärtumoren

- **Anwendung**

Die Elektrochemotherapie wird mittels eines elektrischen Impulsgebers (z. B. Cliniporator™, Fa. IGEA, Italien) durchgeführt. Je nach Größe und Form des Tumors wird die intratumorale Elektrode (Nadelelektroden, Plattenelektroden) gewählt. Zunächst wird das Chemotherapeutikum verabreicht. Mit Bleomycin oder Cisplatin konnte bei der Verwendung im Rahmen der Elektrochemotherapie eine gute Anti-tumor-Wirksamkeit erreicht werden, auch bei intraläsionaler Applikation der Medikamente. In einem festgelegten zeitlichen Abstand wird der Tumor dann elektrischen Impulsen ausgesetzt. Die Applikation des Stroms erfolgt 10–30 min nach der Infusion bzw. direkt nach der intratumoralen Injektion in Lokalanästhesie oder Narkose/Analgesie mittels Propofol/Remifentanyl durch einen Elektropuls-Generator (1–5000 Hz) über unterschiedliche Elektroden.

Elektrochemotherapie wird häufig in einer palliativen Situation eingesetzt, in der es um eine möglichst schonende Bekämpfung tumorassoziierter Symptome unter einer möglichst optimalen Erhaltung der Lebensqualität geht. Das Verfahren ist hierfür aufgrund kurzer Behandlungsdauer, rascher Wirkung und einfacher Nachbehandlung geeignet. Es kann auch mit einer Systemtherapie z. B. mit Checkpoint-Inhibitoren kombiniert werden.

- **Ansprechrate**

Die Ansprechrate der behandelten Metastasen liegt um die 85% (Testori et al. 2012) und die Tumorkontrollrate z. B. nach 150 Tagen bei 88% für Bleomycin i.v. (15000 IU/m^2 als Bolus in 30–45 s), 73% für Bleomycin intratumoral (1000 IU/cm^3 pro cm^3) und 75% für Cisplatin intratumoral (0,5 mg/cm^3 bei einer Konzentration von 2 mg/ml; Marty et al. 2006).

- **Kontraindikationen**
— Schrittmacher (Behandlung von Metastasen an den Extremitäten ggf. möglich; Mir et al. 2006)
— Antikoagulation oder Gerinnungsstörungen

- **Wirkung**

Werden Zellmembranen elektrischen Feldern von ausreichend hoher Intensität ausgesetzt wird eine hohe Transmembran-Spannung induziert, die kleine „Poren" in der Membran verursacht (Elektroporation). Dies führt zu einer erhöhten Durchlässigkeit für größere Moleküle, wie einige Medikamente oder Nukleinsäuren, die normalerweise nicht die Zellmembran passieren würden. Durch die Elektroporation der Tumorzelle ermöglicht die Elektrochemotherapie eine erhöhte Diffusion der Chemotherapeutika in das Zytosol, was zu erhöhten intrazellulären Medikamentenkonzentrationen und damit zu einer verstärkten Zytotoxizität führt. Da diese gesteigerte Zytotoxizität auf den lokal behandelten Tumor beschränkt ist, gibt es keine gesteigerte systemische Toxizität durch das Chemotherapeutikum.

2.16.2 Extremitätenperfusion

- **Definition**

Bei der Extremitätenperfusion wird mit Hilfe einer Herz-Lungen-Maschine eine isolierte extrakorporale Zirkulation der Extremität durch Abriegelung vom Körperkreislauf hergestellt. Unter Vermeidung systemischer Nebenwirkungen ist die Anwendung der zytostatischen Medikamente in höherer Dosierung als systemisch möglich.

- **Indikationen**
— Im Bereich einer Extremität lokoregionär metastasiertes Melanom
— Extremitätensarkom

- **Anwendung**

Bei der hyperthermen Extremitätenperfusion wird zunächst eine isolierte extrakorporale Zirkulation der Extremität hergestellt. Das Blut für die Extremität wird über die Herz-Lungen-Maschine oxygeniert und zirkuliert. Hierdurch können bis zu 20-fach höhere Dosierungen von zytostatischen Medikamenten (Melphalan, Actinomycin D) angewendet werden. Um die Wirkung weiter zu steigern wird aufgrund der bekannten Hitzeempfindlichkeit der Melanomzellen eine Erwärmung der Gliedmaße über den extrakorporalen Herz-Lungen-Maschinen-Kreislauf auf bis zu maximal 41°C im subkutanen Gewebe vorgenommen (Knorr et al. 2006). Die Einwirkzeit des Zytostatikums wird auf 90 min beschränkt. Es besteht die Möglichkeit, zusätzlich TNF-α zuzufügen (Cornett et al. 2006), jedoch müssen hier aufgrund des hohen Risikopotenzials zusätzliche

Sicherheitsvorkehrungen getroffen werden (nuklearmedizinische Messung der Leakage-Rate, intensivmedizinische Nachbeobachtung; Grunhagen et al. 2006). Dies erfolgt beim Melanom nur in Ausnahmesituationen.

- **Ansprechrate**

91% (Knorr et al. 2006); 75% CR (Göhl und Hohenberger 2012); medianes Überleben 42 Monate.

2.16.3 Transarterielle Chemoembolisation (TACE)

- **Definition**

Bei der transarteriellen Chemoembolisation (TACE) wird nach Embolisation der Blutgefäße für die Blutversorgung des Tumorgewebes mittels Partikeln das Chemotherapeutikum intraarteriell appliziert. So werden höhere lokale Chemotherapiekonzentrationen und gleichzeitig eine lokale Ischämie erzielt. Weiterhin wird eine längere Exposition der Zellen gegenüber dem Chemotherapeutikum erreicht, da die Substanz nicht ausgewaschen wird. Insgesamt kann so bei verhältnismäßig geringen systemischen Nebenwirkungen eine zielgerichtete lokalisierte Therapie erfolgen.

- **Indikationen**
- Bei einzelnen hepatischen Filiae z. B. bei Uveamelanom
- Hepatozelluläres Karzinom

- **Anwendung**

In spezialisierten Zentren erfolgt die transarterielle Injektion von Chemotherapeutika (z. B. Fotemustin, Cisplatin) nach selektiver Injektion von Partikeln (stärkehaltigen Mikrosphären, Polyvinyl-Alkohol-Partikeln, ölhaltige Substanzen wie Lipiodol) oder Chemotherapie-beschichteten Beads (Doxorubicin-beschichtete LC-Beads) in die Tumor-zuleitenden Blutgefässe zur Embolisation unter angiographischer Kontrolle. So werden höhere lokale Chemotherapiekonzentrationen und gleichzeitig eine lokale Ischämie erzielt. Weiterhin wird eine längere Exposition der Zellen gegenüber dem Chemotherapeutikum erreicht, da die Substanz nicht ausgewaschen wird.

- **Ansprechrate**

39%; OS 7,7 Monate bei vorbehandelten Patienten mit Lebermetastasen (Ahrar et al. 2011).

2.16.4 Selektive interne Radiotherapie (SIRT)

- **Definition**

Bei der selektiven internen Radiotherapie (SIRT) oder Radioembolisation erfolgt eine Embolisation der Blutgefäße für die Blutversorgung des Tumorgewebes in der Leber mittels radioaktiver Partikel. Dadurch resultiert eine lokale Bestrahlung der Metastasen mit 10-fach höheren Dosen im Vergleich zum restlichen Lebergewebe.

- **Indikationen**
- Lebermetastasen beim Melanom und anderen Tumorerkrankungen (kolorektale Metastasen)
- Hepatozelluläres Karzinom

- **Anwendung**

Analog zur TACE erfolgt bei der SIRT die Injektion von Yttrium-90 (Betastrahler; $t_{1/2}$ 64 h)-Mikrosphären (SIR-Spheres) in die Arteria hepatica.

2.16.5 Chemosaturation

- **Definition**

Bei der Chemosaturation wird vorübergehend eine hohe lokale Konzentration und länger anhaltende Exposition gegenüber einem intraarteriell injizierten Chemotherapeutikum mit Hilfe einer venösen Blockade erreicht.

- **Indikationen**
- Lebermetastasen bei kutanem und Uveamelanom und andere Tumorerkrankungen (kolorektales Karzinom)
- Hepatozelluläres Karzinom

- **Anwendung**

Bei der Chemosaturation wird die V. cava mittels eines doppelten Ballonkatheters (z. B. Delcath®) blockiert und die Chemotherapie (z. B. Melphalan) über einen zweiten Katheter intraarteriell injiziert. Das Chemotherapeutikum kann anschließend mittels Hämofiltration aus dem venösen Schenkel entfernt werden. Eine gute Übersicht über das genaue Vorgehen gibt Deneve et al. (2012).

- **Ansprechrate**

34%; Melanompatienten mit Lebermetastasen (Pingpank et al. 2010).

2.16.6 Radiofrequenzablation (RFA)

- **Definition**

Überwärmung der Metastasen mittels gezielter Einleitung von radiofrequentem Wechselstrom über Elektroden.

- **Indikationen**
— Leber- und Lungenmetastasen bei kutanem und Uveamelanom und anderen Tumorerkrankungen

- **Anwendung**

Ein hochfrequenter Strom (350–500 kHz) wird mittels einer Elektrode direkt in die Metastase geleitet. Ableitende Elektroden werden am Patienten fixiert. Durch den Strom erwärmt sich der Tumor und bei Temperaturen über 60°C beginnt das Gewebe abzusterben. Eine Elektrode ist für einen Tumor bis 4 cm Durchmesser ausreichend. Analog wird bei der Laserablation oder Laser-induzierten Thermotherapie (LiTT) vorgegangen, bei der die Energie über eine Elektrode und optische Fasern appliziert wird.

2.16.7 Radiotherapie

- **Definition**

Ionisierende Strahlung erzeugt Schäden der DNA, die von Tumorzellen schlechter als von Zellen des Normalgewebes repariert werden können. Die Bestrahlung führt damit unmittelbar oder protrahiert zum Zelluntergang.

Bestrahlt wird entweder von außen mit hochenergetischen Photonen oder Elektronen, die in Linearbeschleunigern erzeugt werden (Teletherapie) oder durch mittelbares Auflegen (Auflage von bestückten Moulagen auf die Hautoberfläche) bzw. durch Einbringen einer Strahlenquelle über implantierte Katheter (Brachytherapie in Afterloadingtechnik mit Iridium Ir192). Als Spezialform der Strahlentherapie hat sich die stereotaktische Bestrahlung etabliert, bei der durch präzise dreidimensionale Bestrahlung kleiner Volumina unter Aussparung von Normalgewebe mit hohen Einzeldosen behandelt werden kann. Dies macht Einzeitbestrahlungen (sogenannte Radiochirurgie) möglich. Dafür werden bestimmte Linearbeschleuniger (Cyberknife, Novalis) oder besonders konfigurierte Kobaltbestrahlungsanlagen (Gamma-knife) eingesetzt bzw. bestehende Linearbeschleuniger aufgerüstet.

- **Indikationen**
— Einzelne Hirnmetastasen, die operativ nicht zugänglich sind: stereotaktische Bestrahlung
— Multiple Hirnmetastasen oder Meningeosis melanomatosa: Ganzhirnbestrahlung
— Einzelmetastasen z. B. Knochenmetastasen mit vorhandener oder drohender Symptomatik
— Kutane/subkutane/Lymphknotenmetastasen, wenn nicht operabel
— Nachbestrahlung von Lymphknotenmetastasen postoperativ bei kapselüberschreitendem Wachstum, mehr als 3 befallenen Lymphknoten oder einer Lymphknotenmetastase mit >3 cm Durchmesser
— Lentigo maligna oder Lentigo-maligna-Melanom, wenn operativ nicht zugänglich

Anwendung

Bis auf einfache Stehfelder zur Behandlung kleiner Hautareale werden tiefliegende und größere Volumina vorab computergestützt dreidimensional geplant, über mehrere Felder bestrahlt sowie deren Umsetzung am Patienten vorab verifiziert. Die individuell festgelegte Fraktionszahl einer Bestrahlungsserie berücksichtigt die Radiobiologie der Melanome, das Behandlungsziel und die Schonung des umliegenden Gewebes.

- **Stereotaktische Bestrahlung**: Einzeitig (1×15 Gy bis 1×22 Gy; oft als Radiochirurgie bezeichnet) oder hypofraktioniert (10×4 Gy, 5×6 Gy; v. a. wenn Metastase nah an kritischen Strukturen wie dem Sehnerv liegt; Selek et al. 2004; Noel et al. 2002; Andrews et al. 2004). Hierbei ist eine exakte Lagerung und Immobilisierung des Patienten während der Bestrahlung, die pro Herd bis zu 30 min dauern kann, unabdingbar. Dies kann mit speziellen Ringen oder Masken gewährleistet werden. Die Bestrahlung kann ambulant durchgeführt werden.
- **Ganzhirnbestrahlung**: Üblicherweise Bestrahlung in 10 Sitzungen à 3 Gy. Bei sehr schlechtem Allgemeinzustand kann auch verkürzt werden auf minimal 5 Sitzungen à 4 Gy. 20×2 Gy bei limitierter Metastasierung und langer Lebenserwartung (Katz et al. 1981; Ziegler et al. 1986). Bei Meningeosis melanomatosa kann eine Bestrahlung der kranio-spinalen Achse in individueller Dosierung erfolgen.
- **Knochenmetastasen**: Meist 10×3 Gy als fraktionierte perkutane Bestrahlung (2–8 Gy pro Einzeldosis und 8–50 Gy Gesamtdosis). Eine protrahierte Behandlung mit kleinen Einzeldosen führt zu einer niedrigeren Rezidivrate, besserer Rekalzifizierung und niedriger Wiederbehandlungsrate als Kurzzeitbestrahlungen. Unterschiede in der Schmerzlinderung bestehen nicht (Rades et al. 2010; Koswig u. Budach 1999).
- **Inoperable kutane, subkutane oder Lymphknotenmetastasen:** bis 70 Gy und bei R1-Resektion von 66 Gy (Seegenschmied et al. 1999; Sause et al. 1991; Overgaard et al. 1985).
- **Adjuvante Strahlentherapie nach Lymphknotendissektion:** 2–50 Gy oder 2,4–48 Gy in der Hochrisikosituation (extrakapsuläres Tumorwachstum, ≥3cm Metastasendurchmesser, bei ≥3 Lymphknoten). Dies dient nur der lokalen Kontrolle und hat keinen Effekt auf das Gesamtüberleben.
- **Lentigo maligna und Lentigo-maligna Melanom:** 2–66 Gy (Farshad et al. 2002)
- Thermoradiotherapie (Bestrahlung und Hyperthermie) kann eine sinnvolle lokale Therapieoption darstellen.
- Die Bestrahlung kann auch zusammen mit einer Chemotherapie als sog. **Radiochemotherapie** durchgeführt werden. Das radiosensibilisierende Potenzial der zusätzlich eingesetzten Substanz muss beachtet werden.

2.16.8 Chirurgische Resektion

Insgesamt kann es auch im Stadium IV sinnvoll sein, einzelne Metastasen zu resezieren, wenn
- dadurch der Patient tumorfrei wird
- die Metastasen symptomatisch sind oder vorhersehbar symptomatisch werden (Hirnmetastasen, Darmmetastasen)
- Blutungskomplikationen auftreten.

Weiterhin können den Patienten störende und damit seine Lebensqualität beeinträchtigende Hautmetastasen chirurgisch entfernt werden.

Literatur

Adam R, Chiche L, Aloia T, Elias D, Salmon R, Rivoire M, Jaeck D, Saric J, Le Treut YP, Belghiti J, Mantion G, Mentha G; Association Française de Chirurgie (2006) Hepatic resection for noncolorectal nonendocrine liver metastases: analysis of 1,452 patients and development of a prognostic model. Ann Surg 244(4):524–35

Ahrar J, Gupta S, Ensor J, Ahrar K, Madoff DC, Wallace MJ, Murthy R, Tam A, Hwu P, Bedikian AY (2011) Response, survival, and prognostic factors after hepatic arterial chemoembolization in patients with liver metastases from cutaneous melanoma. Cancer Invest 29(1):49–55

Alikhan A, Ibrahimi OA, Eisen DB (2012) Congenital melanocytic nevi: where are we now? Part I. Clinical presentation, epidemiology, pathogenesis, histology, malignant transformation, and neurocutaneous melanosis. J Am Acad Dermatol 67(4):495.e1

Amin MB, Edge SB, Greene FL, Compton CC, Gershenwald JE, Brookland RK, Meyer L, Gress DM, Byrd DR, Winchester DP (2017) The Eighth Edition AJCC Cancer Staging Manual: Continuing to build a bridge from a population-based to a more "personalized" approach to cancer staging. CA Cancer J Clin 67(2):93–99

Anastassiou G, Heiligenhaus A, Bechrakis N, Bader E, Bornfeld N, Steuhl KP (2002) Prognostic value of clinical and histopathological parameters in conjunctival melanomas: a retrospective study. Br J 86(2):163–7

Andrews DW, Scott CB, Sperduto PW, Flanders AE, Gaspar LE, Schell MC, Werner-Wasik M, Demas W, Ryu J, Bahary JP, Souhami L, Rotman M, Mehta MP, Curran WJ Jr (2004) Whole brain radiation therapy with or without stereotactic radiosurgery boost for patients with one to three brain metastases: phase III results of the RTOG 9508 randomised trial. Lancet 363(9422):1665–72

Atkins MB, Lotze MT, Dutcher JP, Fisher RI, Weiss G, Margolin K, Abrams J, Sznol M, Parkinson D, Hawkins M, Paradise C, Kunkel L, Rosenberg SA (1999) High-dose recombinant interleukin 2 therapy for patients with metastatic melanoma: analysis of 270 patients treated between 1985 and 1993. J Clin Oncol 17(7):2105–16

Augsburger JJ, Corrêa ZM, Shaikh AH (2009) Effectiveness of treatments for metastatic uveal melanoma. Am J Ophthalmol 148:119–127

Avril MF, Aamdal S, Grob JJ, Hauschild A, Mohr P, Bonerandi JJ, Weichenthal M, Neuber K, Bieber T, Gilde K, Guillem Porta V, Fra J, Bonneterre J, Saïag P, Kamanabrou D, Pehamberger H, Sufliarsky J, Gonzalez Larriba JL, Scherrer A, Menu Y (2004) Fotemustine compared with dacarbazine in patients with disseminated malignant melanoma: a phase III study. J Clin Oncol 15;22(6):1118–25

Bae JM, Choi YY, Kim DS, Lee JH, Jang HS, Lee JH, Kim H, Oh BH, Roh MR, Nam KA, Chung KY (2015) Metastatic melanomas of unknown primary show better prognosis than those of known primary: a systematic review and meta-analysis of observational studies. J Am Acad Dermatol 72(1):59–70

Baiter M, Schuler G, Hartmann A, Schneider-Stock R, Heinzerling L (2015) Pathogenetic Implications of BRAF Mutation Distribution in Stage IV Melanoma Patients. Dermatology 231(2):127–33

Balch CM, Gershenwald JE, Soong SJ, Thompson JF, Atkins MB, Byrd DR, Buzaid AC, Cochran AJ, Coit DG, Ding S, Eggermont AM, Flaherty KT, Gimotty PA, Kirkwood JM, McMasters KM, Mihm MC Jr, Morton DL, Ross MI, Sober AJ, Sondak VK (2009) Final version of 2009 AJCC melanoma staging and classification. J Clin Oncol 27(36):6199–206

Balch CM, Gershenwald JE, Soong SJ, Thompson JF, Ding S, Byrd DR, Cascinelli N, Cochran AJ, Coit DG, Eggermont AM, Johnson T, Kirkwood JM, Leong SP, McMasters KM, Mihm MC Jr, Morton DL, Ross MI, Sondak VK (2010) Multivariate analysis of prognostic factors among 2,313 patients with stage III melanoma: comparison of nodal micrometastases versus macrometastases. J Clin Oncol 28(14):2452–9

Barak V, Frenkel S, Kalickman I, Maniotis AJ, Folberg R, Pe'er J (2007) Serum markers to detect metastatic uveal melanoma. Anticancer Res 27(4A):1897–900

Beatty GL, O'Dwyer PJ, Clark J, Shi JG, Bowman KJ, Scherle PA, Newton RC, Schaub R, Maleski J, Leopold L, Gajewski TF (2017) First-in-Human Phase I Study of the Oral Inhibitor of Indoleamine 2,3-Dioxygenase-1 Epacadostat (INCB024360) in Patients with Advanced Solid Malignancies. Clin Cancer Res 23(13):3269–3276

Becker JC, Terheyden P, Kämpgen E, Wagner S, Neumann C, Schadendorf D, Steinmann A, Wittenberg G, Lieb W, Bröcker EB (2002) Treatment of disseminated ocular melanoma with sequential fotemustine, interferon alpha, and interleukin 2. Br J Cancer 87(8):840–5

Bedikian AY, Millward M, Pehamberger H et al. (2006) Bcl-2 antisense (oblimersen sodium) plus dacarbazine in patients with advanced melanoma: the Oblimersen Melanoma Study Group. J Clin Oncol 24(29):4738–45

Bellón T, Lerma V, González-Valle O, González Herrada C, de Abajo FJ (2016) Vemurafenib-induced toxic epidermal necrolysis: possible cross-reactivity with other sulfonamide compounds. Br J Dermatol 174(3):621–4

Bollag G, Hirth P, Tsai J, Zhang J, Ibrahim PN, Cho H, Spevak W, Zhang C, Zhang Y, Habets G, Burton EA, Wong B, Tsang G, West BL, Powell B, Shellooe R,

Marimuthu A, Nguyen H, Zhang KY, Artis DR, Schlessinger J, Su F, Higgins B, Iyer R, D'Andrea K, Koehler A, Stumm M, Lin PS, Lee RJ, Grippo J, Puzanov I, Kim KB, Ribas A, McArthur GA, Sosman JA, Chapman PB, Flaherty KT, Xu X, Nathanson KL, Nolop K (2010) Clinical efficacy of a RAF inhibitor needs broad target blockade in BRAF-mutant melanoma. Nature 467(7315):596–9

Boskens CJ, Goldinger SM, Loquai C et al. (2013) The price of tumor control: An analysis of rare side effects of anti CTLA-4 therapy in metastatic melanoma from the ipilimumab network. PLOS ONE (in press)

Bosserhoff AK, Küster H, Hein R (2004) Elevated MIA levels in the serum of pregnant women and of children. Clin Exp Dermatol 29(6):628–9

Boyle P, Dore J, Autier P, Ringborg U (2004) Cancer of the skin: a forgotten problem in Europe. European Society for Medical Oncology 15: 5–6

Brown PD, Brown CA, Pollock RE, Gorman DA, Foote RL(2002) Stereotactic radiosurgery for patients with "radioresistant" brain metastases. Neurosurgery 51:656–665

Buchsbaum JC, Suh JH, Lee SY, Chidel MA, Greskovich JF, Barnett GH (2002) Survival by radiation therapy oncology group recursive partitioning analysis class and treatment modality in patients with brain metastases from malignant melanoma: a retrospective study. Cancer 94:2265–2272

Buder K, Gesierich A, Gelbrich G, Goebeler M (2013) Systemic treatment of metastatic uveal melanoma: review of literature and future perspectives. Cancer Med 2(5):674–86

Carvajal RD, Antonescu CR, Wolchok JD, Chapman PB, Roman RA, Teitcher J, Panageas KS, Busam KJ, Chmielowski B, Lutzky J, Pavlick AC, Fusco A, Cane L, Takebe N, Vemula S, Bouvier N, Bastian BC, Schwartz GK (2011) KIT as a therapeutic target in metastatic melanoma. JAMA 305(22):2327–34

Chang AE, Karnell LH, Menck HR (1998) The National Cancer Data Base report on cutaneous and non-cutaneous melanoma: a summary of 84,836 cases from the past decade. The American College of Surgeons Commission on Cancer and the American Cancer Society. Cancer 83(8):1664–78

Chang J, Atkinson H, A'Hern R, Lorentzos A, Gore ME (1994) A phase II study of the sequential administration of dacarbazine and fotemustine in the treatment of cerebral metastases from malignant melanoma. Eur J Cancer 30A(14):2093–5

Chapman PB, Einhorn LH, Meyers ML, Saxman S, Destro AN, Panageas KS, Begg CB, Agarwala SS, Schuchter LM, Ernstoff MS, Houghton AN, Kirkwood JM (1999) Phase III multicenter randomized trial of the Dartmouth regimen versus dacarbazine in patients with metastatic melanoma. J Clin Oncol 17(9):2745–51

Chapman P, Hauschild A, Robert C et al. for the BRIM-3 Study Group (2011) Improved Survival with Vemurafenib in Melanoma with BRAF V600E Mutation. N Engl J Med 364:2507–2516

Chapman PB, Hauschild A, Robert C, Haanen JB, Ascierto P, Larkin J, Dummer R, Garbe C, Testori A, Maio M, Hogg D, Lorigan P, Lebbe C, Jouary T, Schadendorf D, Ribas A, O'Day SJ, Sosman JA, Kirkwood JM, Eggermont AM, Dreno B, Nolop K, Li J, Nelson B, Hou J, Lee RJ, Flaherty KT, McArthur GA; BRIM-3 Study Group (2011) Improved survival with vemurafenib in melanoma with BRAF V600E mutation. N Engl J Med 364(26):2507–16

Chevolet I, Speeckaert R, Schreuer M, Neyns B, Krysko O, Bachert C, Hennart B, Allorge D, van Geel N, Van Gele M, Brochez L (2015) Characterization of the *in vivo* immune network of IDO, tryptophan metabolism, PD-L1, and CTLA-4 in circulating immune cells in melanoma. Oncoimmunology 4(3):e982382

Cho JH, Kim KM, Kwon M, Kim JH, Lee J (2012) Nilotinib in patients with metastatic melanoma harboring KIT gene aberration. Invest New Drugs 30(5): 2008–14

Cormier JN, Xing Y, Feng L, Huang X, Davidson L, Gershenwald JE, Lee JE, Mansfield PF, Ross MI (2006) Metastatic melanoma to lymph nodes in patients with unknown primary sites. Cancer 106(9): 2012–20

Cornett WR, McCall LM, Petersen RP, Ross MI, Briele HA, Noyes RD, Sussman JJ, Kraybill WG, Kane JM 3rd, Alexander HR, Lee JE, Mansfield PF, Pingpank JF, Winchester DJ, White RL Jr, Chadaram V, Herndon JE 2nd, Fraker DL, Tyler DS; American College of Surgeons Oncology Group Trial Z0020 (2006) Randomized multicenter trial of hyperthermic isolated limb perfusion with melphalan alone compared with melphalan plus tumor necrosis factor: American College of Surgeons Oncology Group Trial Z0020. J Clin Oncol 24(25):4196–201

Curtin JA, Fridlyand J, Kageshita T, Patel HN, Busam KJ, Kutzner H, Cho KH, Aiba S, Bröcker EB, LeBoit PE, Pinkel D, Bastian BC (2005) Distinct sets of genetic alterations in melanoma. N Engl J Med 353(20): 2135–47

Curtin JA, Busam K, Pinkel D, Bastian BC (2006) Somatic activation of KIT in distinct subtypes of melanoma. J Clin Oncol 24(26):4340–6

Davies H, Bignell GR, Cox C, Stephens P, Edkins S, Clegg S, Teague J, Woffendin H, Garnett MJ, Bottomley W, Davis N, Dicks E, Ewing R, Floyd Y, Gray K, Hall S, Hawes R, Hughes J, Kosmidou V, Menzies A, Mould C, Parker A, Stevens C, Watt S, Hooper S, Wilson R, Jayatilake H, Gusterson BA, Cooper C, Shipley J, Hargrave D, Pritchard-Jones K, Maitland N, Chenevix-Trench G, Riggins GJ, Bigner DD, Palmieri G, Cossu A, Flanagan A, Nicholson A, Ho JW, Leung SY,

Yuen ST, Weber BL, Seigler HF, Darrow TL, Paterson H, Marais R, Marshall CJ, Wooster R, Stratton MR, Futreal PA (2002) Mutations of the BRAF gene in human cancer. Nature 417(6892):949–54

Davies MA, Saiag P, Robert C, Grob JJ, Flaherty KT, Arance A, Chiarion-Sileni V, Thomas L, Lesimple T, Mortier L, Moschos SJ, Hogg D, Márquez-Rodas I, Del Vecchio M, Lebbé C, Meyer N, Zhang Y, Huang Y, Mookerjee B, Long GV (2017) Dabrafenib plus trametinib in patients with BRAF^{V600}-mutant melanoma brain metastases (COMBI-MB): a multicentre, multicohort, open-label, phase 2 trial. Lancet Oncol 18(7): 863–873

Davis EJ, Johnson DB, Sosman JA, Chandra S (2018) Melanoma: What do all the mutations mean? Cancer 2018 Apr 17

de Jonge MJ, Dumez H, Kitzen JJ, Beuselinck B, Verweij J, Courtney R, Battista A, Brega N, Schöffski P (2011) Phase I safety and pharmacokinetic study of SU-014813 in combination with docetaxel in patients with advanced solid tumours. Eur J Cancer 47(9):1328–35

Deneve JL, Choi J, Gonzalez RJ, Conley AP, Stewart S, Han D, Werner P, Chaudhry TA, Zager JS (2012) Chemosaturation with percutaneous hepatic perfusion for unresectable isolated hepatic metastases from sarcoma. Cardiovasc Intervent Radiol 35(6): 1480–7

Di Giacomo AM, Ascierto PA, Pilla L, Santinami M, Ferrucci PF, Giannarelli D, Marasco A, Rivoltini L, Simeone E, Nicoletti SV, Fonsatti E, Annesi D, Queirolo P, Testori A, Ridolfi R, Parmiani G, Maio M (2012) Ipilimumab and fotemustine in patients with advanced melanoma (NIBIT-M1): an open-label, single-arm phase 2 trial. Lancet Oncol 13(9):879–86

Di Giacomo AM, Ascierto PA, Queirolo P, Pilla L, Ridolfi R, Santinami M, Testori A, Simeone E, Guidoboni M, Maurichi A, Orgiano L, Spadola G, Del Vecchio M, Danielli R, Calabrò L, Annesi D, Giannarelli D, Maccalli C, Fonsatti E, Parmiani G, Maio M (2015) Three-year follow-up of advanced melanoma patients who received ipilimumab plus fotemustine in the Italian Network for Tumor Biotherapy (NIBIT)-M1 phase II study. Ann Oncol 26(4):798–803

Dietz UH, Sandell LJ (1996) Cloning of a retinoic acid-sensitive mRNA expressed in cartilage and during chondrogenesis. J Biol Chem 271: 3311–6

Douglas JG, Margolin K (2002) The treatment of brain metastases from malignant melanoma. Semin Oncol 29(5):518–24

Dummer R, Schadendorf D, Ascierto PA, Arance A, Dutriaux C, Di Giacomo AM, Rutkowski P, Del Vecchio M, Gutzmer R, Mandala M, Thomas L, Demidov L, Garbe C, Hogg D, Liszkay G, Queirolo P, Wasserman E, Ford J, Weill M, Sirulnik LA, Jehl V, Bozón V, Long GV, Flaherty K (2017) Binimetinib versus dacarbazine in patients with advanced NRAS-mutant melanoma (NEMO): a multicentre, open-label, randomised, phase 3 trial. Lancet Oncol 18(4): 435–445

Dummer R, Ascierto PA, Gogas HJ, Arance A, Mandala M, Liszkay G, Garbe C, Schadendorf D, Krajsova I, Gutzmer R, Chiarion-Sileni V, Dutriaux C, de Groot JWB, Yamazaki N, Loquai C, Moutouh-de Parseval LA, Pickard MD, Sandor V, Robert C, Flaherty KT (2018) Encorafenib plus binimetinib versus vemurafenib or encorafenib in patients with BRAF-mutant melanoma (COLUMBUS): a multicentre, open-label, randomised phase 3 trial. Lancet Oncol 19(5):603–615

Edlundh-Rose E, Egyházi S, Omholt K, Månsson-Brahme E, Platz A, Hansson J, Lundeberg J (2006) NRAS and BRAF mutations in melanoma tumours in relation to clinical characteristics: a study based on mutation screening by pyrosequencing. Melanoma Res 16(6):471–8

Eggermont AM, Kirkwood JM (2004) Re-evaluating the role of dacarbazine in metastatic melanoma: what have we learned in 30 years? Eur J Cancer 40(12): 1825–36

Eggermont AM, Testori A, Marsden J, Hersey P, Quirt I, Petrella T, Gogas H, MacKie RM, Hauschild A (2009) Utility of adjuvant systemic therapy in melanoma. Ann Oncol 20 Suppl 6:vi30–4

Eggermont AM, Robert C (2011) New drugs in melanoma: it's a whole new world. Eur J Cancer 47(14): 2150–7

Eggermont AM, Chiarion-Sileni V, Grob JJ, Dummer R, Wolchok JD, Schmidt H, Hamid O, Robert C, Ascierto PA, Richards JM, Lebbé C, Ferraresi V, Smylie M, Weber JS, Maio M, Konto C, Hoos A, de Pril V, Gurunath RK, de Schaetzen G, Suciu S, Testori A (2015) Adjuvant ipilimumab versus placebo after complete resection of high-risk stage III melanoma (EORTC 18071): a randomised, double-blind, phase 3 trial. Lancet Oncol 16(5):522–30

Eggermont AM, Chiarion-Sileni V, Grob JJ, Dummer R, Wolchok JD, Schmidt H, Hamid O, Robert C, Ascierto PA, Richards JM, Lebbé C, Ferraresi V, Smylie M, Weber JS, Maio M, Bastholt L, Mortier L, Thomas L, Tahir S, Hauschild A, Hassel JC, Hodi FS, Taitt C, de Pril V, de Schaetzen G, Suciu S, Testori A (2016) Prolonged survival in stage III melanoma with ipilimumab adjuvant therapy. N Engl J Med 375 (19):1845–1855

Eggermont AMM, Blank CU, Mandala M, Long GV, Atkinson V, Dalle S, Haydon A, Lichinitser M, Khattak A, Carlino MS, Sandhu S, Larkin J, Puig S, Ascierto PA, Rutkowski P, Schadendorf D, Koornstra R, Hernandez-Aya L, Maio M, van den Eertwegh AJM, Grob JJ, Gutzmer R, Jamal R, Lorigan P, Ibrahim N, Marreaud S, van Akkooi ACJ, Suciu S, Robert C (2018) Adjuvant Pembrolizumab versus Placebo in Resected Stage III Melanoma. N Engl J Med 378(19):1789–1801

Flaherty KT, Puzanov I, Kim KB, Ribas A, McArthur GA, Sosman JA, O'Dwyer PJ, Lee RJ, Grippo JF, Nolop K, Chapman PB (2010) Inhibition of mutated, activated BRAF in metastatic melanoma. N Engl J Med 363(9):809–19

Flaherty KT, Infante JR, Daud A, Gonzalez R, Kefford RF, Sosman J, Hamid O, Schuchter L, Cebon J, Ibrahim N, Kudchadkar R, Burris HA 3rd, Falchook G, Algazi A, Lewis K, Long GV, Puzanov I, Lebowitz P, Singh A, Little S, Sun P, Allred A, Ouellet D, Kim KB, Patel K, Weber J (2012) Combined BRAF and MEK inhibition in melanoma with BRAF V600 mutations. N Engl J Med 367(18):1694–703

Flaherty KT, Robert C, Hersey P, Nathan P, Garbe C, Milhem M, Demidov LV, Hassel JC, Rutkowski P, Mohr P, Dummer R, Trefzer U, Larkin JM, Utikal J, Dreno B, Nyakas M, Middleton MR, Becker JC, Casey M, Sherman LJ, Wu FS, Ouellet D, Martin AM, Patel K, Schadendorf D; METRIC Study Group (2012) Improved Survival with MEK Inhibition in BRAF-Mutated Melanoma N Engl J Med 367:107–114

Forschner A, Eichner F, Amaral T, Keim U, Garbe C, Eigentler TK (2017) Improvement of overall survival in stage IV melanoma patients during 2011–2014: analysis of real-world data in 441 patients of the German Central Malignant Melanoma Registry (CMMR). J Cancer Res Clin Oncol 143(3):533–540

Gangadhar TC, Hamid O, Smith DC, Bauer TM, Wasser JS, Olszanski AJ, Luke JJ, Balmanoukian AS, Kaufman DR, Zhao Y, Maleski J, Jones MJ, Leopold L, Gajewski TF (2016) Epacadostat plus pembrolizumab in patients with advanced melanoma and select solid tumors: Updated phase 1 results from ECHO-202/KEYNOTE-037, Annals of Oncol, Vol 27 (suppl_6): 1110PD

Garbe C, Eigentler TK (2007) Diagnosis and treatment of cutaneous melanoma: state of the art 2006. Melanoma Res 17(2):117–27

Garbe C, Paul A, Kohler-Späth H, Ellwanger U, Stroebel W, Schwarz M, Schlagenhauff B, Meier F, Schittek B, Blaheta HJ, Blum A, Rassner G (2003) Prospective evaluation of a follow-up schedule in cutaneous melanoma patients: recommendations for an effective follow-up strategy. J Clin Oncol 21:520–529

Gaspar L, Scott C, Rotman M, Asbell S, Phillips T, Wasserman T, McKenna WG, Byhardt R (1997) Recursive partitioning analysis (RPA) of prognostic factors in three Radiation Therapy Oncology Group (RTOG) brain metastases trials. Int J Radiat Oncol Biol Phys 37:745–751

Gerami P, Jewell SS, Morrison LE, Blondin B, Schulz J, Ruffalo T, Matushek P 4th, Legator M, Jacobson K, Dalton SR, Charzan S, Kolaitis NA, Guitart J, Lertsbarapa T, Boone S, LeBoit PE, Bastian BC (2009) Fluorescence in situ hybridization (FISH) as an ancillary diagnostic tool in the diagnosis of melanoma. Am J Surg Pathol 33(8):1146–56

Gershenwald JE, Scolyer RA, Hess KR, Sondak VK, Long GV, Ross MI, Lazar AJ, Faries MB, Kirkwood JM, McArthur GA, Haydu LE, Eggermont AMM, Flaherty KT, Balch CM, Thompson JF (2017) Melanoma staging: Evidence-based changes in the American Joint Committee on Cancer eighth edition cancer staging manual. CA Cancer J Clin 67(6):472–492

Goel VK, Lazar AJ, Warneke CL, Redston MS, Haluska FG (2006) Examination of mutations in BRAF, NRAS, and PTEN in primary cutaneous melanoma. J Invest Dermatol 126(1):154–60

Goldberg SB, Gettinger SN, Mahajan A, Chiang AC, Herbst RS, Sznol M, Tsiouris AJ, Cohen J, Vortmeyer A, Jilaveanu L, Yu J, Hegde U, Speaker S, Madura M, Ralabate A, Rivera A, Rowen E, Gerrish H, Yao X, Chiang V, Kluger HM (2016) Pembrolizumab for patients with melanoma or non-small-cell lung cancer and untreated brain metastases: early analysis of a non-randomised, open-label, phase 2 trial. Lancet Oncol 17(7):976–983

Goldstein AM, Chan M, Harland M, Hayward NK, Demenais F, Bishop DT, Azizi E, Bergman W, Bianchi-Scarra G, Bruno W, Calista D, Albright LA, Chaudru V, Chompret A, Cuellar F, Elder DE, Ghiorzo P, Gillanders EM, Gruis NA, Hansson J, Hogg D, Holland EA, Kanetsky PA, Kefford RF, Landi MT, Lang J, Leachman SA, MacKie RM, Magnusson V, Mann GJ, Bishop JN, Palmer JM, Puig S, Puig-Butille JA, Stark M, Tsao H, Tucker MA, Whitaker L, Yakobson E; Lund Melanoma Study Group; Melanoma Genetics Consortium (GenoMEL) (2007) Features associated with germline CDKN2A mutations: a GenoMEL study of melanoma-prone families from three continents. J Med Genet 44(2):99–106

Göhl J, Hohenberger W (2012) Malignes Melanom. In: Viszeralchirurgie, 9. Auflage. Springer, Berlin Heidelberg New York

Greaves WO, Verma S, Patel KP, Davies MA, Barkoh BA, Galbincea JM, Yao H, Lazar AJ, Aldape KD, Medeiros LJ, Luthra R (2013) Frequency and Spectrum of BRAF Mutations in a Retrospective, Single-Institution Study of 1112 Cases of Melanoma. J Mol Diagn 15(2):220–6

Gross S, Erdmann M, Haendle I, Voland S, Berger T, Schultz E, Strasser E, Dankerl P, Janka R, Schliep S, Heinzerling L, Sotlar K, Coulie P, Schuler G, Schuler-Thurner B (2017) Twelve-year survival and immune correlates in dendritic cell-vaccinated melanoma patients. JCI Insight 2(8)

Grunhagen DJ, de Wilt JH, Graveland WJ, van Geel AN, Eggermont AM (2006) The palliative value of tumor necrosis factor alpha-based isolated limb perfusion in patients with metastatic sarcoma and melanoma. Cancer 106(1):156–62

Guo J, Si L, Kong Y, Flaherty KT, Xu X, Zhu Y, Corless CL, Li L, Li H, Sheng X, Cui C, Chi Z, Li S, Han M, Mao L, Lin X, Du N, Zhang X, Li J, Wang B, Qin S (2011) Phase II, open-label, single-arm trial of imatinib mesylate in patients with metastatic melanoma harboring c-Kit mutation or amplification. J Clin Oncol 29(21): 2904–9

Hamid O, Robert C, Daud A, Hodi S, Hwu WJ, Kefford R, Wolchok JD, Hersey P, Joseph RW, Weber JS, Dronca R, Gangadhar TC, Patnaik A, Zarour H, Joshua AM, Gergich K, Elassaiss-Schaap J, Algazi A, Mateus C, Boasberg P, Tumeh PC, Chmielowski B, Ebbinghaus SW, Li XN, Kang P, Ribas A (2013)Safety and Tumor Responses with Lambrolizumab (Anti–PD-1) in Melanoma. NEJM 369(2): 134–44

Han D, Zager JS, Shyr Y, Chen H, Berry LD, Iyengar S, Djulbegovic M, Weber JL, Marzban SS, Sondak VK, Messina JL, Vetto JT, White RL, Pockaj B, Mozzillo N, Charney KJ, Avisar E, Krouse R, Kashani-Sabet M, Leong SP (2013) Clinicopathologic predictors of sentinel lymph node metastasis in thin melanoma. J Clin Oncol 31(35):4387–93

Haritoglou I, Wolf A, Maier T, Haritoglou C, Hein R, Schaller UC (2009) Osteopontin and 'melanoma inhibitory activity': comparison of two serological tumor markers in metastatic uveal melanoma patients. Ophthalmologica 223(4):239–43

Hartmann A, Bedenk C, Keikavoussi P, Becker JC, Hamm H, Bröcker EB (2008) Vitiligo and melanoma-associated hypopigmentation (MAH): shared and discriminative features. J Dtsch Dermatol Ges 6(12): 1053–9

Hassel JC*, Heinzerling L*, Aberle J, Bähr O, Eigentler TK, Grimm MO, Grünwald V, Leipe J, Reinmuth N, Tietze JK, Trojan J, Zimmer L, Gutzmer R (2017) Combined immune checkpoint blockade (anti-PD-1/anti-CTLA-4): Evaluation and management of adverse drug reactions. Cancer Treat Rev 57:36–49; * shared first author

Hecht M, Zimmer L, Loquai C, Weishaupt C, Gutzmer R, Schuster B, Gleisner S, Schulze B, Goldinger SM, Berking C, Forschner A, Clemens P, Grabenbauer G, Müller-Brenne T, Bauch J, Eich HT, Grabbe S, Schadendorf D, Schuler G, Keikavoussi P, Semrau S, Fietkau R, Distel LV, Heinzerling L (2015) Radiosensitization by BRAF inhibitor therapy-mechanism and frequency of toxicity in melanoma patients. Ann Oncol 26(6):1238–44

Heinzerling L, Kühnapfel S, Meckbach D, Baiter M, Kaempgen E, Keikavoussi P, Schuler G, Agaimy A, Bauer J, Hartmann A, Kiesewetter F, Schneider-Stock R (2013) Rare BRAF mutations in melanoma patients: implications for molecular testing in clinical practice. Br J Cancer 108(10):2164–71

Heinzerling L, Goldinger SM (2017) A review of serious adverse effects under treatment with checkpoint inhibitors. Curr Opin Oncol 29(2):136–144

Heppt MV, Roesch A, Weide B, Gutzmer R, Meier F, Loquai C, Kähler KC, Gesierich A, Meissner M, von Bubnoff D, Göppner D, Schlaak M, Pföhler C, Utikal J, Heinzerling L, Cosgarea I, Engel J, Eckel R, Martens A, Mirlach L, Satzger I, Schubert-Fritschle G, Tietze JK, Berking C (2017) Prognostic factors and treatment outcomes in 444 patients with mucosal melanoma. Eur J Cancer 81:36–44

Heppt MV, Heinzerling L, Kähler KC, Forschner A, Kirchberger MC, Loquai C, Meissner M, Meier F, Terheyden P, Schell B, Herbst R, Göppner D, Kiecker F, Rafei-Shamsabadi D, Haferkamp S, Huber MA, Utikal J, Ziemer M, Bumeder I, Pfeiffer C, Schäd SG, Schmid-Tannwald C, Tietze JK, Eigentler TK, Berking C (2017) Prognostic factors and outcomes in metastatic uveal melanoma treated with programmed cell death-1 or combined PD-1/cytotoxic T-lymphocyte antigen-4 inhibition. Eur J Cancer, 82:56–65

Hodi FS, Mihm MC, Soiffer RJ, Haluska FG, Butler M, Seiden MV, Davis T, Henry-Spires R, MacRae S, Willman A, Padera R, Jaklitsch MT, Shankar S, Chen TC, Korman A, Allison JP, Dranoff G (2003) Biologic activity of cytotoxic T lymphocyte-associated antigen 4 antibody blockade in previously vaccinated metastatic melanoma and ovarian carcinoma patients. Proc Natl Acad Sci U S A 100(8): 4712–7

Hodi FS, O'Day SJ, McDermott DF, Weber RW, Sosman JA, Haanen JB, Gonzalez R, Robert C, Schadendorf D, Hassel JC, Akerley W, van den Eertwegh AJ, Lutzky J, Lorigan P, Vaubel JM, Linette GP, Hogg D, Ottensmeier CH, Lebbé C, Peschel C, Quirt I, Clark JI, Wolchok JD, Weber JS, Tian J, Yellin MJ, Nichol GM, Hoos A, Urba WJ (2010) Improved survival with ipilimumab in patients with metastatic melanoma. N Engl J Med 363(8):711–23

Hodi F et al. (2012) J Clin Oncol 30 (suppl abstr 8507)

Hodis E, Watson IR, Kryukov GV, Arold ST, Imielinski M, Theurillat JP, Nickerson E, Auclair D, Li L, Place C, Dicara D, Ramos AH, Lawrence MS, Cibulskis K, Sivachenko A, Voet D, Saksena G, Stransky N, Onofrio RC, Winckler W, Ardlie K, Wagle N, Wargo J, Chong K, Morton DL, Stemke-Hale K, Chen G, Noble M, Meyerson M, Ladbury JE, Davies MA, Gershenwald JE, Wagner SN, Hoon DS, Schadendorf D, Lander ES, Gabriel SB, Getz G, Garraway LA, Chin L (2012) A landscape of driver mutations in melanoma. Cell 150(2):251–63

Hofmann L, Forschner A, Loquai C, Goldinger SM, Zimmer L, Ugurel S, Schmidgen MI, Gutzmer R, Utikal JS, Göppner D, Hassel JC, Meier F, Tietze JK, Thomas I, Weishaupt C, Leverkus M, Wahl R, Dietrich U, Garbe C, Kirchberger MC, Eigentler T, Berking C, Gesierich A, Krackhardt AM, Schadendorf D, Schuler G, Dummer R, Heinzerling LM (2016) Cutaneous, gastrointestinal, hepatic, endocrine, and renal side-effects of anti-PD-1 therapy. Eur J Cancer 60:190–209

Hornyák L, Dobos N, Koncz G, Karányi Z, Páll D, Szabó Z, Halmos G, Székvölgyi L (2018) The Role of Indoleamine-2,3-Dioxygenase in Cancer Development, Diagnostics, and Therapy. Front Immunol 9:151

Jakob JA, Bassett RL, Ng CS, Curry JL, Joseph RW, Alvarado GC, Rohlfs ML, Richard J, Gershenwald JE, Kim KB, Lazar AJ, Hwu P, Davies MA (2012) NRAS mutation status is an independent prognostic factor in metastatic melanoma. Cancer 118:4014–23

Jasperson LK, Bucher C, Panoskaltsis-Mortari A, Taylor PA, Mellor AL, Munn DH, Blazar BR (2008) Indoleamine 2,3-dioxygenase is a critical regulator of acute graft-versus-host disease lethality. Blood 111(6):3257–65

Jemal A, Saraiya M, Patel P, Cherala SS, Barnholtz-Sloan J, Kim J, Wiggins CL, Wingo PA (2011) Recent trends in cutaneous melanoma incidence and death rates in the United States, 1992–2006. J Am Acad Dermatol 65(5 Suppl 1):S17–25.e1–3

Johnson DB, Menzies AM, Zimmer L, Eroglu Z, Ye F, Zhao S, Rizos H, Sucker A, Scolyer RA, Gutzmer R, Gogas H, Kefford RF, Thompson JF, Becker JC, Berking C, Egberts F, Loquai C, Goldinger SM, Pupo GM, Hugo W, Kong X, Garraway LA, Sosman JA, Ribas A, Lo RS, Long GV, Schadendorf D (2015) Acquired BRAF inhibitor resistance: A multicenter meta-analysis of the spectrum and frequencies, clinical behaviour, and phenotypic associations of resistance mechanisms. Eur J Cancer 51(18):2792–9

Kalinsky K, Lee S, Rubin KM, Lawrence DP, Iafrarte AJ, Borger DR, Margolin KA, Leitao MM Jr, Tarhini AA, Koon HB, Pecora AL, Jaslowski AJ, Cohen GI, Kuzel TM, Lao CD, Kirkwood JM (2017) A phase 2 trial of dasatinib in patients with locally advanced or stage IV mucosal, acral, or vulvovaginal melanoma: A trial of the ECOG-ACRIN Cancer Research Group (E2607). Cancer 123(14):2688–2697

Kath R, Hayungs J, Bornfeld N, Sauerwein W, HHYPERLIN, Seeber S (1993) Prognosis and treatment of disseminated uveal melanoma. Cancer 72(7): 2219–23

Katz HR (1981) The relative effectiveness of radiation therapy, corticosteroids, and surgery in the management of melanoma metastatic to the central nervous system. Int J Radiat Oncol Biol Phys 7:897–906

Kaufmann R, Spieth K, Leiter U, Mauch C, von den Driesch P, Vogt T, Linse R, Tilgen W, Schadendorf D, Becker JC, Sebastian G, Krengel S, Kretschmer L, Garbe C, Dummer R; Dermatologic Cooperative Oncology Group (2005) Temozolomide in combination with interferon-alfa versus temozolomide alone in patients with advanced metastatic melanoma: a randomized, phase III, multicenter study from the Dermatologic Cooperative Oncology Group. J Clin Oncol 23(35):9001–7

Kaufman HL, Russell J, Hamid O, Bhatia S, Terheyden P, D'Angelo SP, Shih KC, Lebbé C, Linette GP, Milella M, Brownell I, Lewis KD, Lorch JH, Chin K, Mahnke L, von Heydebreck A, Cuillerot JM, Nghiem P (2016) Avelumab in patients with chemotherapy-refractory metastatic Merkel cell carcinoma: a multicentre, single-group, open-label, phase 2 trial. Lancet Oncol 17(10):1374–1385

Kinsler VA, Chong WK, Aylett SE, Atherton DJ (2008) Complications of congenital melanocytic naevi in children: analysis of 16 years' experience and clinical practice.Br J Dermatol 159(4):907–14

Kinsler VA, O'Hare P, Bulstrode N, Calonje JE, Chong WK, Hargrave D, Jacques T, Lomas D, Sebire NJ, Slater O3 (2017) Melanoma in congenital melanocytic naevi. Br J Dermatol 176:1131–43

Kirchberger MC, Ugurel S, Mangana J, Heppt MV, Eigentler TK, Berking C, Schadendorf D, Schuler G, Dummer R, Heinzerling L (2018) MEK inhibition may increase survival of NRAS-mutated melanoma patients treated with checkpoint blockade: Results of a retrospective multicenter analysis of 364 patients. Eur J Cancer (in press)

Kirkwood JM, Ibrahim JG, Sondak VK, Richards J, Flaherty LE, Ernstoff MS, Smith TJ, Rao U, Steele M, Blum RH (2000) High- and low-dose interferon alfa-2b in high-risk melanoma: first analysis of intergroup trial E1690/S9111/C9190. J Clin Oncol 18(12):2444–58

Klingenstein A, Haritoglou I, Schaumberger MM, Nentwich MM, Hein R, Schaller UC (2011) Receiver operating characteristic analysis: calculation for the marker 'melanoma inhibitory activity' in metastatic uveal melanoma patients. Melanoma Res 21(4): 352–6

Knorr C, Meyer T, Janssen T, Goehl J, Hohenberger W (2005) Hyperthermic isolated limb perfusion (HILP) in malignant melanoma. Experience with 101 patients. Eur J Surg Oncol 32(2):224–7

Kristeleit R, Davidenko I, Shirinkin V, El-Khouly F, Bondarenko I, Goodheart MJ, Gorbunova V, Penning CA, Shi JG, Liu X, Newton RC, Zhao Y, Maleski J, Leopold L, Schilder RJ (2017) A randomised, open-label, phase 2 study of the IDO1 inhibitor epacadostat (INCB024360) versus tamoxifen as therapy for biochemically recurrent (CA-125 relapse)-only epithelial ovarian cancer, primary peritoneal carcinoma, or fallopian tube cancer. Gynecol Oncol 146(3):484–490

Krynitz B, Edgren G, Lindelöf B, Baecklund E, Brattstr NK, Wilczek H, Smedby KE (2012) Risk of skin cancer and other malignancies in kidney, liver, heart and lung transplant recipients 1970 to 2008-A Swedish population-based study. Int J Cancer. doi: 10.1002/ijc.27765. [Epub ahead of print]

Larkin J, Chiarion-Sileni V, Gonzalez R, Grob JJ, Cowey CL, Lao CD, Schadendorf D, Dummer R, Smylie M, Rutkowski P, Ferrucci PF, Hill A, Wagstaff J, Carlino MS, Haanen JB, Maio M, Marquez-Rodas I, McArthur GA, Ascierto PA, Long GV, Callahan MK, Postow MA, Grossmann K, Sznol M, Dreno B, Bastholt L, Yang A,

Rollin LM, Horak C, Hodi FS, Wolchok JD (2015) Combined Nivolumab and Ipilimumab or Monotherapy in Untreated Melanoma. N Engl J Med 373(1):23–34

Lebbé C, Meyer N, Mortier L, Marquez-Rodas I, Robert C, Rutkowski P, Menzies AM, Eigentler T, Ascierto PA, Smylie M, Schadendorf D, Ajaz M, Svane IM, Gonzalez R, Rollin L, Lord-Bessen J, Saci A, Grigoryeva E, Pigozzo J (2019) Evaluation of Two Dosing Regimens for Nivolumab in Combination With Ipilimumab in Patients With Advanced Melanoma: Results From the Phase IIIb/IV CheckMate 511 Trial. J Clin Oncol, JCO1801998

Lee CC, Faries MB, Wanek LA, Morton DL (2009) Improved survival for stage IV melanoma from an unknown primary site. J Clin Oncol 27(21):3489–95

Leiter U, Stadler R, Mauch C, Hohenberger W, Brockmeyer N, Berking C, Sunderkötter C, Kaatz M, Schulte KW, Lehmann P, Vogt T, Ulrich J, Herbst R, Gehring W, Simon JC, Keim U, Martus P, Garbe C; German Dermatologic Cooperative Oncology Group (DeCOG) (2016) Complete lymph node dissection versus no dissection in patients with sentinel lymph node biopsy positive melanoma (DeCOG-SLT): a multicentre, randomised, phase 3 trial. Lancet Oncol 17(6):757–767

Leung ACF, Kummar S, Agarwala SS, Nemunaitis JJ, Gonzalez R, Drabick JJ, Schmidt EV, Chartash E, Xing B, Currie G, Janssen R, Ribas A (2017) Phase 1b/2, open label, multicenter, study of intratumoral SD-101 in combination with pembrolizumab in anti-PD1 naïve & experienced metastatic melanoma patients. J Clin Oncol 35, no. 15_suppl:9550

Leyvraz S, Spataro V, Bauer J, Pampallona S, Salmon R, Dorval T, Meuli R, Gillet M, Lejeune F, Zografos L (1997) Treatment of ocular melanoma metastatic to the liver by hepatic arterial chemotherapy. J Clin Oncol 15(7):2589–95

Little EG, Eide MJ (2012) Update on the current state of melanoma incidence. Dermatol Clin 30(3):355–61

Long GV, Stroyakovskiy D, Gogas H, Levchenko E, de BF, Larkin J, Garbe C, Jouary T, Hauschild A, Grob JJ, Chiarion Sileni V, Lebbe C, Mandalà M, Millward M, Arance A, Bondarenko I, Haanen JB, Hansson J, Utikal J, Ferraresi V, Kovalenko N, Mohr P, Probachai V, Schadendorf D, Nathan P, Robert C, Ribas A, DeMarini DJ, Irani JG, Casey M, Ouellet D, Martin AM, Le N, Patel K, Flaherty K (2014) Combined BRAF and MEK inhibition versus BRAF inhibition alone in melanoma. N Engl J Med 371(20):1877–88

Long GV, Stroyakovskiy D, Gogas H, Levchenko E, de Braud F, Larkin J, Garbe C, Jouary T, Hauschild A, Grob JJ, Chiarion-Sileni V, Lebbe C, Mandalà M, Millward M, Arance A, Bondarenko I, Haanen JB, Hansson J, Utikal J, Ferraresi V, Kovalenko N, Mohr P, Probachai V, Schadendorf D, Nathan P, Robert C, Ribas A, DeMarini DJ, Irani JG, Swann S, Legos JJ, Jin F, Mookerjee B, Flaherty K (2015) Dabrafenib and trametinib versus dabrafenib and placebo for Val600 BRAF-mutant melanoma: a multicentre, double-blind, phase 3 randomised controlled trial. Lancet 386(9992):444–51

Long GV, Weber JS, Infante JR, Kim KB, Daud A, Gonzalez R, Sosman JA, Hamid O, Schuchter L, Cebon J, Kefford RF, Lawrence D, Kudchadkar R, Burris HA 3rd, Falchook GS, Algazi A, Lewis K, Puzanov I, Ibrahim N, Sun P, Cunningham E, Kline AS, Del Buono H, McDowell DO, Patel K, Flaherty KT (2016) Overall survival and durable responses in patients with BRAF V600-mutant metastatic melanoma receiving dabrafenib combined with trametinib. J Clin Oncol 34(8):871–8

Long GV, Atkinson V, Cebon JS, Jameson MB, Fitzharris BM, McNeil CM, Hill AG, Ribas A, Atkins MB, Thompson JA, Hwu WJ, Hodi FS, Menzies AM, Guminski AD, Kefford R, Kong BY, Tamjid B, Srivastava A, Lomax AJ, Islam M, Shu X, Ebbinghaus S, Ibrahim N, Carlino MS (2017) Standard-dose pembrolizumab in combination with reduced-dose ipilimumab for patients with advanced melanoma (KEYNOTE-029): an open-label, phase 1b trial. Lancet Oncol 18(9):1202–1210

Long GV, Hauschild A, Santinami M, Atkinson V, Mandalà M, Chiarion-Sileni V, Larkin J, Nyakas M, Dutriaux C, Haydon A, Robert C, Mortier L, Schachter J, Schadendorf D, Lesimple T, Plummer R, Ji R, Zhang P, Mookerjee B, Legos J, Kefford R, Dummer R, Kirkwood JM (2017) Adjuvant Dabrafenib plus Trametinib in Stage III BRAF-Mutated Melanoma. N Engl J Med 377(19):1813–1823

Long GV, Atkinson V, Lo S, Sandhu S, Guminski AD, Brown MP, Wilmott JS, Edwards J, Gonzalez M, Scolyer RA, Menzies AM, McArthur GA (2018) Combination nivolumab and ipilimumab or nivolumab alone in melanoma brain metastases: a multicentre randomised phase 2 study. Lancet Oncol 19(5):672–681

Mahipal A, Tijani L, Chan K, Laudadio M, Mastrangelo MJ, Sato T (2012) A pilot study of sunitinib malate in patients with metastatic uveal melanoma. Melanoma Res 22(6):440–6

Mallone S, De Vries E, Guzzo M, Midena E, Verne J, Coebergh JW, Marcos-Gragera R, Ardanaz E, Martinez R, Chirlaque MD, Navarro C, Virgili G; RARECARE WG (2012) Descriptive epidemiology of malignant mucosal and uveal melanomas and adnexal skin carcinomas in Europe. Eur J Cancer 48(8):1167–75

Mangana J, Levesque MP, Karpova MB, Dummer R (2012) Sorafenib in melanoma. Expert Opin Investig Drugs 21(4):557–68

Manola J, Atkins M, Ibrahim J, Kirkwood J (2000) Prognostic factors in metastatic melanoma: a pooled analysis of Eastern Cooperative Oncology Group trials. J Clin Oncol 18(22):3782–93

Margolin K, Ernstoff MS, Hamid O, Lawrence D, McDermott D, Puzanov I, Wolchok JD, Clark JI, Sznol M, Logan TF, Richards J, Michener T, Balogh A, Heller KN, Hodi FS (2012) Ipilimumab in patients with melanoma and brain metastases: an open-label, phase 2 trial. Lancet Oncol 13(5):459–65

Mariani P, Piperno-Neumann S, Servois V, Berry mg, Dorval T, Plancher C, Couturier J, Levy-Gabriel C, Lumbroso-Le Rouic L, Desjardins L, Salmon RJ (2009) Surgical management of liver metastases from uveal melanoma: 16 years' experience at the Institut Curie. Eur J Surg Oncol 35(11):1192–7

Marty M, Sersa G, Garbay JR, Gehl J, Collins CG, Snoj M, Billard V, Geertsen PF, Larkin JO, Miklavic D, Pavlovic I, Paulin-Kosir SM, Cemazar C, O'Sullivan GC, Mir LM (2006) Electrochemotherapy – An easy, highly effective and safe treatment of cutaneous and subcutaneous metastases: Results of ESOPE (European Standard Operating Procedures of Electrochemotherapy) study. EJC Supplements 4(11):3–13

Mellor AL, Munn DH (2004) IDO expression by dendritic cells: tolerance and tryptophan catabolism. Nat Rev Immunol 4(10):762–74

Menshawy A, Mattar O, Abdulkarim A, Kasem S, Nasreldin N, Menshawy E, Mohammed S, Abdel-Maboud M, Gadelkarim M, El Ashal GG, Elgebaly AS (2018) Denosumab versus bisphosphonates in patients with advanced cancers-related bone metastasis: systematic review and meta-analysis of randomized controlled trials. Support Care Cancer 26(4):1029–1038

Mir LM, Gehl J, Sersa G, Collins CG, Garbay JR, Billard V, Geertsen PF, Rudolf Z, O'Sullivan G, Marty M (2006) Standard operating procedures of the electrochemotherapy: Instructions for the use of bleomycin or cisplatin administered either systemically or locally and electric pulses delivered by the CliniporatorTM by means of invasive or non-invasive electrodes. EJC Supplements 4(11):14–25

Middleton MR, Grob JJ, Aaronson N, Fierlbeck G, Tilgen W, Seiter S, Gore M, Aamdal S, Cebon J, Coates A, Dreno B, Henz M, Schadendorf D, Kapp A, Weiss J, Fraass U, Statkevich P, Muller M, Thatcher N (2000) Randomized phase III study of temozolomide versus dacarbazine in the treatment of patients with advanced metastatic malignant melanoma. J Clin Oncol 18(1):158–66

Mornex F, Thomas L, Mohr P, Hauschild A, Delaunay MM, Lesimple T, Tilgen W, Bui BN, Guillot B, Ulrich J, Bourdin S, Mousseau M, Cupissol D, Bonneterre ME, De Gislain C, Bensadoun RJ, Clavel M (2003) A prospective randomized multicentre phase III trial of fotemustine plus whole brain irradiation versus fotemustine alone in cerebral metastases of malignant melanoma. Melanoma Res 13(1):97–103

Nashan D, Kocer B, Schiller M, Luger T, Grabbe S (2003) Significant risk of a second melanoma in patients with a history of melanoma but no further predisposing factors. Dermatology 206(2):76–7

Nghiem PT, Bhatia S, Lipson EJ, Kudchadkar RR, Miller NJ, Annamalai L, Berry S, Chartash EK, Daud A, Fling SP, Friedlander PA, Kluger HM, Kohrt HE, Lundgren L, Margolin K, Mitchell A, Olencki T, Pardoll DM, Reddy SA, Shantha EM, Sharfman WH, Sharon E, Shemanski LR, Shinohara MM, Sunshine JC, Taube JM, Thompson JA, Townson SM, Yearley JH, Topalian SL, Cheever MA (2016) PD-1 Blockade with Pembrolizumab in Advanced Merkel-Cell Carcinoma. N Engl J Med 374(26):2542–52

Noël G, Simon JM, Valery CA, Cornu P, Boisserie G, Ledu D, Hasboun D, Tep B, Delattre JY, Marsault C, Baillet F, Mazeron JJ (2002) Linac radiosurgery for brain metastasis of melanoma. Stereotact Funct Neurosurg 79(3-4):245–55

Peters S, Voelter V, Zografos L, Pampallona S, Popescu R, Gillet M, Bosshard W, Fiorentini G, Lotem M, Weitzen R, Keilholz U, Humblet Y, Piperno-Neumann S, Stupp R, Leyvraz S (2006) Intra-arterial hepatic fotemustine for the treatment of liver metastases from uveal melanoma: experience in 101 patients. Ann Oncol 17(4):578–83

Pinc A, Somasundaram R, Wagner C, Hörmann M, Karanikas G, Jalili A, Bauer W, Brunner P, Grabmeier-Pfistershammer K, Gschaider M, Lai CY, Hsu MY, Herlyn M, Stingl G, Wagner SN (2012) Targeting CD20 in melanoma patients at high risk of disease recurrence. Mol Ther 20(5):1056–62

Pingpank JF, Hughes MS, Alexander HR (2010) A phase III random assignment trial comparing percutaneous hepatic perfusion with melphalan (PHP-mel) to standard of care for patients with hepatic metastases from metastatic ocular or cutaneous melanoma. J Clin Oncol 28(18 suppl):LBA8512

Pisani P, Bray F, Parkin DM (2002) Estimates of the worldwide prevalence of cancer for 25 sites in the adult population. Int J Cancer 97:72–81

Pollock BE, Brown PD, Foote RL, Stafford SL, Schomberg PJ (2003) Properly selected patients with multiple brain metastases may benefit from aggressive treatment of their intracranial disease. J Neurooncol 61:73–80

Poo-Hwu WJ, Ariyan S, Lamb L, Papac R, Zelterman D, Hu GL, Brown J, Fischer D, Bolognia J, Buzaid AC (1999) Follow-up recommendations for patients with American Joint Committee on Cancer Stages I-III malignant melanoma. Cancer 86(11):2252–8

Postow MA, Carvajal RD (2012) Therapeutic implications of KIT in melanoma. Cancer J 18(2):137–41

Quaglino P, Marenco F, Osella-Abate S, Cappello N, Ortoncelli M, Salomone B, Fierro MT, Savoia P, Bernengo MG (2010) Vitiligo is an independent favourable prognostic factor in stage III and IV metastatic melanoma patients: results from a single-institution hospital-based observational cohort study. Ann Oncol 21(2):409–14

Radny P, Caroli UM, Bauer J, Paul T, Schlegel C, Eigentler TK, Weide B, Schwarz M, Garbe C (2003) Phase II trial of intralesional therapy with interleukin-2 in soft-tissue melanoma metastases. Br J Cancer 89: 1620–26

Raizer JJ, Hwu WJ, Panageas KS, Wilton A, Baldwin DE, Bailey E, von Althann C, Lamb LA, Alvarado G, Bilsky MH, Gutin PH (2008) Brain and leptomeningeal metastases from cutaneous melanoma: survival outcomes based on clinical features. Neuro Oncol 10(2):199–207

Reichle A, Vogt T, Coras B, Terheyden P, Neuber K, Trefzer U, Schultz E, Berand A, BrYPERLINK, Landthaler M, Andreesen R (2007) Targeted combined anti-inflammatory and angiostatic therapy in advanced melanoma: a randomized phase II trial. Melanoma Res 17(6):360–4

Reifenberger J, Knobbe CB, Sterzinger AA, Blaschke B, Schulte KW, Ruzicka T, Reifenberger G (2004) Frequent alterations of Ras signaling pathway genes in sporadic malignant melanomas. Int J Cancer 109(3):377–84

Retz M, Gschwend JE (2010) Medikamentöse Tumortherapie. Springer, Berlin Heidelberg New York

Rhodes AR, Melski JW (2982) Small congenital nevocellular nevi and the risk of cutaneous melanoma. J Pediatr. 1982 Feb;100(2):219–24

Richardson SK, Tannous ZS, Mihm MC Jr (2002) Congenital and infantile melanoma: review of the literature and report of an uncommon variant, pigment synthesizing melanoma. J Am Acad Dermatol 47(1): 77–90

Ridolfi L, Petrini M, Fiammenghi L, Granato AM, Ancarani V, Pancisi E, Brolli C, Selva M, Scarpi E, Valmorri L, Nicoletti SV, Guidoboni M, Riccobon A, Ridolfi R (2011) Dendritic cell-based vaccine in advanced melanoma: update of clinical outcome. Melanoma Res 21(6):524–9

Robert C, Karaszewska B, Schachter J, Rutkowski P, Mackiewicz A, Stroiakovski D, Lichinitser M, Dummer R, Grange F, Mortier L, Chiarion-Sileni V, Drucis K, Krajsova I, Hauschild A, Lorigan P, Wolter P, Long GV, Flaherty K, Nathan P, Ribas A, Martin AM, Sun P, Crist W, Legos J, Rubin SD, Little SM, Schadendorf D (2015) Improved overall survival in melanoma with combined dabrafenib and trametinib. N Engl J Med 372(1):30–9

Saldanha G, Potter L, Daforno P, Pringle JH (2006) Cutaneous melanoma subtypes show different BRAF and NRAS mutation frequencies. Clin Cancer Res 12(15):4499–505

Sato T, Nathan PD, , Hernandez-Aya L, Sacco JL, Orloff MM, Visich J, Little N, Hulstine A-M, Coughlin CM, Carvajal RD (2018) Redirected T cell lysis in patients with metastatic uveal melanoma with gp100-directed TCR IMCgp100: Overall survival findings. J Clin Oncol 36: 15_suppl, 9521

Schadendorf D, Hodi FS, Robert C, Weber JS, Margolin K, Hamid O, Patt D, Chen TT, Berman DM, Wolchok JD (2015) Pooled Analysis of Long-Term Survival Data From Phase II and Phase III Trials of Ipilimumab in Unresectable or Metastatic Melanoma. J Clin Oncol 33(17):1889–94

Scheulen ME, Kämpgen E, Keilholz U, Heinzerling L, Ochsenreither S, Abendroth A, Hilger RA, Grubert M, Wetter A, Guberina N, Bauer S, Schuler G, Bornfeld N, Schuler MH, Richly H (2017) STREAM: A randomized discontinuation, blinded, placebo-controlled phase II study of sorafenib (S) treatment of chemonaïve patients (pts) with metastatic uveal melanoma (MUM). J Clin Oncol 35, no. 15_suppl: 9511–9511

Schlagenhauff B, Stroebel W, Ellwanger U, Meier F, Zimmermann C, Breuninger H, Rassner G, Garbe C (1997) Metastatic melanoma of unknown primary origin shows prognostic similarities to regional metastatic melanoma: recommendations for initial staging examinations. Cancer 80(1):60–5

Schmidt J, Bosserhoff AK (2009) Processing of MIA protein during melanoma cell migration. Int J Cancer 125(7):1587–94

Schmittel A, Schmidt-Hieber M, Martus P, Bechrakis NE, Schuster R, Siehl JM, Foerster MH, Thiel E, Keilholz U (2006) A randomized phase II trial of gemcitabine plus treosulfan versus treosulfan alone in patients with metastatic uveal melanoma. Ann Oncol 17(12): 1826–9

Scholes AG, Damato BE, Nunn J, Hiscott P, Grierson I, Field JK (2003) Monosomy 3 in uveal melanoma: correlation with clinical and histologic predictors of survival. Invest Ophthalmol Vis Sci 44(3): 1008–11

Schreuer M, Jansen Y, Planken S, Chevolet I, Seremet T, Kruse V, Neyns B (2017) Combination of dabrafenib plus trametinib for BRAF and MEK inhibitor pre-treated patients with advanced BRAF^{V600}-mutant melanoma: an open-label, single arm, dual-centre, phase 2 clinical trial. Lancet Oncol 18(4):464–72

Schuster R, Bechrakis NE, Stroux A, Busse A, Schmittel A, Scheibenbogen C, Thiel E, Foerster MH, Keilholz U (2007) Circulating tumor cells as prognostic factor for distant metastases and survival in patients with primary uveal melanoma. Clin Cancer Res 13(4): 1171–8

Selek U, Chang EL, Hassenbusch SJ 3rd, Shiu AS, Lang FF, Allen P, Weinberg J, Sawaya R, Maor MH (2004) Stereotactic radiosurgical treatment in 103 patients for 153 cerebral melanoma metastases. Int J Radiat Oncol Biol Phys 59(4):1097–106

Singh AD, Turell ME, Topham AK (2011) Uveal melanoma: trends in incidence, treatment, and survival. Opthalmology 118(9):1881–5

Soliman HH, Minton SE, Han HS, Ismail-Khan R, Neuger A, Khambati F, Noyes D, Lush R, Chiappori AA, Roberts JD, Link C, Vahanian NN, Mautino M, Streicher H, Sullivan DM, Antonia SJ (2016) A phase I study of indoximod in patients with advanced malignancies. Oncotarget 7(16):22928–38

Soliman HH, Jackson E, Neuger T, Dees EC, Harvey RD, Han H, Ismail-Khan R, Minton S, Vahanian NN, Link C, Sullivan DM, Antonia S (2014) A first in man phase I trial of the oral immunomodulator, indoximod, combined with docetaxel in patients with metastatic solid tumors. Oncotarget 5(18): 8136–46

Solit DB, Garraway LA, Pratilas CA, Sawai A, Getz G, Basso A, Ye Q, Lobo JM, She Y, Osman I, Golub TR, Sebolt-Leopold J, Sellers WR, Rosen N (2006) BRAF mutation predicts sensitivity to MEK inhibition. Nature 439(7074):358–62

Tas F, Yasasever V, Duranyildiz D et al. (2004) Clinical value of protein S100 and melanoma inhibitory activity (MIA) in malignant melanoma. Am J Clin Oncol 27: 225–8

Tawbi HA, Forsyth PA, Algazi A, Hamid O, Hodi FS, Moschos SJ, Khushalani NI, Lewis K, Lao CD, Postow MA, Atkins MB, Ernstoff MS, Reardon DA, Puzanov I, Kudchadkar RR, Thomas RP, Tarhini A, Pavlick AC, Jiang J, Avila A, Demelo S, Margolin K (2018) Combined Nivolumab and Ipilimumab in Melanoma Metastatic to the Brain. N Engl J Med 379:722–30

Testori A, Rossi CR, Tosti G (2012) Utility of electrochemotherapy in melanoma treatment. Curr Opin Oncol 24(2):155–61

Teulings HE, Limpens J, Jansen SN, Zwinderman AH, Reitsma JB, Spuls PI, Luiten RM (2015) Vitiligo-like depigmentation in patients with stage III-IV melanoma receiving immunotherapy and its association with survival: a systematic review and meta-analysis. J Clin Oncol 33(7):773–81

Thompson JF, Soong SJ, Balch CM, Gershenwald JE, Ding S, Coit DG, Flaherty KT, Gimotty PA, Johnson T, Johnson MM, Leong SP, Ross MI, Byrd DR, Cascinelli N, Cochran AJ, Eggermont AM, McMasters KM, Mihm MC Jr, Morton DL, Sondak VK (2011) Prognostic significance of mitotic rate in localized primary cutaneous melanoma: an analysis of patients in the multi-institutional American Joint Committee on Cancer melanoma staging database. J Clin Oncol 29(16):2199–205

Thompson JF, Agarwala SS, Smithers BM, Ross MI, Scoggins CR, Coventry BJ, Neuhaus SJ, Minor DR, Singer JM, Wachter EA (2015) Phase 2 Study of Intralesional PV-10 in Refractory Metastatic Melanoma. Ann Surg Oncol 22(7):2135–42

Trumble ER, Smith RM, Pearl G, Wall J (2005) Transplacental transmission of metastatic melanoma to the posterior fossa. Case report. J Neurosurg 103 (2 Suppl):191–3

Uslu U, Agaimy A, Hundorfean G, Harrer T, Schuler G, Heinzerling L (2015) Autoimmune Colitis and Subsequent CMV-induced Hepatitis After Treatment With Ipilimumab. J Immunother 38(5):212–5

Vahrmeijer AL, van de Velde CJ, Hartgrink HH, Tollenaar RA (2008) Treatment of melanoma metastases confined to the liver and future perspectives. Dig Surg 25(6):467–72

Van Raamsdonk CD, Bezrookove V, Green G, Bauer J, Gaugler L, O'Brien JM, Simpson EM, Barsh GS, Bastian BC (2009) Frequent somatic mutations of GNAQ in uveal melanoma and blue naevi. Nature 457(7229):599–602

Van Raamsdonk CD, Griewank KG, Crosby MB, Garrido MC, Vemula S, Wiesner T, Obenauf AC, Wackernagel W, Green G, Bouvier N, Sozen MM, Baimukanova G, Roy R, Heguy A, Dolgalev I, Khanin R, Busam K, Speicher MR, O'Brien J, Bastian BC (2010) Mutations in GNA11 in uveal melanoma. N Engl J Med 363(23): 2191–9

Wang Y, Digiovanna JJ, Stern JB, Hornyak TJ, Raffeld M, Khan SG, Oh KS, Hollander MC, Dennis PA, Kraemer KH (2009) Evidence of ultraviolet type mutations in xeroderma pigmentosum melanomas. Proc Natl Acad Sci USA 106(15):6279–84

Weber J, Mandala M, Del Vecchio M, Gogas HJ, Arance AM, Cowey CL, Dalle S, Schenker M, Chiarion-Sileni V, Marquez-Rodas I, Grob JJ, Butler MO, Middleton MR, Maio M, Atkinson V, Queirolo P, Gonzalez R, Kudchadkar RR, Smylie M, Meyer N, Mortier L, Atkins MB, Long GV, Bhatia S, Lebbé C, Rutkowski P, Yokota K, Yamazaki N, Kim TM, de Pril V, Sabater J, Qureshi A, Larkin J, Ascierto PA; CheckMate 238 Collaborators (2017) Adjuvant Nivolumab versus Ipilimumab in Resected Stage III or IV Melanoma. N Engl J Med 377(19): 1824–1835

Weide B, Eigentler TK, Pflugfelder A, Leiter U, Meier F, Bauer J, Schmidt D, Radny P, Pföhler C, Garbe C (2011) Survival after intratumoral interleukin-2 treatment of 72 melanoma patients and response upon the first chemotherapy during follow-up. Cancer Immunol Immunother 60(4):487–93

Williams ML, Penella R (1994) Melanoma, melanocytic nevi, and other melanoma risk factors in children. J Pediatr 124(6):833–45

Wolchok JD, Chiarion-Sileni V, Gonzalez R, Rutkowski P, Grob JJ, Cowey CL, Lao CD, Wagstaff J, Schadendorf D, Ferrucci PF, Smylie M, Dummer R, Hill A, Hogg D, Haanen J, Carlino MS, Bechter O, Maio M, Marquez-Rodas I, Guidoboni M, McArthur G, Lebbé C, Ascierto PA, Long GV, Cebon J, Sosman J, Postow MA, Callahan MK, Walker D, Rollin L, Bhore R, Hodi FS, Larkin J (2017) Overall Survival with Combined Nivolumab and Ipilimumab in Advanced Melanoma. N Engl J Med 377(14): 1345–1356

Wöll E, Bedikian A, Legha SS (1999) Uveal melanoma: natural history and treatment options for metastatic disease. Melanoma Res 9(6):575–81

Wroński M, Arbit E (2000) Surgical treatment of brain metastases from melanoma: a retrospective study of 91 patients. J Neurosurg 93:9–18

Zaal LH, Mooi WJ, Klip H, van der Horst CM (2005) Risk of malignant transformation of congenital melanocytic nevi: a retrospective nationwide study from The Netherlands. Plast Reconstr Surg 116(7):1902–9

Zakharia Y, Drabick J, Khleif S, Munn D, Link C, Vahanian N, Kennedy E, Shaheen M, Rixe O, Milhem M (2016) Phase II trial of theIndoleamine 2, 3-dioxygenase pathway (IDO) inhibitor indoximod plus immune checkpoint inhibitors for the treatment of unresectable stage 3 or 4 melanoma. Cancer Res Vol. 76 (14 Supplement) CT087

Zakhariah Y, McWilliams R, Shaheed M, Grossmann K, Drabick J, Milhem M, Rixe O, Khleif S, Lott R, Kennedy E, Munn D, Vahanian N, Link C (2017) Interim analysis of the Phase 2 clinical trial of the IDO pathway inhibitor indexed in combination with pembrolizumab for patients with advanced melanoma. AACR Annual Meeting; Abstract CT117

Zattra E, Fortina AB, Bordignon M, Piaserico S, Alaibac M (2009) Immunosuppression and melanocyte proliferation. Melanoma Res 19(2):63–8

Ziegler JC, Cooper JS (1986) Brain metastases from malignant melanoma – Conventional vs. high-dose-per-fraction radiotherapy. Int J Radiat Oncol Biol Phys 12:1839–1842

Zimmer L, Vaubel J, Mohr P, Hauschild A, Utikal J, Simon J, Garbe C, Herbst R, Enk A, Kämpgen E, Livingstone E, Bluhm L, Rompel R, Griewank KG, Fluck M, Schilling B, Schadendorf D (2015) Phase II DeCOG-study of ipilimumab in pretreated and treatment-naïve patients with metastatic uveal melanoma. PLoS One 10(3):e0118564

Zimmer L, Goldinger SM, Hofmann L, Loquai C, Ugurel S, Thomas I, Schmidgen MI, Gutzmer R, Utikal JS, Göppner D, Hassel JC, Meier F, Tietze JK, Forschner A, Weishaupt C, Leverkus M, Wahl R, Dietrich U, Garbe C, Kirchberger MC, Eigentler T, Berking C, Gesierich A, Krackhardt AM, Schadendorf D, Schuler G, Dummer R, Heinzerling LM (2016) Neurological, respiratory, musculoskeletal, cardiac and ocular side-effects of anti-PD-1 therapy. Eur J Cancer 60:210–25

Links

http://lifemath.net/cancer/melanoma/outcome/index.php
http://ado-homepage.de/leitlinien/
http://www.nccn.com/

Kutane Lymphome

3.1	Arten und Diagnostik Primär kutaner T-Zell-Lymphome (CTCL) – 139	
3.1.1	Mycosis fungoides (MF) – 139	
3.1.2	Follikulotrope MF – 146	
3.1.3	Pagetoide Retikulose – 146	
3.1.4	Granulomatous slack skin (elastolytisches T-Zell-Lymphom) – 147	
3.1.5	Sézary-Syndrom – 148	
3.1.6	Primär kutane $CD30^+$-lymphoproliferative Erkrankungen – 150	
3.1.7	Adulte T-Zell-Leukämie/Lymphom (ATLL, $HTLV-1^+$) – 152	
3.1.8	Seltene Entitäten – 152	
3.1.9	Diagnostik der CTCL – 155	
3.2	Therapeutika bei CTCL – 156	
3.2.1	PUVA (Psoralen + UVA) – 156	
3.2.2	Extrakorporale Photopherese (ECP) – 157	
3.2.3	Interferon-α – 158	
3.2.4	Retinoide – 158	
3.2.5	Methotrexat – 161	
3.2.6	Chlorambucil (Leukeran®) – 162	
3.2.7	Liposomal verkapseltes Doxorubicin (Caelyx®, Myocet®) – 163	
3.2.8	Doxorubicin – 164	
3.2.9	Cyclophosphamid (Endoxan®) – 166	
3.2.10	Vincristin (Oncovin®) – 167	
3.2.11	Brentuximab Vedotin (Adcetris®) – 167	
3.2.12	Mogamulizumab (Poteligeo®) – 168	
3.2.13	Gemcitabin (Gemzar®, Ribozar®) – 168	
3.2.14	Daunorubicin – 169	
3.2.15	Denileukin diftitox (Ontak®) – 169	

© Springer-Verlag GmbH Deutschland, ein Teil von Springer Nature 2019
L. Heinzerling et al., *Medikamentöse Tumortherapie in der Dermato-Onkologie*
https://doi.org/10.1007/978-3-662-58012-7_3

3.2.16	Alemtuzumab (Mab Campath®) Anti-CD52-AK – 170
3.2.17	Zanolimumab (Humax®): Anti-CD4-AK – 171
3.2.18	Bortezomib (Velcade®): Proteasom-Inhibitor – 171
3.2.19	Forodesin (Immucillin®): Purin-Nukleotid-Phosphorylase-Hemmer – 172
3.2.20	Vorinostat (Zolinza®), Romidepsin (Istodax®): Histon-Deacetylase-Inhibitoren (HDACI) – 172
3.2.21	Chlormethin (Ledaga®) – 173
3.2.22	Polychemotherapie-Schemata – 173

3.3	**Arten und Diagnostik Primär kutane B-Zell-Lymphome (CBCL)** – 174
3.3.1	Niedrig-maligne primär kutane B-Zell-Lymphome – 174
3.3.2	Diffuse großzellige B-Zell-Lymphome – 177
3.3.3	Diagnostik kutaner B-Zell-Lymphome – 179

3.4	**Therapeutika bei CBCL** – 181
3.4.1	Anti-CD20 Antikörper – 181
3.4.2	Ibritumomab-Tiuxetan (Zevalin®) – 183
3.4.3	Ibrutinib (Imbruvica®) – 184

3.5	**$CD4^+$-/$CD56^+$-hämatodermische Neoplasien (HN)** – 184
3.5.1	Plasmozytoides dendritisches Lymphom/dendritische Zell-Leukämie – 184

Literatur – 185

Definition und Einteilung

Kutane Lymphome (cutaneous lymphomas: CL) umfassen die Gruppe der kutanen T-Zell-Lymphome (cutaneous T-cell lymphomas: CTCL), kutanen B-Zell-Lymphome (cutaneous B-cell lymphomas: CBCL) und die sog. hämatodermischen Neoplasien (HN). CL gehören zur Gruppe der Non-Hodgkin-Lymphome (NHL) und stellen in der Subgruppe der extranodalen NHL die zweithäufigste Gruppe hinter den gastrointestinalen Lymphomen dar (Jaffe et al. 2009). Man unterscheidet zwischen primären und sekundären CL. **Primäre CL** haben ihren Ursprung in der Haut und bleiben in der Regel darauf auch längere Zeit beschränkt, während **sekundäre CL** kutane Manifestationen von primär nodalen oder extranodalen Lymphomen darstellen (Willemze 2005). Die primären CL unterscheiden sich hinsichtlich klinischem Verlauf, Therapieoptionen und Prognose erheblich von nodalen und extrakutanen Lymphomen. So zeigen z. B. die primär kutanen $CD30^+$-T-Zell-Lymphome einen gutartigen Verlauf, wogegen die nodalen Varianten als aggressiv eingestuft werden. Da die CL zumeist weniger aggressiv sind, werden sie auch weniger aggressiv behandelt.

Primäre CL stellen eine morphologisch und histologisch heterogene Gruppe lymphoproliferativer Neoplasien dar, die sich durch das klinische Verhalten und die Prognose teils erheblich voneinander unterscheiden. Unterschiedliche Nomenklaturen und Klassifikationen wurden 2005 in einer gemeinsamen **WHO-EORTC-Klassifikation** vereinheitlicht, die gutartige sowie aggressive Lymphome nicht nur anhand der Zytomorphologie, sondern auch anhand des klinischen Verlaufs differenziert (Willemze et al. 2005; Slater et al. 2005). Etwa 95% der CL lassen sich damit erfassen. Die größte Gruppe stellen dabei die **spezifizierten CTCL** mit 65% der Fälle dar, 25% machen die CBCL aus und 10% die Gruppe der **nichtspezifizierten CTCL** sowie der **hämatodermischen Neoplasien** (HN; Assaf et al. 2007a; Stadler et al. 2008). CTCL entwickeln sich durch Proliferation klonaler T-Lymphozyten – je nach Lymphomtyp T-Helferzellen, Killerzellen oder zytotoxische T-Zellen (◘ Tab. 3.1) –, CBCL aus klonalen B-Lymphozyten, die dann in der Haut akkumulieren. Die $CD4^+/CD56^+$-HN gehen von plasmozytoiden dendritischen Zellen aus.

> **WHO-EORTC-Klassifikation der kutanen Lymphome (Willemze 2005, Swerdlow et al. 2016, Trautinger et al. 2017)**
> - **Kutane T-Zell-Lymphome (CTCL)**
>   - Mycosis fungoides (MF)
>   - Mycosis-fungoides-Varianten und Subtypen
>   - Follikulotrope MF
>   - Pagetoide Retikulose (lokalisierter Typ)
>   - Elastolytisches Lymphom (granulomatous slack skin)
>   - Sézary-Syndrom (SS)
>   - Adulte T-Zell-Leukämie/Lymphom (ATLL)
>   - Primär kutane $CD30^+$-lymphoproliferative Erkrankungen
>   - Primär kutanes anaplastisches $CD30^+$-großzelliges Lymphom (PC-ALCL)
>   - Lymphomatoide Papulose (LyP)
>   - Subkutanes pannikulitisartiges T-Zell-Lymphom (α/β, SPTCL-AB)
>   - Extranodales natürliches Killerzell (NK)/T-Zell-Lymphom, nasaler Typ
>   - Hydroa vacciniforme-artige lymphoproliferative Erkrankung
>   - Primär kutanes aggressives $CD8^+$-epidermotropes cytotoxisches T-Zell-Lymphom (provisorisch)
>   - Primär kutane γ/δ-T-Zell-Lymphome (provisorisch)
>   - Primär kutanes klein- bis mittelzelliges $CD4^+$-pleomorphes T-Zell-Lymphom (provisorisch)
>   - Primär kutanes akrales CD8+ T-Zell-Lymphom (provisorisch)
>   - Primär kutane periphere T-Zell-Lymphome, nicht genauer spezifiziert (NOS)

- **Kutane B-Zell-Lymphome (CBCL)**
  - Primär kutanes Keimzentrumslymphom (follikuläres B-Zell-Lymphom)
  - Primär kutanes Marginalzonenlymphom
  - Primär kutane großzellige Lymphome
    - Primär kutanes diffuses großzelliges B-Zell-Lymphom der unteren Extremität (Beintyp)
  - Primär kutane diffuse großzellige B-Zell-Lymphome, andere Typen
  - Primär kutanes intravaskuläres großzelliges B-Zell-Lymphom
- **$CD4^+/CD56^+$-hämatodermische Neoplasien (HN)**
  - Plasmozytoides dendritisches Zell-Lymphom/dendritische Zell-Leukämie (vormals fälschlich blastäres NK-Zell-Lymphom)

Tab. 3.1 Kutane T-Zell-Lymphome (WHO 2005) – Prognose und zugrunde liegender Zelltyp

Kutane T-Zell-Lymphome (CTCL)	T-Zell-Typ	Prognose (5-Jahres-Überlebensrate*)
Mycosis fungoides (MF)	T-Helferzellen ($CD3^+$, $CD4^+$)	Stadienabhängig (88%)
Mycosis-fungoides-Varianten und Subtypen – Follikulotrope MF – Pagetoide Retikulose (lokalisierter Typ) – Elastolytisches Lymphom (granulomatous slack skin)	T-Helferzellen ($CD3^+$, $CD4^+$)	Stadienabhängig (follikulotrope MF 80%; andere 100%)
Sézary-Syndrom (SS)	T-Helferzellen ($CD3^+$, $CD4^+$)	Schlecht (24%)
Adulte T-Zell-Leukämie/Lymphom (ATLL)	T-Helferzellen ($CD3^+$, $CD4^+$)	Schlecht
Primär kutane $CD30^+$-lymphoproliferative Erkrankungen – Primär kutanes anaplastisches $CD30^+$-großzelliges Lymphom (PC-ALCL) – Lymphomatoide Papulose (LyP)	T-Helferzellen ($CD3^+$, $CD4^+$)	Gut (PC-ALCL 95% ; LyP 100%)
Subkutanes pannikulitisartiges T-Zell-Lymphom (α/β, SPTCL-AB)	Zytotoxische T-Zellen ($CD3^+$, $CD8^+$)	Gut (82%)
Extranodales NK/T-Zell-Lymphom, nasaler Typ	Killerzellen ($CD56^+$)	Schlecht (11%)
Primär kutane periphere T-Zell-Lymphome, nicht genauer spezifiziert (NOS)	Meist T-Helferzellen ($CD4^+$, CD30-)	Schlecht (16%)
Primär kutanes aggressives $CD8^+$-epidermotropes T-Zell-Lymphom (provisorisch)	Zytotoxische T-Zellen ($CD3^+$, $CD8^+$)	Schlecht (18%)
Kutane γ/δ-T-Zell-Lymphome (provisorisch)	Killerzellen ($CD56^+$)	Schlecht
Primär kutanes klein- bis mittelzelliges $CD4^+$-pleomorphes T-Zell-Lymphom (provisorisch)	T-Helferzellen ($CD3^+$, $CD4^+$)	Gut (75%)

* Daten des holländischen und österreichischen Lymphomregisters 1986–2002 (n=1905)

- **Epidemiologie**

Die Inzidenz kutaner Lymphome wird mit etwa 1 Neuerkrankung pro 100.000 Einwohner und Jahr angegeben (Weinstock 1994). Bei den CTCL sind es 0,6/100.000 bei den Männern und 0,3/100.000 bei den Frauen; bei CBCL sind es 0,4/100.000 bei den Männern und 0,3/100.000 bei den Frauen. Seit den 1970er Jahren fand sich zunächst eine deutliche Zunahme der Inzidenz von malignen NHL, im Gegensatz zu den Hodgkin-Lymphomen, und zwar um jährlich 4,2%. Dabei war die Zunahme deutlicher bei den extranodalen als bei nodalen Lymphomen. Als ursächlich scheinen im Wesentlichen alterungsbedingte Prozesse, z. B. chromosomale Mutationen, chronische Infektionen oder Kanzerogene eine Rolle zu spielen. Eine kürzlich durchgeführte Analyse durch das National Cancer Institute der USA (NCI) zeigte, dass die Inzidenzrate der Mycosis fungoides seit 1995 stabil blieb, nach einem Anstieg in den Jahren zuvor, was auf eine Verbesserung der diagnostischen Genauigkeit zurückgeführt wurde (Korgavkar et al. 2013).

- **Therapieziel**

Da die CTCL in der Regel über lange Zeit wenig aggressiv verlaufen, sehr selten zum Tod führen, die Patienten meist älter sind und kurative Therapien nicht zur Verfügung stehen, ist es das Therapieziel längere Remissionen zu erzielen bei optimaler Erhaltung der Lebensqualität. Eine frühe aggressive Therapie bei einem wenig aggressiven Lymphom erhöht weder die Ansprechrate noch das Gesamtüberleben. Da aufgrund der Lymphomerkrankung bei den meisten Patienten eine Immunsuppression vorliegt, sollten zytotoxische Therapien (die sich auch auf gesunde Lymphozyten auswirken) möglichst zurückhaltend eingesetzt werden. Es gilt, das Ungleichgewicht der sich zunehmend entwickelnden T-Helfer 2 (Th2)-Immunantwort in Richtung einer Th1-dominierten zu überführen.

3.1 Arten und Diagnostik Primär kutaner T-Zell-Lymphome (CTCL)

Innerhalb der primär kutanen CTCL unterscheidet man zwischen Mycosis fungoides (MF) – mit den Sonderformen follikulotrope MF, pagetoide Retikulose und granulomatous slack skin –, dem Sézary-Syndrom, den CD30$^+$-Lymphomen und seltenen Entitäten.

3.1.1 Mycosis fungoides (MF)

- **Epidemiologie**

Häufigstes CTCL: macht fast 50% aller CTCL aus; Auftreten ≥50. Lebensjahr (Median 55–60 Jahre, m>w (m:w = 1,6–2:1).

- **Klinik**

Die Erkrankung manifestiert sich zumeist an nicht-lichtexponierten Körperstellen (Stamm, insbesondere Flanken), selten uniläsional (Alsaleh et al. 2004). Die klassische MF verläuft in 3 Stadien (◘ Abb. 3.1):
— Ekzem-/Patchstadium: erythematöse, ekzematöse oder poikilodermatische Hautveränderungen, häufig quälender Pruritus
— Plaquestadium: plattenartige Infiltrate
— Tumorstadium: ein bis mehrere Tumorknoten, die sich auf einer Plaque, innerhalb einer Erythrodermie oder – sehr selten – auf gesunder Haut entwickeln und zu Ulzeration neigen, häufig reduzierter Allgemeinzustand, Fieber

Verlauf Langsame Progression über Jahre oder Jahrzehnte; im fortgeschrittenen Stadium buntes Bild aus Patches, Plaques und Tumoren (oft auch Ulzerationen, ◘ Abb. 3.1b). Beteiligung von Lymphknoten, inneren Organen (insbesondere Milz) oder Knochenmark ist in fortgeschrittenen Stadien möglich. Die Transformation in ein diffuses großzelliges CD30$^+$- oder CD30$^-$-Lymphom ist meist mit einem aggressiven klinischen Verlauf und einer schlechten Prognose assoziiert.

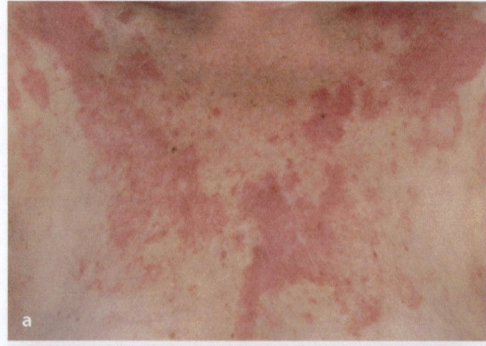
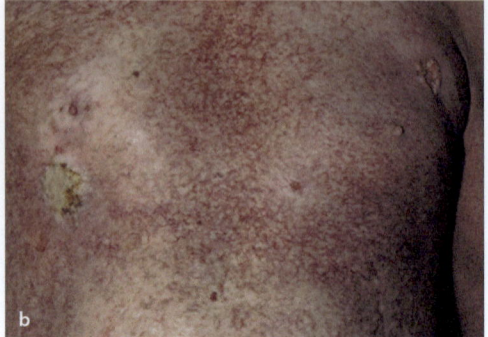

Abb. 3.1a,b Mycosis fungoides. **a** Ekzem-/Patchstadium. **b** Tumorstadium mit ulzerierten Tumoren auf poikilodermatischen Hautveränderungen

Besondere Erscheinungsbilder Mucinosis follicularis (durch Infiltration follikuläre Papel- oder Knotenbildung mit muzinöser Degeneration des Haarfollikels mit nachfolgender Alopezie), Hyper-/Hypopigmentierungen.

- **Prognose**

Abhängig vom Stadium der Erkrankung, Art und Ausdehnung der Hautläsionen und dem Vorhandensein von extrakutanen Manifestationen. Durchschnittliche 5-Jahres-Überlebensrate: ca. 90% (Tab. 3.1); mittlere Überlebenszeit 10–20 Jahre.
- Patch-/Plaquestadium <10% KOF: 97–98% 10-Jahres-Überlebensrate (wie bei Altersgenossen)
- Patch-/Plaquestadium >10% KOF: 83% 10-Jahres-Überlebensrate
- Tumorstadium: 42% 10-Jahres-Überlebensrate, bei Lymphknotenbefall 20% (Willemze et al. 2005)

Bei ausgedehntem Lymphknoten- oder viszeralem Befall oder Übergang in ein großzelliges $CD30^{+/-}$-CTCL insgesamt aggressiver Verlauf mit schlechter Prognose.

- **Histopathologie**
- Ekzem/Patchstadium: schwer zu diagnostizieren: nur geringe Infiltration von klein- bis mittelgroßen T-Lymphozyten mit zerebriformen Zellkernen
- Plaquestadium: Epidermotropismus (Aufsteigen der atypischen Lymphozyten in die Epidermis), „Lining up" (linienartige Gruppierung der atypischen Lymphozyten an der Basalmembran), pathognomonische „Pautrier-Mikroabszesse" (Ansammlung von mehreren atypischen Lymphozyten in der Epidermis)
- Tumorstadium: zunehmender Verlust des Epidermotropismus, zunehmend diffuse oder noduläre dermale Infiltrate und Übergang der atypischen Lymphozyten in große, blastäre zerebriforme Zellen mit prominenten Nuclei

- **Immunhistologie**

In den meisten Fällen weisen die Tumorzellen einen Phänotyp reifer Memory-T-Zellen vom Helfertyp ($CD3^+$, $CD4^+$, $CD5^+$, $CD45RO^+$, $TCR\beta^+$, $CD8^-$, $CD30^-$) auf. In seltenen Fällen können sie auch $CD4^-$ und $CD8^+$ sein.

- **Molekularbiologie**

Fast immer gelingt per PCR der Nachweis des T-Zell-Klons über ein klonales T-Zell-Rezeptor-Rearrangement; häufig Mutationen im p53-Gen.

- **Stadieneinteilung**

Zur Stadieneinteilung der MF und des Sézary-Syndroms wird die TNM-Klassifikation verwendet (Tab. 3.2). Je nach klinischem Bild mit Angabe zur Ausdehnung des Hautbefalls, evtl. sekundärem Lymphknotenbefall, Beteiligung des Blutes und viszeraler Organe wird das Stadium bestimmt, welches eine Aussage bezüglich Prognose und stadienadaptierter Therapie erlaubt. Die aktuelle Stadieneinteilung für

3.1 · Arten und Diagnostik Primär kutaner T-Zell-Lymphome (CTCL)

Tab. 3.2 TNMB-Klassifikation der ISCL/EORTC (Olsen et al. 2007)

Kategorie	Definition
T: Haut	
T1	Makeln, Papeln und/oder Plaques <10% der Hautoberfläche a) Makel, b) Plaque ± Papel
T2	Makeln, Papeln und/oder Plaques ≥10% der Hautoberfläche a) Makel, b) Plaque ± Papel
T3	Ein oder mehrere Tumoren (≥1 cm ⌀)
T4	Erythrodermie (≥80% der Körperoberfläche)
N: Lymphknoten	
N0	Klinisch keine abnormalen Lymphknoten, Biopsie nicht erforderlich
N1	Klinisch abnormale periphere Lymphknoten*; histologisch kein Anhalt für ein T-Zell-Lymphom (Dutch Grad 1, NCI-I N_{0-2}) a) Klon negativ, b) Klon positiv**
N2	Klinisch abnormale periphere Lymphknoten; histologisch Infiltrate eines T-Zell-Lymphoms, nodale Architektur erhalten (Dutch Grad 2, NCI-LN_3) a) Klon negativ, b) Klon positiv
N3	Klinisch abnormale periphere Lymphknoten; histologisch Infiltrate eines T-Zell-Lymphoms mit partieller oder vollständiger Auflösung der nodalen Architektur (Dutch Grad 3–4, NCI-LN_4) Klon positiv oder negativ
Nx	Klinisch abnormale periphere Lymphknoten; keine histologische Bestätigung
B: peripheres Blut	
B0	Keine atypischen Lymphozyten im peripheren Blut (<5%) a) Klon negativ, b) Klon positiv
B1	Atypische Lymphozyten*** im peripheren Blut (>5%) a) Klon negativ, b) Klon positiv
B2	Hohe Tumorlast (≥1000/μl Sézary-Zellen oder >20%) oder CD4/CD8-Ratio >10 oder CD4+-Zellen mit Verlust von CD7/CD26 mit positivem Klon
M: viszerale Organe	
M0	Keine Beteiligung viszeraler Organe
M1	Histologisch gesicherte viszerale Beteiligung mit Organspezifizierung

* transversaler Durchmesser ≥ 5 cm sowie jeder palpable auffällige Lymphknoten, ungeachtet dessen Größe
** T-Zell-Klon mittels PCR oder Southern Blot des T-Zell-Rezeptorgens nachgewiesen
*** sog. Sézary-Zellen mit hyperkonvolutierten, zerebriformen Kernen

MF/SS wurde von der International Society of Cutaneous Lymphoma (ISCL) und der EORTC (Olsen et al. 2007) erstellt. Sie löst die bisherige TNM-Klassifikation der Cooperative Group für Mycosis fungoides und Sézary-Syndrom (MFCG; Bunn et al. 1979) ab.

Für andere Lymphomtypen ist diese TNM-Klassifikation schlecht geeignet.

Dabei wurde die histopathologische Stadieneinteilung der Lymphknoten aufgenommen, die Blutbeteiligung entsprechend der Subgruppen und dem Vorhandensein ei-

Tab. 3.3 Histopathologische Stadieneinteilung der Lymphknoten bei MF/SS

ISCL/EORTC-Stadieneinteilung	Dutch-Klassifikation	NCI-VA-Klassifikation
N1	Grad 1: dermatopathische Lymphadenopathie	LN_0: keine atypischen Lymphozyten
		LN_1: einzelne und isolierte atypische Lymphozyten, keine Cluster
		LN_2: viele atypische Lymphozyten oder 3–6 Zellcluster
N2	Grad 2: initialer Befall	LN_3: aggregierte atypische Lymphozyten, nodale Architektur erhalten
N3	Grad 3: partielle oder Grad 4: vollständige Auflösung der Lymphknoten-Architektur durch atypische Lymphozyten	LN_4: partielle oder vollständige Auflösung der nodalen Architektur durch atypische Lymphozyten

nes klonalen TCR-Gen-Rearrangements in Blut-T-Zellen (sofern das klonale TCR-Gen-Rearrangement mit dem in der Haut identisch ist) als prognostisch relevante Kriterien identifiziert. Die beiden wesentlichen Klassifikationen zur histopathologischen Stadieneinteilung von Lymphknoten sind die holländische Dutch-Klassifikation und die NCI-VA-Klassifikation (Tab. 3.3).

Eine hohe Blutbeteiligung (B2) hat prognostische Signifikanz, unabhängig von der weiteren Klassifizierung. Theoretisch kann also ein Patient in ausgeprägtem Ekzemstadium ohne Lymphknoten- oder weiteren Metastasen durch entsprechende Blutbeteiligung bereits im Stadium IV sein.

Voraussetzung für die Kategorisierung als viszerale Beteiligung (IVB; Tab. 3.4) ist die Dokumentation eines einzigen befallenen Organs außerhalb von Haut, Lymphknoten oder Blut. Die ISCL/EORTC definiert dabei eine durch bildgebende Verfahren diagnostizierte Splenomegalie als viszerale Beteiligung auch ohne bioptische Sicherung. Der Verdacht einer Beteiligung weiterer Organe (insbesondere Leber, Lunge) sollte dagegen vor einer M-Kategorisierung entsprechend bioptisch gesichert werden. In zukünftigen Erhebungen und Studien sollte diese überarbeitete Stadieneinteilung Anwendung finden.

Tab. 3.4 TNMB-Stadieneinteilung für MF/SS. (Nach Olsen et al. 2007)

Stadium	T	N	M	B
IA	1	0	0	0, 1
IB	2	0	0	0, 1
IIA	1,2	1, 2	0	0, 1
IIB	3	0–2	0	0, 1
III	4	0–2	0	0, 1
IIIA	4	0–2	0	0
IIIB	4	0–2	0	1
IVA1	1–4	0–2	0	2
IVA2	1–4	3	0	0–2
IVB	1–4	0–3	1	0–2

- **Therapie**

Die stadiengerechte Therapie ist in den aktuellen Leitlinien berücksichtigt (Tab. 3.5; Trautinger et al. 2006; Stadler et al. 2012). Außer der allogenen Stammzelltransplantation ist keiner der Therapieansätze kurativ, zum Teil können jedoch lang anhaltende Remissionen erreicht werden. Prinzipiell richtet sich die Therapie nach dem Stadium der Erkrankung, d. h. unter Berücksichtigung der Ausdehnung und der Art

Tab. 3.5 Therapieempfehlungen bei MF und Sonderformen. (Nach Trautinger et al. 2006, 2017; Stadler et al. 2012; Humme et al. 2014)

Stadien	Empfohlene Therapie First line	Empfohlene Therapie Second line	Kommentar
IA	Topische Steroide (Klasse III–IV) PUVA, UVB 311nm	Topisch BCNU	PUVA in Europa bevorzugt
Uniläsionale MF Pagetoide Retikulose	Radiotherapie (5×/Woche; Gesamtdosis 20–40 Gy)	Topische Steroide (Klasse III–IV) Creme PUVA	Diese Krankheitsbilder sind als besondere Präsentationsformen eines CTCL im Stadium IA zu werten
IB–IIA	PUVA (systemisch)	PUVA + IFN-α/ + Retinoid/ Rexinoid/ + MTX Low-dose Methotrexat (MTX) Retinoide (Acitretin, Isotretinoin) Rexinoide (Bexaroten)	
IIB	Retinoide (Acitretin, Isotretinoin) Rexinoide (Bexaroten) PUVA + IFN-α/ + Retinoid/ Rexinoid/ Low-dose Methotrexat (MTX) Zusätzlich für Tumoren: Radiotherapie oder Exzision	PUVA + MTX Bexaroten + MTX IFN-α + MTX Liposomales Doxorubicin Ganzhautradiatio – schnelle Elektronen Denileukin diftitox	
III*	PUVA Retinoide (Acitretin, Isotretinoin) Rexinoide (Bexaroten) PUVA + IFN-α/ + Retinoid/ Rexinoid/ Low-dose Methotrexat (MTX) Extrakorporale Photopherese (ECP) ECP + IFN-α	Liposomales Doxorubicin Gemcitabin Ganzhautradiatio – schnelle Elektronen Knospe-Schema (Chlorambucil/Steroid)	
IVA	PUVA + IFN-α/ + Retinoid/ Rexinoid/ Liposomales Doxorubicin Gemcitabin Zusätzlich für Tumoren: Radiotherapie oder Exzision	Liposomales Doxorubicin Ganzhautradiatio – schnelle Elektronen Knospe-Schema (Chlorambucil/Steroid) CHOP-Polychemotherapie Alemtuzumab	
IVB	PUVA + IFN-α/ + Retinoid/ Rexinoid/ Liposomales Doxorubicin Gemcitabin Knospe-Schema (Chlorambucil/Steroid) Radiotherapie für Tumoren	CHOP-Polychemotherapie Alemtuzumab Allogene Stammzelltransplantation	Eventuell Erhaltungstherapie mit PUVA + IFN-α bei Erreichen einer Remission

* erythrodermatische MF
Radiotherapie: Röntgenweichstrahlen oder schnelle Elektronen

des Befalles. In frühen, auf die Haut begrenzten Stadien greift man zu topischen Therapien, bei fortgeschritteneren Stadien oder größerer Ausdehnung eher zu systemischer oder Kombinationen aus topischer und systemischer Therapie. Prinzipiell sollte immer der Einschluss der Patienten in laufende Studien erwogen werden. Bei den Externa sind v. a. Klasse-III/IV-Steroide wirksam (Zackheim et al. 1998). Topische Retinoide/Rexinoide (Bexarotengel) können für Einzelläsionen und in seltenen Fällen von CTCL im jugendlichen Alter verwendet werden (Farol u. Hymes 2004). Topisches Mechlorethamine (Senfgas) oder Chlormustine (BCNU) wird heute seltener eingesetzt.

Zunächst wird PUVA (vorzugsweise orale PUVA; Bade-PUVA in den Fällen, in denen der Kopf nicht betroffen ist) und, wenn nicht ausreichend, PUVA in Kombination mit Interferon-α (IFN-α) oder Retinoiden (Isotretinoin, Acitretin)/ Rexinoiden (Bexaroten) eingesetzt. Wenn die Erkrankung progredient ist, kann mit PUVA + IFN-α + Retinoiden behandelt werden oder mit PUVA + Methotrexat (MTX) in Kombination mit entweder IFN-α oder Retinoiden (Dummer et al. 1996a). Die Ansprechrate von PUVA versus PUVA + IFN-α oder PUVA + Retinoid ist vergleichbar hoch (42–80%), somit zeigen Kombinationstherapien keine höheren Ansprechraten. In der Kombination wurden jedoch signifikant geringere UVA-Dosen bis zur Remission benötigt und es fanden sich signifikant verlängerte Remissionszeiten im Vergleich zur Monotherapie (Roenigk et al. 1990, Humme et al. 2014). IFN-α erhöht demnach nicht die Remissionsrate, führt aber zu einer rascheren Abheilung und einer Verdopplung der rezidivfreien Zeit (Trautinger et al. 2006). IFN-α (9 Mio. I.E. 3× pro Woche s.c.) in Kombination mit PUVA ist wirksamer als IFN-α in Kombination mit Acitretin (Neotigason®, Acicutan®; Rate kompletter Remission 70% versus 38,1%; Stadler et al. 1998). Die Kombination von MTX mit IFN-α, nicht jedoch mit Retinoiden, scheint die Ansprechrate zu verbessern (Humme et al. 2014). Eine weitere Therapieoption ist PUVA + IFN-α in Kombination mit Röntgenweichstrahltherapie (6–8× 200 cGY, 50 kV, 2× wöchentlich; Hönigsmann et al. 1984; Kuzel et al. 1995; Dummer et al. 1996a; Jones et al. 1999).

Im Stadium III ist die extrakorporale Photopherese (ECP; ▶ Abschn. 3.1.10) ein weiterer gut verträglicher Therapieansatz, der mit IFN-α, MTX oder Retinoiden kombiniert werden kann (Knobler et Girardi et al. 2001; Olsen et al. 2011). Bei Progredienz sollte eine Chemotherapie erfolgen mit Gemcitabin, dem Knospe-Schema (Prednison + Chlorambucil; Lansigan et al. 2010) oder – wenn hierauf kein Ansprechen – mit CHOP-Polychemotherapie (Fierro et al. 1998; ▶ Abschn. 3.2.22). Die Radiotherapie stellt eine Alternative und Ergänzung dar.

Das Retinoid-X-Rezeptor-spezifische Retinoid **Bexaroten** (Targretin®) kann über alle Stadien des CTCL als Monotherapeutikum eingesetzt werden mit Ansprechraten bis zu 50%. Ähnlich den älteren Retinoiden setzt die Wirkung mit zeitlichem Verzug ein. Bexaroten wird in einer Dosierung von 300 mg/m^2/d als Monosubstanz eingesetzt, aber auch deutlich geringere Dosen (150 mg/m^2/d) sind nach ersten Erfahrungen als effektiv anzusehen (Scarisbrick et al. 2013). Da dieses Molekül durch Heterodimerbildung den Lipid- und Schilddrüsenstoffwechsel beeinflusst, ist eine initiale Begleitmedikation mit einem Fibrat und L-Thyroxin-Substitution zwingend erforderlich (Duvic et al. 2001a,b; Abbott, et al. 2009; ▶ Abschn. 3.1.10). Bexaroten wurde in der Therapie der kutanen Lymphome in Kombination mit PUVA, extrakorporaler Photopherese, IFN-α, MTX und Denileukin diftitox eingesetzt (Duvic et al. 2001a,b, Farol u. Hymes et al. 2004, Kannangara et al. 2009, Humme et al. 2014). Während PUVA und IFN-α in der Kombinationstherapie mit Bexaroten keine signifikante Erhöhung der Ansprechrate und -dauer im Vergleich zur Monotherapie zeigten (Straus et al. 2007; Whittaker et al. 2012), scheint insbesondere MTX den Effekt von Bexaroten zu erhöhen (Duvic et al. 2001a,b). Die Kombination mit Gemcitabin oder Vorinostat, ein Histondeacetylase-Inhibitor, wird dagegen aufgrund der geringeren Wirksamkeit bzw. stärkeren Nebenwirkungen nicht empfohlen (Dummer et al. 2012, Illidge et al. 2013).

> Bexaroten kann mit PUVA, extrakorporaler Photopherese, IFN-α, MTX und Denileukin diftitox kombiniert werden. MTX verstärkt die Wirkung von Bexaroten.

Methotrexat (MTX; ▶ Abschn. 3.1.10) wird in niedriger Dosierung zwischen 15 und 25 mg 1×/Woche s.c. oder p.o. verabreicht. Wirkungseintritt ab der 3. bis 8. Woche, bis zum Eintritt der vollen Wirkung können 3 Monate vergehen. Es kann auch kombiniert werden mit PUVA oder ECP (Dummer et al. 1996a) und zeigte in Kombination mit Bexaroten eine verbesserte Ansprechrate gegenüber Bexaroten Monotherapie (Duvic et al. 2001a,b).

Liposomal verkapseltes Doxorubicin (Caelyx®, Myocet®) wird in einer Dosierung von 20 mg/m² 14-tägig i.v. appliziert und zeigte in einer retrospektiven Multicenterstudie Ansprechraten von 41–80% und eine mittlere Ansprechdauer von 6 Monaten (Wollina et al. 2003; Dummer et al. 2012). In fortgeschrittenen Tumorstadien kann hiermit auch ein sog. Debulking erfolgen. Hierzu wird 14-tägig zwei- bis dreimal liposomal verkapseltes Doxorubicin infundiert, um nachfolgend mit PUVA oder Bexaroten als Erhaltungstherapie fortzufahren (Wollina et al. 2001; Dummer et al. 2007).

Brentuximab Vedotin (Adcetris®) ist ein Antikörper-Wirkstoff-Konjugat, welches einen monoklonalen anti-CD30-Antikörper enthält, der kovalent an Moleküle des Zytostatikums Monomethylauristatin E, einem Mikrotubuli-Destabilisator, gebunden ist. Es ist zugelassen für die Behandlung des CD30⁺ Non-Hodgkin-Lymphoms, des systemischen anaplastischen großzelligen Lymphoms (sALCL) sowie bei CD30+ kutanen T-Zell-Lymphomen (CTCL) nach mindestens einer vorangegangenen systemischen Behandlung (Thomas et al. 2016). Bei MF/SS-Patienten mit starker CD 30-Positivität konnten Ansprechraten von 70% gezeigt werden (Prince et al. 2017). Dosislimitierende Hauptnebenwirkungen zeigten sich in einer peripheren Neuropathie und Neutropenie.

Mogamulizumab, ein humanisierter monoklonaler Antikörper gegen den CC-Chemokin-Rezeptor 4 (CCR4), der auf malignen T-Lymphozyten überexprimiert wird und deren Extravasation in die Haut unterstützt. Durch Aktivierung von NK-Zellen wird die Zerstörung maligner T-Zellen bewirkt. Mogamulizumab wurde für die Behandlung therapierefraktärer CCR4+ peripherer T-Zell-Lymphome und CTCL zugelassen und zeigte in Studien Gesamtansprechraten zwischen 29% (MF) und 47% (SS), insbesondere in leukämischen Varianten. Es wird in einer Dosierung von 1 mg/kg KG i.v. 1× wöchentlich in den ersten 4 Wochen, dann alle 2 Wochen eingesetzt. Nebenwirkungen waren geringgradig und zeigten sich in Fieber, Übelkeit und Kopfschmerzen (Duvic et al. 2015, Zinzani et al. 2016). Die Zulassung besteht für MF und Sézary-Syndrom als Secondline-Therapie.

Das Fusionstoxin **Denileukin diftitox** (Ontak®; siehe ▶ Kap. 3.1.10.12) ist aus dem humanen IL-2-Protein und Anteilen des Diphtherietoxins zusammengesetzt. Es führt über den CD25-Rezeptor mit Freisetzung von Diftitox zur Zerstörung von T-Lymphozyten. Die Nebenwirkungen sind teilweise erheblich. Bexaroten erhöht die Empfindlichkeit des IL-2-Rezeptors gegenüber Denileukin diftitox. In den USA hat Ontak® die Zulassung für therapierefraktäre CTCL erhalten, in Europa ist es dagegen nicht zugelassen und gegenwärtig nicht verfügbar. Es wird in einer Dosierung von 9 bzw. 18 µg/kg KG/d i.v. für 5 Tage mit Wiederholung alle 3 Wochen eingesetzt. Unter 8–14 mg wurde über Ansprechraten von 30–50% berichtet (Olsen et al. 2001), kombiniert mit Bexaroten in einer Phase-I-Studie über Ansprechraten von 67% (Foss et al. 2005).

Mit **Alemtuzumab** (MacCampath®; ▶ Abschn. 3.1.10), einem gegen das Zelloberflächenglycoprotein -CD52 auf B- und T-Lymphozyten gerichteten Antikörper, wurden Gesamtansprechraten von mehr als 50% erreicht (Lundin et al. 2003). Es wird in der Standarddosierung von 30 mg i.v. dreimal wöchentlich eingesetzt. Alemtuzumab scheint vor allem bei Patienten mit Erythrodermie (T4) und Blutbeteiligung (B2) vorteilhaft und hat hier in Einzelfällen auch Langzeitremission gezeigt, wobei Immunsuppression mit Auftreten opportunistischer

Infektionen die häufigste und schwerwiegendste Nebenwirkung darstellte (de Masson et al. 2014). In ersten Low-dose-Therapieregimes konnte die Anwendung von 15 mg s.c. jeden 2. Tag ähnliche Ansprechraten bei reduzierter Toxizität zeigen (Bernengo et al. 2007). Das Medikament wurde 2012 für die Indikation chronisch lymphatische Leukämie vom Markt genommen, kann jedoch über den Hersteller bezogen werden (Sanofi Genzyme). Es ist jetzt unter dem Handelsnamen Lemtrada® für die Indikation Multiple Sklerose erhältlich.

In Erprobung befindliche Therapeutika Im Stadium III der MF sowie beim Sézary-Syndrom haben sich Purinanaloga (**Pentostatin**), die nicht in den Leitlinien integriert sind, als Monochemotherapeutika bewährt. Pentostatin (Nipent®) ist zur Therapie der Haarzell-Leukämie zugelassen. Es wird über Ansprechraten von bis zu 60% bei einer Dosierung von 5 mg/m² i.v. über 3 Tage berichtet (Foss et al. 2003).

Vorinostat (Zolinza®; ▶ Abschn. 3.1.10), ein Histondeacetylaseinhibitor, wurde Ende 2006 für die Therapie des kutanen T-Zell-Lymphoms in den USA zugelassen (Mann et al. 2007; Kavanaugh et al. 2010), die Zulassung wurde jedoch wieder zurückgezogen, da ein etwaiger Nutzen die festgestellten Risiken (Thrombozytopenien als auch in Einzelfällen thromboembolische Komplikationen) nicht überwog.

Bortezomib, ein Proteasom-Inhibitor (▶ Abschn. 3.1.10), ist für das multiple Myelom zugelassen und wird bei CTCL erprobt. In einer kleinen Studie zeigte sich eine Ansprechrate von 67% bei moderater Verträglichkeit mit dem Auftreten von Leukopenien, Thrombopenien und Neuropathien (Zinzani et al. 2006).

Weitere Substanzen, die in Studien bei Patienten mit fortgeschrittenen CTCL untersucht werden, wie der Purin-Nukleotid-Phosphorylase-Hemmer **Forodesin**, der in einer täglichen Dosierung von 200 mg p.o. oder i.v. verabreicht wird, sowie der Anti-CD4-Antikörper **Zanolimumab** in einer einmal wöchentlichen Dosierung von 980 mg i.v. zeigten bislang geringere Ansprechraten von 11-30% bei insgesamt geringer Toxizität (Dummer et al. 2014, d'Amore et al. 2010), und sind in der EU ebenfalls noch nicht zugelassen.

Fenretinid, ein synthetisches Retinoid, ist für das kutane T-Zell Lymphom zugelassen. Der Wirkmechanismus ist nicht vollständig verstanden. Das Absterben der Tumorzellen wird vermutlich über Ceramid und Sauerstoffradikale (ROS) vermittelt. Täglich werden 200 mg p.o. appliziert. Hierunter traten Hautveränderungen, ophthalmologische und gastrointestinale Nebenwirkungen auf. Es wird bei Maculadegeneration erprobt.

3.1.2 Follikulotrope MF

Variante der MF mit perifollikulären Infiltraten von malignen T-Lymphozyten und dadurch bedingten gruppierten follikulären Papeln (◘ Abb. 3.2a) und indurierten Plaques (seltener Tumoren), insbesondere an Kopf und Hals. In vielen Fällen kommt es zur muzinösen Degeneration des Haarfollikels (Mucinosis follicularis), häufig begleitet von einem Verlust der Behaarung (Alopezie der Augenbrauen als charakteristisches Merkmal) (◘ Abb. 3.2b).

- **Klinik**

Der Juckreiz ist häufig stark ausgeprägt und gilt als guter Parameter bei Krankheitsprogression. Bakterielle Superinfektionen sind häufig. Durch den tiefen follikulären Befall sind oberflächliche Therapien meist nicht effektiv.

- **Therapie**

Radiotherapie oder PUVA + IFN-α (3–9 Mio. I.E. s.c. 3× wöchentlich). Die alleinige PUVA-Therapie ist bei dieser Entität wenig wirksam.

3.1.3 Pagetoide Retikulose

Variante der MF mit rein intraepidermaler Proliferation der malignen T-Zellen (pagetoider Epidermotropismus).

- **Klinik**

Gewöhnlich zeigen sich überwiegend an den Extremitäten, meist akral, einzelne psoriasiforme oder hyperkeratotische Patches oder

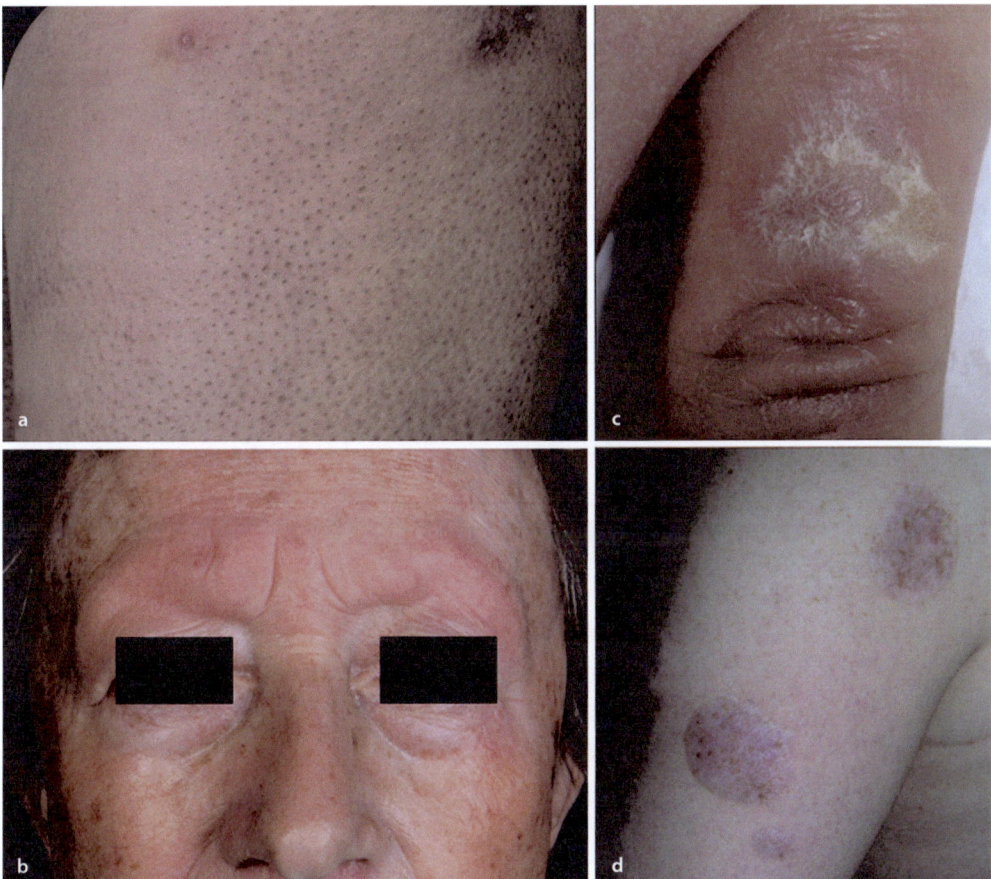

Abb. 3.2a–d Sonderformen der Mycosis fungoides. **a** Follikulotrope Mycosis fungoides. **b** Mucinosis follicularis mit Alopezie der Augenbrauen. **c** Pagetoide Retikulose. **d** Granulomatous slack skin (elastolytisches T-Zell-Lymphom)

Plaques mit langsamer Größenprogredienz, die später bogen- oder ringförmig konfluieren können (Abb. 3.2c). Traditionell wurde zwischen einem lokalisierten Typ (Woringer-Kolopp) mit sehr guter Prognose und einem disseminierten Typ (Ketron-Goodman) mit oftmals aggressivem Verlauf unterschieden. Nach der neuen WHO-EORTC-Klassifikation sollte nur noch der lokalisierte Typ als pagetoide Retikulose bezeichnet werden, wobei der disseminierte Typ als epidermotropes, $CD8^+$-CTCL oder kutanes γ/δ-T-Zell-Lymphom eingeordnet wird. Insgesamt benigner Verlauf: bisher keine viszerale Streuung oder tödliche Verläufe bekannt.

- **Therapie**

Radiotherapie (Ganzkörperbestrahlung mit schnellen Elektronen, bei persistierenden Tumoren lokale Bestrahlung mit Röntgenweichstrahlen) oder Bexaroten, PUVA + Retinoid (Muniesa et al. 2010), weniger wirksam PUVA + IFN-α.

3.1.4 Granulomatous slack skin (elastolytisches T-Zell-Lymphom)

Variante der MF mit initialen poikilodermischen plattenartigen Infiltraten (Abb. 3.2d).

Klinik

Durch eine Zerstörung der elastischen Fasern kommt es v. a. im Bereich der Achseln und Leisten zu Cutis-laxa-artigen schlaffen Hautfalten. Das gleiche klinische Bild kann sich auch bei Patienten mit bereits bestehender MF entwickeln. Der Verlauf ist langsam progredient, insgesamt eher benigne, ein extrakutaner Befall ist selten. Die Prognose ist prinzipiell gut, wird jedoch durch das Auftreten von Zweitlymphomen (in 1/3 der Fälle, zumeist Hodgkin-Lymphome) beeinflusst.

Therapie

Röntgenweichstrahlen. Nach Exzision rasche Rezidive.

3.1.5 Sézary-Syndrom

Das Sézary-Syndrom (SS) wird oft als leukämische Variante der MF bezeichnet.

Epidemiologie

Sehr selten. Betroffen sind ausschließlich Erwachsene, meist ältere Menschen in der 6. und 7. Lebensdekade.

Klinik

Beginnt meist mit einer Erythrodermie (Rötung, ekzematöse oder psoriasiforme Herde, Infiltration, oft ödematöse Schwellung, mehr oder weniger ausgeprägte generalisierte Schuppung), zeigt typischerweise einen Befall der Handflächen und Fußsohlen (palmoplantare Hyperkeratosen), Alopezie und Onychodystrophie. Daneben häufig generalisierte Schwellung der Lymphknoten (Vonderheid et al. 2002). Durch Eiweiß- und Wärmeverlust, verbunden mit quälendem Juckreiz, stellt eine lymphombedingte Erythrodermie bei den meist älteren Patienten einen sehr schweren Krankheitszustand dar (◘ Abb. 3.3).

Früher wurde die Diagnose anhand der Trias Erythrodermie, Lymphadenopathie und dem Nachweis atypischer Lymphozyten gestellt, nach ISCL-Konsens 2007 durch eine Erythrodermie und dem Nachweis von Tumorzellen im peripheren Blut (Olsen et al. 2007).

Zur Erfassung der hämatologischen Beteiligung sollte dabei mindestens eines der folgenden Kriterien erfüllt sein:
- ein zytomorphologischer Nachweis von **Sézary-Zellen** (auch Lutzner-Zellen genannt) im Blutausstrich (über 10% oder 1000/μl absolut) oder im Buffy coat mittels Elektronenmikroskopie
- oder ein immunphänotypischer Nachweis:
  - CD4/CD8-Ratio >10 und/oder
  - vermehrte CD4$^+$ mit Verlust der CD7- oder CD26-Expression
  - und der molekularbiologische Nachweis eines **T-Zell-Klons** mittels PCR oder Southern Blot des T-Zell-Rezeptorgens (der gleiche Klon in Haut und Blut; Vonderheid et al. 2002).

> **Die Kombination eines T-Zell-Klons mit einem der genannten zytomorphologischen oder immunphänotypischen Kriterien ist die Voraussetzung für die Diagnose eines Sézary-Syndroms.**

Die Unterscheidung zwischen MF im Stadium T4 (III) und dem klassischen SS fällt häufig schwer. Übergangsformen sind beschrieben. Ein möglicher Zusammenhang zwischen beiden Entitäten wird daher diskutiert, ist jedoch noch nicht abschließend geklärt.

Prognose

Der klinische Verlauf ist aggressiver als bei der MF und die Patienten versterben im Rahmen eines Organbefalls oder einer Sepsis. 5-Jahres-Überlebensrate ca. 24%; medianes Überleben zwischen 2 und 4 Jahren (Vonderheid et al. 2002).

Histopathologie

Ähnlich wie MF, monomorphe Infiltrate, Epidermotropismus kann fehlen, Histopathologie kann unspezifisch sein. Befallene Lymphknoten zeigen monomorphes Infiltrat aus Sézary-Zellen mit Aufhebung der normalen Lymphknotenarchitektur.

Immunhistologie

Die neoplastischen Zellen haben einen CD3$^+$-, CD4$^+$-, CD8$^-$-Phänotyp, oft zeigt sich ein Ver-

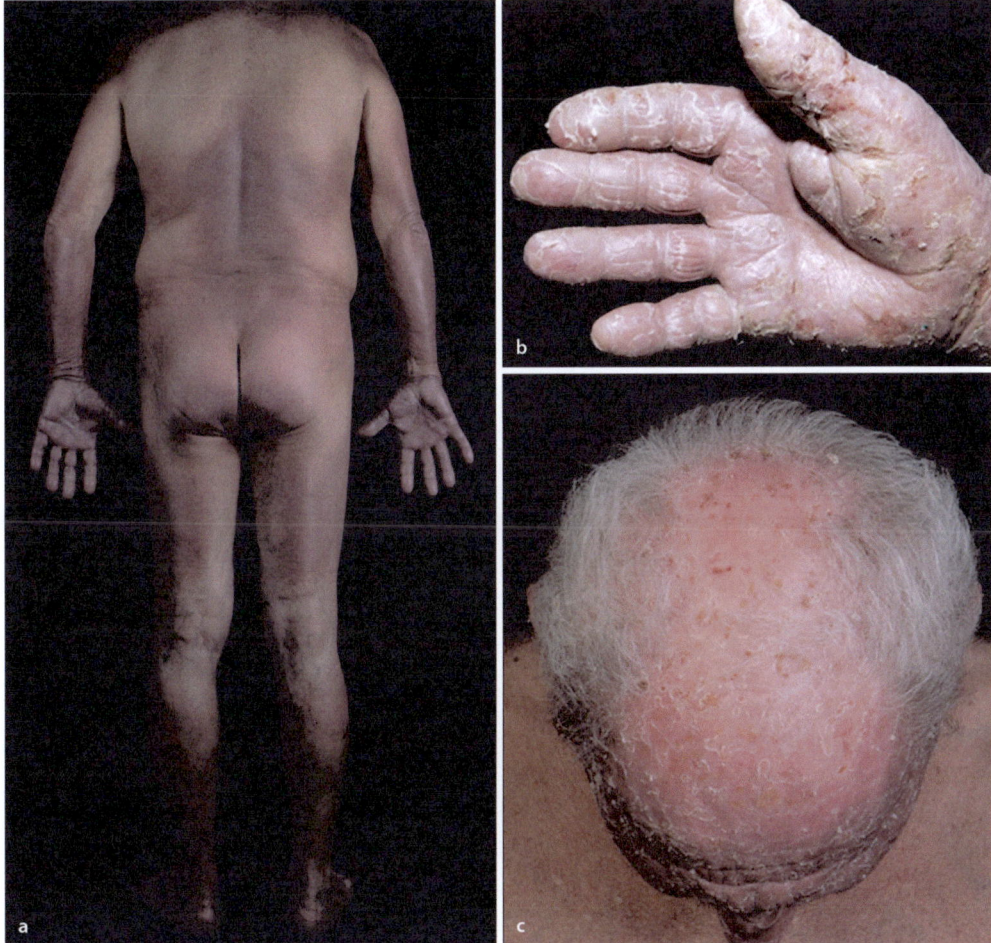

Abb. 3.3a–c Sézary-Syndrom. **a** Erythrodermie. **b** Palmoplantare Hyperkeratosen. **c** Alopezie

lust weiterer T-Zell-Antigene (CD2⁻, CD5⁻, CD7⁻, CD26⁻).

- **Stadieneinteilung**

Tab. 3.2.

- **Therapie**

Als Therapie der ersten Wahl werden die nebenwirkungsarme extrakorporale Photopherese (ECP) als Mono- oder Kombinationstherapie mit IFN-α (3×3 Mio. I.E. bis höchstens 3×9 Mio. I.E. s.c.; Heald et al. 1992; Stevens et al. 1999; Russel et al. 2000) als auch die PUVA als Monotherapie oder in Kombination mit IFN-α ± ECP empfohlen (Stadler et al. 2008; Tab. 3.6). Alternativen stellen Methotrexat (15–50 mg/Woche; Zackheim et al. 1989) und Bexaroten dar. Nach Erstlinientherapie kann Mogamulizumab eingesetzt werden (1 mg/kg d 1, 8, 15, 22, ab d 28 2-wöchentlich). Das Fusionstoxin Denileukin diftitox für ausgesuchte Fälle steht aktuell nicht zur Verfügung. In Spätstadien kann auch eine palliative Chemotherapie versucht werden, sichere Effekte auf die Überlebenszeit sind damit jedoch nicht nachgewiesen, bei weiterer Immunsuppression.

Neben der täglichen Verabreichung von Chlorambucil (2–6 mg/d) und Prednison (10–20 mg/d) (sog. Winkelmann-Schema) hat sich die Pulstherapie nach dem Knospe-Schema

Tab. 3.6 Therapieempfehlung beim Sézary-Syndrom (adaptiert nach Stadler et al. 2008)

Therapie erster Wahl	Therapie zweiter Wahl
PUVA Extrakorporale Photopherese (ECP) PUVA + IFN-α ECP + IFN-α PUVA + IFN-α + ECP	Bexaroten (Targretin®) Chlorambucil/Prednison (Winkelmann/Knospe) Low-dose Methotrexat CHOP- Polychemotherapie Mogamulizumab (Poteligeo®) Ganzhautradiatio – schnelle Elektronen Alemtuzumab (Mab Campath®)

durchgesetzt mit insgesamt gutem Ansprechen bei verringerter kumulativer Dosis sowie guter Verträglichkeit (Chlorambucil 10–12 mg (ca. 0,4–0,7 mg/kg KG) an 3 aufeinander folgenden Tagen, Fluocortolon (Ultralan®) 75, 50 und 25 mg an 3 aufeinander folgenden Tagen; Knospe et al. 1974; Coors et al. 2000). Beim Knospe-Schema sollten die Therapiezyklen 3× 2-wöchentlich, 3× 3-wöchentlich und dann 4-wöchentlich erfolgen. Ein Ansprechen kann mit gewisser Latenz erfolgen. In Abhängigkeit vom klinischen Verlauf können die Intervalle weiter ausgedehnt werden. Zusätzlich kann die Therapie durch eine klassische PUVA-Therapie ± IFN-α ± ECP ergänzt werden. Viele Studien zur Therapie des Sézary-Syndroms beinhalten keine präzisen Angaben zur Diagnostik und Stadieneinteilung, was einen Vergleich der therapeutischen Optionen erschwert (Evidenzlevel IV).

3.1.6 Primär kutane CD30$^+$-lymphoproliferative Erkrankungen

Unter dieser Gruppe werden das CD30$^+$-anaplastisch großzellige Lymphom und die lymphomatoide Papulose zusammengefasst, die mit zusammen 30% die zweithäufigste Gruppe unter den CTCL darstellen. Sie sind charakterisiert durch das Kommen und Gehen der Hautveränderungen und durch eine gute Prognose. Histologische Kriterien allein sind häufig nicht ausreichend, um zwischen den Varianten zu unterscheiden.

CD30$^+$-primär kutanes anaplastisches großzelliges Lymphom (PC-ALCL)

- **Epidemiologie**

Typischerweise beim Erwachsenen, vorwiegend bei Männern.

- **Klinik**

Meist einzelne oder gruppierte, oft ulzerierte Knoten von 1–15 cm Durchmesser in einem anatomischen Areal, selten multifokale Ausbreitung (20%), spontane Regression bei 40% der Patienten, die typischerweise mit einer Narbenbildung verbunden ist (Abb. 3.4). Extrakutane Beteiligung in 10% der Fälle, meist in Form von Lymphknotenbefall, welcher aber nicht mit einer ungünstigeren Prognose verbunden ist (Bekkenk et al. 2000).

- **Prognose**

Gute Prognose (im Gegensatz zu den primär nodalen CD30$^+$-Lymphomen und der in ein CD30$^+$-Lymphom transformierten MF), 10-Jahres-Überlebensrate >90%, auch für Patienten mit multifokalem Hautbefall oder Befall einer Lymphknotenregion!

- **Histopathologie**

Diffuses, nicht epidermotropes Infiltrat, welches die gesamte Dermis umfasst, mit großen CD30$^+$-anaplastischen Zellen.

- **Immunhistologie**

Meist aktivierter CD4$^+$-T-Zell-Phänotyp mit mehrheitlicher Expression des CD30-Antigens

3.1 · Arten und Diagnostik Primär kutaner T-Zell-Lymphome (CTCL)

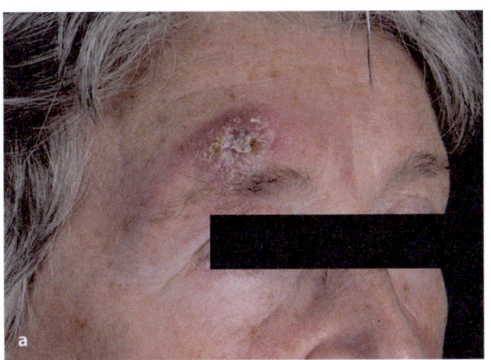

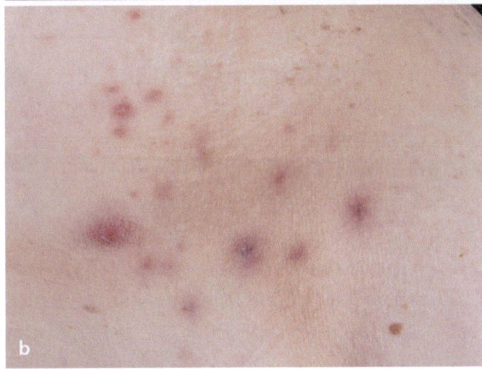

Abb. 3.4a,b Primär kutane CD30⁺-lymphoproliferative Erkrankungen. **a** CD30⁺-primär kutanes anaplastisches großzelliges Lymphom. **b** Lymphomatoide Papulose

und partiellem bis totalem Verlust von CD2, CD3 und/oder CD5.

- **Therapie**

Bei solitären Veränderungen, nach zunächst u. U. abwartendem Verhalten (spontane Regression), operative Entfernung oder Radiotherapie. Bei multifokalen Veränderungen orales Low-dose-Methotrexat (5–20 mg/Woche), Radiotherapie (20–40 Gy mit Einzeldosen à 2 Gy; ◘ Tab. 3.7).

Lymphomatoide Papulose (LyP)
- **Epidemiologie**

Kann in jedem Alter auftreten, auch im Kindesalter (durchschnittliches Manifestationsalter 45 Jahre).

- **Klinik**

Spontanes und rasches Auftreten von Papeln bis hin zu Knoten, teils mit pityriasiformer Schuppung, teils nekrotisch und ulzerierend, vorwiegend an Stamm und Extremitäten, die innerhalb von 3–12 Wochen unter Narbenbildung spontan abheilen. Typischerweise zeigen sich die Hautveränderungen in unterschiedlichen Entwicklungsstadien.

- **Prognose**

Gutartige Erkrankung mit jedoch oftmals chronischem, aber meist selbstlimitierendem Verlauf. Die Krankheitsdauer variiert von wenigen Monaten bis mehreren Jahrzehnten. Bei ca. 10% jedoch Entwicklung assoziierter Lymphome (MF, CD30-positives großzelliges Lymphom oder Morbus Hodgkin), daher sind regelmäßige Kontrollen anzuraten.

- **Histopathologie**

Dermales knotiges gemischtzelliges Infiltrat aus atypischen Lymphozyten. Abhängig von deren Größe und Anzahl werden drei histologische LyP-Typen unterschieden, die jedoch keine prognostische Relevanz haben (Typ A und Typ C mit vorwiegend großen, CD30-positiven Blasten, beim Typ A mit zahlreichen Entzündungszellen; Typ B mit Epidermotropismus und vorwiegend kleinzelligen zerebriformen lymphoiden Zellen und einzelnen, aber stets nachweisbaren CD30⁺-Blasten, Typ D epidermotrope CD8+ Variante und Typ E angiozentrische und angioinvasive Variante).

- **Immunhistologie**

Aktivierte T-Helfer-Zellen (CD3⁺, CD4⁺, CD5⁺, CD30⁺, CD8⁻, CD15⁻).

- **Therapie**

Je nach Schwere und Symptomatik der Läsionen; insgesamt aufgrund der Benignität der Erkrankung sehr zurückhaltend – „wait and see"; PUVA; Low-dose-Methotrexat (5–20 mg/Woche), Exzision schmerzhafter oder störender Läsionen (◘ Tab. 3.7).

◨ **Tab. 3.7** Therapieempfehlungen bei CD30⁺-lymphoproliferativen Erkrankungen

Ausdehnung	Therapie der ersten Wahl	Therapie der zweiten Wahl
Solitäre oder lokalisierte Läsionen	Beobachtung (Lymphomatoide Papulose) Exzision ± Radiotherapie	Topische Steroide
Multifokale Läsionen rezidivierend mit spontaner Remission	Beobachtung (Lymphomatoide Papulose) PUVA (+ IFN-α) Methotrexat bis 20 mg/Woche	IFN-α IFN-α + Retinoid Bexaroten (Targretin®)

3.1.7 Adulte T-Zell-Leukämie/Lymphom (ATLL, HTLV-1⁺)

- **Epidemiologie**

Wird durch das humane T-Zell-Leukämie-Virus 1 (HTLV-1) hervorgerufen. Endemisch in Japan, Afrika und in der Karibik; in Europa sehr selten.

- **Klinik**

Vier klinische Varianten: akuter Typ, Lymphom-Typ, chronischer Typ, Smoldering-Typ.

Beim Lymphom-Typ bei ca. 50% der Patienten Hautveränderungen ähnlich einer MF, ferner Lymphadenopathie sowie ein leukämisches Blutbild mit atypischen Lymphozyten mit multilobulären Kernen („flower cells").

- **Prognose**

Chronische und Smoldering-Formen sind meist auf die Haut beschränkt und haben einen protrahierten Verlauf, beim akuten und Lymphom-Typ ist das mittlere Überleben 2 Wochen bis 1 Jahr.

- **Histologie/Immunhistologie**

Die leukämischen Infiltrate sind CD3⁺, CD4⁺, CD8⁻ und stark CD25⁺ (T-Helfer-Zellen).

- **Therapie**

Polychemotherapie bei akutem und Lymphom-Typ, stadienabhängig beim chronischen Typ.

3.1.8 Seltene Entitäten

Für die meisten seltenen primären kutanen Lymphome existieren keine größeren Studien und daher auch keine darauf beruhenden Therapieempfehlungen. Zudem wurden einige Entitäten erst in den letzten Jahren erkannt und klassifiziert. Therapeutisch wurde bisher bei allen seltenen Entitäten eine aggressive Polychemotherapie empfohlen. Allerdings sind das subkutane pannikulitisartige α/β-T-Zell-Lymphom und das primär kutane klein- bis mittelzellige CD4⁺-pleomorphe T-Zell-Lymphom mit einer sehr guten Prognose assoziiert, so dass hier konservative bzw. milde Therapieformen indiziert erscheinen.

Subkutanes pannikulitisartiges α/β-T-Zell-Lymphom (SPTCL-AB)

In der aktuellen WHO-Klassifikation (Willemze et al. 2008) wird nur noch die klinische Manifestation mit α/β-T-Zell-Rezeptorketten-Rekombination als subkutanes pannikulitisartiges T-Zell-Lymphom eingeordnet (SPTCL-AB, ◨ Abb. 3.5). Diese zeigt im Gegensatz zu

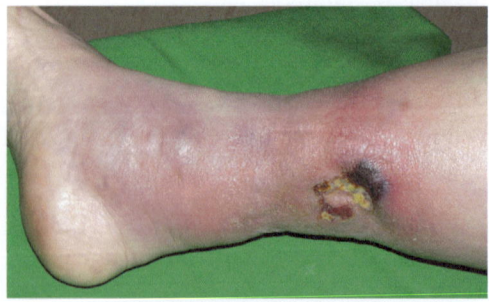

◨ **Abb. 3.5** Subkutanes pannikulitisartiges α/β-T-Zell-Lymphom (SPTCL-AB)

den subkutanen Lymphomen mit einem γ/δ-Phänotyp eine gute Prognose. Vor der Unterscheidung zwischen dem α/β- und γ/δ-Phänotyp waren subkutane pannikulitisartige TCL als aggressive Lymphome definiert.

- **Epidemiologie**

Betroffen sind Erwachsene, selten auch Kinder (durchschnittliches Manifestationsalter 45 Jahre)

- **Klinik**

Einzelne bis mehrere Knoten und Plaques, ähnlich einem Erythema nodosum, ein bis mehrere Zentimeter groß, an den Extremitäten und am Stamm, pannikulitisartige Veränderungen können viele Jahre vorausgehen. Extrakutane Manifestationen sind selten, B-Symptomatik in der Hälfte der Fälle. Bei 19% finden sich assoziierte Autoimmunerkrankungen (Willemze et al. 2008).

- **Prognose**

5-Jahres-Überlebensrate: 82%. Sehr selten ist Spontanremission beschrieben. In 17% der Fälle hämophagozytisches Syndrom (HPS) mit dann schlechter Prognose (5-Jahres-Überlebensrate 46%).

- **Histopathologie**

Subkutane, pannikulitisartige dichte Infiltrate von pleomorphen zytotoxischen T-Zellen und Makrophagen. Epidermis und Dermis sind typischerweise nicht betroffen.

- **Immunhistologie**

$CD3^+$, $CD4^-$, $CD8^+$, $CD30^-$, $CD45RO^+$, $CD56^-$.

- **Therapie**

Bei lokalisierten Läsionen Exzision oder Radiotherapie, bei multiplen Läsionen Steroide bzw. Cyclosporin p.o., Methotrexat p.o. oder IFN-α s.c.. Viele der Patienten können Studien zufolge über einen längeren Zeitraum mit systemischen Kortikosteroiden kontrolliert werden. Nur in seltenen Fällen eines HPS ist ggf. eine Doxorubicin-basierte Chemotherapie zu erwägen (Go u. Wester 2004; Rezania et al. 2007).

Extranodales natürliches Killerzell-/T-Zell-Lymphom (NK/T-Zell-Lymphom), nasaler Typ (EBV$^+$)

- **Epidemiologie**

Das Lymphom geht von NK-Zellen oder zytotoxischen T-Zellen aus. Betroffen sind meist Erwachsene aus Asien, Zentral- und Südamerika. Fast immer ist eine Ebstein-Barr-Virus-Infektion assoziiert. Andere T-Zell-Lymphome sind dagegen EBV-negativ, während B-Zell-Hodgkin- und Non-Hodgkin-(Burkitt-)Lymphome ebenfalls EBV-assoziiert sind.

- **Klinik**

Neben einem destruktiv wachsenden Tumor im Gesicht (Nasenhöhle, Nasopharynx) zeigen sich multiple ulzerierende Plaques und Tumoren an der Haut, insbesondere an oberem Stamm und Extremitäten. Die Haut kann primär oder sekundär befallen sein. Der Verlauf ist sehr aggressiv mit Fieber, Gewichtsverlust und extrakutaner Ausbreitung.

- **Prognose**

Medianes Überleben <12 Monate.

- **Histopathologie**

Meist EBV$^+$, dichte Infiltrate aus kleinen, mittelgroßen und großen Lymphozyten in der Dermis und Subkutis, Epidermotropismus möglich. Gefäßdestruktion und Nekrosenbildung.

- **Immunhistologie**

Immunhistologisch zeigen sich die Infiltrate meist $CD3^-$, $CD4^-$, $CD8^-$, $CD56^+$ (Killerzellen) und exprimieren zytotoxische Proteine, wie Granzyme, Perforin, TIA-1.

- **Therapie**

Anthrazyklinbasierte Polychemotherapie (CHOP), ggf. in Kombination mit Strahlentherapie, bis hin zu allogener Knochenmarkstransplantation, jedoch schlechtes Ansprechen (Rezania et al. 2007). Alternativ SMILE (Dexamethason, Methotrexat, Ifosfammid, L-Asparginase, Etoposid; Yamaguchi et al. 2011).

Primär kutane periphere T-Zell-Lymphome, nicht genauer spezifiziert (NOS)

Alle kutanen CD4$^+$-, CD30$^-$-T-Zell-Lymphome mit mittelgroßen- bis großen meist pleomorphen oder immunoblastenartigen Zellen, die in keine andere provisorische Kategorie eingeordnet werden können.

- **Klinik**

Es zeigen sich zumeist generalisierte Plaques oder Knoten, oft systemischer Befall.

- **Prognose**

Die Prognose ist schlecht mit einer 5-Jahres-Überlebensrate <20% (Rezania et al. 2007).

- **Therapie**

Chemotherapie (Gemcitabin), Polychemotherapie (CHOP/Radiotherapie), Denileukin diftitox, Alemtuzumab (Rezania et al. 2007).

Primär kutanes aggressives epidermotropes CD8$^+$-T-Zell-Lymphom (provisorisch)

Vermutlich entspricht dieses Lymphom der disseminierten Variante der pagetoiden Retikulose (Ketron-Goodman).

- **Epidemiologie**

Betroffen sind meist ältere Erwachsene (durchschnittliches Manifestationsalter 53 Jahre).

- **Klinik**

Rasch wachsende lokalisierte oder disseminierte rötlich-livide und hämorrhagische Papeln und Knoten mit Ulzeration und Nekrose neben hyperkeratotischen Makeln und Plaques. Häufig Mitbeteiligung von Knochenmark, Schleimhaut und viszeralen Organen (Lunge, Hoden, ZNS), Lymphknoten zumeist nicht betroffen. Aggressives klinisches Verhalten.

- **Prognose**

Mediane Überlebenszeit von <3 Jahren.

- **Histopathologie**

Ausgeprägter Epidermotropismus, nekrotische Keratinozyten, Invasion und Destruktion von Adnexstrukturen und Gefäßinvasion. Ulzerationen, manchmal Blasenbildung.

- **Immunhistologie**

Die Tumorzellen sind CD2$^-$, CD3$^+$, CD4$^-$, CD5$^-$, CD8$^+$ mit Expression von Granzyme, Perforin und TIA-1.

- **Therapie**

Anthrazyklinbasierte Polychemotherapie (CHOP), ggf. in Kombination mit Strahlentherapie, bis hin zu allogener Knochenmarkstransplantation (Berti et al. 1999).

Kutanes γ/δ-T-Zell-Lymphom (CGD-TCL; provisorisch)

- **Epidemiologie**

Betroffen sind Kinder bis Erwachsene mittleren Alters.

- **Klinik**

Meist an den Extremitäten (Arme) auftretende disseminierte oft ulzerierte Plaques und/oder Knoten. Schleimhautbeteiligung und extrakutane Manifestationen (Leber, Lunge, Niere, ZNS) sind häufig, Beteiligung von Lymphknoten, Milz oder Knochenmark ist selten. Aggressives klinisches Verhalten. In 50% der Fälle hämophagozytisches Syndrom (HPS) mit schweren Störungen des Allgemeinbefindens, Fieberschüben, Hepatosplenomegalie und Leukopenie bis Panzytopenie.

- **Prognose**

Die Prognose ist unabhängig vom HPS und einer Behandlung sehr schlecht zugänglich mit einem schlechten Ansprechen auf Chemo- und Radiotherapie und einem mittleren Überleben von 15 Monaten (5-Jahres-Überlebensrate 11%). Foudroyante Verläufe kommen vor.

- **Histopathologie**

Dermale und epidermale Beteiligung bei vorwiegend subkutanen Infiltraten mittel- bis großzelliger T-Zellen, Apoptose, Nekrose und Gefäßinvasion. Dies steht im Gegensatz zum α/β-Phänotyp ohne dermale und epidermale Beteiligung.

- **Immunhistologie**

Gewöhnlich charakterisiert als CD2⁺, CD3⁺, CD4⁻, CD5⁻, CD8⁻, CD56⁺, mit in allen Fällen Expression zytotoxischer Proteine, wie z. B. Granzyme, Perforin, TIA-1, und dadurch bedingter epidermaler Beteiligung mit Ulzeration.

- **Therapie**

Anthrazyklin-basierte Polychemotherapie (Rezania et al. 2007).

Primär kutanes CD4⁺ klein-/mittelzelliges pleomorphes T-Zell-Lymphom (provisorisch)

- **Klinik**

Meist einzelne nur langsam wachsende Plaques oder Knoten, insbesondere im Gesicht, an Hals und oberem Stamm.

- **Prognose**

Gute Prognose mit 5-Jahres-Überlebensrate von 75%.

- **Histopathologie**

Dichte, diffuse oder knotige Infiltrate von kleinen bis mittelgroßen pleomorphen T-Zellen in der Dermis bis in die Subkutis reichend. Epidermotropismus möglich.

- **Immunhistologie**

Die Tumorzellen sind CD3⁺, CD4⁺, CD8⁻, CD30⁻, zytotoxische Proteine werden nicht exprimiert.

- **Therapie**

Exzision einzelner Läsionen, ggf. in Kombination mit lokaler Radiotherapie, bei multifokalem Geschehen in seltenen Fällen Cyclophosphamid Monotherapie oder IFN-α (von den Driesch u. Coors et al. 2002).

3.1.9 Diagnostik der CTCL

Die Diagnosestellung bei kutanen Lymphomen erfordert neben anamnestischen Angaben und dem klinischen Befund, histologische und immunhistologische Analysen, den **Klonalitätsnachweis** in läsionaler Haut und ggf. im Blut sowie bildgebende Verfahren zum Ausschluss von nodalen und weiteren extranodalen Manifestationen (Tab. 3.8). Da ein molekularbiologischer Klonalitätsnachweis auch bei entzündlichen Erkrankungen auftreten kann, besteht bei ungenügender Berücksichtigung des klinischen Bildes auch die Gefahr der Überbewertung molekularbiologischer Befunde (Wood et al. 1994). Im Zweifel sollte daher die Klonalitätsanalyse wiederholt durchgeführt werden, um eine Pseudoklonalität auszuschließen.

Eine **bioptische Sicherung** eines Lymphknotens sollte bei palpablen bzw. sonographisch abnormalen peripheren Lymphknoten zur genauen Stadieneinteilung stets erfolgen (Olsen et al. 2007). Die ISCL/EORTC empfiehlt dabei die Exzisionsbiopsie, da die Feinnadelbiopsie nicht geeignet ist, die für die N-Stadieneinteilung wesentliche nodale Architektur histopathologisch zu beurteilen. Hierbei sollte der größte periphere Lymphknoten, der ein betroffenes Hautareal drainiert, und/oder ein Lymphknoten mit intensivem Uptake im FDG-PET exzidiert werden. Bei mehreren auffälligen Lymphknoten gilt die Priorität: zervikal > axillär > inguinal, da zervikale Lymphknoten eine höhere Wahrscheinlichkeit haben, einen Lymphombefall zu zeigen, als andere Regionen.

Die Durchführung einer Knochenmarksbiopsie bei Patienten mit MF/SS wird im Fall einer B2-Blutbeteiligung (hohe Tumorlast, ≥100/µl Sézary-Zellen, positiver Klon) oder auffälligen Blutbefunden empfohlen.

Bei **aggressiven CTCL** (MF im Tumorstadium, erythrodermische MF, Sézary-Syndrom, γ/δ-T-Zell-Lymphom, aggressives CD8⁺-T-Zell-Lymphom) empfiehlt sich primär die Computertomographie (CT-Thorax/Abdomen) zur Beurteilung einer Systembeteiligung. Voraussetzung für die Kategorisierung als viszerale Beteiligung (Stadium IVB) ist die Dokumentation zumindest eines einzigen befallenen Organs außerhalb von Haut, Lymphknoten oder Blut. Während eine allein durch bildgebende Verfahren diagnostizierte Splenomegalie bereits als viszerale Beteiligung auch ohne

Tab. 3.8 Diagnostik bei CTCL (nach ISCL/EORTC 2007)

	Untersuchungen
Anamnese	Dauer, Art und Ausdehnung der Hautmanifestationen B-Symptomatik
Klinische Untersuchung	Bestimmung der prozentual befallenen Körperoberfläche (KOF) Bei Tumoren Bestimmung der Größendurchmesser (≥1 cm) Lymphknotenstatus (palpable Lymphknoten) Palpation von Leber und Milz
Apparative Diagnostik	Lymphknotensonographie (LK mit ≥1,5 cm transversaler Durchmesser) Abdomensonographie Röntgen-Thorax in 2 Ebenen CT/PET-CT (ab Stadium IIA und bei allen aggressiven Lymphomtypen)
Laboruntersuchungen	Komplettes Routinelabor (BSG, Differenzialblutbild, Leberenzyme, Nierenwerte, LDH, Elektrolyte) Ab Stadium IB: CD4/CD8-Ratio, Bestimmung der $CD4^+/CD7^-$-Zellen (FACS-Analyse) Ab Stadium III/bei Verdacht auf systemische Beteiligung/aggressiven Lymphomen: β2-Mikroglobulin, Blutausstrich auf Sézary-Zellen Bei zugewanderten Patienten oder Auslandsaufenthalten mit näherem Kontakt: HTLV-Serologie Bei Verdacht auf aggressives ulzerierendes CTCL: EBV-Serologie Bei nachgewiesener Klonalität in der Hautbiopsie: TCR-Klonalitätsnachweis im Blut (PCR) Ab B2 (nachgewiesene Klonalität/hohe Tumorlast) oder auffälligen Blutbefunden: Beckenkammbiopsie
Hautbiopsie	Initial Biopsie von 3 verschiedenen Stellen; Biopsie der am stärksten indurierten Läsion: Histologie/Immunhistologie Molekularbiologische Untersuchungen: PCR (TCR-γ-PCR) für die T-Zellrezeptor-γ-Kette
Lymphknotenbiopsie	Exzisionsbiopsie bei klinisch suspekten Lymphknoten (palpabel/sonographisch ≥1,5 cm; Morphologie beachten) bzw. positivem Uptake im FDG-PET Bei mehreren auffälligen Lymphknoten in präferentieller Reihenfolge: zervikal > axillär > inguinal: Histologie PCR (TCR-Genanalyse) Eventuell zusätzlich Biopsien von vergrößerten bzw. suspekten Organen (außer Milz)

bioptische Sicherung gilt, sollte der Verdacht einer Beteiligung weiterer Organe vor einer M-Kategorisierung entsprechend bioptisch gesichert werden.

3.2 Therapeutika bei CTCL

3.2.1 PUVA (Psoralen + UVA)

■ **Anwendung**

Je nach Ausdehnung/Stadium: Stamm/Extremitäten: Bade-PUVA; Gesichtsbeteiligung: systemische PUVA; palmoplantar: Creme- oder Pinsel-PUVA/Bade-PUVA.

— 3 oder 4 Behandlungen pro Woche (Mo–Mi–Fr oder Mo–Di–Do–Fr)
— Bade-PUVA: 1 mg/ml 8-Methoxy-Psoralen-Lösung 8-MOP Lösung (100 ml Meladinine-Lösung® 0,15%) auf ein Vollbad/Folie, Bad über 20 min); Bestrahlung sofort nach dem Bad; 2 h nach Anwendung erhöhte Lichtempfindlichkeit
— Creme-PUVA: 1 h vor der Behandlung Methoxalen-Creme auf die zu behandelnden Areale auftragen. Kontakt mit Augen und Schleimhäuten vermeiden. Nach dem Auftragen Areale vor dem Sonnenlicht schützen. 3–4 h nach Anwendung erhöhte Lichtempfindlichkeit

- Pinsel-PUVA: 0,15% 8-MOP Lösung wird auf betroffene Stellen aufgetragen. Nach 20 min werden die Stellen bestrahlt
- Systemische PUVA: 5-Methoxy-Psoralen 5-MOP (Psoraderm®; 1,2 mg/kg KG; Bestrahlung nach 3 h) oder 8-Methoxy-Psoralen 8-MOP (Meladinine®; 0,6 mg/kg KG, Bestrahlung nach 2 h, Oxsoralen®; 0,4 mg/kg KG Bestrahlung nach 1 h) für beste Absorption nüchtern einnehmen; bei Nebenwirkungen evtl. zusammen mit einer kleinen Mahlzeit oder Milch; bis 12 h nach Anwendung erhöhte Lichtempfindlichkeit. Verordnung einer PUVA-Brille
- Beginn mit UVA-Dosis je nach Hauttyp (◘ Tab. 3.9 und ► Anhang) oder nach Erythemschwelle (Anfangsdosis = halbe minimale phototoxische Dosis = MPD/2); Erhaltungsdosis unterhalb der minimalen phototoxischen Dosis (MPD). Bei Hauttyp I kann eine Steigerung auf eine wirksame Dosis mitunter nicht erreicht werden.

- **Wirkung**

Entzündungshemmend.

- **Ansprechrate**

80% mit lang andauernden Remissionen bis zu mehreren Jahren (Roenigk et al. 1990). Die PUVA-Therapie gilt als effektivste und schonendste Behandlung der MF. Ein Drittel der Patienten entwickelt Rezidive.

- **Nebenwirkungen**
- Juckreiz
- Rötung und anschließende Bräunung der Haut, Dermatitis solaris
- Systemische PUVA: Katarakt (PUVA-Brille!), Übelkeit (v. a. Oxsoralen), Leberwerterhöhung; Hautalterung; Risiko für die Entstehung von Hauttumoren

- **Wechselwirkungen**
- Antibiotika
- Johanniskrautpräparate

- **Kontraindikationen**
- Solariumsbesuche
- Schwangerschaft

◘ **Tab. 3.9** PUVA-Energiedichte für Hauttyp I, II. Bei Hauttyp III und IV kann individuell angepasst schneller gesteigert werden

PUVA	Dosis Hauttyp I (J/cm^2)	Dosis Hauttyp II (J/cm^2)
Anfangsdosis	0,5	1
Steigerung	0,5	0,5
Max-Dosis	2,5	4,5
Steigerung	Jedes 2. Mal	Jedes 2. Mal

3.2.2 Extrakorporale Photopherese (ECP)

- **Indikationen**

CTCL Stadium III (first line) entsprechend ab Erythrodermie und bei Sézary-Syndrom.

- **Prinzip/Wirkung**

Nach oraler Einnahme von 8-Methoxypsoralen erfolgt eine Ex-vivo-UVA-Bestrahlung der durch Leukapherese gewonnenen korpuskulären Bestandteile des Blutes (Rook et al. 1999; Stevens et al. 1999). Durchführung alle 2–4 Wochen.

Die ECP bewirkt ein DNA-Crosslinking in Leukozyten und damit einen Zellzyklus-Arrest und Apoptose. Nach Phagozytose der Leukozyten kommt es über dendritische Zellen (DCs) zur Induktion zellulärer Immunreaktionen gegen apoptotische Tumorzellen (Berger et al. 2001), so dass die ECP hier als aktive spezifische Immuntherapie wirkt.

- **Ansprechrate**

50–75% bei CTCL, Remissionsbeginn nach durchschnittlich 5–6 Monaten (Russell et al. 2000). Die ECP sollte rechtzeitig begonnen werden.

Verbessertes Ansprechen bei:
- Kombinationstherapie mit IFN-α, MTX oder Bexaroten
- Kurze Erkrankungsverläufe (<2 Jahre)
- Fehlende vorangegangene Chemotherapie
- Primäre Erythrodermie

- Normale CD8-Lymphozytenzahlen bzw. CD4/CD8-Ratio niedrig bis normal (McGirt et al. 2010)
- Depletion des CD7-Antigens ist negatives Prognosekriterium (Knobler u. Girardi et al. 2001)

3.2.3 Interferon-α

Interferon-α2a = Roferon A®, Interferon-α2b = Intron A®.

- **Pharmakokinetik, Wirkung, Nebenwirkungen**
- ▶ Kap. 2.12.1.

- **Indikationen**
- Zugelassen: Interferon-α2a (Roferon A®) für CTCL (ab Stadium IB), follikuläres Non-Hodgkin-Lymphom (▶ Kap. 2.12.1)

- **Anwendung**
- 3–9 Mio. I.E. s.c. 3× wöchentlich (maximal 18 Mio. I.E.)
- Man beginnt mit 3 Mio. I.E. und steigert bei guter Verträglichkeit über 6 Mio. bis hin zu 9 Mio.
- Die Erhaltungsdosierung wird 3× wöchentlich weitergeführt über mindestens 8, vorzugsweise 12 Wochen.
- Nach Evaluation des Ansprechens Weiterführen der Therapie für mindestens 12 Monate (bis maximal 40 Monate).

- **Ansprechrate**

Ca. 60% der Patienten mit CTCL zeigen ein Ansprechen. Ein partielles Ansprechen zeigt sich im Allgemeinen innerhalb von 3 Monaten, ein vollständiges Ansprechen innerhalb von 6 Monaten. Gelegentlich kann es mehr als 1 Jahr dauern, bis das beste Behandlungsresultat erreicht ist.

3.2.4 Retinoide

- **Onkologische Indikationen**
- Off-label: Isotretinoin (Isotretinoin®, Aknenormin®), Acitretin (Neotigason®) bei CTCL als Re-PUVA und zur Prävention epithelialer Hauttumoren (NMSC) bei Organtransplantierten, Xeroderma pigmentosum und bei Patienten mit Basalzellnävussyndrom
- Zugelassen:
  - Bexaroten (Targretin®): CTCL (ab Stadium IIB; in den USA ab Stadium IB, wenn mindestens eine systemische Behandlung nicht angesprochen hat). Nach aktualisierter Leitlinie auch in der Erstlinientherapie der CTCL empfohlen, im Stadium IIB ggf. in Kombination mit PUVA und/oder IFN-α, im Stadium III ggf. zusätzlich mit ECP (Stadler et al. 2012).
  - Alitretinoin lokal (Panretin Gel 0,1%®): Kaposi-Sarkom
  - Tretinoin (Vesanoid®): Promyelozytenleukämie

- **Anwendung**
- Isotretinoin (Isotretinoin®, Aknenormin®): 1 mg/kg KG/d p.o.
- Acitretin (Neotigason®): 50 mg/d p.o.; zunächst 0,3–0,5 mg/kg KG/d z. B. 30 mg, evtl. steigern bis 0,8 mg/kg KG
- Bexaroten (Targretin®): 150 mg/m^2/d p.o., nach 2–4 Wochen 300 mg/m^2/d p.o. ggf. steigern bis maximal 650 mg/m^2; bei Kombinationstherapien (mit PUVA, MTX, IFN-α, Denileukin diftitox oder liposomalem Doxoubicin) ggf. reduzieren auf 150 mg/m^2/d p.o. (Scarisbrick et al. 2012)

Retinoide allgemein:
- Bei Niereninsuffizienz Dosisreduktion
- Zu den Mahlzeiten einnehmen (gleichzeitige Nahrungsaufnahme erhöht die Bioverfügbarkeit der Retinoide)
- Multiple Wechselwirkungen (▶ Fachinformation), kein Tetrazyklin (intrakranielle Drucksteigerungen; Pseudotumor cerebri), Methotrexat (Hepatotoxizität) oder zusätzliches Vitamin A einnehmen

Bexaroten:
- Hochrisikopatienten bezüglich Hyperlipidämie prophylaktisch behandeln mit Fenofibrat (nicht Gemfibrozil wegen Ge-

fahr der Pankreatitis); ggf. Omega-3 Fettsäuren (Omacor®); Beginn einer lipidsenkenden Behandlung (Triglyzeride) bereits 1 Woche vor Therapiebeginn (Fenofibrat = Lipidil® 145–200 mg/d p.o.). Bei Erhöhung von LDL-Cholesterin vor Therapie -> Kardiologisches Konsil und Gabe von Atorvastatin (Sortis®). Cave: Kombination von Fibrat und Statin kann zu Myalgien und/oder CK-Anstieg führen (Scarisbrick et al., 2012)
— Nicht-Risikopatienten behandeln sobald Erhöhung, zusätzlich körperliche Bewegung günstig
— Zu Beginn wöchentliche Kontrollen von Triglyceriden und Cholesterin im Nüchternblut
— Wegen Gefahr der Hypothyreose infolge Bexaroten-bedingter zentraler TSH-Suppression Therapie mit L-Thyroxin (Euthyrox® 25–50 µg/d p.o.) zu Therapiebeginn; Ziel sind hochnormale fT4-Werte
— Wegen Gefahr der Leukopenie im ersten Monat wöchentliche Kontrolle des Differenzialblutbilds, dann monatlich
— Zu den Mahlzeiten einnehmen (gleichzeitige Nahrungsaufnahme erhöht die Bioverfügbarkeit der Retinoide)
— Multiple Wechselwirkungen (▶ Fachinformation), kein Tetrazyklin (intrakranielle Drucksteigerungen; Pseudotumor cerebri), Methotrexat (Hepatotoxizität) oder zusätzliches Vitamin A einnehmen

■ **Pharmakokinetik**
— Verabreichung p.o., topisch
— Bioverfügbarkeit p.o. stark schwankend (bei Aufnahme mit der Nahrung doppelt so hoch wie im nüchternen Zustand)
— Elimination vorwiegend renal
— Embryotoxisch und fetotoxisch

■ **Kontraindikationen**
— Schwangerschaft
— Schwere Leber- oder Niereninsuffizienz
— Vorsicht bei manifestem Diabetes mellitus (Hypoglykämie)
— Pankreatitis in der Anamnese ist eine Kontraindikation für Bexaroten

■ **Wirkung**
Retinoide sind topisch bzw. systemisch applizierte Vitamin-A (Retinol)-Derivate, die durch Bindung an zwei intranukleäre Rezeptoren (Transkriptionsfaktoren) wirken: **RAR** = retinoid acid receptor, Retinoidrezeptoren und **RXR** = Retinoid-X-Rezeptor, Rexinoidrezeptoren.

Die Medikamente binden an folgende Rezeptoren:
— RAR (pro Differenzierung): systemisch: Tretinoin (Vesanoid®), Isotretinoin (Isotretinoin®, Aknenormin®), Acitretin (Neotigason®), lokal: Adapalen (Differin®), Tazaroten (Zorac®)
— RAR + RXR: Alitretinoin (systemisch: Toctino®, lokal: Panretin®)
— RXR (proapoptotisch): Bexaroten (Targretin®)

Durch Bindung an die RAR- und RXR-Rezeptoren kommt es zur Dimerisierung mit Aktivierung weiterer nukleärer Transkriptionsfaktoren, wodurch zahlreiche Stoffwechselwege, insbesondere zur Regulation der Zellproliferation und -differenzierung, beeinflusst werden. Die antitumorale Wirkung der Retinoide beruht im Wesentlichen auf einer differenzierungsstimulierenden, proliferationshemmenden und proapoptotischen Wirkung. Während RAR vor allem die Differenzierung unterstützt, induziert RXR Apoptose.
— Stimulation der Differenzierung, Hemmung der Promotion von präkanzerösen in maligne Zellen (RAR)
— Hemmung der Immortalisierung der Zellen durch Hemmung der Telomerasen (RAR)
— Hemmung der Zellproliferation und des Zellzyklus, Förderung der Reparatur des Genoms über Interaktion mit p53 (RAR, RXR)
— Induktion der Apoptose durch Hemmung von bcl-2 und NFκβ und Induktion von FAS/CD95 und TRAIL (RXR)
— Immunmodulation (Freisetzung von IL-2 und IFN-γ, Hochregulation von MHC-I-Molekülen und IL-2-Rezeptor), Funktion als Immune-Response-Modifier mit Überführung der beim CTCL vorherrschenden Th2- in eine Th1-Immunantwort (RXR)

Tab. 3.10 Typische Nebenwirkungen von Isotretinoin/Acitretin

Nebenwirkungen	Besondere Maßnahmen
Hauttrockenheit/Desquamation	Gute Rückfettung von Lippen, Körper
Teratogen	Effiziente Kontrazeption (bei Isotretinoin bis 4 Wochen, bei Acitretin bis 3 Jahre nach Therapie)
Transaminasen-/Bilirubinanstieg	Kontrolle vor Therapie, dann alle 4 dann alle 8 Wochen
Hypertriglyzeridämie, Hypercholesterinämie	Kontrolle vor Therapie, dann alle 8 Wochen

Tab. 3.11 Typische Nebenwirkungen von Bexaroten

Nebenwirkungen	Besondere Maßnahmen
Myelosuppression (Anämie, Leukopenie)	Im 1. Monat wöchentliche Blutbildkontrollen, dann monatlich
Hypertriglyzeridämie, Hypercholesterinämie	Therapie mit Fenofibrat und ggf. Omega-3 Fettsäuren; Bewegung; im 1. Monat wöchentliche Kontrollen, dann monatlich
Hypothyreose	Therapie mit L-Thyroxin; monatliche Kontrolle von fT3, fT4
Teratogen	Effiziente Kontrazeption (bis 4 Wochen nach Therapie)
Transaminasen-/Bilirubinanstieg	Im 1. Monat wöchentliche Kontrollen, dann monatlich; bei 3-facher Erhöhung → Aussetzen der Therapie

RXR bilden im Gegensatz zu den RAR Heterodimere auch mit weiteren Rezeptoren der Steroid-Thyroid-Familie, was auch das Nebenwirkungsprofil von Bexaroten begründet.

- **Ansprechrate**
  - Isotretinoin/Acitretin in Kombination mit PUVA: bis 68% (Kessler et al. 1987)
  - Bexaroten: 45% (Duvic et al. 2001a, b), bei Dosierung >300 mg/m^2 55%, Remissionsbeginn nach ca. 8–12 Wochen

- **Nebenwirkungen**
  - Isotretinoin/Acitretin (Tab. 3.10)
    - Trockenheit von Haut und Schleimhäuten (Xerostomie, Cheilitis, Xerophthalmie)
    - Haarausfall, Paronychien
    - Hypertriglyzeridämie, Hypercholesterinämie, Anstieg der Leberwerte, Hepatitis
    - Depression
    - Vorzeitiger Epiphysenschluss
    - Teratogenität (Isotretinoin: vor, während und bis 4 Wochen nach der Therapie Schwangerschaft ausschließen, Acitretin: Antikonzeption bis 3 Jahre nach Therapie). Alkohol führt zur Bildung von Etretinat mit HWZ von 120 Tagen.
    - Retinsäuresyndrom (RAS): Fieber, Dyspnoe, Lungeninfiltrate, Pleuraerguss, Hypotonie, Ödeme, Hyperleukozytose, Leberversagen (Therapie sofort mit Dexamethason 10 mg alle 12 h)
  - Bexaroten (Tab. 3.11)
    - Hypertriglyzeridämie, Hypercholesterinämie
    - Hypothyreose (durch falsches Feedback erniedrigter TSH-Wert führt zu vermindertem Spiegel an freiem T4/Thyroxin)
    - Kopfschmerzen, Pruritus, exfoliative Dermatitis
    - Übelkeit, Diarrhö

3.2 · Therapeutika bei CTCL

— Leukopenie
— Teratogenität (vor, während und bis 4 Wochen nach der Therapie Schwangerschaft ausschließen bzw. Kontrazeption)

- **Wechselwirkungen**

❗ Keine gleichzeitige Einnahme von Tetrazyklinen, Methotrexat oder Vitamin A zusammen mit Retinoiden!

— Hemmung von Cytochrom-p450:
  — Erythromycin, Omeprazol, Ketoconazol, Grapefruit erhöhen die Wirkung)
  — Glukokortikoide, Barbiturate, Cimetidin reduzieren die Wirkung
— Verstärkung einer Hypoglykämie bei gleichzeitiger Einnahme oraler Antidiabetika bzw. Insulingabe
— Gleichzeitige Einnahme von Alkohol verlängert die HWZ auf 120 Tage!

3.2.5 Methotrexat

- **Onkologische Indikationen**
— Zugelassen: Kopf-Hals-Tumore, Plattenepithelkarzinom, Leukämien, Non-Hodgkin-Lymphome, Bronchialkarzinom, Mamma-, Ovarial- und Zervixkarzinom, ZNS-Tumoren
— Off-label: CTCL, metronomische Chemotherapie, MCC

- **Anwendung**
— 7–20 mg/m², 1×/Woche (CTCL) p.o. oder s.c.
— Metronomische Chemotherapie: 2×2,5 mg/d, d1–4 (wöchentlich)
— 1–5 mg Folsäure 24 h nach Methotrexat-Gabe (Minderung der Nebenwirkungen, Gefahr der Minderung der Wirkung)
— Vorher: Hepatitis B/C- und HIV-Serologie; Tbc-Ausschluss (Quantiferon-Test, Röntgen-Thorax); Blutbild, GOT, GPT, γ-GT, Bilirubin, Kreatinin, Kalium (K), Urin-Status
— Cave Patienten mit Pleuraerguss, Azites, Niereninsuffizienz → regelmäßige Kreatininkontrolle (GFR mindestens 60 ml/min)
— Keine Lebendimpfungen, kein Alkohol

▶ Patienten ausdrücklich darauf hinweisen, dass die Anwendung von Methotrexat nur einmal pro Woche erfolgt (außer niedrigere Dosen bei metronomischer Chemotherapie).

- **Wirkung**

Folsäureantagonist, wirkt zellzyklusspezifisch in der S-Phase. Vermindert durch Hemmung der Dihydrofolatreduktase (DHFR) die Purin- und Pyrimidinsynthese und damit den Aufbau der DNA (Antimetabolit). Blockiert dabei die DHFR in Tumorzellen wesentlich früher als in gesunden Zellen. Um letztere vor Zerstörung zu schützen, erfolgt daher nach Gabe des Folsäureantagonisten 24 h später das Antidot Folsäure/Folinsäure. Methotrexat ist das einzige Zytostatikum, für das ein Antidot zur Verfügung steht, mit dem die zytostatische Wirkung sofort vollständig aufgehoben werden kann (Kalziumfolinat (Leucovorin®) 15 mg i.v. alle 6h über 72h).

- **Ansprechrate**

58% bei CTCL (CR 41%; Zackheim et al. 1996).

- **Pharmakokinetik**

Methotrexat reichert sich in flüssigkeitsgefüllten Räumen (Pleuraerguss, Aszites, Ödeme) an, was zur Verlängerung der HWZ und erhöhter Toxizität führt.
— Verabreichung p.o., i.v., i.m., s.c., intrathekal
— Bioverfügbarkeit p.o. 24–90%, nahrungsunabhängig
— P-HWZ: 8–16 h (erhöht bei Aszites, Pleuraerguss: „3. Raum")
— Hepatische Inaktivierung durch Hydroxylierung zu 7-Hydroxy-Metabolit
— Elimination vorwiegend renal
— Zytostatisch wirksame Liquorspiegel nach hochdosierter Anwendung

- **Kontraindikationen**
— Niereninsuffizienz (Kontraindikation bei Kreatinin ≥2 mg/dl)
— Schwere und bestehende Infektion; Immunschwäche
— Gastrointestinale Ulzerationen/Gastritis; Stomatitis
— Schwere Leberfunktionsstörungen
— Myelosuppression

Tab. 3.12 Typische Nebenwirkungen von Methotrexat

Nebenwirkungen	Besondere Maßnahmen
Myelosuppression	Blutbildkontrollen vor Therapie und Woche 1, 3, 5; dann alle 4 Wochen
Hepatotoxizität	Kontrolle von Transaminasen, γ-GT und AP vor Therapie und Woche 1, 3, 5; dann alle 4 Wochen
Nephrotoxizität	Kreatininkontrollen vor Therapie und Woche 1, 3, 5; dann alle 4 Wochen
Pulmonale Toxizität	Bei Husten und Dyspnoe soll sich der Patient beim Arzt melden; dann Röntgen-Thorax
Überdosierung	Patienten Anwendungsschema gut erklären; Antidot: Kalziumfolinat (Leucovorin®)

— Alkoholabusus
— Schwangerschaft (Gefahr der Entwicklung einer Spina bifida), Stillzeit

- **Nebenwirkungen (Tab. 3.12)**
— Myelosuppression (Leukopenie, Thrombopenie): Nadir 7–10 d, Erholung nach 2–3 Wochen
— Hepatotoxizität (transiente Leberwerterhöhung, Leberfibrose, -zirrhose)
— Nephrotoxizität (tubuläre Schädigung, Retentionswerterhöhung, akutes Nierenversagen)
— Neurotoxizität (Kopfschmerzen, Nackensteifigkeit, Depression, Leukenzephalopathie)
— Pulmonale Toxizität (Pneumonitis/Alveolitis, Lungenfibrose)
— Nausea/Erbrechen (moderat emetogen; akut + verzögert [selten])
— Alopezie (häufig), Exantheme
— Mukositis, Stomatitis, Ulzerationen der Mundschleimhaut und des Magen-Darm-Traktes (nach 3–7 Tagen, bei hoher und bei Überdosierung)
— Hyperurikämie
— Immunsuppression, Infektionen
— Zweitmalignome
— Infertilität

- **Wechselwirkungen**
— Erhöhung der Toxizität von Methotrexat durch: Aspirin, NSAR, Penicillin, Cephalosporine, Sulfonamide, Omeprazol, Retinoide, Alkohol
— Methotrexat verstärkt die Antikoagulation durch Marcumar

- **Überdosierung**
— Bei Überdosierung (>100 mg/m² Methotrexat) möglichst innerhalb 12–24 h Kalziumfolinat (Leucovorin®): 15 mg i.v. alle 6 h über 72 h, dann oral (Alkalisierung des Urins, Flüssigkeitszufuhr, Kontrolle der Nierenfunktion)

3.2.6 Chlorambucil (Leukeran®)

- **Indikationen**
— CTCL (ab Stadium III, Winkelmann- und Knospe-Schema), Zugelassen: Non-Hodgkin-Lymphome, CLL, Waldenströms Makroglobulinämie

- **Anwendung**
— Winkelmann-Schema (Langzeittherapie): Chlorambucil 2–6 mg/d p.o. + Prednisolon 10–20 mg/d p.o.
— Knospe-Schema (Pulstherapie): Chlorambucil 10–20 mg/d d 1–3 p.o. (0,4–0,7 mg/kg KG verteilt auf 3 Tage); Prednisolon 75 mg d1, 50 mg d2, 25 mg d3 p.o., alle 2 Wochen

- **Pharmakokinetik**
— Verabreichung p.o.
— Bioverfügbarkeit >75% p.o.
— P-HWZ: 1–1,5 h
— Metabolismus hepatisch, Elimination renal (Metabolite)

- Liquorgängigkeit unbekannt
- Plazentagängig

- **Nebenwirkungen**
- Myelosuppression (Leukopenie, Thrombopenie): Nadir 7–14 d (Erholung nach 3 Wochen)
- Übelkeit/Erbrechen, Anorexie
- Tumorlysesyndrom bei Behandlung einer CLL
- Alopezie
- Lebervenenokklusionssyndrom (VOD)
- Hyperurikämie
- Interstitielle Pneumonie/Lungenfibrose (ab kumulativer Dosis >2 g, schlechte Prognose, trotz Kortikosteroide Mortalität 50%)
- Zerebrale Anfälle
- Exantheme, TEN
- Infertilität (ovariell, z. T. permanent)
- Zweitmalignome (AML)

- **Wechselwirkungen**
- Verminderte Wirkung bei erhöhten Gluthathionspiegeln (erhöhter Abbau über Glutathiontransferase)
- Synergismus mit Theophyllin (Apoptose)

3.2.7 Liposomal verkapseltes Doxorubicin (Caelyx®, Myocet®)

- **Indikationen**
- Off-label: CTCL ab Stadium IIB, Kaposi-Sarkom, second line bei multiplen Läsionen eines diffusen großzelligen kutanen B-Zell Lymphoms vom leg type
- Zugelassen: AIDS-assoziiertes Kaposi-Sarkom, multiples Myelom, Mamma- und Ovarialkarzinom

- **Anwendung**
- Caelyx®: 20 mg/m² i.v. alle 2–3 Wochen, anfangs 1 mg/min, 30-min-Infusion in 250 ml 5% Glukose – keine Bolusinjektion!
- Myocet®: 60–75 mg/m², alle 3 Wochen, Infusionsdauer >1 h zur Vermeidung von anaphylaktoiden Reaktionen

- Vor Therapiebeginn Messung der Herzleistung (Herzecho, linksventrikulären Ejektionsfraktion), regelmäßige Wiederholung ab einer kumulativen Dosis von 450 mg/m²
- Dosisreduktion bei erhöhtem Serumbilirubin (25% bei Bilirubin 1,2–3,0 mg/dl, 50% bei Bilirubin >3,0 mg/dl)
- Keine Dosisanpassung bei Niereninsuffizienz
- Life time dose: 450–550 mg/m²

❗ **Vorsicht ab einer kumulativen Gesamtdosis von 450–500 mg/m² liposomal verkapseltem Doxorubicin: Kardiologische Abklärung!**

- **Ansprechrate**

88% bei CTCL, 43% CR, medianer Remissionsbeginn 3 Monate, mediane Ansprechdauer 1,5 Jahre (Wollina et al. 2003). In einer Phase-II-Studie bei fortgeschrittenem CTCL ab dem Stadium IIB zeigte sich, dass eine Dosiseskalation auf 40 mg/m² die Toxizität, nicht jedoch die Effektivität erhöht (Quereux et al. 2008).

- **Wirkung**

Topoisomeraseinhibition – nicht-kovalent DNA-bindende, sondern DNA-interkalierende Substanz; durch liposomale Verkapselung und Pegylierung bessere Pharmakodynamik mit verbesserter Stabilität und verzögerter Freisetzung ($t_{1/2}$ verlängert) und Pharmakokinetik (erhöhte Konzentration im Tumorgewebe, geringere Verteilung in normalem Gewebe). Dadurch verminderte kardiovaskuläre Toxizität aber vermehrte Haut- und Schleimhauttoxizität (Hand-Fuß-Syndrom).

- **Pharmakokinetik**
- Elimination: in Leber metabolisiert (Hydroxylierung), über Galle ausgeschieden
- Verabreichung i.v.
- Bioverfügbarkeit 0% p.o.
- P-HWZ: 24–231 h (im Mittel 74 h)
- Keine Liquorgängigkeit

Tab. 3.13 Typische Nebenwirkungen von liposomal verkapseltem Doxorubicin

Nebenwirkungen	Besondere Maßnahmen
Myelosuppression	Blutbildkontrollen
Anaphylaktoide Reaktionen	Ggf. Dexamethason und Antihistaminika
Palmoplantare Erythrodysästhesie	Prophylaxe: Pyridoxin 50–150 mg, Cortison
Radiation-Recall	
Kardiotoxisch	Kontrolle von EKG und Herzecho

- **Nebenwirkungen** (Tab. 3.13)
- Myelosuppression (Granulozytopenie – häufig dosislimitierend)
- Anaphylaktoide Reaktionen während der 1. Infusion (9%, Hitzegefühl, Dyspnoe, Gesichtsschwellungen, Kopfschmerzen, Engegefühl)
- Palmoplantare Erythrodysästhesie: 16–50% der Patienten, meist nach 2–3 Gaben
- Kardiotoxisch (vorher EKG, ab 450 mg kumulativ Echo) – deutlich reduziert gegenüber konventionellem Doxorubicin
- Dermatitis, Mukositis
- Bilirubin ↑ → Dosisreduktion
- Nausea/Erbrechen (gering emetogen)
- Radiation-Recall (selten)

- **Wechselwirkungen**
- Kardiotoxizität/hämorrhagische Zystitis nach Cyclophosphamid (Information zu nicht-liposomalem Doxorubicin: vorangegangene, gleichzeitige oder spätere Radiotherapie kann Kardio- und Hepatotoxizität von Doxorubicin steigern)
- Verringert Phenytoin- und Digoxinspiegel, bindet an Heparin und kann daher zum Wirkverlust führen
- Cave mit CyA: gegenseitige Hemmung des Metabolismus

- **Paravasat**

Gewebsreizend: ruhig stellen; trockene Kühlung mehrmals täglich für 15 min; **kein** DMSO (forciert die Freisetzung von Doxorubicin aus dem Liposomenkomplex)!

3.2.8 Doxorubicin

- **Indikationen**
- Zugelassen: Kaposi-Sarkom, Hodgkin- und Non-Hodgkin-Lymphom, Leukämien, Kopf-Hals-Karzinome
- Off-label: Angiosarkom, Non-Hodgkin-Lymphome/kutane Lymphome (CHOP), Merkelzellkarzinom, Ewing-Sarkom

- **Anwendung**
- **CHOP** (**C**yclophosphamid/**H**ydroxydaunomycin/Vincristin-**O**ncovin/**P**rednisolon; ▶ Abschn. 3.2.22 und 8.2.3): 50 mg/m² i.v. d1, alle 4 Wochen
- 40–75 mg/m² Doxorubicin i.v. d1, alle 3–4 Wochen
- Langsamer Push oder Kurzinfusion (50 ml), Lichtprotektion

❗ Vor Therapiebeginn und vor jedem Zyklus: Kontrolle der Transaminasen und EKG/Herzecho zum Monitoring für Leberfunktionsstörungen, Herzrhythmusstörungen und Kardiomyopathie.

- Prävention der Kardiotoxizität durch Dexrazoxan (= Topoisomerase-II-Inhibitor = Cardioxane®, Cyrdanax®, Savene®; siehe Kapitel 5.19.3), Langzeitinfusion oder fraktionierte Gabe

❗ Bei Paravasat gewebsnekrotisierend.

3.2 · Therapeutika bei CTCL

◘ Tab. 3.14 Typische Wechselwirkungen von Doxorubicin (adaptiert aus Retz u.Gschwend 2010)

Nebenwirkungen	Besondere Maßnahmen
Nausea	5-HT3-Antagonisten, Dexamethason d1 und Aprepitant d1–3
Kardiotoxizität	Kontrolle von EKG und Herzecho; Risiko ab kumulativer Dosis von 500 mg/m²
Alopezie	
Hepatotoxizität	
Dermatitis und Stomatitis	
Radiation-Recall	

- **Pharmakokinetik**
- Elimination: hepatisch (verlangsamte Elimination bei Übergewicht und bei Verabreichung am Abend, da verminderter Blutfluss durch die Leber während des Schlafs); hepatischer Metabolismus über Hydroxylierung
- P-HWZ: 18–30 h
- Keine Liquorgängigkeit
- Embryotoxisch und fetotoxisch
- Plazentagängig

- **Nebenwirkungen (◘ Tab. 3.14)**
- Myelosuppression (Leukopenie > Thrombopenie): Nadir 10.–14. Tag, Erholung nach 3 Wochen
- Nausea/Erbrechen (moderat emetogen; verzögertes Erbrechen)
- Anorexie, Diarrhö
- Alopezie (nahezu komplett, Verminderung durch Kältekappe, Minoxidil, Vitamin E), Flush (durch Histaminfreisetzung)
- Hyperpigmentierung der Nägel, Onycholyse, Photosensitivität, Dermatitis, Mukositis
- Radiation-Recall
- Kardiovaskuläre Toxizität
  - Akut: Tachykardie, Arrhythmien, Myokarditis
  - Chronisch: dilatative Kardiomyopathie, Herzinsuffizienz ab kumulativer Dosis >400 mg/m², auch noch nach bis zu 20 Jahren dosisunabhängig möglich
- Hepatotoxizität
- Hyperurikämie
- Infertilität

❗ **Großes Risiko einer dilatativen Kardiomyopathie auch noch Jahrzehnte nach Applikation möglich!**

- **Wechselwirkungen**
- Ausbildung von Präzipitaten mit Dexamethason, 5-FU, Heparin! Kann zu Wirkverlust beider Wirkstoffe führen.
- Kalziumantagonisten, Cyclophosphamid und Vitamin-E-Mangel erhöhen die Kardiotoxizität
- Abschwächung der Wirkung und Kardiotoxizität durch Antihistaminika, Glutathion oder N-Acetylcystein, Q10, Vitamin C/E und Lipidsenker
- Senkt Phenytoin- und Digoxinspiegel
- Erhöhte Nephrotoxizität durch Amphotericin B
- Erhöhter Doxorubicinspiegel bei Therapie mit Ritonavir
- Hämorrhagische Zystitis nach Cyclophosphamid (z.B. im Rahmen von CHOP-Schema)

- **Paravasat**

Gewebsnekrotisierend: Dexrazoxane (Cardioxane®) sobald wie möglich, maximal 6 h nach erfolgter Paravasation. 1000 mg/m² i.v. an d1 und 2, sowie 500 mg/m² an d3. Reizt Venen! Trockene lokale Kühlung mehrmals täglich für

15 min, aber 15 min vor Infusion entfernen. Alternativ DMSO. Chirurgisches Konsil innerhalb von 3 Tagen. Fluoreszenz unter Woodlicht. Bei Re-Exposition von Doxorubicin Verschlechterung der Gewebenekrose bzw. erneute Gewebeschädigung an der vorherigen Paravasatstelle (Recall nach Paravasaten).

3.2.9 Cyclophosphamid (Endoxan®)

- **Onkologische Indikationen**
- ALL, CLL, Hodgkin-Lymphom, NHL, Lupus-Nephritis, Wegener-Granulomtose, Konditionierung vor Knochenmarkstransplantation, Osteosarkom, Ovarialkarzinom, Ewing-Sarkom, kleinzelliges Bronchialkarzinom, Plasmozytom, Mammakarzinom, Neuroblastom, Rhabdomyosarkom
- Off-label: CTCL, Merkelzellkarzinom, metronomische Chemotherapie

- **Anwendung**
- Stoßtherapie: 400–600 mg/m² Cyclophosphamid i.v., alle 2–4 Wochen; Gabe vormittags unter starker Hydratation, Mesna (Uromitexan®) 400 mg/m²/d i.v. zuvor, nach 4 h und 8 h zur Komplexierung von Acrolein für verringerte Harnwegstoxizität
- Dauertherapie: 30–100 mg/m²/d p.o. (50–200 mg/d)
- CHOP (▶ 3.2.22, ◘ Tab 3.17): 750 mg/m²/d i.v., alle 3 Wochen
- Metronomische Chemotherapie: 50 mg/d p.o.
- Keine Dosismodifikation bei Leber- oder Niereninsuffizienz erforderlich

- **Pharmakokinetik**
- Verabreichung p.o., i.v. (Bioverfügbarkeit >75% p.o.)
- P-HWZ: 4–8 h
- Prodrug, hepatische Aktivierung über Cytochrom p450 zu 4-OH-Cyclophosphamid, N-Lost-Phosphorsäurediamid, Acrolein. Inaktivierung in der Leber. Als toxischer Metabolit kann **Acrolein** die Harnwege schädigen. Acrolein lässt sich durch Thiolverbindungen (Mesna = Uromitexan® oder N-Acetylcystein) im Harn abfangen und neutralisieren
- Elimination renal (Metaboliten)
- Sehr gute Liquorgängigkeit (50%)
- Plazentagängig

- **Wirkung**

Bifunktionelles Alkylans. In niedriger Dosis immunstimulierend (Induktion von CD4⁺-T-Helfer-Zellen; Schmoll et al. 2006, und möglicherweise Elimination von regulatorischen T-Zellen), in höherer Dosierung immunsuppressiv (Autoimmunerkrankungen).

- **Nebenwirkungen (◘ Tab. 3.15)**
- Myelosuppression: Nadir 7–14 d (Erholung nach 3 Wochen)
- Nephrotoxizität, Urotoxizität: nicht-hämorrhagische Zystitis, Blasenfibrose
- Kardiotoxizität
- Leberschäden, Hepatitis, Ikterus, Lebervenenokklusionssyndrom (VOD)
- Lungenfibrose, interstitielle Pneumonie

◘ Tab. 3.15 Typische Nebenwirkungen von Cyclophosphamid

Nebenwirkungen	Besondere Maßnahmen
Myelosuppression	Blutbildkontrollen
Nausea	5-HT3-Antagonisten, Dexamethason d1–3 und Aprepitant d1–3
Harnwegstoxizität	Hydratation, Gabe von Mesna (Uromitexan®) zum Schutz
Kardiotoxizität	EKG- und Elektrolytkontrolle

- Nausea/Erbrechen (hoch/moderat emetogen, verzögert)
- Alopezie, Dermatitis, Stomatitis – Hyperpigmentierung der Haut
- Infertilität (ovariell, z. T. permanent)
- Immunsuppression, Infektionsrisiko
- Zweitmalignome (AML, Blasenkarzinome)

- **Wechselwirkungen**
- Allopurinol, Hydrochlorothiazid: Erhöhung der Myelosuppression, Verminderung der Elimination, Verstärkung der Wirkung
- Raschere Elimination nach Dexamethason-Vorbehandlung
- Wirkungsverstärkung von Marcumar
- Doxorubicin: Verstärkung der Kardiotoxizität

3.2.10 Vincristin (Oncovin®)

- **Pharmakokinetik, Wirkung, Nebenwirkungen**
▶ Kap. 2.15.6

- **Indikationen**
- Off-label: Melanom, Kaposi-Sarkom, CTCL

- **Anwendung**
- CHOP (▶ Abschn. 3.2.22, 8.2.3): Cyclophosphamid 750 mg/m² i.v., Doxorubicin 50 mg/m², Vincristin 1,4 mg/m² i.v. (maximal 2 mg absolut), Prednisolon 100 mg p.o. d1–5, alle 3 Wochen
- Cave: Leberfunktionsstörungen, bei Paravasation gewebenekrotisierend (starkes Vesikans), Monitoring für Neuropathie, Obstipation

3.2.11 Brentuximab Vedotin (Adcetris®)

- **Indikationen**
- Zugelassen: CD30+ kutanes T-Zell-Lymphom (CTCL) nach vorangegangener Systemtherapie

- **Anwendung**
- 1,8 mg/kg i.v. über 30 min, alle 3 Wochen
- Bei Nieren- oder Leberfunktionseinschränkung Dosisreduktion auf 1,2 mg/kg
- Monitoring (wöchentlich während Therapie): Differenzialblutbild, Leber- und Nierenwerte, Glucose, Neuropathie
- Dosisverzögerung bzw. -anpassung bei Myelosuppresion und Neuropathien

- **Wirkung**

Brentuximab-Vedotin ist ein Antikörper-Wirkstoff-Konjugat, das ein Zytostatikum freisetzt, und selektiv bei CD30⁺ Tumorzellen eine Apoptose auslöst. Brentuximab-Vedotin bindet an CD30 auf der Zellenoberfläche, der Komplex wird internalisiert und in das lysosomale Kompartiment eingeschleust. Durch eine proteolytische Spaltung wird der Antimikrotubuli-Wirkstoff Monomethyl-Auristatin E (MMAE) freigesetzt, welcher an Tubulin bindet, den Zellzyklus unterbricht und so die Apoptose der CD30-exprimierenden Tumorzelle auslöst.

- **Ansprechrate**

50% und 75% im Brentuximab Vedotin-Arm gegenüber 10% und 20% im Vergleichsarm (Therapie mit Methotrexat bzw. Bexaroten) bei MF bzw. primär kutanem CD30+ großzelliges Lymphom (pc-ALCL).

- **Kontraindikationen**
- Neutropenie Grad 3 CTCAE

- **Nebenwirkungen**
- Infusionsreaktionen mit Kopfschmerzen, Hautausschlag, Rückenschmerzen, Erbrechen, Schüttelfrost, Übelkeit, Atemnot, Juckreiz, Husten (13%)
- Anaphylaktische Reaktionen mit Urtikaria, Angioödem, Hypotonie und Bronchospasmus
- Neutropenie, Anämie, Thrombopenie
- Hepatotoxizität
- Pulmonale Toxizität, einschließlich Pneumonie, interstitieller Lungenerkrankung und akutem Atemnot-Syndrom (ARDS)

- Schwere Infektionen auch opportunistische, Progressive multifokale Leukenzephalopathie
- Periphere Neuropathien (oft reversibel)
- Übelkeit, Erbrechen, Durchfall, Pereforationen
- Hyperglykämie
- SJS/TEN

▪ **Wechselwirkungen**
- Keine CYP3A4-Inhibitoren

3.2.12 Mogamulizumab (Poteligeo®)

▪ **Indikationen**
- Zugelassen: Mycosis fungoides oder Sézary-Syndrom nach vorangegangener Systemtherapie

▪ **Anwendung**
- 1 mg/kg i.v. über 60 min, an Tag 1, 8, 15, 22 und 28 und anschliessend alle 2 Wochen
- Prämedikation bei erster Infusion mit Paracetamol 500 mg p.o. und Clemastin 2 mg i.v. (nur bei Auftreten von Infusionsreaktion auch bei weiteren Infusionen). Gute Überwachung wegen häufigem Auftreten von Infusionsreaktionen. Bei Infusionsreaktionen Unterbrechen der Infusion und symptomatische Therapie und anschliessend ggf. Wiederaufnahme mit geringerer Infusionsrate.
- Vorab: Testung auf Hepatitis B wegen Risiko der Reaktivierung
- Vorab und im Verlauf: Elektrolyte und Nierenfunktion, kardiale Funktion bei Risikopatienten
- Gute Hydratation zur Vermeidung von Komplikationen bei Auftreten eines Tumorlysesyndroms
- t1/2: 17 Tage

▪ **Wirkung**

Mogamulizumab ist ein humanisierter monoklonaler Antikörper gegen den CC-Chemokin-Rezeptor 4 (CCR4) auf Tumorzellen der Erwachsenen-T-Zell-Leukämie und T-Zell-Lymphomen.

▪ **Ansprechrate**

PFS 7,7 Monate im Vergleich zu Vorinostat mit 3,1 Monaten. Ansprechrate 28% (vs. 4,8% im Vergleichsarm; Kim et al. 2018).

▪ **Kontraindikationen**
- Allogene Stammzelltransplantationen nach Mogamulizumab können zu schweren Graft vs. Host Reaktionen führen.

▪ **Nebenwirkungen**
- Infusionsreaktionen (meist während oder innerhalb von 24h nach der ersten Infusion; 33% der Fälle, in 4 % schwer)
- Erhöhtes Infektionsrisiko (Hepatitis B Reaktivierung, Atemwegsinfektionen, Hautinfektionen bis zur Sepsis)
- Hepatitis
- Blutbildveränderungen
- Gastrointestinale Nebenwirkungen (Diarrhoe, Obstipation, Nausea, Stomatitis)
- Ödeme
- Fieber
- Schwere Hautreaktionen inklusive SJS/TEN
- Tumorlysesyndrom

▪ **Wechselwirkungen**
- Keine bekannt

3.2.13 Gemcitabin (Gemzar®, Ribozar®)

▪ **Pharmakokinetik, Wirkung, Nebenwirkungen**
► Kap. 2.15.13

▪ **Indikationen**
- Off-label: CTCL (Stadium IIB–IV) und andere Non-Hodgkin-Lymphome, M. Hodgkin, Uveamelanom

▪ **Anwendung**
- 1000–1250 mg/m² Gemcitabin als Kurzinfusion über 30 min, d1, d8, d15, dann alle 4 Wochen in der Monotherapie
- 800–1000 mg/m² Gemcitabin i.v. in der Kombinationstherapie

- Infusionsgeschwindigkeit 10 mg/m²/min (30 min), Verlängerung der Infusionszeit erhöht die Myelosuppression
- Cave: Nieren- und Leberfunktionsstörung (Dosisreduktion)

- **Ansprechrate**

50–75% bei CTCL, Ansprechdauer 10 Monate – 10 Jahre (Zinzani et. al. 2010; Marchi et al. 2005; Jidar et al. 2009).

3.2.14 Daunorubicin

- **Indikationen**
- Zugelassen: akute Leukämien, CML, Non-Hodgkin-Lymphome

- **Anwendung**
- 30–60 mg/m² Daunorubicin i.v. d1–3, alle 3 Wochen (in Kombination mit anderen Zytostatika)
- Langsamer Push oder Kurzinfusion (50 ml), Lichtprotektion
- Leberinsuffizienz: Dosisanpassung
- Monitoring für Herzrhythmusstörungen und Kardiomyopathie: EKG und Herzecho vor Therapiebeginn

- **Wirkung**

DNA-Interkalation, DNA-Strangbrüche, Hemmung der Topoisomerase II. Zellzyklusspezifische Wirkung in S- und G2-Phase.

- **Pharmakokinetik**
- Elimination: hepatisch, hepatischer Metabolismus über Hydroxylierung

- P-HWZ: 11–27 h
- Keine Liquorgängigkeit
- Embryotoxisch und fetotoxisch

- **Nebenwirkungen (Tab. 3.16)**
- Myelosuppression (Leukopenie > Thrombopenie): Nadir 10.–14. Tag, Erholung nach 3 Wochen
- Nausea/Erbrechen (moderat emetogen)
- Anorexie, Mukositis, Diarrhö
- Hepatotoxizität
- Hyperurikämie (Zufuhr von Allopurinol vor der Behandlung)
- Alopezie (selten)
- Kardiovaskuläre Toxizität 4–20 Jahre nach Ende der Chemotherapie (Prophylaxe mit Dexrazoxan)
- Infertilität

- **Wechselwirkungen**
- Kreuzresistenz zwischen Doxorubicin und Daunorubicin

- **Paravasat**

Gewebsnekrotisierend: DMSO und trockene Kälte.

3.2.15 Denileukin diftitox (Ontak®)

- **Indikationen**
- Zugelassen: therapierefraktäre oder rezidivierende CD25⁺-CTCL (Zulassung in den USA)
- Off-label: Melanom

Tab. 3.16 Typische Nebenwirkungen von Daunorubicin

Nebenwirkungen	Besondere Maßnahmen
Myelosuppression	Blutbildkontrollen
Kardiotoxizität	Kontrolle von EKG und Herzecho; Prophylaxe mit Dexrazoxan
Nausea	5-HT3-Antagonisten, ggf. Dexamethason d1 und Aprepitant d1–3
Hepatotoxizität	
Hyperurikämie	Vorab Allopurinol

- **Anwendung**
  - 9 oder 18 µg/kg KG/d i.v. an d1–5 (über 30–60 min), alle 21 Tage, insgesamt 6 Zyklen
  - Monitoring (wöchentlich während Therapie): Differenzialblutbild, Leber- und Nierenwerte, Albumin, Körpergewicht
  - Kein Glas, nur Plastikmaterialien verwenden

- **Wirkung**

Fusionsprotein aus einer Peptidsequenz des humanen Interleukin-2 (IL-2) und Anteilen des Diphtherietoxins (Fragmente A und B [Met1-Thr387]-His). IL-2 bindet an $CD25^+$-Zellen (aktivierte T-Zellen, B-Zellen, Makrophagen), führt zur Aufnahme von Diphtherietoxin in die Zelle und damit zum Zelltod.

- **Ansprechrate**

37% in der Monotherapie, 67% in Kombination mit Bexaroten bei CTCL.

- **Kontraindikationen**
  - Infektion
  - Hypalbuminämie (<3,0 g/dl)
  - Cave bei koronarer Herzkrankheit

- **Nebenwirkungen**
  - Akute Hypersensitivitätsreaktion innerhalb von 24 h nach Infusion, v. a. bei Erstgabe, unabhängig vom Zyklus (dann Infusion unterbrechen, ggf. abbrechen). Symptome: RR ↓, Rückenschmerzen, Flush, Dyspnoe, Tachykardie, Dysphagie, Synkope, Anaphylaxie
  - Capillary-leak-Syndrom (in bis zu 10%): RR↓, Ödem, Hypalbuminämie <3 g/dl (bis zu 2 Wochen nach Infusion)
  - Grippeähnliche Symptome, Muskelschmerzen
  - Diarrhö, Nausea, Emesis → Dehydratation (verzögert und prolongiert)
  - Kopfschmerzen, periphere Ödeme, Husten
  - Transiente Transaminasenerhöhung
  - Sehstörungen, Retinopathie (Beginn mit Verlust des Farbensehens; z. T. nicht vollständig reversibel; Ruddle et al. 2006)

- **Wechselwirkungen**
  - Keine

3.2.16 Alemtuzumab (Mab Campath®) Anti-CD52-AK

- **Indikationen**
  - Zugelassen: Multiple Sklerose (Zulassung für B-CLL wurde 2012 entzogen)
  - Off-label: B-CLL, NHL/CTCL (Stadium IV)

- **Anwendung**
  - Zieldosis: 30 mg 3×/Woche über 12 Wochen. Dosiseskalation in der ersten Woche zur Vermeidung von Nebenwirkungen: 3 mg an d1, 10 mg an d2, 30 mg an d3, individuell anpassen je nach Verträglichkeit, bei Unterbrechung ≥7 Tage erneutes Aufdosieren
  - Applikation in Notfallbereitschaft
  - Prämedikation: Kortikosteroide, Analgetikum, Antihistaminikum 30 min vor Applikation, Antibiotikum (Trimethoprim/Sulfamethoxazol (Cotrim®) zur Prophylaxe von Harnwegsinfekten) und Virustatikum (Famciclovir 250 mg–0–250 mg; zur Prophylaxe viraler Infekte) nach der Gabe

- **Wirkung**

Rekombinanter humanisierter monoklonaler Anti-CD52 IgG-Antikörper mit hoher Aktivität in der Monotherapie des CTCL. CD52 ist auf der Oberfläche von 95% aller peripheren T- und B- Lymphozyten, Monozyten/Makrophagen sowie aller malignen Zellen von NHL zu finden, es fehlt auf Erythrozyten, Thrombozyten und Knochenmarkstammzellen. Nach Bindung des Antikörpers werden direkt apoptotische Mechanismen und eine antikörperabhängige zellvermittelte Zytotoxizität induziert.

- **Ansprechrate**

40% bei MF, 85% bei SS, Remissionsdauer 12–41 Monate (Querfeld et al. 2009).

- **Kontraindikationen**
  - Aktive Infektion
  - Aktiver Zweittumor

- **Nebenwirkungen**
- Myelosuppression (Leukopenie, Thrombopenie, Anämie), ausgeprägte T-Zell-Depression, die zu schweren infektiösen Komplikationen (CMV, Herpes, Pneumocystis carinii-Pneumonie/PCP, Sepsis, Pneumocystis-jirovecii-Pneumonie) führen kann
- Überempfindlichkeitsreaktionen mit Cytokine-Release-Syndrom, gelegentlich Tumorlysesyndrom
- Kardiale Nebenwirkungen (Brady- oder Tachykardien, Arrhythmien, Herzinfarkt)
- Neurologische Nebenwirkungen (Tremor, Geschmacksverlust, Empfindungsstörung, Guillain-Barré-Syndrom)
- Hyperglykämie, aggravierter Diabetes mellitus
- Disseminierte intravasale Koagulation (DIC)
- Autoimmunhämolytische Anämie

- **Wechselwirkungen**
- Keine

Pentostatin (Nipent®)

- **Onkologische Indikationen**
- Zugelassen: Harzell-Leukämie
- Off-label: MF Stadium III und Sézary-Syndrom

- **Anwendung**
- 5 mg/m² i.v. über 3 Tage

- **Wirkung**

Ein potenter Inhibitor der Adenosindeaminase.

- **Ansprechrate**

60% bei MF Stadium III (Foss et al. 2003).

- **Nebenwirkungen**
- Myelosuppression
- Kardiale Nebenwirkungen (Angina pectoris, Herzrhythmusstörungen, Herzinsuffizienz u. a.)
- Transaminasen- und Kreatinin-Anstieg
- Exantheme

- **Wechselwirkungen**
- Allopurinol, Vidarabin, Fludarabin

3.2.17 Zanolimumab (Humax®): Anti-CD4-AK

- **Onkologische Indikationen**
- In Studien: therapieresistente CTCL (MF und SS), Melanom

- **Anwendung**
- CTCL Stadium IB–IIA 560 mg Zanolimumab 1×/Woche i.v.; Stadium IIB–IVB 980 mg Zanolimumab 1×/Woche i.v. (jeweils 40 min) über 16 Wochen

- **Wirkung**

Humaner monoklonaler Antikörper, der an CD4-Rezeptoren von T-Lymphozyten bindet und somit eine Immunsuppression bewirkt. Er wurde entwickelt für den Einsatz bei T-Zell-Lymphomen, bei Melanom, rheumatoider Arthritis und Psoriasis.

- **Ansprechrate**

75% bei MF, 20% bei SS (Dosierung von 980 mg), Remissionsbeginn nach 2–12 Wochen, mediane Ansprechdauer 81 Wochen (Kim et al. 2007).

- **Nebenwirkungen**
- Entzündliche Hautveränderungen, Pruritus, Dermatitis, Ekzeme, Korrelation zu Therapieerfolg
- Grippeähnliche Symptome, Fatigue
- Infektionen des Respirationstrakts

- **Wechselwirkungen**
- Keine

3.2.18 Bortezomib (Velcade®): Proteasom-Inhibitor

- **Indikationen**
- Zugelassen: multiples Myelom (Plasmozytom), als Second-line-Monotherapie und

in Kombination mit Melphalan und Prednison
- In Studien: CTCL

- **Anwendung**
- 1,3 mg/m² Bortezomib i.v., d1, 4, 8, 11, alle 21 d, insgesamt 6 Zyklen → 2×/Woche, dann 10 d Therapiepause

- **Wirkung**

Proteasom-Inhibitoren hemmen die intrazelluläre Proteolyse, führen zur Akkumulation defekter Proteine und dadurch zu Hemmung der Zellproliferation und der Angiogenese sowie zur Apoptose. Darüber hinaus hemmt Bortezomib NFκB. Im Gegensatz zu Tumorzellen regenerieren gesunde Zellen im Therapieintervall wieder.

- **Nebenwirkungen**
- Sensorische periphere Polyneuropathie (Schmerzen, Taubheitsgefühl), in 70% der Fälle, therapeutisch schwer beeinflussbar, i. d. R. reversibel
- Myelosuppression, insbesondere Leukopenie, Thrombozytopenie
- Übelkeit, Durchfall
- Fatigue/schwere Erschöpfung
- Tumorlysesyndrom (bei hoher Tumorlast)
- Herzinsuffizienz (Abnahme der linksventrikulären Ejektionsfraktion)
- Lungenerkrankungen (Pneumonitis, interstitielle Pneumonie, ARDS)
- Reversibles posteriores Leukenzephalopathiesyndrom (RPLS): Krampfanfälle, Hypertonie, Kopfschmerzen, Lethargie, Erblindung

- **Wechselwirkungen**
- Bortezomib ist ein Inhibitor von Cytochrom p450
- Keine gleichzeitige Anwendung von Rifampicin, Carbamazepin, Phenytoin, Phenobarbital und Johanniskraut, da Wirkung abgeschwächt sein kann
- Möglichst keine gleichzeitige Gabe von Ketoconazol

3.2.19 Forodesin (Immucillin®): Purin-Nukleotid-Phosphorylase-Hemmer

- **Indikationen**
- CTCL (IB–IVA)

- **Anwendung**
- 80 (40–320) mg/m²/d Forodesin p.o.

- **Wirkung**

Virostatikum. Hemmt die Purin-Nukleosid-Phosphorylase (PNP) und führt dadurch zur Akkumulation von dGTP und zur Apoptose. Selektive Verminderung der T-Lymphozyten im peripheren Blut (Immunsuppression).

- **Ansprechrate**

40% bei MF/SS, Zeit bis zum klinischen Ansprechen durchschnittlich 42 Tage (Duvic et al. 2009).

- **Nebenwirkungen**
- Myelosuppression: Lymphopenie, Neutropenie, Anämie
- Übelkeit, Durchfall
- Akneähnliches Exanthem
- Pneumonie, Dyspnoe
- Periphere Ödeme

3.2.20 Vorinostat (Zolinza®), Romidepsin (Istodax®): Histon-Deacetylase-Inhibitoren (HDACI)

- **Indikationen**
- Vorinostat: Zugelassen in USA (Antrag auf Zulassung in Europa 2009 zurückgezogen): therapierefraktäre CTCL (MF, SS) Romidepsin: Zugelassen in USA 2009 für CTCL (Zulassung 2012 in Europa versagt)
- In Studien: bei CTCL in Kombination mit Bortezomib

- **Anwendung**
- 400 mg/d Vorinostat p.o. (Reduktion bei Auftreten von Nebenwirkungen bis auf 300 mg/d 5×/Woche), 14 mg/m² Romidepsin i.v., 1×/Woche

- **Wirkung**

Histon-Deacetylase-Inhibitoren führen zur Hyperacetylierung der Histone, dem Proteinanteil des Chromatins, wodurch die Transkription der Zelle blockiert und deren Apoptose eingeleitet wird.

- **Ansprechrate**

Für Vorinostat 30% bei CTCL (unabhängig vom Tumorstadium, auch bei SS und Transformation in ein großzelliges Lymphom), mediane Zeit bis zum klinischen Ansprechen 10 Wochen, mediane Ansprechdauer 5,6 Monate (Kavanaugh et al. 2010; Mann et al. 2007). Für Romidepsin 45–60% (Foss et al., 2016).

- **Nebenwirkungen**
— Myelosuppression (insbesondere Thrombozytopenie, Anämie)
— Übelkeit, Erbrechen, Diarrhö, Anorexie
— Fatigue
— Kardiotoxizität (Ventrikuläre Tachykardien und Tachyarrhythmien)
— Hyperglykämie, Proteinurie

3.2.21 Chlormethin (Ledaga®)

- **Indikationen**
— CTCL (Zulassung 3/2017)

- **Anwendung**
— Das Gel mit Chlormethin wird 1× tgl. topisch angewendet. Die Therapie wird beendet, sobald Blasen oder Ulzerationen auftreten.

- **Wirkung**
— Chlormethin soll über seine alkyierenden Eigenschaften die Zellteilung der CTCL-Zellen hemmen.

- **Nebenwirkungen**
— sind lokal begrenzt, am häufigsten tritt eine Dermatitis auf.

- ■ **In Erprobung befindliche Therapeutika:**

Zahlreiche Substanzen befinden sich in klinischen Studien (Review in Agnani et al. 2017). Für das CTCL wird der ‚Chimeric locked nucleic acid deoxynucleoside phosphorothioate-linked oligonucleotide Inhibitor gegen microRNA-155-5p' erprobt. Durch das Blockieren der ‚microRNA-155-5p', welche in hohen Konzentrationen in CTCL-Zellen vorliegt, soll Zellteilung und Überleben der CTCL-Zellen gehemmt werden.

Der Anti-KIR3DL2 Antikörper wird ebenfalls in Studien bei CTCL erprobt. KIR3DL2 ist ein inhibitorischer Rezeptor der KIR-Familie, der bei circa 65% aller CTCL-Subtypen exprimiert wird und auf bis zu 85% der aggressiven CTCL-Subtypen, insbesondere bei Sézary-Syndrom und transformierter MF. Auf normalen Geweben wird KIR3DL2 nur begrenzt exprimiert.

3.2.22 Polychemotherapie-Schemata

— **Winkelmann-Schema** (Langzeittherapie)
  — Indikationen: CTCL ab Stadium III (second line)
  — Anwendung: Chlorambucil 2–6 mg p.o. + Prednisolon 10–20 mg p.o., 1× täglich
— **Knospe-Schema** (Pulstherapie; siehe Behandlungsprotokoll Kapitel 8.2.1)
  — Indikationen: CTCL ab Stadium III (second line) bis Stadium IVB (first line)
  — Bessere Verträglichkeit gegenüber Winkelmann-Schema
  — Anwendung: Chlorambucil 10–20 mg/d d 1–3 p.o. (0,4–0,7 mg/kg KG verteilt auf 3 Tage) + Prednisolon 75 mg d1, 50 mg d2, 25 mg d3 p.o., alle 2 Wochen
  — Die Therapiezyklen sollten 3× 2-wöchentlich, 3× 3-wöchentlich, dann 4-wöchentlich erfolgen. In Abhängigkeit vom klinischen Verlauf können die Intervalle weiter ausgedehnt werden.
  — Zusätzlich Ergänzung durch klassische PUVA-Therapie ± Interferon-α.
— **CHOP** (**C**yclophosphamid/**H**ydroxydaunomycin/**O**ncovin/**P**rednisolon; siehe Behandlungsprotokoll ▶ Kapitel 8.2.3)
  — Indikationen: CTCL ab Stadium IVB (second line)

Tab. 3.17 CHOP-Therapieschema

Substanz	Solldosis	Applikation	Tag
Cyclophosphamid (Endoxan®)	750 mg/m²	i.v., 500 ml 5% Glukose 30 min	1
Uromitexan (Mesna®)	20% der Cyclophosphamid-Dosis	0 h i.v.	1
	40% der Cyclophosphamid-Dosis	4 h i.v.	
	40% der Cyclophosphamid-Dosis	8 h i.v.	
Doxorubicin (Adriblastin®)	50 mg/m²	i.v. 100 ml NaCl 2 h (<50 ml/h)	1
Vincristin (Oncovin®)	1,4 mg/m² (maximal 2 mg/Woche)	i.v. 3 min	1
Prednison	100 mg	p.o.	1–5

— Anwendung: d1: 750 mg/m² Cyclophosphamid i.v. + 50 mg/m² Doxorubicin i.v. + 1,4 mg/m² Vincristin i.v. (maximal 2 mg abends) + 100 mg Prednisolon p.o.; d4–5: 100 mg Prednisolon p.o., alle 3–4 Wochen (Tab. 3.17)
— Antiemese: z. B. 1 Amp. Granisetron (Kevatril®) in 100 ml NaCl ½ h vor Chemotherapie

3.3 Arten und Diagnostik Primär kutane B-Zell-Lymphome (CBCL)

Kutane B-Zell-Lymphome (CBCL) machen etwa 25% der kutanen Lymphome aus und entwickeln sich aus einer Proliferation klonaler B-Lymphozyten, die in der Haut akkumulieren.

Innerhalb der Gruppe der CBCL unterscheidet man zwischen **niedrig-malignen Lymphomen**, wie Keimzentrumslymphom (folikuläres Lymphom) und Marginalzonenlymphom, mit günstiger Prognose sowie **Lymphomen mit aggressivem Verlauf** und schlechter Prognose, wie den diffus großzelligen B-Zell-Lymphomen (diffus großzelliges B-Zell-Lymphom der unteren Extremität sowie das primär kutane intravaskuläre großzellige B-Zell-Lymphom; Grange et al. 2001; Burg et al. 2005). Daneben haben primär kutane diffus großzellige Lymphomtypen, die weder dem diffus großzelligen B-Zell-Lymphom der unteren Extremität (Beintyp) noch primär kutanen follikulären Lymphomen zugeordnet werden können, in der Regel eine gute Prognose. Den Subgruppen der CBCL liegen verschiedene Zelltypen zugrunde, welche immunhistochemisch charakterisiert werden können (Tab. 3.18).

Keimzentrumslymphom und Marginalzonenlymphom werden auch als kutane Äquivalente der **MALT-Lymphome** (mucosa-associated lymphoid tissue) betrachtet und daher auch als **SALT-Lymphome** (skin-associated lymphoid tissue) bezeichnet. Männer sind im Vergleich zu Frauen etwas häufiger betroffen (male-female-ratio 1.4) (Senff et al., 2008).

3.3.1 Niedrig-maligne primär kutane B-Zell-Lymphome

Keimzentrumslymphom (follikuläres B-Zell-Lymphom)

= primary cutaneous follicle center lymphoma (PCFCL).

- **Klinik**

Solitäre oder gruppiert stehende, blau-rote bis rot-braune, typischerweise größere (>3 cm),

3.3 · Arten und Diagnostik Primär kutane B-Zell-Lymphome (CBCL)

Tab. 3.18 Kutane B-Zell-Lymphome (WHO 2005) und immunhistochemische Marker

Kutanes B-Zell-Lymphom		Immunhistochemische Marker	Prognose
Primär kutanes Keimzentrumslymphom (folliküläres B-Zell-Lymphom)		bcl-6+, Mum-1−, bcl-2−	**gut**
Primär kutanes Marginalzonenlymphom		bcl-6−, **Mum-1+, bcl-2+**	**gut**
Primär kutane großzellige Lymphome	Primär kutanes diffuses großzelliges B-Zell-Lymphom der unteren Extremität (Beintyp)	bcl-6+, **Mum-1+, bcl-2+**	schlecht
	Primär kutane diffuse großzellige B-Zell-Lymphome, andere Typen	bcl-6+, **Mum-1+,** bcl-2−	gut
	Primär kutanes intravaskuläres großzelliges B-Zell-Lymphom	bcl6-(26% bcl6+), **Mum-1+, bcl-2+**	sehr schlecht

knotige kutan-subkutane Infiltrate an der Haut, v. a. im Bereich des behaarten Kopfes, des Nackens oder des oberen Stammbereichs. Insbesondere am Stamm sind die Tumoren von erythematösen infiltrierten Plaques umgeben (● Abb. 3.6), die der Entwicklung von Tumoren Monate bis Jahre vorausgehen können (früher: „Retikulohistiozytom des Rückens" oder „Crosti-Lymphom"). Extrakutane Manifestationen sind ungewöhnlich (Willemze et al. 2005).

■ **Prognose**
Unbehandelt nehmen die Hautveränderungen allmählich über Jahre hinweg zu, ohne dass extrakutaner Befall beobachtet wird und die Prognose ist entsprechend günstig (5-Jahres-Überlebensrate 98%). Läsionen an den unteren Extremitäten sind prognostisch ungünstiger, es entwickeln sich in 64% der Fälle extrakutane Manifestationen mit einer erkrankungsspezifischen 5-Jahres-Überlebensrate von 41%. Im Gegensatz zu PCMZL haben Patienten mit PCFCL bei nachweisbarer Knochenmarkinfiltration eine signifikant schlechtere Prognose (Senff et al., 2008).

■ **Histologie**
Knotige bis diffuse Infiltrate, die von der unauffälligen Epidermis durch eine schmale Zone weitgehend regelhafter Dermis abgesetzt sind, und häufig bis in das subkutane Fettgewebe hineinreichen. Follikulärer Aufbau der Infiltrate aus einer Mischung vieler großer oft mehrkerniger Zentrozyten, wenigen Zentroblasten und vielen reaktiven T-Zellen, deren Zahl in späteren Stadien abnimmt. Ausgeprägte Stromareaktion.

■ **Immunhistologie**
Positiv: CD20+, CD79a+, bcl-6+, negativ: CD5−, CD10−, Mum-1−, bcl-2−, FoxP1+/− (Expression von FoxP1 gilt als prognostisch ungünstiger Marker). Im Gegensatz zu nodalen follikulären B-Zell-Lymphomen exprimieren primär kutane folliküläre Lymphome in der Regel kein bcl-2 und die Läsionen sind meist solitär.

> Bei Expression von bcl-2, bcl-6 und CD10 in follikulären Strukturen besteht der Verdacht auf ein systemisches folliküläres Lymphom mit sekundärer Hautbeteiligung.

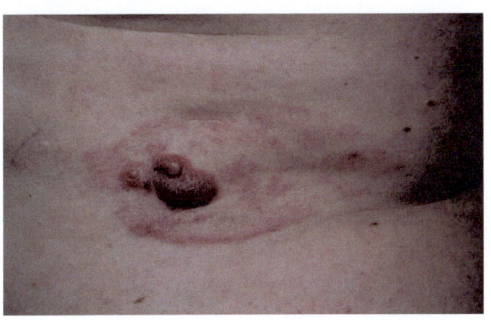

Abb. 3.6 Keimzentrumslymphom (folliküläres B-Zell-Lymphom, PCFCL)

Tab. 3.19 Therapieempfehlung bei niedrig malignen primär kutanen B-Zell-Lymphomen (Keimzentrumslymphom, Marginalzonenlymphom)

Ausdehnung	Therapie der ersten Wahl	Therapie der zweiten Wahl
Solitäre Läsionen	Totalexzision (1 cm SA) ± Radiotherapie Antibiotika (Doxycyclin)	Steroide (topisch oder intraläsional) Intraläsional IFN-α Intraläsional Rituximab (MabThera®, Truxima®)
Multiple Läsionen	Radiotherapie Antibiotika (Doxycyclin)	i.v. Rituximab (MabThera®, Truxima®)

Therapie

Aufgrund der überwiegend guten Prognose sind lokale Therapiemaßnahmen ausreichend, bei kleineren Läsionen die chirurgische Exzision, bei größeren Radiotherapie (20–30 Gy) mit 2–3 Sitzungen pro Woche à 2–4 Gy (Zenahlik et al. 2000; Piccinno et al. 2003) (Tab. 3.19). Hierdurch wurde in nahezu allen Fällen eine komplette Remission erreicht, in ca. 30–45% kam es jedoch zum Rezidiv (Senff et al. 2008).

Alternativ werden intraläsionale Injektionen von Interferon-α (3× 3 Mio. I.E. pro Woche) empfohlen (komplette Remission nach 3–20 Wochen) oder die Anwendung von Rituximab (MabThera®, Truxima®), einem gegen das B-Zellantigen CD20 gerichteten humanisierten Antikörper (daher nur bei histologisch nachgewiesener CD20-Expression einsetzen; Senff et al. 2008). In der Monotherapie werden 375 mg/m² 1× wöchentlich i.v., 4-mal über einen Zeitraum von 4–8 Wochen empfohlen. Auch eine intraläsionale Therapie ist hiermit möglich, wobei nur 20% der systemisch notwendigen Dosis eingesetzt wird (Heinzerling et al. 2000; Paul et al. 2001; Kerl et al. 2006).

Da sich in einigen Fällen von primär kutanen B-Zell-Lymphomen, speziell bei Marginalzonenlymphomen, mittels PCR-Analyse Borrelien-DNA nachweisen lässt (Cerroni et al. 1997; Goodlad et al. 2000), wird initial eine Behandlung mit einem Breitspektrumantibiotikum (Doxycyclin mit 2×100 mg/d p.o. über 3 Wochen) empfohlen, auch wenn die Effizienz für das follikuläre Lymphom unzureichend dokumentiert ist (Kutting et al. 1997).

Marginalzonenlymphom

= primary cutaneous marginal zone lymphoma (PCMZL).

Klinik

Multiple kleine (<3 cm) rötliche bis violette Papeln, Plaques und Knoten mit einem erythematösen Hof, ohne epidermale Beteiligung und ohne Ulzeration, bevorzugt an Stamm und Oberarmen (Abb. 3.7). Häufig multifokales Wachstum und Rezidivneigung, extrakutaner Befall ist jedoch sehr selten (8,5%). Die Entwicklung einer Anetodermie in spontan abheilenden Läsionen wurde beschrieben. In Europa wurde durch den Nachweis von Borrelien-DNA in entsprechenden Hautläsionen ein möglicher Zusammenhang von Marginalzonenlymphomen mit einer Infektion mit Borrelia burgdorferi beschrieben, nicht jedoch in USA und Asien (Cerroni et al. 1997; Goodlad et al. 2000; Senff et al. 2008).

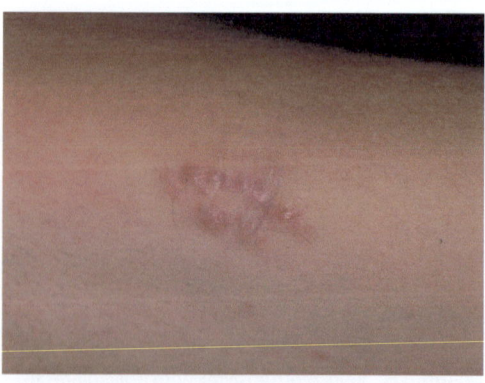

Abb. 3.7 Marginalzonenlymphom (PCMZL)

- **Prognose**

Prognose ist sehr günstig. 5-Jahres-Überlebensrate: >95% (Senff et al. 2008). Rezidive verschlechtern die Prognose nicht. In einigen Fällen kann eine Spontanremission beobachtet werden.

- **Histologie**

Unter einer unauffälligen Epidermis zeigt sich im Bereich der Dermis und Subkutis ein noduläres oder diffuses Infiltrat aus kleinen Lymphozyten, umgeben von neoplastischen **Marginalzonenzellen** (= zentrozytenartige Zellen), lymphoplasmozytoiden Zellen und Plasmazellen. Der Anteil reaktiver Zellen ist häufig hoch, was die Diagnose erschweren kann. Charakteristisch ist eine Expansion der Tumorzellen (neoplastische Marginalzonenzellen) in der Umgebung reaktiver Keimzentren.

- **Immunhistologie**

Positiv: $CD20^+$, $CD79a^+$, $Mum-1^+$, $bcl-2^+$; negativ: $bcl-6^-$, $CD5^-$, $CD10^{--}$, Cyclin D1.

Bcl-2 und bcl-6 können in manchen Fällen für die Abgrenzung zum Keimzentrumslymphom hilfreich sein.

- **Therapie**

▶ Keimzentrumslymphom.
Da insbesondere für das Marginalzonenlymphom ein Zusammenhang mit einer Borrelien-Infektion beschrieben wurde, wird nach EORTC/ISCL analog der Antibiotikabehandlung des MALT-Lymphoms die Gabe von Doxycyclin (2×100 mg/d p.o. über 3 Wochen) oder Cephalosporinen als First-line-Therapie empfohlen, auch wenn ein Therapieansprechen bislang uneinheitlich bewertet wurde (Roggero et al. 2000; Senff et al. 2008).

3.3.2 Diffuse großzellige B-Zell-Lymphome

Hierunter sind Lymphome mit einem diffusen Muster und einer monomorphen Proliferation von Zentroblasten und Immunoblasten klassifiziert. Aufgrund neuer Expressionsstudien wird zwischen zwei prognostisch unterschiedlichen Varianten unterschieden. Im Gegensatz zu den B-Zell-Lymphomen mit follikulärem Aufbau zeigen diffus großzellige B-Zell-Lymphome häufig einen aggressiveren Verlauf mit lokalen Rezidiven nach Therapie und extrakutanem Befall und haben damit eine vergleichsweise schlechte Prognose (Grange et al. 2001). Es liegen keine Ergebnisse größerer Therapiestudien für diese Lymphomentität vor.

Primär kutanes diffus-großzelliges B-Zell-Lymphom der unteren Extremität (Beintyp)

- **Klinik**

Vor allem bei älteren, zumeist weiblichen Patienten (>70 Jahre) zeigen sich multiple rasch aufschießende erythematös-livide Plaques oder Tumorknoten, die zu größeren Herden konfluieren und im Verlauf ulzerieren. Das primär kutane diffus-großzellige Lymphom der unteren Extremität tritt häufiger, aber nicht ausschließlich am Bein auf (◘ Abb. 3.8). Häufig kommt es zur systemischen Ausbreitung mit einer schlechten Prognose.

- **Prognose**

5-Jahres-Überlebensrate 50%. Dabei hat der Beintyp eine schlechtere Prognose als primär kutane diffus-großzellige Lymphome anderer Lokalisationen (5-Jahres-Überlebensrate 70%; Senff et al. 2008). Patienten mit multiplen Hautläsionen haben eine deutlich schlechtere Prognose als Patienten mit einer solitären Läsion bei Diagnosestellung.

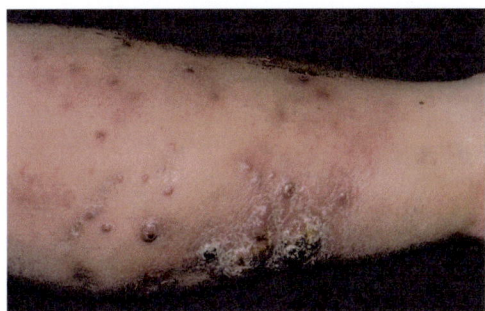

◘ Abb. 3.8 Primär kutanes diffus-großzelliges B-Zell-Lymphom der unteren Extremität (Beintyp)

Tab. 3.20 Therapie der großzelligen CBCL vom Beintyp (nach EORTC/ISCL 2008)

Ausdehnung	Therapie der ersten Wahl	Therapie der zweiten Wahl
Isolierte Herde	Radiotherapie	Polychemotherapie (R-CHOP) ± Radiotherapie
Multiple Herde	Polychemotherapie (R-CHOP) ±- Radiotherapie	Radiotherapie Rituximab (MabThera®, Truxima®)

- **Histologie**

Unterhalb einer unauffälligen Epidermis zeigt sich ein großzelliges monomorphes dichtes Infiltrat aus variablen Anteilen von Zentroblasten und Immunoblasten, das häufig die gesamte Dermis einnimmt und Adnexstrukturen zerstört. Kleine B-Zellen fehlen und reaktive T-Zellen finden sich nur wenige, meist perivaskulär.

- **Immunhistologie**

Positiv: $CD20^+$, $CD79a^+$, $bcl-6^+$, $Mum-1^+$, $bcl-2^+$; negativ: $CD5^-$, $CD10^-$, $CD138^-$.

> Typisch für das primär kutane diffus-großzellige B-Zell-Lymphom der unteren Extremität ist eine starke Expression von bcl-2 und Mum-1.

Das primär kutane großzellige B-Zell-Lymphom vom Beintyp ist durch die Expression von bcl-2 und Mum-1 vom primär kutanen follikulären Lymphom abzugrenzen. Im Gegensatz zu diesem breitet es sich häufiger extrakutan aus. Der Verlust oder die Abnahme von p16 ist mit aggressiverem Verhalten und einer ungünstigen klinischen Prognose assoziiert.

- **Therapie**

Als Therapie der ersten Wahl wird die Kombinationstherapie von Rituximab mit CHOP (R-CHOP), mit oder ohne kombinierte Radiotherapie empfohlen (Richtlinien der EORTC/ISCL; (Tab. 3.20; Senff et al. 2008). Im Fall einer aufgrund von Alter bzw. Allgemeinzustand des Patienten nicht tolerablen Chemotherapie werden Radiotherapie oder Rituximab als Monotherapie empfohlen. Ob die Radiotherapie in Fällen von kleinen solitären Tumoren noch als Therapie der ersten Wahl empfohlen werden kann, ist Gegenstand aktueller Diskussion.

Primär kutanes diffus-großzelliges B-Zell-Lymphom (andere Typen)

Primär kutane diffus-großzellige B-Zell-Lymphome (andere Typen) beziehen sich auf Lymphomtypen, die weder dem Beintyp noch primär kutanen follikulären Lymphomen zugeordnet werden können.

- **Klinik**

Papeln und Knoten, in der Regel am Kopf, am Oberkörper und an den Extremitäten.

- **Prognose**

Im Gegensatz zum Beintyp und zu nodalen diffus-großzelligen Lymphomen ist die Prognose gut mit einer 5-Jahres-Überlebensrate von etwa 90%.

- **Immunhistologie**

In der Regel $bcl-2^-$ (im Gegensatz zum Beintyp).

- **Therapie**
- Bei lokalem Befall: Exzision oder Radiotherapie (Dosen von mindestens 30 Gy notwendig).
- Bei Lymphknoten- oder viszeralem Befall: Megavoltradiotherapie. Die Remissionsrate liegt bei 88%, die Rezidivrate bei 58% mit extrakutaner Progression in 30% der Fälle (Senff et al. 2008).
- Bei multiplen Herden, bei Rezidiven oder bei Therapieresistenz: Liposomales Doxorubicin (Caelyx®) 20 mg/m² über 30 min i.v., alle 2–3 Wochen (6× bis 8×).
- Bei Rezidiven R-CHOP: CHOP in Kombination mit Rituximab (MabThera®, Truxima®), 375 mg/m² i.v. jeweils an d1 nach oraler Gabe der Glukokortikoidkompo-

Tab. 3.21 Therapie der großzelligen CBCL, andere Typen

Ausdehnung	Therapie der ersten Wahl	Therapie der zweiten Wahl
Isolierte Herde oder gruppierte Herde	Exzision Radiotherapie	Liposomales Doxorubicin (Caelyx®)
Multiple Herde	Radiotherapie Monochemotherapie z. B. liposomales Doxorubicin (Caelyx®) Rituximab (MabThera®, Truxima®)	R-CHOP ± Rituximab (MabThera®, Truxima®), Polychemotherapie z. B. CHOP

nente, alle 3 Wochen für 8 Behandlungszyklen (◘ Tab. 3.21).
– R-CHOP zeigte sich in verschiedenen randomisierten Studien gegenüber dem alleinigen Einsatz von CHOP bezüglich des rezidivfreien Intervalls und der Gesamtüberlebensrate signifikant überlegen (van Oers et al. 2006; Habermann 2006).

Primär kutanes intravaskuläres großzelliges B-Zell-Lymphom

Klinik
Seltene weitere Variante des diffusen großzelligen B-Zell-Lymphoms, bei dem sich durch Ansammlung großer neoplastischer B-Zellen in den Blutgefäßen rötlich-livide, teils teleangiektatische Patches und Plaques, bevorzugt an den Beinen und am Stamm zeigen. Extrakutane Lymphommanifestationen finden sich bevorzugt in der Lunge und im zentralen Nervensystem. Es kann zu neurologischen Symptomen mit Sprachstörungen kommen.

Prognose
Der klinische Verlauf ist aggressiv mit schlechter Prognose. Patienten mit ausschließlicher Hautmanifestation haben eine bessere Überlebensrate als Patienten mit weiteren Manifestationen (3-Jahres-Überlebensrate: 56% versus 22%).

Histologie
Dilatierte Blutgefäße in Dermis und Subkutis, angefüllt mit großen neoplastischen B-Zellen, die zu Gefäßokklusion führen können.

Therapie
Rituximab in Kombination mit Polychemotherapie: R-CHOP (Ponzoni et al. 2007; Shimada et al. 2009).

3.3.3 Diagnostik kutaner B-Zell-Lymphome

Wird das Vorliegen eines CBCL klinischerseits vermutet, sind zunächst entsprechend repräsentative Gewebebiopsien für aussagekräftige histologische und immunhistologische Untersuchungen erforderlich. Eine kurz gefasste Übersicht zu differenzialdiagnostisch relevanten Antikörpern enthält ◘ Tab. 3.22. Eine differenzialdiagnostische Übersicht kutaner B-Zell-Lymphome anhand der wesentlichsten immunhistologischen Marker zeigt ◘ Tab. 3.23.

Eine Klonalitätsuntersuchung kann zur Differenzialdiagnose zwischen CBCL und Pseudolymphomen zusätzlich herangezogen werden (Felcht et al. 2011). Zum Ausschluss einer monoklonalen Gammopathie kann ergänzend eine Immunelektrophorese durchgeführt werden. Aufgrund der beschriebenen Assoziation einer Infektion mit Borrelia burgdorferi, insbesondere mit Marginalzelllymphomen, sollte diese serologisch sowie mittels PCR anhand von Hautbiopsien ausgeschlossen werden (Senff et al. 2008). Eine Knochenmarksbiopsie sollte stets bei diffus-großzelligen BCL erfolgen und ist bei PCMZL optional. Da bei PCFCL bei 11% der Patienten eine Knochenmarksbeteiligung gefunden wurde, die in 40% der Fälle den einzigen extrakutanen Befall darstellte, mit reduzierter

Tab. 3.22 Diagnostik kutaner B-Zell-Lymphome

	Untersuchungen	Bemerkungen
Anamnese	Dauer, Art und Ausdehnung der Hautmanifestationen B-Symptomatik Anzeichen für Immunsuppression	
Klinische Untersuchung	Genauer Hautbefund mit Bestimmung der befallenen Körperoberfläche (KOF; evtl. Erhebungsbogen oder Photodokumentation) Lymphknotenstatus (Bestimmung palpabler Lymphknoten) Palpation von Leber und Milz	
Apparative Diagnostik	Lymphknotensonographie Abdomensonographie Röntgen-Thorax in 2 Ebenen CT/PET-CT	
Laboruntersuchungen	Komplettes Routinelabor (BSG, Differenzialblutbild, Leberenzyme, Nierenwerte, LDH, Elektrolyte) Bei Keimzentrumslymphom/Marginalzonenlymphom: Borrelienserologie/läsionale PCR	Beckenkammbiopsie (bei großzelligen BCL) Immunelektrophorese aus Serum und Urin
Hautbiopsie	Biopsie der am stärksten indurierten Läsion: – Routinehistologie – Immunhistologie Molekularbiologische Untersuchungen: – PCR (IgH-PCR) für die Immunglobulinkette – Ggf. läsionale Borrelien-PCR	Immunhistologie: – CD3, CD20, CD79a (B-Zell Marker) – CD21/CD35 (Keimzentren, follikuläre DC) – Ki-67 (Proliferationsmarker, Differenzierung zwischen neoplastischen und reaktiven Follikeln) – Bcl-2, bcl-6, CD10, Mum-1, FoxP1 (Differenzierung innerhalb der PCBCL) – CD5, Cyclin D1 (Differenzierung zwischen PCMZL – negativ und Mantelzelllymphom* – positiv)
Lymphknotenbiopsie	Exzisionsbiopsie bei klinisch suspekten Lymphknoten bzw. Lymphknoten mit positivem Uptake im FDG-PET	

* Mantelzelllymphom: systemisches NHL-Lymphom mit LK-Vergrößerung, Splenomegalie, häufig Knochenmarksinfiltration aber selten kutaner Beteiligung. Klinisch aggressiver Verlauf.

Tab. 3.23 Differenzialdiagnostik kutaner B-Zell-Lymphome anhand immunhistologischer Marker

	Follikuläres Lymphom (PCFCL)	Marginalzonenlymphom (PCMZL)	Großzelliges B-Zell-Lymphom, Beintyp	Großzellige B-Zell-Lymphome, andere
Bcl-2	–	+	++	–
Bcl-6	+	–	+	+
Mum-1	–	+	++	+
CD10/CD5	–	–	–	–

3.4 Therapeutika bei CBCL

3.4.1 Anti-CD20 Antikörper

Der erste zugelassene Anti-CD20 Antikörper, mit dem auch am meisten Erfahrungen vorliegen, ist das Rituximab. Bei diesem Typ-I-Antikörper erfolgt die B-Zelldepletion durch Apoptose und komplementabhängige B-Zell-Lyse. In den letzten Jahren wurden zahlreiche weitere Anti-CD20 Antikörper zugelassen, die sich mitunter hinsichtlich ihrer komplementabhängigen und antikörperabhängigen zellulären Zytotoxizität und Phagozytose unterscheiden. Blitzima®, Ritemvia®, Rituzena®, Rixathon®, Riximyo® und Truxima® wurden als Biosimilars zugelassen.

Obinutuzumab (Gazyvaro®)

Obinutuzumab (Gazyvaro®) ist ein Typ-II Anti-CD20 Antikörper, der für folliculäre Lymphome und CLL zugelassen ist. Er kann bei nicht vorbehandelten oder mit Rituximab vorbehandelten Lymphomen eingesetzt werden. Obinutuzumab wirkt direkt zytotoxisch mit Induktion eines nicht-apoptotischen, durch Lysosomen vermittelten Zelltod unabhängig von Komplement- und Immunsystem.

Außerdem aktivieren die Anti-CD20 Antikörper Makrophagen und natürliche Killerzellen (NK-Zellen) durch Bindung an den FCγIIIa-Rezeptor, der auf diesen Effektorzellen exprimiert wird.

Rituximab

Anti-CD20; Mabthera®, Rituxan®, Truxima®

- **Onkologische Indikationen**
  – Zugelassen: CBCL; PCFCL/PCMZL (rezidivierend, therapierefraktär), $CD20^+$-großzellige diffuse BCL, CLL, NHL: folliculäre Lymphome, $CD20^+$-B-Zell-Neoplasien

- **Anwendung**
  – i.v. Applikation: 375 mg/m² Rituximab i.v. (initial 50 mg/h, alle 30 min Steigerung um 50 mg/h bis maximal 400 mg/h, nachfolgende Infusionen dann je nach Verträglichkeit mit 100 mg/h beginnen)
  – Bei intravenöser Gabe Prämedikation mit Methylprednisolon (125 mg Urbason®), 1000 mg Paracetamol, Antihistaminikum (Diphenhydramin/Clemastin). Ggf. Absetzen einer antihypertensiven Medikation 12 h vor Infusion. Anwendung in Notfallbereitschaft (Bereithalten von Antihistaminika, Methylprednisolon, Adrenalin). Überwachung bis 30 min nach Infusionsende
  – **Monotherapie**: Induktion mit 4 Infusionen 1×/Woche über 3 Wochen, dann als Erhaltungstherapie alle 3 Wochen (4–8 Zyklen)
  – **Kombination mit CHOP-Chemotherapie (R-CHOP)**: Gabe an d1 eines jeden CHOP-Zyklus nach der Glukokortikoidkomponente, alle 3 Wochen über 8 Zyklen (◘ Tab. 3.17)
  – Bei Infusionsreaktionen/Cytokine-Release-Syndrom/Tumorlysesyndrom (▶ Kap. 6): symptomatisch behandeln, nach Abklingen der Symptomatik erneute Therapie mit halber Infusionsgeschwindigkeit
  – Intratumorale Applikation (off-label): 50 mg/m² pro Monat. Injektion in der ersten Woche 3×/Woche 3 ml (10 mg/ml, 10–30 mg/Läsion), 1–2 Zyklen, 3–4 Wochen Intervall (Heinzerling et al. 2000; Paul et al. 2001; Kerl et al. 2006)
  – Vor Therapie: Testung auf Hepatitis B/C (bei positiver Anamnese engmaschige Kontrolle), HIV-Serologie, Tbc (Quantiferon-Test; Röntgen-Thorax); ggf. Impfung gegen Hämophilus influenza und Pneumokokken
  – Vor jeder Infusion Bestimmung der Neutrophilenzahl

- **Pharmakokinetik**
  – Verabreichung i.v., intraläsional
  – P-HWZ: 68 h

- **Kontraindikationen**
- Aktive und chronische Infektionen (Hepatitis B/C, HIV)
- Herzinsuffizienz (NYHA Klasse IV; cave NYHA III), schwere, unkontrollierte Herzerkrankungen
- Eingeschränkte Immunabwehr
- Lebendimpfung
- Schwangerschaft

- **Wirkung**

Chimärer monoklonaler Antikörper bindet an das transmembranöse B-Lymphozytenantigen CD20 (auf gesunden B-Zellen und 95% der NHL) und führt zur Apoptose und Lyse der B-Zelle durch entsprechende Signalkaskaden sowie über antikörper- und komplementabhängige zelluläre Zytotoxizität. Trotz Depletion der peripheren B-Lymphozyten kommt es nur zu einer moderaten Infektanfälligkeit. Erholung der B-Zell-Zahl ca. 9–12 Monate nach Therapieende. Anti-CD20 ist der erste Antikörper, der zur Behandlung von Krebs zugelassen wurde. Er stellt heute eine Standardtherapie in der Behandlung niedrig-maligner und follikulärer NHL dar, bei aggressiven BCL meist in Kombination mit einer konventionellen Chemotherapie (R-CHOP; van Oers et al. 2006; Habermann 2006; Gellrich et al. 2005; Kerl et al. 2006).

- **Ansprechrate**

90% (CR 60–70%) bei systemischer Anwendung (Gellrich et al. 2005), intraläsionale Anwendung bislang Einzelfallberichte und kleine Serien (Heinzerling et al. 2000; Paul et al. 2001; Kerl et al. 2006). Mediane Remissionsdauer 4–30 Monate nach systemischer (Gellrich et al. 2005) und 6 Monate nach intraläsionaler Anwendung (Kerl et al. 2006).

- **Nebenwirkungen (◘ Tab. 3.24)**
- Infusionsreaktion/Hypersensitivität (in 10%): Hypotonie, Dyspnoe, Bronchospasmus, Angioödem
- Cytokine-Release-Syndrom (siehe auch Kapitel 6.4), vor allem bei Patienten mit hoher Tumorlast (meist 1.–2. Stunde nach Beginn der 1. Infusion): Dyspnoe, Bronchospasmen, Fieber, Schüttelfrost, Flush, Angioödemen, Rigor; evtl. zusätzlich Merkmale des Tumorlysesyndroms wie Hyperurikämie, Hyperkaliämie, Hypokalzämie, Hyperphosphatämie, akutes Nierenversagen, Herzrhythmusstörungen, LDH-Erhöhung (siehe auch ▶ Kapitel 6.2)
- Bronchitis, Asthma, Sinusitis
- Angina pectoris, Herzrhythmusstörungen
- Myalgien, Arthralgien, Rückenschmerzen
- Selten und kaum Myelosuppression mit Thrombozytopenie, Granulozytopenie, Anämie (aber vollständige Depletion der peripheren B-Lymphozyten)
- Gerinnungsstörungen
- Infektionen (Atemwege, Harnwege)
- **P**rogressive **m**ultifokale **L**eukenzephalopathie (PML, sehr selten, durch JC-Virus, ein Polyomavirus)

◘ Tab. 3.24 Typische Nebenwirkungen von Rituximab

Nebenwirkungen	Besondere Maßnahmen
Infusionsreaktion	Prämedikation mit Methylprednisolon (125 mg Urbason®), 1000 mg Paracetamol, Antihistaminikum; Applikation in Notfallbereitschaft; ggf. Absetzen antihypertensiver Medikation 12 h vor Infusion
Cytokine-Release-Syndrom/Tumorlysesyndrom	Sofortige Unterbrechung der Infusion, nach vollständiger Rückbildung aller Symptome halbe Infusionsgeschwindigkeit
Progressive multifokale Leukenzephalopathie (PML; sehr selten)	Überwachung neurologischer Symptome; bei Verdacht neurologische Untersuchung; Bestätigung mittels MRT und JC-Virus PCR im Liquor

- **Wechselwirkungen**
- Keine Impfung mit Lebendimpfstoffen

> Die Ansprechrate unter Rituximabtherapie auf inaktivierte Impfstoffen kann reduziert sein.

3.4.2 Ibritumomab-Tiuxetan (Zevalin®)

- **Indikationen**
- Zugelassen: CD20-positives follikuläres NHL vom B-Zell-Typ nach Vorbehandlung mit Rituximab rezidivierend oder bei Therapieresistenz

- **Anwendung**
- Vorbehandlung mit Rituximab (250 mg/m² i.v. an d1, 7, 8, 9) vor Verabreichung von [^{90}Y]-radiomarkierter Zevalin®-Lösung d7, 8 und 9 (innerhalb von 4 h nach Rituximab-Infusion als Kurzinfusion über 10 min) unter Bereithalten von Notfallmedikamenten (Adrenalin, Antihistaminika, Kortikosteroiden)
- Empfohlene Radioaktivitätsdosis bei Patienten mit >150.000 Thrombozyten/mm³: 15 MBq/kg KG; bei Patienten mit 100.000–150.000 Thrombozyten/mm³: 11 MBq/kg KG
- Bei mit murinen Proteinen vorbehandelten Patienten sowie nach der Anwendung von Zevalin® Bestimmung der humanen Anti-Maus-Antikörper (HAMA)

- **Pharmakokinetik**
- Verabreichung i.v.
- Mittlere HWZ im Serum: 28 h

- **Kontraindikationen**
- Patienten, die mit hoher Wahrscheinlichkeit lebensbedrohliche hämatologische Toxizitäten entwickeln: Thrombopenie <100.000/mm³; Neutropenie <1500/mm²; vorangegangene Knochenmarks- oder Stammzelltransplantation. Bestrahlung/Infiltration >25% des Knochenmark, ZNS-Befall
- Patienten <18 Jahre, Schwangerschaft und Stillzeit
- Keine Impfung mit Lebendimpfstoffen

- **Wirkung**
- [^{90}Y]Ibritumomab-Tiuxetan ist ein mit Yttrium-90 als β-Strahler markierter rekombinanter muriner monoklonaler IgG1-Antikörper gegen das B-Lymphozytenantigen CD20. Durch die Strahlung mit mittlerer Reichweite von ca. 5 mm können neben den Zielzellen auch benachbarte Zellen abgetötet werden. Durch Vorbehandlung mit Rituximab werden zirkulierende B-Lymphozyten entfernt, um so eine zielgerichtete Bestrahlung des Lymphomgewebes zu ermöglichen. Nach Depletion der normalen B-Zellen normalisiert sich die B-Lymphozytenzahl im Blut nach ca. 9–12 Monaten.

- **Ansprechrate**
- 100% bei primär kutanen B-Zell-Lymphomen (CR 100%), mittlere Remissionsdauer 12 Monate (Maza et al. 2008)
- 83% bei follikulärem B-Zell-NHL (CR 37%), mediane Remissionsdauer 9,4 Monate (Wiseman et al. 2002)

- **Nebenwirkungen**
- Infusionsreaktionen (Schwindel, Husten, Übelkeit, Erbrechen, Hautausschlag, Juckreiz, Tachykardie, Fieber, Rigor)
- Thrombozytopenie und Neutropenie (sehr häufig) nach 2 Wochen mit Nadir nach 8 Wochen (wöchentliche Blutbildkontrollen), darunter schwere und anhaltende Zytopenien. Kein spezifisches Antidot bekannt, supportive Maßnahmen (Gabe von Wachstumsfaktoren)
- Infektionen (sehr häufig) bakteriell, mykotisch, viral, einschließlich Reaktivierung latenter Viren
- Blutungen bei Thrombozytopenie
- Nausea/Erbrechen, Schwindel und Dyspnoe, abdominelle Schmerzen, Arthralgie, periphere Ödeme, Stevens-Johnson-Syndrom
- Zweitmalignome (myelodysplastisches Syndrom, AML)

- Teratogen (wirksame Empfängnisverhütung bis 12 Monate nach Applikation)

3.4.3 Ibrutinib (Imbruvica®)

- **Indikationen**
- Zugelassen: Mantelzell-Lymphom, CLL, M. Waldenström
- Einzelfallberichte bei kutanen Mantelzelllymphomen und bei großzelligem CBCL Beintyp

- **Anwendung**
- Kapseln: 140 mg 4 Kapseln einmal täglich

- **Kontraindikationen**
- Gleichzeitige Gabe von CYP3A4-Inhibitoren

- **Wirkung**

Bruton Tyrosin-Kinase (BTK)-Inhibitor. Die BTK ist ein Schlüsselmolekül im Signalweg des B-Zell Rezeptors.

- **Nebenwirkungen**
- Hämorrhagische Ereignisse
- Zytopenien

3.5 CD4⁺-/CD56⁺-hämatodermische Neoplasien (HN)

3.5.1 Plasmozytoides dendritisches Lymphom/ dendritische Zell-Leukämie

- **Definition**

Aggressives blastäres Lymphom mit häufig primärer kutaner Beteiligung und Expression von CD123 (Interleukin-3α-Rezeptor), einem Marker dendritischer Vorläuferzellen, was auf eine onkogene Transformation plasmozytoider Monozyten (= plasmozytoide Typ-2-dendritische Zellen/DC2) schließen lässt (Petrella et al. 1999; 2002; Willemze et al. 2005). In der ehemaligen WHO-Klassifikation wurde es aufgrund der CD56⁺-/NCAM-Expression (NCAM = NK-cell-associated neural cell adhesion molecule) und des blastenförmigen Erscheinungsbilds noch als NK-Zell-Lymphom eingeordnet (Dummer et al. 1996b; Savoia et al. 1997; Natkunam et al. 1999).

- **Klinik**

Zunächst meist einzelne, dann multiple rötlich-bräunliche bis blau-livide kontusiforme Plaques oder Knoten, bevorzugt bei Männern mittleren und höheren Lebensalters (◘ Abb. 3.9). In ca. 50% der Fälle Erstmanifestation an der Haut, so dass zum Zeitpunkt der Diagnose eine Beteiligung des peripheren Blutes oder Knochenmarks noch nicht nachweisbar ist (aleukämische Leukaemia cutis).

- **Prognose**

Sehr aggressiver Verlauf mit nach einigen Monaten klinisch relevanter Mitbeteiligung des Knochenmarks. Die Prognose ist sehr schlecht. Nach initial gutem Ansprechen auf eine Chemotherapie kommt es in der Regel schnell zum

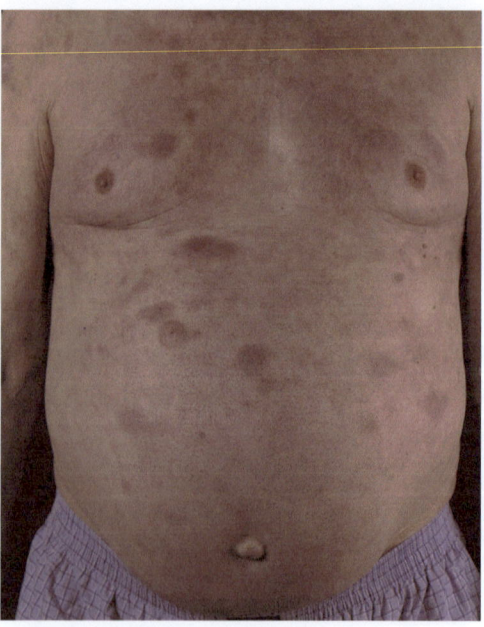

◘ Abb. 3.9 CD4⁺-/CD56⁺-hämatodermische Neoplasien: plasmozytoides dendritisches Lymphom/dendritische Zell-Leukämie (vormals blastäres NK-Zell-Lymphom)

therapierefraktären Rezidiv mit einem mittleren Überleben von 12 Monaten. Dabei gibt es keinen signifikanten Unterschied im mittleren Überleben zwischen Patienten mit oder ohne gleichzeitige extrakutane Beteiligung zu Beginn der Hautmanifestation.

- Histologie

Infiltration der Dermis und manchmal Subkutis, ohne Epidermotropismus und im Gegensatz zu NK-/T-Zell-Lymphomen ohne Nekrose, ohne Entzündungszellen und ohne Gefäßinvasion. Es zeigen sich monomorphe mittelgroße mononukleäre Zellen mit kaum sichtbaren Nukleoli, ähnlich Lymphoblasten oder Myeloblasten.

- Immunhistologie

Die Tumorzellen zeigen einen CD3⁻, CD4⁺, CD8⁻, CD43⁺, CD56⁺, CD45RA⁺-Phänotyp, sind variabel positiv für CD68 und TdT (terminale Deoxynukleotidyl-Transferase) und exprimieren zusätzlich CD123 (Interleukin-3α-Rezeptor), TCL-1 (T-cell-leukemia-1-antigen), CLA (cutaneous lymphocyte associated antigen) und BDCA-2 (blood dendritic cell antigen, CD303) als Marker plasmozytoider dendritischer Zellen (Assaf et al. 2007b; Petrella et al. 2002; Niakosari et al. 2007). Die Tumorzellen sind negativ für CD3, CD8, CD20, CD79, Myeloperoxidase (MPO), CD34 und CD10. Eine myelomonozytäre Leukämie sollte ausgeschlossen werden (CD3⁺, MPO⁺), da CD4⁺/CD56⁺-Hautmanifestationen hiermit oft assoziiert sind.

- Therapie

Die Behandlung sollte dem Therapieregime einer akuten Leukämie entsprechen, in Zusammenarbeit mit der Hämatoonkologie. Es wird eine anthrazyklinbasierte Kombinationschemotherapie, ggf. in Kombination mit Strahlentherapie, empfohlen. Da nahezu alle Fälle äußerst therapierefraktär sind und der größte Teil der Patienten innerhalb eines Jahres verstirbt, ist eine frühzeitige allogene Knochenmarkstransplantation zu erwägen (Bekkenk et al. 2003, 2004; Berti et al. 1999; Assaf et al. 2007b).

Literatur

Abbott RA, Whittaker SJ, Morris SL, Russell-Jones R, Hung T, Bashir SJ, Scarisbrick JJ (2009) Bexarotene therapy for mycosis fungoides and Sézary syndrome. Br J Dermatol 160:1299–1307

Alsaleh QA, Nanda A, Baker H, Al-Sabah H, Calonje E (2004) Unilesional (segmental) mycosis fungoides presenting in childhood. Pediatr Dermatol 21: 558–560

Assaf C, Gellrich S, Steinhoff M, Nashan D, Weisse F, Dippel E, Coors E, Stein A, Gollin P, Henke U, Adam-Murati S, Koch A, Klemke CD, Stadler R, Sterry W (2007a) Cutaneous lymphomas in Germany: an analysis of the Central Cutaneous Lymphoma Registry of the German Society of Dermatology (DDG). J Dtsch Dermatol Ges 5:662–668

Assaf C, Gellrich S, Whittaker S et al (2007b) CD56-positive haematological neoplasms of the skin: a multicentre study of the Cutaneous Lymphoma Project Group of the European Organisation for Research and Treatment of Cancer. J Clin Pathol 60:981–989

Bekkenk MW, Geelen FA,. van Voorst Vader PC, Heule F, Geerts ML, van Vloten W A, Meijer CJ, Willemze R (2000) Primary and secondary cutaneous CD30(+) lymphoproliferative disorders: a report from the Dutch Cutaneous Lymphoma Group on the long-term follow-up data of 219 patients and guidelines for diagnosis and treatment. Blood 95:3653–3661

Bekkenk MW, Vermeer MH, Jansen PM et al. (2003) Peripheral T-cell-lymphomas unspecified presenting in the skin: analysis of prognostic factors in a group of 82 patients. Blood 102:2213–2219

Bekkenk MW, Jansen PM, Meijer CJ et al. (2004) CD56+ haematological neoplasms presenting in the skin: a retrospective analysis of 23 new cases and 130 cases from the literature. Ann Oncol 15:1097–110

Berger CL, Xu AL, Hanlon D, Lee C, Schechner J, Glusac E, Christensen I, Snyder E, Holloway V, Tigelaar R, Edelson RL (2001) Induction of human tumor-loaded dendritic cells. Int J Cancer 91:438–447

Bernengo MG1, Quaglino P, Comessatti A, Ortoncelli M, Novelli M, Lisa F, Fierro MT (2007) Low-dose intermittent alemtuzumab in the treatment of Sézary syndrome: clinical and immunologic findings in 14 patients. Haematologica 92: 784-794Berti E, Tomasini D, Vermeer MH et al. (1999) Primary cutaneous CD8-positive epidermotropic cytotoxic T-cell-lymphomas. A distinct clinicopathological entity with an aggressive clinical behavior. Am J Pathol 155: 483–492

Bunn PA, Lamberg SI (1979) Report of the Committee on Staging and Classification of Cutaneous T-Cell Lymphomas. Cancer Treat Rep 63:725–728

Burg G, Kempf W, Cozzio A, Feit J, Willemze R, S Jaffe E, Dummer R, Berti E, Cerroni L, Chimenti S, Diaz-Perez JL, Grange F, Harris NL, Kazakov DV, Kerl H, Kurrer M,

Knobler R, Meijer CJ, Pimpinelli N, Ralfkiaer E, Russell-Jones R, Sander C, Santucci M, Sterry W, Swerdlow SH, Vermeer MH, Wechsler J, Whittaker S (2005) WHO/EORTC classification of cutaneous lymphomas 2005: histological and molecular aspects. J Cutan Pathol 32:647–674

Cerroni L, Zochling N, Putz B, Kerl H (1997) Infection by Borrelia burgdorferi and cutaneous B-cell lymphoma. J Cutan Pathol 24:457–461

Clark C, Dawe RS, Evans AT, Lowe G, Ferguson J (2000) Narrowband TL-01 phototherapy for patch-stage mycosis fungoides. Arch Dermatol 136: 748–752

Coors EA, von den Driesch P (2000) Treatment of erythrodermic cutaneous T-cell lymphoma with intermittent chlorambucil and fluocortolone therapy. Br J Dermatol 143: 127–131

d'Amore F, Radford J, Relander T, Jerkeman M, Tilly H, Osterborg A, Morschhauser F, Gramatzki M, Dreyling M, Bang B, Hagberg H (2010) Phase II trial of zanolimumab (HuMax-CD4) in relapsed or refractory non-cutaneous peripheral T cell lymphoma. Br J Haematol 150:565–573

de Masson A, Guitera P, Brice P, Moulonguet I, Mouly F, Bouaziz JD, Battistella M, Madelaine I, Roux J, RamWolff C, Cayuela JM, Bachelez H, Bensussan A, Michel L, Bagot M (2014) Long-term efficacy and safety of alemtuzumab in advanced primary cutaneous T-cell lymphomas. Br J Dermatol 170: 720–724

Dummer R, Häffner AC, Hess M, Burg G (1996a) A rational approach to the therapy of cutaneous T-cell lymphomas. Onkologie 19:226–230

Dummer R, Potoczna N, Häffner A, Gilardi F, Zimmermann D, Burg G (1996b) A primary cutaneous non-T non-B CD4+, CD56+ lymphoma. Arch Derm 132: 550–553

Dummer R, Assaf C, Bagot M, Gniadecki R, Hauschild A, Knobler R, Ranki A, Stadler R, Whittaker S (2007) Maintenance therapy in cutaneous T-cell lymphoma: who, when, what? Eur J Cancer 43:2321–2329

Dummer R, Beyer M, Hymes K, Epping MT, Bernards R, Steinhoff M, Sterry W, Kerl H, Heath K, Ahern JD, Hardwick JS, Garcia-Vargas J, Baumann K, Rizvi S, Frankel SR, Whittaker SJ, Assaf C (2012). Vorinostat combined with bexarotene for treatment of cutaneous T-cell lymphoma: in vitro and phase I clinical evidence supporting augmentation of retinoic acid receptor/retinoid X receptor activation by histone deacetylase inhibition.Leuk Lymphoma; 53: 1501–1508

Dummer R1, Quaglino P, Becker JC, Hasan B, Karrasch M, Whittaker S, Morris S, Weichenthal M, Stadler R, Bagot M, Cozzio A, Bernengo MG, Knobler R (2012) Prospective international multicenter phase II trial of intravenous pegylated liposomal doxorubicin monochemotherapy in patients with stage IIB, IVA, or IVB advanced mycosis fungoides: final results from EORTC 21012. J Clin Oncol 30: 4091–4097

Dummer R, Duvic M, Scarisbrick J, Olsen EA, Rozati S, Eggmann N, Goldinger SM, Hutchinson K, Geskin L, Illidge TM, Giuliano E, Elder J, Kim YH (2014). Final results of a multicenter phase II study of the purine nucleoside phosphorylase (PNP) inhibitor forodesine in patients with advanced cutaneous T-cell lymphomas (CTCL) (Mycosis fungoides and Sézary syndrome). Ann Oncol 25:1807–1812

Duvic M, Martin AG, Kim Y, Olsen E, Wood GS, Crowley CA, Yocum RC (2001) Phase 2 and 3 clinical trial of oral bexarotene (Targretin capsules) for the treatment of refractory or persistent early-stage cutaneous T-cell lymphoma. Arch Dermatol 137:581–593

Duvic M, Hymes K, Heald P, Breneman D, Martin AG, Myskowski P, Crowley C, Yocum RC (2001) Bexarotene is effective and safe for treatment of refractory advanced-stage cutaneous T-cell lymphoma: multinational phase II-III trial results. J Clin Oncol 19: 2456–2471

Duvic M, Pinter-Brown LC, Foss FM, Sokol L, Jorgensen JL, Challagundla P, Dwyer KM, Zhang X, Kurman MR, Ballerini R, Liu L, Kim YH (2015) Phase 1/2 study of mogamulizumab, a defucosylated anti-CCR4 antibody, in previously treated patients with cutaneous T-cell lymphoma. Blood 125: 1883–1889

Farol LT, Hymes KB (2004) Bexarotene: a clinical review. Expert Rev Anticancer Ther 4: 180–188

Felcht M, Booken N, Stroebel P, Goerdt S, Klemke CD (2011) The value of molecular diagnostics in primary cutaneous B-cell lymphomas in the context of clinical findings, histology, and immunohistochemistry. J Am Acad Dermatol 64:135–143

Fierro MT, Quaglino P, Savoia P, Verrone A, Bernengo mg (1998) Systemic polychemotherapy in the treatment of primary cutaneous lymphomas: a clinical follow-up study of 81 patients treated with COP or CHOP. Leuk Lymphoma 31:583–588

Foss F (2003) Overview of cutaneous T-cell lymphoma: prognostic factors and novel therapeutic approaches. Leuk Lymph 44 (Suppl 3):55–61

Foss F, Demierre MF, DiVenuti G (2005) A phase-1 trial of bexarotene ans denileukin diftitox in patients with relapsed or refractory cutaneous T-cell lymphoma. Blood 106: 454–457

Foss F, Duvic M, Lerner A, Waksman J, Whittaker S (2016) Clinical Efficacy of Romidepsin in Tumor Stage and Folliculotropic Mycosis Fungoides. Clin Lymphoma Myeloma Leuk 16:637–643

Gellrich S, Muche JM, Wilks A, Jasch KC, Voit C, Fischer T, Audring H, Sterry W (2005) Systemic eight-cycle anti-CD20 monoclonal antibody (rituximab) therapy in primary cutaneous B-cell lymphomas--an applicational observation. Br J Dermatol 153:167–173

Go RS, Wester SM (2004) Immunophenotypic and molecular features, clinical outcomes, treatments, and prognostic factors associated with subcutaneous panniculitis-lie T-cell-lymphoma: a systematic

Literatur

analysis of 156 patients reported in the literature. Cancer 101: 1404–1413

Goodlad JR, Davidson MM, Hollowood K, Batstone P, Ho-Yen DO (2000) Borrelia burgdorferi-associated cutaneous marginal zone lymphoma: a clinicopathological study of two cases illustrating the temporal progression of B. burgdorferi-associated B-cell proliferation in the skin. Histopathology 37:501–508

Grange F, Bekkenk MW, Wechsler J, Meijer CJ, Cerroni L, Bernengo M, Bosq J, Hedelin G, Fink Puches R, van Vloten WA, Joly P, Bagot M, Willemze R (2001) Prognostic factors in primary cutaneous large B-cell lymphomas: a European multicenter study. J Clin Oncol 19:3602–3610

Habermann TM, Weller EA, Morrison VA, Gascoyne RD, Cassileth PA, Cohn JB, Dakhil SR, Woda B, Fisher RI, Peterson BA, Horning SJ (2006) Rituximab-CHOP versus CHOP alone or with maintenance rituximab in older patients with diffuse large B-cell lymphoma. J Clin Oncol 24:3121–3127

Heald P, Rook A, Perez M, Wintroub B, Knobler R, Jegasothy B, Gasparro F, Berger C, Edelson R (1992) Treatment of erythrodermic cutaneous T-cell lymphoma with extracorporeal photochemotherapy. J Am Acad Dermatol 27:427–433

Heinzerling L, Dummer R, Kempf W, Hess-Schmid M, Burg G (2000) Intralesional therapy with anti-CD20-antibody in primary cutaneous B-cell Lymphoma. Arch Derm 136: 374–378

Heinzerling M, Urbanek M, Funk JO, Peker S, Bleck O, Neuber K, Burg G, vondenDriesch P, Dummer R (2000) Reduction of tumor burden and stablization of disease by systemic therapy with anti-CD20 antibody (rituximab) in patients with primary cutaneous B-cell lymphomas. Cancer 89:1835–1844

Hönigsmann H, Brenner W, Rauschmeier W, Konrad K, Wolff K (1984) Photochemotherapy for cutaneous T cell lymphoma. A follow-up study. J Am Acad Dermatol 10:238–245

Humme D, Nast A, Erdmann R, Vandersee S, Beyer M (2014). Systematic review of combination therapies for mycosis fungoides.Cancer Treat Rev 40: 927–933

Illidge T, Chan C, Counsell N, Morris S, Scarisbrick J, Gilson D, Popova B, Patrick P, Smith P, Whittaker S, Cowan R (2013). Phase II study of gemcitabine and bexarotene (GEMBEX) in the treatment of cutaneous T-cell lymphoma. Br J Cancer 109: 2566–2573

Jaffe SE (2009) The 2008 WHO classification of lymphomas: implications for clinical practice and translational research. Hematology Am Soc Hematol Educ Program: 523–531

Jidar K, Ingen-Housz-Oro S, Beylot-Barry M, Paul C, Chaoui D, Sigal-Grinberg M, Morel P, Dubertret L, Bachelez H (2009) Gemcitabine treatment in cutaneous T-cell lymphoma: a multicentre study of 23 cases. Br J Dermatol 161:660–663

Jones GW, Rosenthal D, Wilson LD (1999) Total skin electron radiation for patients with erythrodermic cutaneous T-cell lymphoma (mycosis fungoides and the Sezary syndrome). Cancer 85:1985–1995

Kavanaugh SM, White LA, Kolesar JM (2010) Vorinostat: A novel therapy for the treatment of cutaneous T-cell lymphoma. Am J Health Syst Pharm 67: 793–797

Kerl K, Prins C, Saurat JH, French LE (2006) Intralesional and intravenous treatment of cutaneous B-cell lymphomas with the monoclonal anti-CD20 antibody rituximab: report and follow-up of eight cases. Br J Dermatol 155:1197–1200

Kessler JF, Jones SE, Levine N, Lynch PJ, Booth AR, Meyskens FL Jr (1987) Isotretinoin and cutaneous helper T-cell lymphoma (mycosis fungoides). Arch Dermatol 123:201–204

Kim YH, Duvic M, Obitz E, Gniadecki R, Iversen L, Osterborg A, Whittaker S, Illidge TM, Schwarz T, Kaufmann R, Cooper K, Knudsen KM, Lisby S, Baadsgaard O, Knox SJv (2007) Clinical efficacy of zanolimumab (HuMax-CD4): two phase 2 studies in refractory cutaneous T-cell lymphoma. Blood 109:4655–4662

Kim YH, Bagot M, Pinter-Brown L, Rook AH, Porcu P, Horwitz SM, Whittaker S, Tokura Y, et al.; MAVORIC Investigators (2018) Mogamulizumab versus vorinostat in previously treated cutaneous T-cell lymphoma (MAVORIC): an international, open-label, randomised, controlled phase 3 trial. Lancet Oncol 19:1192–1204.

Knobler R, Girardi M (2001) Extracorporeal photochemoimmunotherapy in cutaneous T cell lymphomas. Ann N Y Acad Sci 941:123–138

Knospe WH (1974) Malignant lymphoma. 2. Therapy. Postgrad Med 55:211–218

Korgavkar K, Xiong M, Weinstock M (2013). Changing incidence trends of cutaneous T-cell lymphoma. JAMA Dermatol 149: 1295–1299

Kutting B, Bonsmann G, Metze D, Luger TA, Cerroni L (1997) Borrelia burgdorferi-associated primary cutaneous B cell lymphoma: complete clearing of skin lesions after antibiotic pulse therapy or intralesional injection of interferon alfa-2a. J Am Acad Dermatol 36:311–314

Kuzel TM, Roenigk HH Jr, Samuelson E, Herrmann JJ, Hurria A, Rademaker AW, Rosen ST (1995) Effectiveness of interferon alfa-2a combined with phototherapy for mycosis fungoides and the Sezary syndrome. J Clin Oncol 13:257–263

Lansigan F, Foss FM (2010) Current and emerging treatment strategies for cutaneous T-cell lymphoma. Drugs 70:273–786

Lundin J, Hagberg H, Repp R, Cavallin-Ståhl E, Fredén S, Juliusson G, Rosenblad E, Tjønnfjord G, Wiklund T, Osterborg A (2003) Phase 2 study of alemtuzumab (anti-CD52 monoclonal antibody) in patients with advanced mycosis fungoides/Sezary syndrome. Blood 101: 4267–4272

Mann BS, Johnson JR, He K, Sridhara R, Abraham S, Booth BP, Verbois L, Morse DE, Jee JM, Pope S, Harapanhalli RS, Dagher R, Farrell A, Justice R, Pazdur R (2007) Vorinostat for treatment of cutaneous manifestations of advanced primary cutaneous T-cell lymphoma. Clin Cancer Res 13:2318–2322

Marchi E, Alinari L, Tani M, Stefoni V, Pimpinelli N, Berti E, Pagano L, Bernengo mg, Zaja F, Rupoli S, Pileri S, Baccarani M, Zinzani PL (2005) Gemcitabine as frontline treatment for cutaneous T-cell lymphoma: phase II study of 32 patients. Cancer 104: 2437–2441

Maza S, Gellrich S, Assaf C, Beyer M, Spilker L, Orawa H, Munz DL, Sterry W, Steinhoff M (2008) Yttrium-90 ibritumomab tiuxetan radioimmunotherapy in primary cutaneous B-cell lymphomas: first results of a prospective, monocentre study. Leuk Lymphoma 49:1702–1709

McGirt LY, Thoburn C, Hess A, Vonderheid EC (2010) Predictors of response to extracorporeal photopheresis in advanced mycosis fungoides and Sézary syndrome. Photodermatol Photoimmunol Photomed 26:182–191

Muniesa C, Estrach T, Pujol RM, Gallardo F, Garcia-Muret P, Climent J, Servitje O (2010) Folliculotropic mycosis fungoides: clinicopathological features and outcome in a series of 20 cases. J Am Acad Dermatol 62(3):418–26

Natkunam Y, Smoller BR, Zehnder JL, Dorfman RF, Warnke RA (1999) Aggressive cutaneous NK and NK-like T-cell lymphomas: clinicopathologic, immunohistochemical, and molecular analyses of 12 cases. Am J Surg Pathol 23:571–581

Niakosari F, Sur M (2007) Agranular CD4+/ CD56+ Hematodermic Neoplasm. A distinct entity described in the recent World Health Organization-European Organization for Research and Treatment of Cancer Classification for Cutaneous Lymphomas Arch Pathol Lab Med 131:149–151

Olsen E, Duvic M, Frankel A, Kim Y, Martin A, Vonderheid E, Jegasothy B, Wood G, Gordon M, Heald P, Oseroff A, Pinter-Brown L, Bowen G, Kuzel T, Fivenson D, Foss F, Glode M, Molina A, Knobler E, Stewart S, Cooper K, Stevens S, Craig F, Reuben J, Bacha P, Nichols J (2001) Pivotal phase III trial of two dose levels of denileukin diftitox for the treatment of cutaneous T-cell lymphoma. J Clin Oncol 19:376–388

Olsen E, Vonderheid E, Pimpinelli N, Willemze R, Kim Y, Knobler R, Zackheim H, Duvic M, Estrach T, Lamberg S, Wood G, Dummer R, Ranki A, Burg G, Heald P, Pittelkow M, Bernengo mg, Sterry W, Laroche L, Trautinger F, Whittaker S; ISCL/EORTC (2007) Revisions to the staging and classification of mycosis fungoides and Sezary syndrome: a proposal of the International Society for Cutaneous Lymphomas (ISCL) and the cutaneous lymphoma task force of the European Organization of Research and Treatment of Cancer (EORTC). Blood 110:1713–1722

Olsen EA, Rook AH, Zic J, Kim Y, Porcu P, Querfeld C, Wood G, Demierre MF, Pittelkow M, Wilson LD, Pinter-Brown L, Advani R, Parker S, Kim EJ, Junkins-Hopkins JM, Foss F, Cacchio P, Duvic M (2011) Sézary syndrome: immunopathogenesis, literature review of therapeutic options, and recommendations for therapy by the United States Cutaneous Lymphoma Consortium (USCLC). J Am Acad Dermatol 64:352–404

Paul T, Radny P, Krober SM, Paul A, Blaheta HJ, Garbe C (2001) Intralesional rituximab for cutaneous B-cell lymphoma. Br J Dermatol 144:1239–1243

Petrella T, Dalac S, Maynadié M, Mugneret F, Thomine E, Courville P, Joly P, Lenormand B, Arnould L, Wechsler J, Bagot M, Rieux C, Bosq J, Avril MF, Bernheim A, Molina T, Devidas A, Delfau-Larue MH, Gaulard P, Lambert D (1999) CD4+ CD56+ cutaneous neoplasms: a distinct hematological entity? Groupe Francais d'Etude des Lymphomes Cutanes (GFELC). Am J Surg Pathol 23:137–146

Petrella T, Comeau MR, Maynadie M et al. (2002) Agranular CD4+ CD56+ hematodermic neoplasm (blastic NK-cell-lymphoma) originates from a population of CD56+ precursor cells related to plasmacytoid monocytes. Am J Surg Pathol 26:852–862

Piccinno R, Caccialanza M, Berti E (2003) Dermatologic radiotherapy of primary cutaneous follicle center cell lymphoma. Eur J Dermatol 13:49–52

Ponzoni M, Ferreri AJ, Campo E, Facchetti F, Mazzucchelli L, Yoshino T, Murase T, Pileri SA, Doglioni C, Zucca E, Cavalli F, Nakamura S (2007) Definition, diagnosis, and management of intravascular large B-cell lymphoma: proposals and perspectives from an international consensus meeting. J Clin Oncol 25:3168–3173

Prince HM, Kim YH, Horwitz SM, Dummer R, Scarisbrick J, Quaglino P, Zinzani PL, Wolter P, Sanches JA, Ortiz-Romero PL, Akilov OE, Geskin L, Trotman J, Taylor K, Dalle S, Weichenthal M, Walewski J, Fisher D, Dréno B, Stadler R, Feldman T, Kuzel TM, Wang Y, Palanca-Wessels MC, Zagadailov E, Trepicchio WL, Zhang W, Lin HM, Liu Y, Huebner D, Little M, Whittaker S, Duvic M; ALCANZA study group (2017) Brentuximab vedotin or physician's choice in CD30-positive cutaneous T-cell lymphoma (ALCANZA): an international, open-label, randomised, phase 3, multicentre trial. Lancet 17: 31266–31267

Quereux G, Marques S, Nguyen JM, Bedane C, D'incan M, Dereure O, Puzenat E, Claudy A, Martin L, Joly P, Delaunay M, Beylot-Barry M, Vabres P, Celerier P, Sasolas B, Grange F, Khammari A, Dreno B (2008) Prospective multicenter study of pegylated liposomal doxorubicin treatment in patients with ad-

Literatur

vanced or refractory mycosis fungoides or Sézary syndrome. Arch Dermatol 144(6):727–733

Querfeld C, Mehta N, Rosen ST, Guitart J, Rademaker A, Gerami P, Kuzel TM (2009) Alemtuzumab for relapsed and refractory erythrodermic cutaneous T-cell lymphoma: a single institution experience from the Robert H. Lurie Comprehensive Cancer Center. Leuk Lymphoma 50:1969–1976

Ramsay DL, Lish KM, Yalowitz CB, Soter NA (1992) Ultraviolet-B phototherapy for early-stage cutaneous T-cell lymphoma. Arch Dermatol 128:931–933

Rezania D, Sokol L, Cualig HD (2007) Classification and treatment of rare and aggressive types of peripheral T-cell(natural killer-cell lymphomas of the skin. Cancer Control 14:112–123

Roenigk HH Jr, Kuzel TM, Skoutelis AP, Springer E, Yu G, Caro W, Gilyon K, Variakojis D, Kaul K, Bunn PA Jr, et al. (1990) Photochemotherapy alone or combined with interferon alpha-2a in the treatment of cutaneous T-cell lymphoma. J Invest Dermatol 95: 198S–205S

Roggero E, Zucca E, Mainetti C, Bertoni F, Valsangiacomo C, Pedrinis E, Borisch B, Piffaretti JC, Cavalli F, Isaacson PG (2000) Eradication of Borrelia burgdorferi infection in primary marginal zone B-cell lymphoma of the skin. Hum Pathol 31:263–268

Rook AH, Suchin KR, Kao DM, Yoo EK, Macey WH, DeNardo BJ, Bromely PG, Geng Y, Junkins-Hopkins JM, Lessin SR (1999) Photopheresis: clinical applications and mechanism of action. J Investig Dermatol Symp Proc 4:85–90

Ruddle JB, Harper CA, Hönemann D, Seymour JF, Prince HM (2006) A denileukin diftitox (Ontak) associated retinopathy? Br J Ophthalmol 90:1070–1071

Russell Jones, R (2000) Extracorporeal photopheresis in cutaneous T-cell lymphoma. Inconsistent data underline the need for randomized studies. Br J Dermatol 142:16–21

Savoia P, Fierro MT, Novelli M, Quaglino P, Verrone A, Geuna M, Bernengo mg (1997) CD56-positive cutaneous lymphoma: a poorly recognized entity in the spectrum of primary cutaneous disease. Br J Dermatol 137:966–971

Scarisbrick JJ, Morris S, Azurdia R, Illidge T, Parry E, Graham-Brown R, Cowan R, Gallop-Evans E, Wachsmuth R, Eagle M, Wierzbicki AS, Soran H, Whittaker S, Wain EM (2012) U.K. consensus statement on safe clinical prescribing of bexarotene for patients with cutaneous T-cell lymphoma. Br J Dermatol 168(1):192–200

Schmoll H-J, Höffgen K, Possinger K (2006) Kompendium Internistische Onkologie. Springer, Berlin Heidelberg New York

Senff NJ, Noordijk EM, Kim YH, Bagot M, Berti E, Cerroni L, Dummer R, Duvic M, Hoppe RT, Pimpinelli N, Rosen ST, Vermeer MH, Whittaker S, Willemze R (2008) European Organization for Research and Treatment of Cancer and International Society for Cutaneous Lymphoma consensus recommendations for the management of cutaneous B-cell lymphomas. Blood 112:1600–1609

Shimada K, Kinoshita T, Naoe T, Nakamura S (2009) Presentation and management of intravascular large B-cell lymphoma. Lancet Oncol 10:895–902

Slater DN (2005) The new World Health Organization-European Organization for Research and Treatment of Cancer classification for cutaneous lymphomas: a practical marriage of two giants. Br J Dermatol 153:874–880

Stadler R, Otte HG, Luger T, Henz BM, Kuhl P, Zwingers T, Sterry W (1998) Prospective randomized multicenter clinical trial on the use of interferon -2a plus acitretin versus interferon -2a plus PUVA in patients with cutaneous T-cell lymphoma stages I and II. Blood 92:3578–3581

Stadler R, Assaf C, Klempke CD, Nashan D, Weichenthal M, Dummer R, Sterry W (2008) Kurzleitlinie – Kutane Lymphome. JDDGSuppl. 1: S29–S35

Stadler R, Assaf C, Klempke CD, Nashan D, Weichenthal M, Dummer R, Sterry W (2012) SK2 – Kurzleitlinie – Kutane Lymphome (ICS10 C82-C86) Update 2012. ADO-homepage.de

Stevens SR, Bowen GM, Duvic M, King LE, Knobler R, Lim HW, Margolis D, Parry EJ, Rook AH, Stricklin GP, Suchin KR, Tharp MD, Vonderheid E, Zic JA (1999) Effectiveness of photopheresis in Sezary syndrome. Arch Dermatol 135:995–997

Straus DJ1, Duvic M, Kuzel T, Horwitz S, Demierre MF, Myskowski P, Steckel S (2007). Results of a phase II trial of oral bexarotene (Targretin) combined' with interferon alfa-2b (Intron-A) for patients with cutaneous T-cell lymphoma. Cancer 109: 1799–1803

Swerdlow SH, Campo E, Pileri SA, Harris NL, Stein H, Siebert R, Advani R, Ghielmini M, Salles GA, Zelenetz AD, Jaffe ES (2016) The 2016 revision of the World Health Organization classification of lymphoid neoplasms. Blood 127: 2375–2390

Thomas A, Teicher BA, Hassan R (2016) Antibody-drug conjugates for cancer therapy. Lancet Oncol 17: 254-262Trautinger F, Knobler R, Willemze R, Peris K, Stadler R, Laroche L, D'Incan M, Ranki A, Pimpinelli N, Ortiz-Romero P, Dummer R, Estrach T, Whittaker S (2006) EORTC consensus recommendations for the treatment of mycosis fungoides/Sézary syndrome. Eur J Cancer 42:1014–1030

Trautinger F, Eder J, Assaf C, Bagot M, Cozzio A, Dummer R, Gniadecki R, Klemke CD, Ortiz-Romero PL, Papadavid E, Pimpinelli N, Quaglino P, Ranki A, Scarisbrick J, Stadler R, Väkevä L, Vermeer MH, Whittaker S, Willemze R, Knobler R (2017) European Organisation for Research and Treatment of Cancer consensus recommendations for the treatment of mycosis fungoides/Sézary syndrome – Update 2017. Eur J Cancer 77: 57–74

Vonderheid EC, Bernengo mg, Burg G, Duvic M, Heald P, Laroche L, Olsen E, Pittelkow M, Russell-Jones R, Takigawa M, Willemze R; ISCL (2002) Update on erythrodermic cutaneous T-cell lymphoma: report of the International Society for Cutaneous Lymphomas. J Am Acad Dermatol 46:95–106

van Oers MH, Klasa R, Marcus RE, Wolf M, Kimby E, Gascoyne RD, Jack A, Van't Veer M, Vranovsky A, Holte H, van Glabbeke M, Teodorovic I, Rozewicz C, Hagenbeek A (2006) Rituximab maintenance improves clinical outcome of relapsed/resistant follicular non-Hodgkin lymphoma in patients both with and without rituximab during induction: results of a prospective randomized phase 3 intergroup trial. Blood 108:3295–3301

von den Driesch P, Coors EA (2002) Localized cutaneous small to medium-sized pleomorphic T-cell-lymphoma: a report of 3 cases stable for years. J Am Acad Dermatol 46:531–535

Weinstock, M A (1994) Epidemiology of mycosis fungoides. Semin Dermatol 13:154–159

Whittaker S, Ortiz P, Dummer R, Ranki A, Hasan B, Meulemans B, Gellrich S, Knobler R, Stadler R, Karrasch M (2012) Efficacy and safety of bexarotene combined with psoralen-ultraviolet A (PUVA) compared with PUVA treatment alone in stage IB-IIA mycosis fungoides: final results from the EORTC Cutaneous Lymphoma Task Force phase III randomized clinical trial (NCT00056056). Br J Dermatol 167: 678–687

Willemze R, Jaffe ES, Burg G, Cerroni L, Berti E, Swerdlow SH et al. (2005) WHO-EORTC classification for cutaneous lymphomas. Blood 105:3768–3785

Willemze R, Jansen PM, Cerroni L et al. (2008) Subcutaneous panniculitis-like T-cell-lymphoma: definition, classification, and prognostic factors: an EORTC Cutaneous Lymphoma Group Study of 83 cases. Blood 111:838–845

Wiseman GA, Gordon LI, Multani PS, Witzig TE, Spies S, Bartlett NL, Schilder RJ, Murray JL, Saleh M, Allen RS, Grillo-López AJ, White CA (2002) Ibritumomab tiuxetan radioimmunotherapy for patients with relapsed or refractory non-Hodgkin lymphoma and mild thrombocytopenia: a phase II multicenter trial. Blood 99:4336–4342

Wollina U, Graefe T, Kaatz M (2001) Pegylated doxorubicin for primary cutaneous T cell lymphoma: a report on ten patients with follow-up. Ann N Y Acad Sci 941:214–216

Wollina U, Dummer R, Brockmeyer NH et al. (2003) Multicenter study of pegylated liposomal doxorubicin in patients with cutaneous T-cell lymphoma. Cancer 98:99–1001

Wood GS, Tung RM, Haeffner AC, Crooks CF, Liao S, Orozco R, Veelken H, Kadin M E, Koh H, Heald P, Barnhill RL, Sklar J (1994) Detection of clonal T-cell receptor gamma gene rearrangements in early mycosis fungoides/Sezary syndrome by polymerase chain reaction and denaturing gradient gel electrophoresis (PCR/DGGE). J Invest Dermatol 103:34–41

Yamaguchi M, Kwong YL, Kim WS, Maeda Y, Hashimoto C, Suh C, Izutsu K, Ishida F, Isobe Y, Sueoka E, Suzumiya J, Kodama T, Kimura H, Hyo R, Nakamura S, Oshimi K, Suzuki R SO (2011) Phase II study of SMILE chemotherapy for newly diagnosed stage IV, relapsed, or refractory extranodal natural killer (NK)/T-cell lymphoma, nasal type: the NK-Cell Tumor Study Group study. J Clin Oncol 29(33): 4410–4416

Zackheim HS, Epstein EH Jr. (1989) Low-dose methotrexate for the Sezary syndrome. J Am Acad Dermatol 21:757–762

Zackheim HS, Kashani-Sabet M, Hwang ST (1996) Low-dose methotrexate to treat erythrodermic cutaneous T-cell lymphoma: results in twenty-nine patients. J Am Acad Dermatol 34:626–631

Zackheim HS, Kashani Sabet M, Amin S (1998) Topical corticosteroids for mycosis fungoides. Experience in 79 patients. Arch Dermatol 134:949–954

Zenahlik P, Fink Puches R, Kapp KS, Kerl H, Cerroni L (2000) Die Therapie der primaren kutanen B-Zell-Lymphome. Hautarzt 51:19–24

Zinzani PL, Musuraca G, Tani M, Stefoni V, Marchi E, Fina M, Pellegrini C, Alinari L, Derenzini E, de Vivo A, Sabattini E, Pileri S, Baccarani M (2007) Phase II trial of proteasome inhibitor bortezomib in patients with relapsed or refractory cutaneous T-cell lymphoma. J Clin Oncol 25:4293–4297

Zinzani PL, Venturini F, Stefoni V, Fina M, Pellegrini C, Derenzini E, Gandolfi L, Broccoli A, Argnani L, Quirini F, Pileri S, Baccarani M (2010) Gemcitabine as single agent in pretreated T-cell lymphoma patients: evaluation of the long-term outcome. Ann Oncol 21:860–863

Zinzani PL, Karlin L, Radford J, Caballero D, Fields P, Chamuleau ME, d'Amore F, Haioun C, Thieblemont C, González-Barca E, García CG, Johnson PW, van Imhoff GW, Ng T, Dwyer K, Morschhauser F (2016) European phase II study of mogamulizumab, an anti-CCR4 monoclonal antibody, in relapsed/refractory peripheral T-cell lymphoma. Haematologica 101:e407–e410

Andere Tumoren

4.1 Plattenepithelkarzinom – 193
4.1.1 Anti-PD1 Antikörper: Nivolumab, Pembrolizumab, Cemiplimab – 202
4.1.2 Cetuximab (Erbitux®) – 202
4.1.3 Methotrexat (MTX®) – 204
4.1.4 5-Fluorouracil (5-FU®, Efudix®) – 204
4.1.5 Capecitabin – 206
4.1.6 Cisplatin (Cisplatin medac®, Platinex®) – 206
4.1.7 Carboplatin (Carboplatin®, Carbomedac®) – 206
4.1.8 Bleomycin (Bleomedac®) – 206
4.1.9 Zalutumumab (in Studien) – 207

4.2 Keratoakanthom – 207

4.3 Basalzellkarzinom – 209
4.3.1 Imiquimod (Aldara®) – 212
4.3.2 Photodynamische Therapie (PDT) – 212
4.3.3 Hedgehog-Inhibitoren (Vismodegib – Erivedge®; Sonidegib – Odomzo®) – 213
4.3.4 Itraconazol – 214
4.3.5 Anti-PD1 Antikörper: Pembrolizumab, Nivolumab, Cemiplimab – 214

4.4 Weichteiltumoren – 215
4.4.1 Dermatofibrosarcoma protuberans (DFSP) – 215
4.4.2 Kaposi-Sarkom (KS) – 218
4.4.3 Angiosarkom – 222
4.4.4 Leiomyosarkom – 228
4.4.5 Rhabdomyosarkom – 229

© Springer-Verlag GmbH Deutschland, ein Teil von Springer Nature 2019
L. Heinzerling et al., *Medikamentöse Tumortherapie in der Dermato-Onkologie*
https://doi.org/10.1007/978-3-662-58012-7_4

4.4.6 Atypisches Fibroxanthom (AFX) – 229
4.4.7 Fibromyxoides Sarkom – 230
4.4.8 Klarzellsarkom – 230

4.5 Merkelzellkarzinom – 231
4.5.1 Anti-PD-L1-Antikörper: Avelumab (Bavencio®) – 234
4.5.2 Anti-PD1-Antikörper: Pembrolizumab (Keytruda®) – 234

Literatur – 234

4.1 Plattenepithelkarzinom

- **Definition**

Bösartiger Hauttumor ausgehend von den Keratinozyten des Stratum spinosum (Synonym Spinaliom, squamous cell carcinoma, SCC), der meist auf dem Boden einer Präkanzerose entsteht, lokal invasiv wächst und bei etwa 5% der Patienten metastasiert.

- **Epidemiologie**

Vor allem ältere Menschen (70. Lebensjahr, m > w) oder immunsupprimierte Menschen. Die Inzidenz beträgt 28/100.000 Einwohner pro Jahr; Männer 34/100.000; Frauen 22/100.000.

- **Risikofaktoren**

UV-Exposition, heller Hauttyp, aktinische Keratosen (Übergang in etwa 5% der Läsionen) oder andere Präkanzerosen wie M. Bowen, Erythroplasie Queyrat oder Leukoplakie (◘ Abb. 4.1), Immunsuppression, Exposition gegenüber chemischen Kanzerogenen (Arsen, Teer, Asphalt, Paraffin), Röntgenstrahlung, HPV-Infektion (auf normaler Haut bei Immunsuppression oder Epidermodysplasia verruciformis; genital), Xeroderma pigmentosum, bullöse Dermatosen z. B. Epidermolysis bullosa dystrophicans. Fakultativ können auf dem Boden chronischer Entzündungen (Lupus vulgaris, Lupus erythematodes, Akne conglobata, Os-

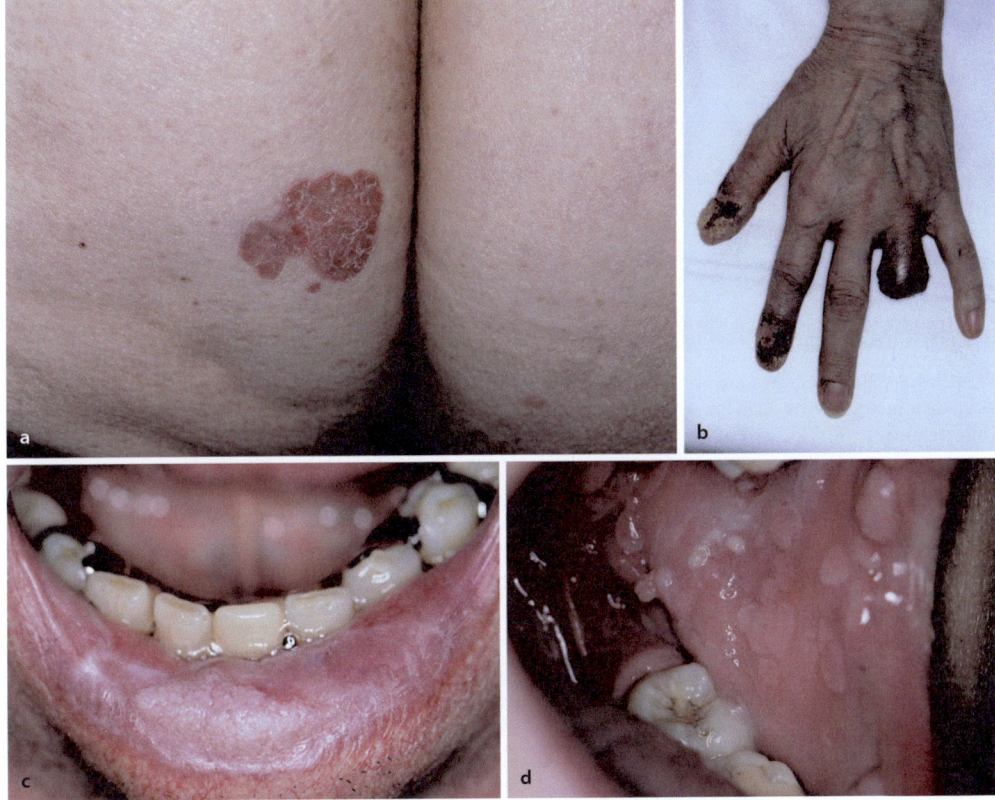

◘ Abb. 4.1a–d Präkanzerosen für ein Plattenepithelkarzinom. **a** Morbus Bowen gluteal. **b** Morbus Bowen und Plattenepithelkarzinom bei bekannter Acrodermatitis continua suppurativa Hallopeau unter Immunsuppressiva entstanden; Zustand nach operativer Teilsanierung. **c** Leukoplakie. Bei klinischem Verdacht auf ein Plattenepithelkarzinom im papillomatösen Anteil wurde in diesem Fall histologisch eine lichenoide Entzündung ohne Anhalt für Malignität nachgewiesen. **d** Morbus Heck: von Präkanzerosen differenzialdiagnostisch abzugrenzen sind die benignen HPV-induzierten Papeln beim M. Heck

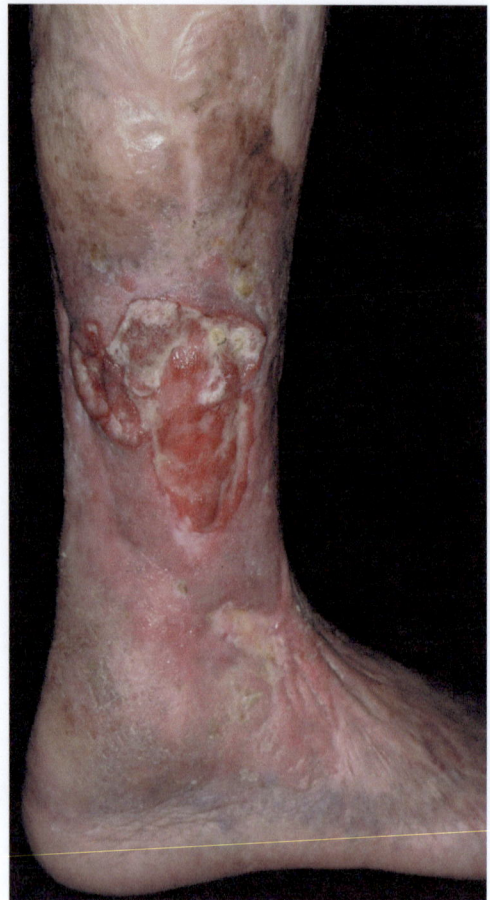

Abb. 4.2 Plattenepithelkarzinom auf jahrzehntelang bestehender Narbe nach Brandverletzung am Unterschenkel

- Bei immunkompetenten Personen selten Metastasierung (bei Erstdiagnose in 5% der Fälle metastasiert, insbesondere bei undifferenzierten SCC; Berger et al. 2010), Metastasierung lokoregionär lymphogen (oft als derbe Vergrößerung der Lymphknoten tastbar)
- Bei immunsupprimierten Personen (Malignompatienten, HIV-Infizierten, Organtransplantierten mit medikamentöser Immunsuppression) mitunter schnelles Wachstum und häufigere Metastasierung

■ **Prognose**

Tumoren mit **Durchmesser <2 cm** haben 97% Heilungsrate (Berger et al. 2010). Unter 2 mm Tumordicke lag in bisherigen Studien keine Metastasierung vor.
- Verruköses Plattenepithelkarzinom (SCC): gute Prognose, gut differenziert, praktisch keine Fernmetastasierung
- Lymphoepitheliomartiges SCC: gute Prognose, praktisch keine Metastasierung
- Spindelzelliges SCC: aggressives Verhalten
- Desmoplastisches SCC: aggressives Verhalten (23% Metastasierung; Breuninger et al. 1997)
- Ungünstigere Prognose bei Lokalisation an Vulva, Penis, Ohr, behaarte Lippe und Zunge. Bei diesen Lokalisationen 5-Jahres-Überlebensrate bei Metastasierung 25–50% (ADO-Leitlinie)

teomyelitis), chronischer Ulzera, oder eines Lichen sclerosus bzw. Lichen ruber mucosae bzw. von Narben oder Verbrennungen epitheliale Tumoren entstehen.

■ **Klinik**

Erythematöse Maculae bis hyperkeratotische Plaques z. T. mit Ulzeration mit erhabenem Randwall auf vorgeschädigter Haut (◘ Abb. 4.2).

Häufigste Lokalisation: UV-exponierte Areale, insbesondere Gesicht (90% der Tumoren), Capillitium und Handrücken, seltener Vulva, Penis.

Klinischer Verlauf: Lokal destruierendes und infiltrierendes Wachstum

Hochrisiko SCC: nach Rezidiv, Problemlokalisation (Ohr, Unterlippe), >2 cm Durchmesser, >6 mm Tumordicke, Immunsuppression/hämatologische Grunderkrankung, höheres Grading (G3-4), desmoplastischer Typ, perineurale Infiltration (Stratigos et al. 2015).

■ **Histopathologie**

Proliferation epithelialer Zellen mit zunächst Aufhebung der normalen Schichtung der Epidermis und Entwicklung zellulärer Atypien (aktinische Keratose), dann Veränderungen der gesamten Epidermis (M. Bowen oder Erythroplasie Queyrat) bis zur Ausbreitung atypischer Tumorzellformationen in die Dermis. Ber-EP4

4.1 · Plattenepithelkarzinom

und epitheliales Membranantigen (EMA) negativ (beim BCC positiv); Zytokeratin (CAM-5.2) positiv.

Je nach Präsentation gibt es ein Spektrum an Ausprägungen des SCC:
- Verruköses Plattenepithelkarzinom (hierzu rechnet man auch das Epithelioma cuniculatum, die orale floride Papillomatose und die Riesencondylomata Buschke-Löwenstein)
- Lymphoepitheliomartiges Plattenepithelkarzinom (mit umgebendem lymphozytären Infiltrat)
- Spindelzelliges Plattenepithelkarzinom mit in Faszikeln angeordneten Spindelzellen mit pleomorphen elongierten Kernen
- Desmoplastisches Plattenepithelkarzinom mit hohem Stromaanteil und schmalen Zellsträngen, ausgeprägt infiltratives, auch perineurales und perivaskuläres Wachstum
- Akantholytisches-/pseudoglanduläres-/adenoides Plattenepithelkarzinom (mit ausgeprägter Akantholyse)
- Bowen-Karzinom (mit bowenoider Zellpleomorphie, ohne squamöse Differenzierung)

Plattenepithelkarzinome werden nach **Broders** entsprechend ihrer **Differenzierung** eingeteilt:
- G1 (gut differenziert): weniger als 25% der Tumorzellen entdifferenziert
- G2 (mäßig differenziert): weniger als 50% der Tumorzellen entdifferenziert
- G3 (schlecht differenziert): weniger als 75% der Tumorzellen entdifferenziert
- G4 (undifferenziert): mehr als 75% der Tumorzellen entdifferenziert

In der **TNM-Klassifikation** sind die Kriterien für das Grading anders. Undifferenzierte G4-Tumoren sollten hier wie G3-Tumoren eingruppiert werden.

Molekularbiologie

Mehr als 90% der Plattenepithelkarzinome im Kopf-Hals-Bereich exprimieren EGFR. Hingegen ist **AlphavBeta3** vor allem auf Endothelien von Plattenepithelkarzinomen im Kopf- und Halsbereich exprimiert, während **AlphavBeta5** in deren Tumorstroma nachgewiesen werden kann.

Stadieneinteilung (Tab. 4.1)

Zur Klassifikation und Stadieneinteilung des Augenlides steht mit der Einteilung der AJCC 2017 eine gesonderte TNM Klassifikation zur Verfügung, auf deren ausführliche Darstellung an dieser Stelle verzichtet wurde.

Ausbreitungsdiagnostik

Klinische Untersuchung der gesamten Haut und der Lymphknoten. Ab einer Tumordicke von 2 mm Lymphknoten-Sonographie und ggf. Sentinel-Lymphknoten-Biopsie (SLNB), Röntgen-Thorax und Sonographie-Abdomen.

Stadiengerechte Therapie

Nicht metastasiertes SCC Therapie der Wahl ist die vollständige **chirurgische Exzision**. Im Gesicht und bei desmoplastischem SCC sollte sie mikrographisch kontrolliert erfolgen. Bei desmoplastischem SCC zusätzlicher Sicherheitsabstand von 5 mm.

Sentinel-Lymphknoten-Biopsie (SLNB) ggf. bei Tumordicke >2 mm je nach Lokalisation. Bei positiver SLNB kann eine Lymphadenektomie durchgeführt werden.

Strahlentherapie: Wenn aufgrund der Lokalisation keine R0-Resektion möglich ist, bei knappen Resektionsrändern, bei Perineuralscheideninfiltration und bei intraparotidealem Tumornachweis. Bei Lymphknotenmetastasen wird die Radiotherapie empfohlen bei >1 positiven Lymphknoten, Kapseldurchbruch und/oder bei >3 cm durchmessender Metastase. Möglichkeit der Kombination mit medikamentöser Therapie (Immuntherapie oder Chemotherapie).

Chemoprävention Für Patienten, die multiple SCCs (>5 pro Jahr) oder aggressive SCCs entwickeln – insbesondere immunsupprimierte organtransplantierten Patienten durchgeführt.

Systemische Retinoide:
Es konnte eine mitunter signifikante Reduktion der Neuentstehung von SCC sowie eine Verminderung der Neuentstehung von Basalzell-

◻ **Tab. 4.1a** Stadieneinteilung nach TNM, AJCC 2017 Karzinom der Haut (ausgenommen Augenlid, Kopf-Hals-Bereich, Perianalbereich, Vulva und Penis)

T (Primärtumor)	
Tx	Primärtumor kann nicht beurteilt werden
T0	Kein Anhalt für Primärtumor
Tis	Carcinoma in situ
T1	Tumor ≤2 cm im größten Durchmesser
T2	Tumor >2 cm aber <=4 cm im größten Durchmesser
T3	Tumor > 4 cm im größten Durchmesser oder oberflächliche Knocheninvasion oder perineurale Invasion oder tiefe Invasion *
T4a	Tumor mit makroskopischer Knocheninvasion/Knochenmarksinvasion
T4b	Tumor mit Invasion des Achsenskeletts eingeschlossen Foramina und/oder Beteiligung des vertebralen Foramens bis zum Epiduralraum
*N (Regionäre Lymphknoten) ** *	
Nx	Regionale Lymphknoten können nicht beurteilt werden
N0	Keine regionären Lymphknotenmetastasen
N1	Metastase in einzelnem regionärem (=ipsilateralem) Lymphknoten, ≤3 cm im größten Durchmesser
N2	Metastase in einzelnem Lymphknoten, >3 cm bis ≤6 cm im größten Durchmesser; oder in multiplen Lymphknoten bis ≤6 cm im größten Durchmesser;
N3	Metastase in einem Lymphknoten >6 cm im größten Durchmesser
M (Fernmetastasen)	
Mx	Fernmetastasen können nicht beurteilt werden
M0	Keine Fernmetastasen
M1	Fernmetastasen
Grade	
G1	Gut differenziert: viele differenzierte Zellen, viel Verhornung
G2	Mäßig differenziert: mehr entdifferenzierte Zellen, wenig Verhornung
G3	Undifferenziert: entdifferenzierte Zellen, keine Verhornung

* tiefe Invasion ist definiert als Invasion jenseits des subkutanen Fettgewebes oder >6mm
Eine perineurale Invasion als Kriterium für T3 ist definiert als klinische oder radiologische Beteiligung benannter Nerven ohne Beteiligung der Foramina oder der Schädelbasis
** Bilaterale oder kontralaterale Lymphknotenmetastasen in nicht der Kopf-Hals-Haut lokalisiert werden als Fernmetastasen klassifiziert
Hochrisikofaktoren sind: >2 mm Eindringtiefe, Clark-Level ≥IV, perineurale Invasion, Problem-Primärlokalisationen (Ohr, behaarte Lippe), Differenzierungsgrad (schlecht differenziert oder undifferenziert), desmoplastischer Typ

4.1 · Plattenepithelkarzinom

Tab. 4.1a Stadieneinteilung nach TNM-Klassifikation

Stadium	T (Primärtumor)	N (Lymphknoten)	M (Fernmetastasen)
0	In situ	N0	M0
I	T1	N0	M0
II	T2	N0	M0
III	T3	N0	M0
	T1,T2,T3	N1	M0
IV	T1, T2,T3	N2, N3	M0
	T4	Jedes N	M0
	Jedes T	Jedes N	M1

Tab. 4.1b Stadieneinteilung nach TNM, AJCC 2017, Hautkarzinome Kopf-Hals-Bereich (ausgenommen Augenlid)

T (Primärtumor)	
Tx	Primärtumor kann nicht beurteilt werden
T0	Kein Anhalt für Primärtumor
Tis	Carcinoma in situ
T1	Tumor ≤2 cm im größten Durchmesser
T2	Tumor >2 cm aber <=4 cm im größten Durchmesser
T3	Tumor > 4 cm im größten Durchmesser oder oberflächliche Knocheninvasion oder perineurale Invasion oder tiefe Invasion *
T4a	Tumor mit makroskopischer Knocheninvasion/Knochenmarksinvasion
T4b	Tumor mit Invasion des Achsenskeletts eingeschlossen Foramina und/oder Beteiligung des vertebralen Foramens bis zum Epiduralraum
N (Regionäre Lymphknoten) * *	
Nx	Regionale Lymphknoten können nicht beurteilt werden
N0	Keine regionären Lymphknotenmetastasen
N1	Metastase in einzelnem regionärem (=ipsilateralem) Lymphknoten, ≤3 cm im größten Durchmesser
N2a	Metastase in einzelnem ipsilateralem Lymphknoten, >3 cm bis ≤6 cm im größten Durchmesser ohne extranodale Ausbreitung
N2b	Metastasen in multiplen ipsilateralen Lymphknoten, bis <= 6 cm im größten Durchmesser, ohne extranodale Ausbreitung
N2c	Metastasen in bilateralen oder kontralateralen Lymphknoten, <= 6 cm im größten Durchmesser, ohne extranodale Ausbreitung
N3a	Metastase(n) in Lymphknoten, >6 cm im größten Durchmesser, ohne extranodale Ausbreitung
N3b	Metastase(n) in einem einzelnen oder multiplen Lymphknoten, klinisch mit extranodaler Ausbreitung**

Tab. 4.1b (Fortsetzung)

M (Fernmetastasen)	
Mx	Fernmetastasen können nicht beurteilt werden
M0	Keine Fernmetastasen
M1	Fernmetastasen
Grade	
G1	Gut differenziert: viele differenzierte Zellen, viel Verhornung
G2	Mäßig differenziert: mehr entdifferenzierte Zellen, wenig Verhornung
G3	Undifferenziert: entdifferenzierte Zellen, keine Verhornung

* tiefe Invasion ist definiert als Invasion jenseits des subkutanen Fettgewebes oder >6mm
Eine perineurale Invasion als Kriterium für T3 ist definiert als klinische oder radiologische Beteiligung benannter Nerven ohne Beteiligung der Foramina oder der Schädelbasis
** Definition extranodale Ausbreitung: Invasion der Haut oder der Weichteile oder klinische Zeichen einer Nervenbeteiligung
Hochrisikofaktoren sind: >2 mm Eindringtiefe, Clark-Level ≥IV, perineurale Invasion, Problem-Primärlokalisationen (Ohr, behaarte Lippe), Differenzierungsgrad (schlecht differenziert oder undifferenziert), desmoplastischer Typ

Tab. 4.2b Stadieneinteilung nach TNM-Klassifikation, Hautkarzinome Kopf-Hals-Bereich

Stadium	T (Primärtumor)	N (Lymphknoten)	M (Fernmetastasen)
0	In situ	N0	M0
I	T1	N0	M0
II	T2	N0	M0
III	T3	N0	M0
	T1, T2, T3	N1	M0
IVA	T1, T2, T3	N2, N3	M0
	T4	Jedes N	M0
IVB	Jedes T	Jedes N	M1

karzinomen beobachtet werden; dieser Effekt blieb allerdings auf die Zeit der Einnahme beschränkt (Gibseon et al 1998; Otley et al. 2006, Chen et al. 2005). Die meisten Erfahrungen bestehen mit Acitretin in einer Dosierung von 25-30 mg/d. Einige Patienten mussten die Therapie wegen schlechter Verträglichkeit beenden. Empfohlen wird zur besseren Verträglichkeit eine Einleitung mit 10 mg/d und dann Steigerung alle 1–2 Wochen auf eine Erhaltungsdosis von 25 mg/d je nach individueller Verträglichkeit. Nebenwirkungen sind trockene Haut, Augen und Schleimhäute, Erhöhung der Transaminasen und Hyperlipidämie, Teratogenität. Regelmässiges Monitoring der entsprechenden Laborparameter; Frauen im gebärfähigen Alter müssen aufgrund der Teratogenität bei Einnahme von Acitretin strenge Kontrazeptionsmassnahmen befolgen bis 3 Jahre nach Ende der Acitretineinnahme aufgrund der Bildung von langwirksamen Metaboliten (▶ Kapitel 3.2.4).

Für Isotretinoin beschränken sich die Erfahrungen auf einen Fallbericht mit 0,5 mg/kg KG, in dem ebenfalls eine protektive Wirkung nachgewiesen werden konnte (Bellmann et al 1996). Nebenwirkungsprofil und Labormonitoring unter Isotretinoin entsprechen denen von Acitretin, gebärfähige Frauen müssen eine strenge Kontrazeption jedoch nur bis 4 Wochen nach Ende der Einnahme durchführen (▶ Kapitel 3.1).

Nicotinamid (Synonym Niacin oder Vitamin B3):
Für Nicotinamid in einer Dosierungen von 500 mg 2x/d konnte in einer Phase 3-Studie an 380 immunkompetenten Patienten bei guter Verträglichkeit ein chemoprotektiver Effekt auf die Neuentstehung von Basalzellkarzinomen und Plattenepithelkarzinomen nachgewiesen werden (Chen et al. 2015).

Capecitabin:
Pro-Drug, die im Körper zu 5-FU verstoffwechselt wird. Capecitabin in einer Dosierung von 0,5 bis 1,5 g/m² p.o. (pro Tag an Tag 1–14 in 21-Tages Zyklen) erwies sich als wirkungsvoll zur Prävention bzw. Reduktion der Entstehung neuer SCC (Endrizzi et al 2009). Allerdings musste bei einigen Patienten aufgrund der Nebenwirkungen die Dosis reduziert werden. Die Nebenwirkungen entsprechen denen von 5-FU (▶ Kapitel 4.1.4).

Photodynamische Therapie (PDT):
Wiederholte photodynamische Therapie in 6-monatlichen Rhythmen konnte die Entstehung von aktinischen Keratosen bei immunsupprimierten Organtransplantierten reduzieren (Togsverd-Bo et al. 2015).

Nicht resezierbares oder metastasiertes SCC
Anti-PD1 Antikörper:
Aktuell zeigt sich ein gutes Ansprechen von nichtoperablen oder metastasierten Plattenepithelkarzinomen auf die Therapie mit anti-PD1 Antikörpern.
- **Cemiplimab** (Libtayo®, REGN2810): Anti-PD1-Antikörper zur Behandlung von fortgeschrittenem oder metastasiertem kutanem Plattenepithelkarzinomen, die nicht für eine kurative Operation oder Radiotherapie geeignet sind (Migden et al. 2018; Falchook et al. 2016).
- **Nivolumab (Opdivo®):** Anti-PD1 Antikörper zur Behandlung von SCC im Kopf- und Halsbereich mit Progress während oder nach platinbasierter Therapie (Borradori et al. 2016).
- **Pembrolizumab (Keytruda®):** Anti-PD1 Antikörper zur Behandlung von SCC im Kopf- und Halsbereich mit positiver PD-L1-Expression (Seiwert et al. 2016; Langer et al. 2016, Chang et al. 2016, Borradori et al. 2016). In Studien auch in Kombination mit Anti-EGFR und Chemotherapien.

EGFR-Antikörper und small molecules:
Monoklonale Antikörper oder small molecules gegen „epithelial growth factor receptor" (EGFR) können als Monotherapie oder in Kombination mit Chemotherapie bzw. Radiatio eingesetzt werden (◘ Tab. 4.3):
- **Cetuximab** (Erbitux®): zugelassen zur Behandlung von SCC im Kopf- und Halsbereich in Kombination mit Strahlentherapie bei lokal fortgeschrittener Erkrankung oder in Kombination mit platinbasierter Chemotherapie bei rezidivierender und/oder metastasierender Erkrankung. In Kombination mit einer Platin-basierten Chemotherapie und 5-FU konnte ein Überlebensbenefit gezeigt werden (Vermorken et al. 2008).
- **Panitumuab** (Vectibix®): zugelassen zur Behandlung des kolorektalen Karzinoms; in Kombination mit Chemotherapie in Studie bei SCC (Vermorken et al. 2013)
- **Zalutumumab** (Machiels et al. 2011): verlängerte PFS bei Plattenepithelkarzinomen im Kopf-Hals Bereich nach Progress unter platinbasierter Chemotherapie in Studien
- **Gefitinib** (Iressa®; Lewis et al. 2012): zugelassen zur Behandlung des kleinzelligen Lungenkarzinoms; in Studien bei SCC

Chemotherapie:
Im Stadium III–IV kann mit einer **palliativen Chemotherapie,** möglichst im Rahmen von

◘ **Tab. 4.3** Ansprechraten der verschiedenen systemischen Therapien bei nicht resezierbarem oder metastasierten SCC

Substanz	Wirkmechanismus	Anwendungsschema	Ansprechen	Referenz
Cemiplimab (Libtayo®; REGN2810*)	Anti-PD1 Antikörper	350 mg i.v. alle 3 Wochen	47% ORR	Migden et al. 2018; Falchook et al. 2016
Nivolumab (Opdivo®)	Anti-PD1 Antikörper	3 mg/kg i.v. alle 2 Wochen	13% ORR (bei Kopf-Hals Tumoren nach Progress auf platinhaltige Chemotherapie); OS 7,5 Monate vs. 5,1 Monate	Harrington et al. 2017
Pembrolizumab (Keytruda®)	Anti-PD1 Antikörper	10 mg/kg i.v. alle 2 Wochen oder 200 mg i.v. alle 3 Wochen	16% ORR (bei Kopf-Hals Tumoren nach Progress auf platinhaltige Chemotherapie)	Seiwert et al. 2016; Langer et al. 2016
Cetuximab (Erbitux®)	Anti-EGFR Antikörper	400 mg/m² und dann 250 mg/m² i.v. 1×/Woche	13–28% (13%, n=103; 28% = 8 PR, + 2 CR, n=36; Tumorstabilisierungsrate 46–69%)	Vermorken et al. 2007; Maubec et al. 2010
		+ Platinbasierte Chemotherapie	10–26% (10 PR, n=96; 2 CR, 15 PR, n=76 von 132; 26%, Subgruppe n=57 von insgesamt n=117; Tumorstabilisierungsrate 53–56%)	Baselga et al. 2005; Herbst et al. 2005; Burtness et al. 2005
		+ Platinbasierte Chemotherapie+ 5-FU	36% (n=222); verbessertes PFS (5,6 vs. 3,3 Monate); verbessertes Überleben (10,1 vs. 7,4 Monate)	Vermorken et al. 2008
Panitumumab* (Vectibix®)	Anti-EGFR Antikörper	6 mg/kg i.v. alle 2 Wochen + 5-FU + Cisplatin	Verbessertes PFS	Vermorken u. Stohlmacher 2013
Zalutumumab*	Anti-EGFR Antikörper	8 mg/kg i.v. dann 4–16 mg/kg i.v. alle 2 Wochen	6,3% (2 CR, 10 PR, n=191); Tumorstabilisierungsrate 47%	Machiels et al. 2011
Gefitinib* (Iressa®)	EGFR-Inhibitor	250 oder 500 mg/Tag p.o.	1,4–2,7% (1 PR, n=71 und n=158 von 466) und 7,6–10,6% (n=167 von 486 und n=47; Tumorstabilisierungsrate 27% bei 500-mg-Dosis)	Stewart et al. 2009; Cohen et al. 2003; Cohen et al. 2005
Methotrexat	Chemotherapie	40 mg/m² i.v. bis 1 g/m² i.v.	10–75% (10%, Subgruppe n=88 von insgesamt n=277; 60%, n=15)	Forastiere et al. 1992; Weichselbaum et al. 1978; Pitman et al. 1977
5-FU	Chemotherapie	100 mg/m² d1–3, 150 mg/m² d4–7, 175 mg/m² d8–21 alle 4 Wochen	14% (2 PR, 7 SD = Tumorstabilisierung in 64%; n=14)	Cartei et al. 2000

4.1 · Plattenepithelkarzinom

Tab. 4.3 (Fortsetzung)

Substanz	Wirk-mechanismus	Anwendungs-schema	Ansprechen	Referenz
Cisplatin	Chemo-therapie	100 mg/m^2 i.v. alle 3 Wochen	10% (Subgruppe n=60 von insgesamt n=117)	Burtness et al. 2005
		100 mg/m^2 i.v. alle 3 Wochen + 5-FU 1000 mg/m^2 i.v. d1–4 kontinuierliche Infusion	20–32% (20%, n=220; 32%, Subgruppe n=87 von insgesamt n=277); 86% (4 CR, 3 PR; n=14)	Vermorken et al. 2008; Forastiereet al. 1992; Khansur et al. 1991
		100 mg/m^2 i.v. d1 + 5-FU 650 mg/m^2 i.v. d1–5 + Bleomycin 16 mg i.v. d1 alle 3–4 Wochen	84% (4 CR, 7 PR; n=14)	Sadek et al.1990
		20 mg/m^2 i.v. 1× pro Woche + IFN-α 5 Mio. E 3×/Wo s.c. + Isotretinoin 1 mg/kg p.o.	34% (6 CR, 6 PR, n=35)	Shin et al. 2002
Carboplatin	Chemo-therapie	+ 5-FU	21% (Subgruppe n=86 von insgesamt n=277)	Forastiere et al. 1992
IFN-α	Immun-therapie	3 Mio. I.E. s.c. täglich + Isotretinoin 1 mg/kg p.o. 68% (7 CR, 12 PR; n=32)		Lippman et al. 1992

* im Rahmen von Studien

Studien, therapiert werden. Dabei zeigt sich ein gutes Ansprechen (Ansprechraten: 5-Fluorouracil (5-FU) Monotherapie 60%; Polychemotherapie bis 80%, Methotrexat 40%; Tab. 4.3), jedoch mit hoher Rezidivrate. Insgesamt hat die Polychemotherapie trotz besserer Ansprechraten bei höherer Toxizität nicht zu einem verbesserten Überleben geführt. Die Elektrochemotherapie kann die lokale Kontrolle verbessern ohne systemischen Effekt (Stratigos et al. 2015). Auch die Kombination von Chemotherapie mit Radiotherapie (Radiochemotherapie) bringt eine Erhöhung der Ansprechrate um 10–20%, wobei bei der Radiatio ein ausreichendes Bestrahlungsareal gewählt werden muss. Eine Verbesserung der Überlebensrate konnte auch hier nicht gezeigt werden.

> **Chemotherapieschemata bei nicht resezierbarem oder metastasiertem SCC**
> - **First line:** Cisplatin (100 mg/m^2, d1) + 5-FU (1000 mg/m^2, d1–5) alle 3–4 Wochen; evtl. in Kombination mit Radiatio. Alternativ bei Niereninsuffizienz statt Cisplatin Carboplatin (300 mg/m^2, d1). Bei reduziertem Allgemeinzustand 5-FU-Monotherapie
> - **Second line:** Cisplatin + Doxorubicin; Interferon-α evtl. in Kombination mit Retinoiden
> - **Third line:** Methotrexat-Monotherapie (40 mg/m^2) d1 und 8 alle 3–4 Wochen (ggf. bei Mukositis mit Folsäure 4×15 mg 24 h nach Methotrexat)

Weiterhin konnte die Therapie mit **IFN-α plus Retinoid** ein Ansprechen zeigen (Lippmann et al. 1992), wobei für die Kombination IFN-α plus Retinoid plus Cisplatin auch eine Phase-II-Studie durchgeführt wurde (Shin et al. 2002).

- **Nachsorge**
- Halbjährliche Befundkontrollen über mindestens 5 Jahre (visuelle Inspektion, Palpation Primärexzisionsstelle, Intransitstrecke und regionäre Lymphknotenstationen)
- Bei Hochrisiko-SCC: alle 3 Monate für 5 Jahre (ggf. inklusive Lymphknoten-Sonographie in Jahr 1–2), dann alle 6–12 Monate ggf. lebenslang

4.1.1 Anti-PD1 Antikörper: Nivolumab, Pembrolizumab, Cemiplimab

- **Indikationen**
- Zugelassen: Cemiplimab bei lokal fortgeschrittenem oder metastasierten kutanem Plattenepithelkarzinom; Nivolumab und Pembrolizumab bei Plattenepithelkarzinom im Kopf-Hals-Bereich bei Progress nach oder während platinbasierter Chemotherapie bzw. bei PD-L1 Expression

- **Wirkung**

Anti-PD1 Antikörper (▶ siehe Abschn. 1.4.1 und 2.9)

- **Anwendung**
- Cemiplimab (Libtayo®) 350 mg i.v. alle 3 Wochen
- Pembrolizumab (Keytruda®); 2 mg/kg KG i.v. über 30 min alle 3 Wochen; in Studien auch als feste Dosierung 200 mg alle 3 Wochen
- Nivolumab (Opdivo®); 3 mg/kg KG i.v. über 60 min alle 2 Wochen; in Studien auch als feste Dosierung 240 mg alle 2 Wochen oder 480 mg alle 4 Wochen

- **Ansprechrate**

47% bei kutanem Plattenepithel; 13–16% bei Kopf-Hals Tumoren mit Progress während oder nach platinbasierter Chemotherapie

- **Nebenwirkungen (siehe ◘ Tab. 2.16/2.17)**
- Gastrointestinale Nebenwirkungen (Durchfall) mit Kolitis bis hin zu Perforationen, Ileus
- Hepatitis mit Leberenzymerhöhungen, ggf. Übelkeit und Bauchschmerzen
- Hypophysitis (im MRT Vergrößerung der Hypophyse möglich) mit Müdigkeit, Kopfschmerzen und Verwirrtheit, Impotenz, Hyponatriämie, niedrigem ACTH/Nüchtern-Cortisol, niedrigem T4, Testosteron und/oder Prolaktin
- Thyreoiditis: Schilddrüsenüber- dann -unterfunktion
- Neurologische Nebenwirkungen: Neuropathie, Guillain-Barré Syndrom, Myasthenia gravis, Meningitis, Enzephalitis u. a.
- Nephritis
- Myokarditis, Perikarditis
- Myositis
- Pneumonitis
- Amylase/Lipase-Erhöhungen, Diabetes mellitus, Pankreasinsuffizienz
- Uveitis, Iritis
- Fatigue, Pruritus
- Stevens-Johnson-Syndrom, toxische epidermale Nekrolyse (TEN), Arzneimittelexanthem (AME)
- Hämolytische Anämie

- **Wechselwirkungen**

Keine bekannt

4.1.2 Cetuximab (Erbitux®)

- **Indikationen**
- Zugelassen: metastasiertes Kolorektalkarzinom mit Wildtyp-K-RAS-Gen, Plattenepithelkarzinom im Kopf-Hals-Bereich in Kombination mit Radiatio bei lokal fortgeschrittener Erkrankung oder in Kombination mit einer platinbasierten Chemotherapie bei rezidivierender und/oder metastasierender Erkrankung

4.1 · Plattenepithelkarzinom

- **Anwendung**
- Initialdosis i.v. 400 mg/m² Cetuximab i.v. (bei der ersten Infusion über 120 min), dann wöchentlich 250 mg/m² Cetuximab i.v. (als Infusion über 60 min; eine Infusionsrate von 10 mg/min darf nicht überschritten werden) solange Response oder Stable Disease
- 1 Woche vor Bestrahlung bis zum Ende der Bestrahlung (mindestens 1 h Abstand zwischen Cetuximab-Infusion und Bestrahlung)
- In Kombination mit Chemotherapie mindestens 1 h Abstand zwischen Cetuximab-Infusion und Chemotherapie
- Prämedikation mit Antihistaminikum (z. B. Diphenhydramin i.v. 30–60 min vor Cetuximab) und ggfs. Kortikosteroid. Bei Infusionsreaktion Anpassung der Dosis.

Es gibt Fallberichte, daß Wirksamkeit und Verträglichkeit bei Kombination mit COX-2-Inhibitoren verbessert ist (Jalili et al. 2008).

- **Kontraindikationen**
- Überempfindlichkeit gegenüber Cetuximab
- Kontraindikationen für Kombinationstherapie
- Zurückhaltende Indikationsstellung bei anamnestisch vorbekannten Herzrhythmusstörungen, koronarer Herzerkrankung, Herzinsuffizienz

- **Wirkung**

Chimärer monoklonaler Antikörper gegen epithelial growth factor receptor (EGFR) mit höherer Affinität im Vergleich zu den natürlichen Liganden. EGFR wird auf 90% der Plattenepithelkarzinome im Kopf-Hals-Bereich exprimiert und bei vielen anderen soliden Tumoren wie Kolonkarzinom oder Bronchialkarzinom. Die Aktivierung von EGFR (EGF, TGFα u. a.) führt u. a. über die RAS/RAF/MAP-Kaskade zur Hemmung der Apoptose, zu zellulärer Proliferation, vermehrter Angiogenese und Metastasierung. Cetuximab hemmt das Tumorwachstum und die Angiogenese, fördert die Apoptose und induziert durch antikörperabhängige Zytotoxizität (ADCC) die Zelllyse. Es erhöht die Strahlen- und Chemosensitivität und hemmt dabei zelluläre Reparationsmechanismen.

- **Ansprechrate**

CR + PR 28%, Stabilisierung in 69% (Maubec et al. 2011), in Kombination mit 5-FU und platinbasierter Chemotherapie verbessertes Überleben (10,1 Monate mit Cetuximab gegenüber 7,4 Monaten bei Chemotherapie alleine; Vermorken et al. 2008).

- **Nebenwirkungen (Tab. 4.4)**
- Schwere Infusionsreaktionen bei 3% der Patienten während oder innerhalb 1 h nach Gabe der Infusion (meist bei der ersten Infusion) mit Fieber, Schüttelfrost, Schwindel, Atemnot bis zu anaphylaktoiden Reaktionen
- Kardiovaskuläre Ereignisse: Plötzlicher Herztod bei 2% der Patienten, die mit Kombination Cetuximab und Bestrahlung therapiert wurden und 3% der Patienten, die mit Kombination Cetuximab und Chemotherapie (platin- und 5-FU-basiert) behandelt wurden; engmaschiges Monitoring der Elektrolyte während und bis 8 Wochen nach Therapie mit Cetuximab
- Elektrolytstörungen (Hypomagnesiämie, Hypokaliämie, Hypokalzämie), ggfs. Substitution nötig
- Akne-artiges Exanthem und Pruritus (bei 80% der Patienten, bei Grad 3 Unterbrechung der Therapie bis Rückbildung auf Grad 2; beim 2. oder 3. Auftreten der Nebenwirkung Unterbrechung der Therapie und Fortsetzung in reduzierter Dosis von 200 mg/m² beim 2. Auftreten bzw. 150 mg/m² beim 3. Auftreten; Lacouture et al. 2011)
- Hautnekrosen, Hautinfekte
- Neutropenie und erhöhtes Infektrisiko (insbesondere Pneumonie), Fieber
- Mukositis, Diarrhö, Nausea (gering)
- Transaminasenerhöhungen
- Interstitielle Lungenerkrankung

Tab. 4.4 Typische Nebenwirkungen von Cetuximab

Nebenwirkungen	Besondere Maßnahmen
Infusionsreaktionen	Prämedikation mit Antihistaminikum und Kortikosteroid; 1. Infusion über 120 min, Infusionsraten <10 mg/min
Herz-Kreislaufstillstand bei Kombinationsbehandlung mit Bestrahlung bzw. Chemotherapie	
Akne-artiges Exanthem	Hautschutz und Hautpflege, UV-Schutz, steroidhaltige Externa, Doxycyclin 100 mg 1–0–1 oder Minocyclin 100 mg 1× täglich p.o.
Mukositis	Benzydamin (Bucco-Tantum®), steroidhaltige Externa, Kühlung während Infusion (Eiswürfel), Analgesie, Doxycyclin 100 mg 1–0–1 p.o.
Elektrolytstörungen	Engmaschiges Monitoring und ggfs. Substitution
Neutropenie	

- **Wechselwirkungen**

Zusammen mit 5-FU vermehrt kardiovaskuläre Ereignisse und Hand-Fuß-Syndrom

4.1.3 Methotrexat (MTX®)

- **Wirkung, Nebenwirkungen**
▶ Kap. 3.1; **Tab. 3.12.

- **Indikationen**
— Zugelassen: Kopf-Hals-Tumore, Plattenepithelkarzinom (SCC), Leukämien, Non-Hodgkin-Lymphome, ZNS-Tumoren
— Off-label: CTCL, metronomische Chemotherapie, Merkelzellkarzinom (MCC)

- **Anwendung**

Second line metastasiertes SCC:
— Methotrexat 40 mg/m² p.o. oder i.v. d1 und 8 alle 3–4 Wochen
— Methotrexat 7–20 mg/m² p.o., 1×/Woche (CTCL)
— Metronomische Chemotherapie: 2×2,5 mg/d Methotrexat p.o., d1–4 (jede Woche)
— Hinterher: 1–5 mg Folsäure 24 h nach Methotrexat-Gabe (Minderung der Nebenwirkungen, Gefahr der Minderung der Wirkung)

— Bei Überdosierung (oder Dosen >500 mg/m²): Folsäure (Leucovorin®)-Rescue mit 10–15 mg/m² i.v. oder oral alle 6 h 8- bis 10-mal (unter Kontrolle der Nierenfunktion).

❗ Vorsicht bei Anwendung bei Patienten mit Pleuraerguss, Aszites, Niereninsuffizienz. Kreatinin ≥2 mg/dl stellt eine Kontraindikation dar.

4.1.4 5-Fluorouracil (5-FU®, Efudix®)

- **Indikationen**
— Zugelassen: SCC, MCC, Kolon- und Rektumkarzinom, Mammakarzinom, Magenkarzinom, Leber-, Ovarial- und Blasenkarzinom
— Zugelassen für topische Anwendung: Aktinische Keratosen, M. Bowen, oberflächliche BCC (wenn keine anderen Therapiemaßnahmen möglich oder wirksam)

- **Anwendung**
— Als **Monotherapie** bei metastasiertem SCC und reduziertem Allgemeinzustand
    — 1000 mg/m² 5-FU i.v. über 1–4 Tage alle 3 Wochen

4.1 · Plattenepithelkarzinom

– 500 mg/m² 5-FU i.v. d1 und d5, alle 4 Wochen
– Als **Kombinationstherapie**
  – 650–1000 mg/m² 5-FU i.v. über 1–5 Tage + Cisplatin 100 mg/m² i.v. d1 + Bleomycin 16 mg i.v. (als Bolus) alle 3–4 Wochen

Bei **systemischer Anwendung**:
– Vorher: Dihydropyrimidindehydrogenase (DPD)-Bestimmung, 4 Wochen vorher kein Brivudin (Zostex®), Sorivudin
– Während: täglich Inspektion der Mundhöhle, Quick- und Blutbildkontrolle, Nieren- und Leberfunktion, regelmäßige kardiologische Kontrolle

Zur **topischen Therapie** von Präkanzerosen und Basaliomen: Efudix® 50 mg/g Creme. Die Hautfläche darf nicht mehr als 500 cm² betragen, nicht auf Schleimhäute auftragen.
– Aktinische Keratosen, M. Bowen: 2×/d über 2–4 Wochen bis die entzündliche Reaktion das Erosionsstadium erreicht hat, dann absetzen
– Oberflächliche Basaliome: 2×/d über 3–6 Wochen (10–12 Wochen). Basaliome werden bis zum Auftreten einer Ulzeration, die übrigen Hautveränderungen bis zum Auftreten einer Erosion behandelt.

■ **Pharmakokinetik**
– Elimination: vorwiegend respiratorisch und renal (Metaboliten), enzymatische Aktivierung in Zielzellen, fast vollständige hepatische Metabolisierung
– Verabreichung i.v., topisch
– Bioverfügbarkeit <30% p.o.
– P-HWZ: 20 min
– Gute Liquorgängigkeit
– Embryo- und fetotoxisch

■ **Wirkung**
Antimetabolit (Pyrimidinanalogon). Führt durch Einbau als falsches Nukleotid in die DNA und RNA zur Störung der DNA-Synthese und -Transkription.

Tab. 4.5 Typische Nebenwirkungen von systemischer Anwendung von 5-FU

Nebenwirkungen	Besondere Maßnahmen systemischer Anwendung
Kardiotoxizität	Monitoring der Herzfunktion
Diarrhö	Therapie mit Loperamid und Octreotid
Dermatitis	UV-Schutz
Mukositis	Kühlung der Mundschleimhaut mit Eis und Mundspülungen mit Allopurinol
Hepatotoxizität	
Ataxie	

■ **Ansprechrate**
14% Ansprechrate. In 64% kam es zu einer Tumorstabilisierung (Cartei et al. 2000).

■ **Nebenwirkungen** (**Tab. 4.5**)
– Infekte
– Myelosuppression (Leukopenie, Thrombopenie) insbesondere bei Bolusinjektion: Nadir 7.–14. d, Erholung nach 3 Wochen
– T4 ↑, T3 ↑, Hyperurikämie
– Mukositiden, Nausea/Erbrechen (gering aber häufig emetogen), Diarrhö, Blutungen und Ulzerationen der Magen-Darm-Schleimhaut
– Reversible Alopezie
– Kardiotoxisch: Angina pectoris, Herzinfarkt
– Palmoplantare Erythrodysästhesie, Photosensitivität
– Neurologische Toxizität: Somnolenz, Verwirrtheit, Ataxie
– Pulmonale Toxizität (Alveolitis)
– Anaphylaktoide Reaktionen
– Hepatotoxisch
– Blepharitis, Konjunktivitis
– Infertilität

■ **Wechselwirkungen**
– Allopurinol und Hypoxanthin senkt die 5-FU-Aktivität und -Toxizität

- 5-FU erhöht die Antikoagulation durch Marcumar
- Wirkungsverstärkung durch Folinsäure (Leucovorin®) und Cimetidin
- Radiosensitizer

■ **Paravasat**
Ruhig stellen.

4.1.5 Capecitabin

■ **Indikationen**
- Zugelassen: Kolorektales Karzinom, Mammakarzinom, Magenkarzinom
- Off-label: SCC Chemoprävention

■ **Anwendung**
- 0,5 bis 1,5 g/m² p.o. pro Tag an Tag 1–14 in 21-Tages Zyklen

■ **Wirkung**
- Pro-Drug, die im Körper zu 5-FU verstoffwechselt wird. Capecitabin reduziert die Entstehung neuer SCC (Endrizzi et al 2009).

■ **Nebenwirkungen**
- Wie bei 5-FU (siehe ► Kap. 4.1.4).

4.1.6 Cisplatin (Cisplatin medac®, Platinex®)

► Kap. 2.15.3.

■ **Indikationen**
- Metastasiertes SCC

■ **Anwendung**
- Cisplatin 100 mg/m², d1 + 5-FU (1000 mg/m², d1–5) alle 3–4 Wochen; evtl. in Kombination mit Radiatio
- Cisplantin 100 mg/m² i.v. d1 + 5-FU 650 mg/m² i.v. d1–5 + Bleomycin 16 mg i.v. d1 alle 3–4 Wochen

4.1.7 Carboplatin (Carboplatin®, Carbomedac®)

► Kap. 2.15.4.

■ **Indikationen**
- Metastasiertes SCC und Niereninsuffizienz

■ **Anwendung**
- Carboplatin 300 mg/m² d1 + 5-FU (1000 mg/m², d1–5) alle 3–4 Wochen; evtl. in Kombination mit Radiatio
- Second line: Carboplatin 300 mg/m² d1 + Doxorubicin AUC 5 mg/ml/min als 60-min-Infusion an d1

4.1.8 Bleomycin (Bleomedac®)

■ **Indikationen**
- Zugelassen: Hodgkin-Lymphom, NHL, Hodentumore, maligne Pleuraergüsse
- Off-label: SCC, MCC, Kaposi-Sarkom, Keratoakanthom, Elektrochemotherapie

■ **Anwendung**
- Bei SCC: 10 mg/m² KOF i.v. in Kombination mit Cisplatin

■ **Wirkung**
Zytostatikum aus der Gruppe der Antibiotika

■ **Nebenwirkungen**
- Anaphylaktoide Reaktionen
- Interstitielle Pneumonie (bei 10% der behandelten Patienten); kann zu Lungenfibrose führen (in 1% der behandelten Patienten letal). Das Risiko für Lungentoxizität nimmt mit steigender kumulativer Dosis zu. Keine Gabe von konzentriertem Sauerstoff!
- Hyperpigmentierung der Haut, flagellatartig (8 bis 38 %)
- Schüttelfrost, hohes Fieber (bis 41 °C) meist 2–6 Stunden nach der Anwendung
- Arthralgien
- Stomatitis, Schleimhautentzündung
- Übelkeit, Erbrechen

- Myelosuppression (gering ausgeprägt)
- Neuropathien
- Herzinfarkt, koronare Herzkrankheit
- Raynaud-Phänomen ähnliches Syndrom mit Ischämie, die zu Nekrose peripherer Körperabschnitte führen kann

- **Wechselwirkung**
- Verminderte Wirksamkeit von Digoxin
- Erniedrigte Phenytoinspiegel
- Keine Applikation von Lebendimpfstoffen
- Cisplatin-induzierte Nierenschädigung kann Bleomycin-Clearance vermindern und damit pulmonale Toxizität steigern
- Radiotherapie erhöht Lungenfibroserisiko
- Carmustin, Mitomycin-C, Cyclophosphamid und Methotrexat erhöhen Risiko für Lungentoxizität
- Kombination mit Ciclosporin, Tacrolimus erhöht Risiko für lymphoproliferative Erkrankungen

4.1.9 Zalutumumab (in Studien)

- **Indikationen**
- In Studien: metastasiertes SCC im Kopf-/Halsbereich bei Platinunverträglichkeit oder bei Progress unter Platin

- **Anwendung**
- Titrierung individuell je nach Exanthem. Initialdosis 8 mg/kg KG Zalutumumab i.v., dann wöchentlich 4 mg/kg KG Zalutumumab i.v. (Infusion über 1 h); nach den ersten 3 Behandlungen dermatologische Untersuchung:
  - Kein Exanthem oder Grad 1 → Dosissteigerung um 4 mg/kg KG Zalutumumab i.v. alle 2 Wochen bis maximal 16 mg/kg KG
  - Exanthem Grad 2: Dosiserhaltung
  - Exanthem Grad 3: Pause, bis Exanthem auf Grad 1 zurückgegangen

- **Wirkung**

Humaner monoklonaler IgG1-Antikörper gegen epidermal growth factor receptor (EGFR).

Keine Lebensverlängerung, aber Verlängerung des progressionsfreien Intervalls.

- **Nebenwirkungen**
- Akne-artiges Exanthem
- Anämie
- Fieber, Kopfschmerzen
- Elektrolytverschiebungen (Hypomagnesiämie)
- Pneumonie
- Infektionen
- Tumorblutung
- Dysphagie

4.2 Keratoakanthom

- **Definition**

Schnell wachsender, halbkugeliger Tumor, der vom supra-seboglandulären Teil des Haarfollikels oder den ektopen Talgdrüsen (letzteres bei Auftreten an Schleimhaut, Palmae, Plantae) ausgeht und histologisch dem Plattenepithelkarzinom ähnlich ist, aber einen besseren Verlauf nimmt (spontane Regression möglich) und keine Metastasierung zeigt (◘ Abb. 4.3). Neben

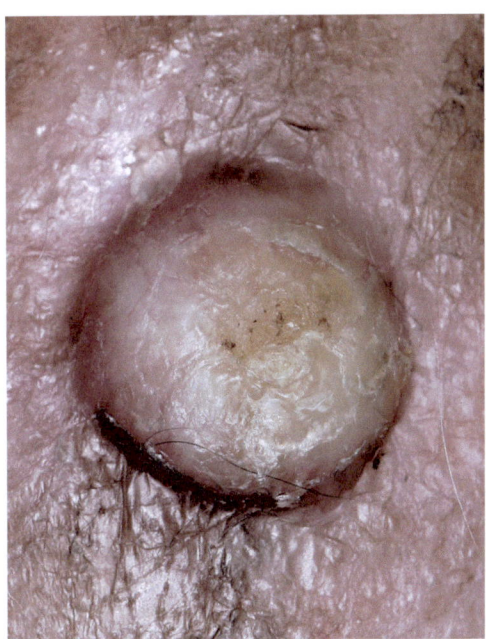

◘ Abb. 4.3 Keratoakanthom

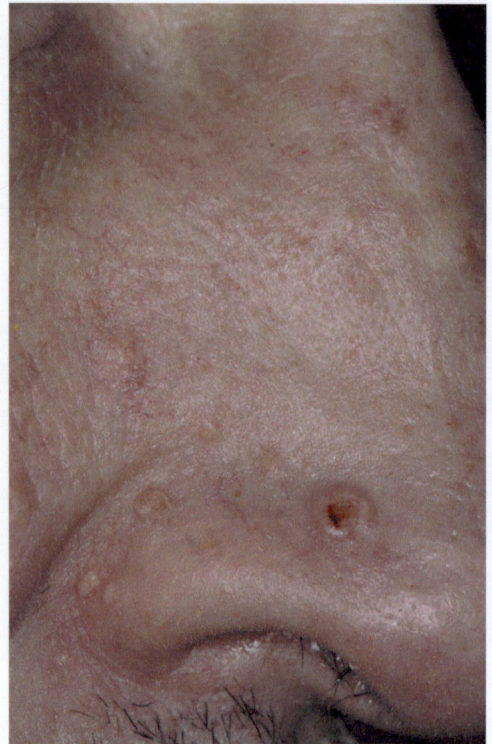

Abb. 4.4 Keratoakanthom und Talgdrüsenneoplasien bei Muir-Torre-Syndrom

dem klassischen in lichtexponierten Arealen einzeln auftretenden Keratoakanthom gibt es auch multiple Keratoakanthome (sporadisch beim sogenannten Grzybowski-Syndrom oder als Keratoakanthome Typ Witten-Zak oder vererbt als Ferguson-Smith Tumore), eruptive Varianten sowie destruierend wachsende Keratoakanthome (subungual, Keratoacanthoma marginatum centrifugum).

- **Epidemiologie**

Mittleres und höheres Alter (50.–80. Lebensjahr).

- **Risikofaktoren**

Monotherapie mit einem BRAF-Inhibitor, UV-Exposition, Muir-Torre-Syndrom (+ Talgdrüsenneoplasien + interne Karzinome; ◘ Abb. 4.4), Xeroderma pigmentosum, Immunsuppression, Teerexposition.

- **Klinik**

Schnellwachsende Tumoren an UV-exponierten Arealen mit Ausbildung eines zentralen Hornpfropfes und guter Abgrenzbarkeit gegenüber der umgebenden Dermis. Der Randbereich ist derb erythematös und manchmal von radiären Teleangiektasien durchzogen. Kann auf ungeschädigter Haut entstehen (im Gegensatz zum SCC). Auch multiple Keratoakanthome möglich.

- **Prognose**

Meist gut mit spontaner Regression unter Narbenbildung. Übergänge in SCC in einigen Fällen nachgewiesen.

- **Histopathologie**

Zur Beurteilung ist ein Querschnitt durch den gesamten Tumor notwendig. Zentraler horngefüllter Krater, lippenförmige periphere Proliferation von Keratinozyten, Mitosen und Kernpleomorphien, Keratinisierungstendenz mit Einzelzelldyskeratosen und Hornperlen, intratumorale Mikroabszesse mit eosinophilen und neutrophilen Keratinozyten. Infiltrate mit Lymphozyten, Histiozyten und Plasmazellen. Desmoglein 1 und 3 positiv.

- **Molekularbiologie**

HPV z. T. nachgewiesen mit unklarer pathogenetischer Bedeutung.

- **Stadieneinteilung**

Metastasiert nicht. 3 Phasen mit einer Gesamtdauer von etwa 6 Monaten:
- Proliferation
- Ausreifung (stationäre Phase)
- Regression

- **Ausbreitungsdiagnostik**

Nicht notwendig.

- **Therapie**

Exzision. Im Zweifelsfall sollte wie bei Vorliegen eines Plattenepithelkarzinoms therapiert werden. Intraläsionale Gabe von Methotrexat, 5-FU oder Bleomycin. Acitretin 1 mg/kg KG/d p.o. über 4 Wochen. Auch Radiatio möglich.

4.3 Basalzellkarzinom

■ **Definition**
Bösartiger Tumor der Basalzellen der Epidermis (synonym Basaliom, basal cell carcinoma, BCC) mit lokal invasivem Wachstum und geringem Metastasierungspotenzial.

■ **Epidemiologie**
Der häufigste maligne Tumor der kaukasischen Bevölkerung (30% Lebenszeitrisiko). Inzidenz: 60–170/100.000 Einwohner pro Jahr. Männer 108/100.000; Frauen 22/100.000; medianes Alter 60 Jahre.

■ **Risikofaktoren**
Heller Hauttyp, UV-Exposition, Gorlin-Goltz-Syndrom (diese Patienten sollten, wenn möglich, keine Bildgebung mit ionisierenden Strahlen erhalten), Immunsuppression, Albinismus, Xeroderma pigmentosum, Naevi sebacei, Narben, chronische Entzündung.

■ **Klinik**
Erythematöse Plaques mit Teleangiektasien (ziehen oft vom Rand ins Tumorzentrum), zum Teil Plaques mit perlschnurartigem Randsaum insbesondere in chronisch lichtexponierten Hautarealen. Sklerodermiforme Basaliome können klinisch Narben ähnlich sehen.
  Man unterscheidet folgende Typen:
— Superfizielles Basaliom
— Noduläres (oder solides) Basaliom (◘ Abb. 4.5)
— Multilokuläres/sklerodermiformes Basaliom

Möglich sind auch pigmentierte Tumoren. Ausgedehnte BCC mit Ulzeration werden als Ulcus rodens bei Zerstörung tieferer Gewebeschichten als Ulcus terebrans bezeichnet (◘ Abb. 4.6).

■ **Prognose**
Aufgrund der geringen Metastasierungsneigung insgesamt gut, jedoch kann es lokal zu ausgedehnter Destruktion kommen, wenn keine Behandlung erfolgt. Weiterhin häufig Auftreten multipler BCC bei einem Patienten. Für die Einschätzung des lokalen Risikos und der Therapieanpassung sind vertikaler und horizontaler Tumordurchmesser und histologischer Typ maßgebend.

■ **Histopathologie**
Atypische basaloide Zellen in Palisadenstellung; Ber-EP4 positiv (im Gegensatz zum SCC). Gemäß der WHO-Klassifikation unterscheidet man noduläre, superfizielle, infiltrierende, mikronoduläre, fibroepitheliale, basosquamöse und keratotische BCC sowie BCC mit Adnexdifferenzierung. Im deutschen Sprachraum werden solides, zystisches, superfizielles, sklerodermiformes, adenoides, muzinöses, pigmentiertes, verkalkendes (sehr selten), keratotisches und metatypisches (fibroepithelial; neigt zu Metastasen) Basaliom sowie das Basaliom mit tubulärer Differenzierung unterschieden.

■ **Molekularbiologie**
Aktivierung des Hedgehog-Signaltransduktionswegs durch Mutationen in Patched- (PTCH), Smoothened- (SMO) oder Sonic-Hedgehog (SHH) bzw. seltener durch SUFU. Bei Gorlin-Goltz-Syndrom durch Mutation des Tumor-Suppressorgens PTCH (◘ Abb. 1.3). Bei Xeroderma pigmentosum Entstehung durch Defekt im DNA-Reparaturmechanismus. In 50% der Fälle liegt eine p53-Mutation vor.

■ **Ausbreitungsdiagnostik**
Bei Tumoren größer 2 cm und oder klinischem Anhalt für Infiltration angrenzender Strukturen mittels MRT der betroffenen Region.

■ **Stadieneinteilung**
— I: Lokaler Tumor
— II: mit Lymphknotenmetastasen
— III: mit Fernmetastasen

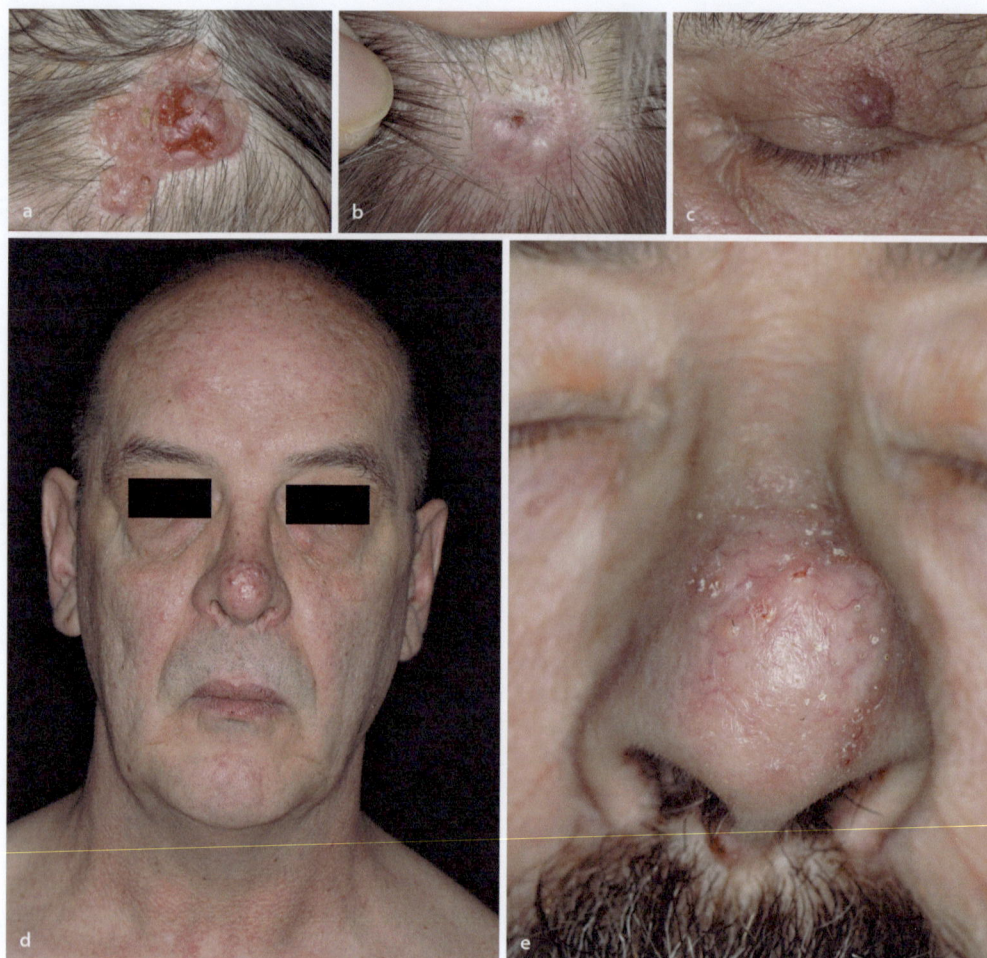

Abb. 4.5a–e Basaliom. **a** Basaliom der Kopfhaut. Differenzialdiagnostisch abzugrenzen: **b** Metastase eines Adenokarzinoms am Capillitium bei unbekanntem Primärtumor. **c** Arteriovenös-lymphatisches Angiom am Augenlid. **d** Follikuläre Langerhans-Zell-histiozytose. **e** Talgdrüsenkarzinom

- **Therapie**
- Lokale Resektion mittels mikrographisch kontrollierter Chirurgie ist Therapie der Wahl
- Radiotherapie bei Inoperabilität oder nach R1/R2-Resektion, bei der keine Nachresektion erfolgen kann (cave keine Radiotherapie bei Gorlin-Goltz-Syndrom)
- Photodynamische Therapie (PDT; siehe 4.3.2) nur bei dünnen superfiziellen und nodulären BCC!
    - Konventionelle PDT: Eincremen mit 5-Aminolävolinsäure-haltiger Nanoemulsion- (Ameluz®) bzw. Methyl-aminolävulinsäure-haltiger Creme (Metvix®) und 3–4 stündige Inkubation unter lichtokklusivem Verband, dann Bestrahlung mit Rotlicht ca. 635 nm (Aktilite®, BF-Rhodo-LED®); zweimalige Durchführung im Abstand von einer Woche und ggfs. Wiederholung nach 3 Monaten
    - Tageslicht-PDT (Daylight PDT): Nach Eincremen mit Amino- (Ameluz®) oder Methylamino- (Luxerm®)-Lävulinsäurehaltiger Creme Aufenthalt im Freien für 2 Stunden, danach Abwaschen.

4.3 · Basalzellkarzinom

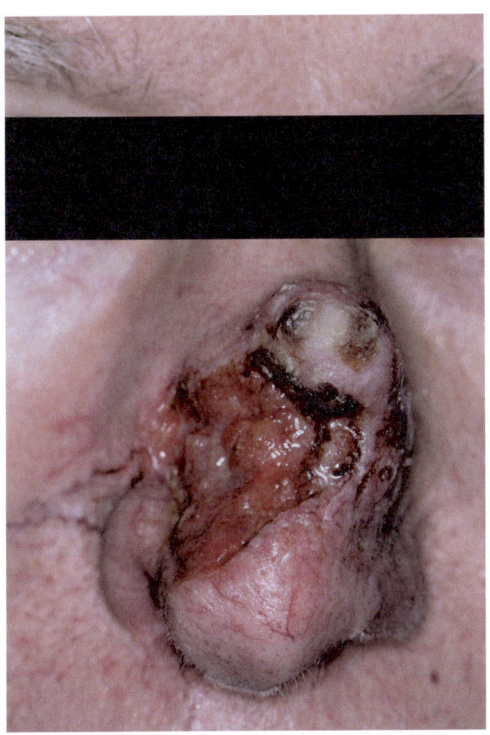

Abb. 4.6 Ulzerierendes Basaliom der Nase

- 5-Fluorouracil-Creme 5% (Efudix-Creme®) lokal, 2× täglich über 3–6 Wochen mit Fingerling auftragen bis es zu einer Ulzeration kommt; nur bei dünnen superfiziellen und nodulären BCC
- Imiquimod (Aldara®) nur bei superfiziellen BCC: 5× pro Woche eincremen und über Nacht belassen, für 6 Wochen. Ansprechraten von ca. 87% bei oberflächlichen BCC (bei täglicher Anwendung über 6 Wochen) und 76% bei nodulärem BCC (bei täglicher Anwendung über 12 Wochen)
- Ausnahmsweise: Kryotherapie mit flüssigem Stickstoff oder CO_2-Lasertherapie nach histologischer Sicherung, wenn andere Therapien abgelehnt werden

Bei **metastasiertem** oder **inoperablem BCC**:
- Inhibitoren des Hedgehog-Signaltransduktionsweges (Vismodegib, Sonidegib). Der Einsatz von Vismodegib (Erivedge®) oder Sonidegib (Odomzo®) kann bei inoperablen BCC auch neoadjuvant erfolgen vor der chirurgischen Exzision
- Anti-PD1 Antikörper zeigten gute Wirksamkeit bei BCC (Borradori et al. 2016, Lipson et al. 2017) sogar bei Patienten mit Gorlin-Goltz-Syndrom (Moreira et al. 2018)
- Weiterhin wurde für Itraconazol (100 oder 200 mg 2× täglich) gezeigt, dass es den Hedgehog-Signalweg hemmt und Tumorregression induzieren kann (Kim et al. 2014)

■ **Nachsorge**
Halbjährliche Kontrollen des gesamten Integuments für mindestens 3 Jahre, dann jährlich lebenslang. Bei hohem Risiko für neue Tumoren (Immunsuppression, genetische Disposition, multiple Basaliome) ggf. häufiger. UV-Schutz und Selbstinspektion.

Gorlin-Goltz-Syndrom (Basalzellkarzinom-Syndrom)
- **Definition:** Autosomal-dominant vererbte Erkrankung mit einer Kombination von multiplen Basaliomen, multiplen Kieferzysten (mit Neigung zu maligner Entartung), Lippen-Kiefer-Gaumen-Spalten, Rippenanomalien (Skelettfehlbildungen, Skoliose, Spina bifida, Gabelrippen, Wirbelkörperverwachsungen), Glaukom, Katarakt, Strabismus, (kardialen) Fibromen. Neigung zu Atheromen, kongenitaler Hydrozephalus, Medulloblastome, Meningeome, mediale Hirnzystenbildung, Agenesie des Corpus callosum, gehäuftes Auftreten von Zysten und Fibromen der Ovarien (mit Neigung zur malignen Entartung), Minderwuchs. Grübchen an Hand- und Fußsohlen (palmoplantare Pits) und Wundheilungsstörungen.
- **Pathogenese:** Genmutation von PTCH auf Chromosom 9 mit konstitutiver Aktivierung des Hedgehog-Signaltransduktionswegs. Selten SUFU-Mutation.

– **Therapie:** Operation, Imiquimod, PDT, Vismodegib, Sonidegib. Meiden von UV-Licht und Bestrahlung. Evtl. Retinoide p.o., Anti-PD1-Antikörper

4.3.1 Imiquimod (Aldara®)

- Wirkung/Nebenwirkungen
► Kap. 2.13.4.

- Indikationen
– Zugelassen: kleine superfizielle Basalzellkarzinome bei Erwachsenen

- Anwendung
– Topische Anwendung: 5×/Woche über 6 Wochen bzw. bei nodulären BCC 12 Wochen. Auftragen auf den Hauttumor und je 8 h Einwirken lassen (z. B. über Nacht) dann abwaschen
– Kontakt mit Augen, Lippen und Nasenschleimhaut vermeiden
– Patienten über Entzündungsreaktion aufklären und darüber, dass diese Teil der Wirkung ist. Bei zu starker Entzündung soll der Patient eine Therapiepause einlegen
– Insbesondere, wenn diese Therapieform aus ästhetischen Überlegungen heraus gewählt wird, sollte über Nebenwirkungen wie persistierende Erytheme aufgeklärt werden (◘ Abb. 4.7)
– Als Zyclara® in 3,75% Konzentration als Aldara® in 5% Konzentration verfügbar

- Ansprechrate
76–87% der Basalzellkarzinome zeigen komplette Regression.

4.3.2 Photodynamische Therapie (PDT)

Konventionelle PDT
- Indikationen
– Superfizielle und noduläre BCC, M. Bowen, Aktinische Keratosen (nicht hyperkeratotische)

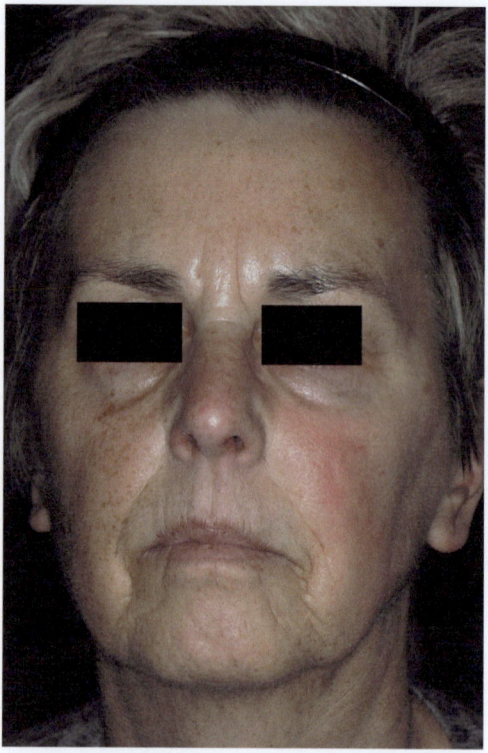

◘ **Abb. 4.7** Persistierendes therapierefraktäres Erythem 7 Jahre nach Imiquimod-Therapie einer aktinischen Keratose an der Wange

- Anwendung
– Eincremen mit 5-Aminolävulinsäure-haltiger Nanoemulsion- (Ameluz®) oder Methylaminolävulinsäure-haltiger Creme (Metvix®) messerrückendick einstreichen und okklusiv und unter Lichtschutz (Frischhaltefolie und Aluminiumfolie) 3–4 h einwirken lassen
– Alternativ: 5-Aminolävulinsäure-Pflaster (Alacare®)
– Bestrahlung mit Rotlicht ca. 635 nm: Aktilite®, BF-Rhodo-LED®
– Vorher: Schmerztherapie z. B. mit Novalgin 1 g, Paracetamol 1 g i.v. oder Tramadol
– Während: Dipidolor (1 Ampulle) als Kurzinfusion je nach Schmerzintensität ganz oder teilweise; Kühlung (Luft, Kältespray, Wasserspray) wichtig; Möglichkeit der segmentierten Bestrahlung
– Hinterher: Cool-pack

– Zweimalige Durchführung möglich z. B. nach 7 Tagen (bei BCC obligat), wenn keine oder unzureichende Abheilung erneute Durchführung nach 12 Wochen (Leitlinien: Braathen et al. 2007)

- **Wirkung**

Phototoxische Reaktionen (mit Entstehung von Sauerstoffradikalen) durch Absorption der Strahlungsenergie durch den Photosensibilisator. Dieser reichert sich in tumorös veränderten Zellen an.

- **Ansprechrate**

80–95% bei oberflächlichen BCC (Dummer et al. 1998), bis zu 90% bei Aktinischen Keratosen

- **Nebenwirkungen**
– Schmerzen im Bestrahlungsareal (individuell sehr unterschiedlich)
– Lokalreaktionen mit Blasenbildung, Erosionen

Tageslicht-PDT
- **Indikation**
– Aktinische Keratosen (dünn oder nicht hyperkeratotisch, nicht-pigmentierte)

- **Anwendung**
– Applikation eines chemischen Lichtschutzfaktors (Actinica®), 20 Minuten einwirken lassen. Danach Anrauen der Aktinischen Keratosen z. B. mit Kürette oder abrasivem Pad. Auftragen der Amino-(Ameluz®) oder Methylaminolävulinsäure-haltigen Creme (Luxerm®) in einer dünnen Schicht (0,1 mm). Innerhalb von 30 Minuten Aufenthalt im Freien am Tageslicht für 2 Stunden (bei mindestens 2300 Lux und 10 Grad Celsius, kein Regen). Danach Creme abwaschen und den restlichen Tag drinnen bleiben. Hinterher nur kühlend-pflegende Maßnahmen.
Da während der Durchführung der Tageslicht-PDT nicht mit Schmerzen zu rechnen ist, wird keine Schmerztherapie benötigt. Therapie so oft wie nötig durchführbar. Es gibt keine Flächenbegrenzung bei der Durchführung, eine Feldtherapie ist sinnvoll (gesamtes Gesicht, gesamte Glatze).

- **Wirkung**
– wie bei konventioneller PDT, man nutzt den Anteil des sichtbaren Rotlichtes aus dem Tageslicht zur Aktivierung des Photosensibilisators.

- **Ansprechrate**
– 70–89% bei Aktinischen Keratosen Grad 1–2 nach Olsen (Rubel et al. 2014, Lacour et al. 2015)

4.3.3 Hedgehog-Inhibitoren (Vismodegib – Erivedge®; Sonidegib – Odomzo®)

- **Indikationen**
– Zugelassen: Lokal fortgeschrittene nicht-resektable oder metastasierte BCC

- **Anwendung**
– Vismodegib (Erivedge®): 150 mg einmal täglich p.o.
– Sonidegib (Odomzo®): 200 mg einmal täglich p.o.
– Ausführliche Aufklärung der Patienten über die Nebenwirkungen und Kontrazeption:

Alle Patienten müssen über die Gefahr schwerer Geburtsfehler und die Notwendigkeit adäquater Kontrazeption aufgeklärt werden: Männer müssen unter und bis 2 Monate nach der letzten Dosis, Frauen unter und bis 2 Jahre nach der letzten Dosis Kontrazeption praktizieren.

> **Männliche und weibliche Patienten sollten bei Therapie mit Vismodegib/Sonidegib zuverlässige Kontrazeption praktizieren.**

Keine Blut- oder Samenspenden während der Therapie.

- **Kontraindikationen**
- Schwangerschaft und Stillzeit

- **Pharmakokinetik**
- Elimination: hepatisch

- **Wirkung**

Vismodegib und Sonidegib hemmen das Hedgehog-Signalling, indem sie an Smoothened, ein Membranprotein bindet, welches das Signal an den Hedgehog-Signalweg weiterleitet (Xie et al. 2018; ▶ siehe Abb. 1.3).

- **Ansprechrate**

Vismodegib: 43% der Patienten mit lokal fortgeschrittenem Basalzellkarzinom und 30% der seltenen Patienten mit metastasierendem Basalzellkarzinom zeigten ein Ansprechen.

Sonidegib: 34–44% Ansprechrate (Dummer et al. 2016; Midgen et al. 2015)

- **Nebenwirkungen**
- Muskelkrämpfe (75%), Arthralgie
- Alopezie (66%)
- Veränderte Geschmacksempfindung (59%), Geschmacksverlust
- Übelkeit, verminderter Appetit,
- Durchfall (33%)
- Gewichtsverlust (50%)
- Müdigkeit
- Hyponatriämie, Hypokaliämie
- Amenorrhoe

Die Nebenwirkungen sind reversibel, jedoch kann es Monate dauern, bis z. B. das Geschmacksempfinden wieder normal ist.

Tab. 4.6 Typische Nebenwirkungen der Hedgehog-Inhibitoren Vismodegib und Sonidegib

Nebenwirkungen	Besondere Maßnahmen
Alopezie	Minoxidil 5% 2x täglich lokal
Dysgeusie und Gewichtsverlust	Ernährungsberatung
Muskelkrämpfe	Amlodipin 10 mg 1x täglich p.o.

- **Wechselwirkungen**
- Verringerte Resorption bei Anwendung von Protonenpumpenhemmer, H2-Blockern
- CYP3A4-Interaktion: Induktoren (Rifampicin, Carbamazepin, Phenytoin) verringern Wirksamkeit von Vismodegib oder Sonidegib

4.3.4 Itraconazol

- **Indikationen**
- Off-label: Lokal fortgeschrittene nicht-resektable oder metastasierte BCC

- **Anwendung**
- 200 mg oder 100 mg zweimal täglich p.o.

- **Wirkung**
- Hemmt Hedgehog-Signalweg

- **Ansprechrate**
- 50% (4/8 Patienten; Kim et al. 2014)

- **Nebenwirkungen**
- Hautveränderungen
- Transaminasenerhöhung
- Gastrointestinale Nebenwirkungen

- **Wechselwirkungen**
- CYP3A4 Interaktionen

4.3.5 Anti-PD1 Antikörper: Pembrolizumab, Nivolumab, Cemiplimab

- **Anwendung/Wirkung/Nebenwirkungen**

Siehe (▶ 4.1.1, 2.9 und 1.4.1; Tab 2.16 und 2.17)

- **Indikationen**
- Off-label: Lokal fortgeschrittene nicht-resektable oder metastasierte BCC

- **Ansprechrate**
- Positive Berichte. Studienergebnisse stehen noch aus

- **Wechselwirkungen**
- Keine bekannt

4.4 Weichteiltumoren

Für die Einteilung der Weichteiltumoren ist gemäß der WHO die Differenzierung der Zellen entscheidend, der Ursprung der Tumorzellen spielt dagegen keine wesentliche Rolle. Es werden unterschieden:
- Adipozytische Tumoren (Liposarkom)
- Fibroblastische/myofibroblastische Tumoren (Fibrosarkom, Dermatofibrosarcoma protuberans)
- Vaskuläre Tumoren (Kaposi-Sarkom, Angiosarkom)
- Tumoren der glatten Muskulatur (Leiomyosarkom) und skelettmuskulär differenzierte Tumoren (Rhabdomyosarkom)
- Perizytische und chondroossäre Tumoren (Osteosarkom, Chondrosarkom)
- Fibrohistiozytische Tumoren (pleomorphe Sarkome)
- Tumoren unklarer Differenzierung (Klarzellsarkom)

Die in der Dermatologie wichtigen Weichteiltumoren sind Dermatofibrosarcoma protuberans, Kaposi-Sarkom, Angiosarkom, Leiomyosarkom, Rhabdomyosarkom, das atypische Fibroxantom (AFX) und das fibromyxoide Sarkom, auf die im Folgenden eingegangen wird.

4.4.1 Dermatofibrosarcoma protuberans (DFSP)

- **Epidemiologie**

Häufigstes Hautsarkom. Macht 2–6% aller Weichteilsarkome aus; v. a. bei Menschen zwischen 20. und 40. Lebensjahr (etwas häufiger bei Männern); häufigste Lokalisation: Stamm und proximale Extremitäten (Abb. 4.8). Kongenitale Fälle wurden beschrieben. Die Inzidenz beträgt 0,8–5,0/100.000 Einwohner pro Jahr (Bendix-Hansen et al. 1983; Chuang et al. 1990; Monnier et al. 2006, Toro et al. 2006); gemäß Tumorregister: Männer 0,2/100.000; Frauen 0,1/100.000.

- **Klinik**

Hautfarbene bis gelb-braune Knoten mit Einziehungen („Hügellandschaft"; langsam unterminierendes Wachstum) mit evtl. Teleangiektasien bzw. atropher Epidermis an Stamm und proximalen Extremitäten. Mit der oberflächlichen Dermis verbacken aber gegen den Untergrund verschieblich. Lokal infiltrierendes und destruierendes Wachstum, selten (0,5–5%) Metastasierung; dann Lymphknotenmetastasen oder hämatogen in Gehirn, Lunge, Knochen, Weichteile; meist nach mehrfachen vorangegangenen Rezidiven.

- **Prognose**

Geringe Metastasierungsneigung aber häufige Lokalrezidive (nach weiter Exzision: in 39,7% der Fälle; nach mikrographisch kontrollierter Exzision: in 8,8% der Fälle, Lemm et al. 2009). Das fibrosarkomatöse DFSP verhält sich etwas aggressiver in Bezug auf lokales Wachstum und Metastasierung. Risikofaktoren für Rezidive: höheres Alter (>50 Jahre), nicht aber Tumorgröße.

- **Histopathologie**

Monomorphe Spindelzellen mit strudelartiger Anordnung, tiefe Infiltration mit tumorfreier Zone zur Epidermis hin, oft entlang der Septen des subkutanen Fettgewebes. Positiv für CD34, Vimentin, Apolipoprotein B; negativ für Faktor XIIIa.

Es werden folgende Typen unterschieden:
- Bednar-Tumor: mit pigmentierten Zellen
- Myoide/myofibroblastische Differenzierung
- Giant-cell-Fibroblastom (bei Kindern)
- Fibrosarkomatöses DFSP

- **Molekularbiologie**

Mehr als 90% der DFSP haben ein Ringchromosom aus Chromosom 17 und 22 t(17;22) (22;q13). Dabei kommt es zu einer Fusion des stark exprimierenden Kollagen Typ 1α1 (COL1A1) auf Chromosom 17 und dem platelet derived growth factor B-chain (PDGFB) auf

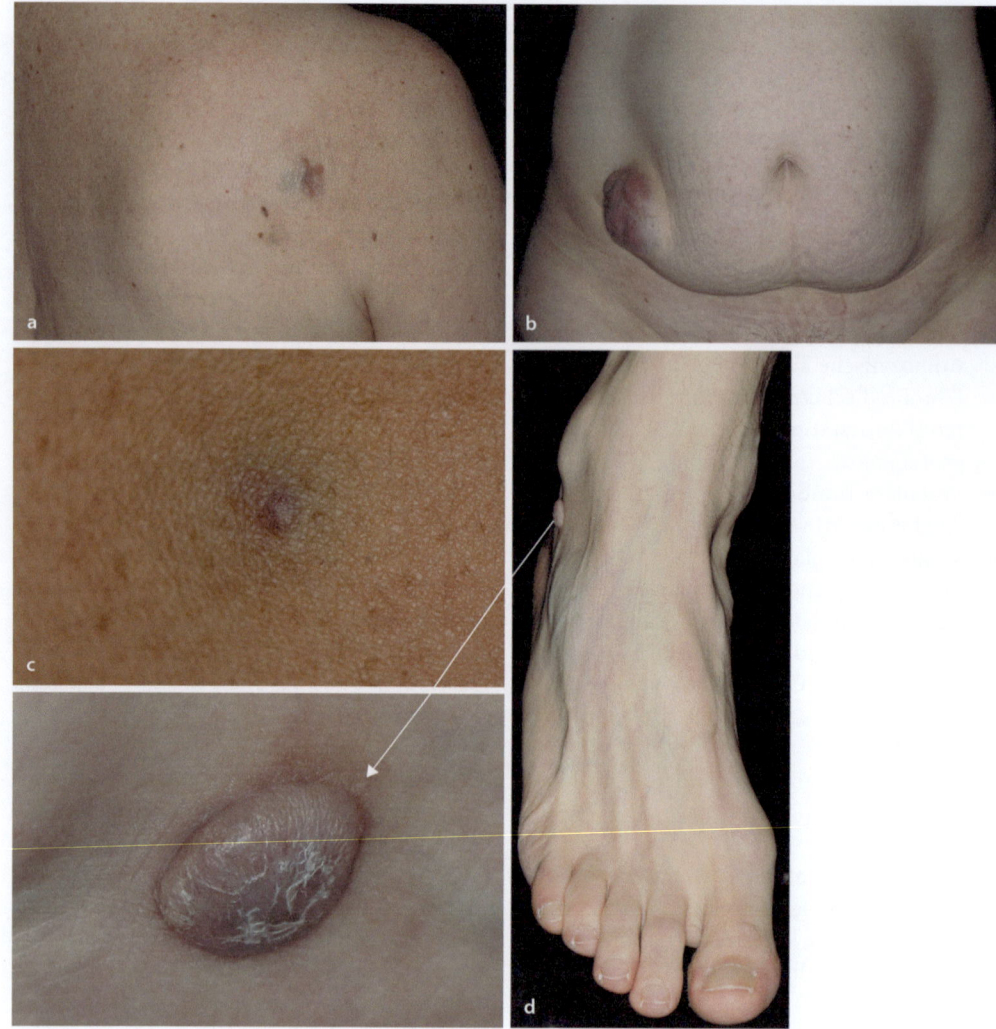

Abb. 4.8a–d Dermatofibrosarcoma protuberans. **a** An der Schulter. **b** Am Bauch. Differenzialdiagnostisch abzugrenzen: **c** Pilomatrixom (Vorkommen v. a. bei Kindern). **d** Dermatofibrom am Fuß

Chromosom 22. Letzteres bindet an den PDGF-Rezeptor (PDGF-R) und wirkt im Sinne eines autokrinen Loops als starkes Mitogen für die Bindegewebsproliferation. Bei 8% der DFSP-Patienten kann dieses Fusionsprotein nicht gefunden werden.

- **Ausbreitungsdiagnostik**

Bestimmung der lokalen Ausdehnung am besten mit MRT, möglich auch mit Sonographie; lässt jedoch keine sicheren Aussagen über die genaue Infiltration zu. CT nur bei Befall des Knochens. Sonographie der Lymphknoten; Röntgen-Thorax oder evtl. CT-Thorax.

- **Stadieneinteilung**
- I: Lokalbefall
- II: mit Lymphknotenmetastasen
- III: mit Fernmetastasen

- **Therapie**
- Mikrographisch kontrollierte Exzision oder Exzision mit großem Sicherheitsabstand (2–3,5 cm)

- Radiotherapie: postoperative Radiotherapie reduziert das Rezidivrisiko oder bei R1-Resektion (50–70 Gy) bzw. Inoperabilität
- Imatinib (Glivec®) 2× 400 mg/Tag p.o. (bei Lokalrezidiv, Metastasierung, evtl. auch präoperativ für 3–4 Monate zur Reduktion der Tumorausdehnung bei inoperablem Tumor)
- Chemotherapie nur sehr eingeschränkt wirksam: low dose Methotrexat (20 mg/m² i.v. 1×/Woche) und Vinblastin (6 mg/m² i.v. 1×/Woche)

- **Nachsorge**

Risiko für Lokalrezidiv! Halbjährliche Kontrollen des gesamten Integuments für mindestens 5 Jahre (mediane Zeit bis zum ersten Rezidiv ist 3,5 Jahre; maximaler Rezidivzeitraum 22 Jahre; Haas et al. 1997).

Imatinib (Glivec®)

▶ Kap. 2.10.3, ◘ Tab 2.26.

- **Indikationen**
- Zugelassen: Dermatofibrosarcoma protuberans (DFSP), gastrointestinale Stromatumoren (GIST), Ph⁺-CML, myelodysplastisches Syndrom (MDS), ALL, Hypereosinophilie-Syndrom und Subsets eosinophiler Leukämie
- Off-label: Melanom mit c-KIT Mutation v. a. in Exon 11 oder 13, Kaposi-Sarkom, Angiosarkom, multiples Myelom

- **Anwendung**

400 mg/Tag 2× täglich p.o. (mit einem Glas Wasser); kontinuierlich

- **Wirkung**

Inhibitor der Tyrosinkinase-Aktivität von PDGFR-β. Dadurch Hemmung der Proliferation von DFSP-Zellen und Induktion von Apoptose.

- **Ansprechrate**

Bei DFSP etwa 65% (Lemm et al. 2009); weniger bei Patienten ohne die Translokation t(17;22).

Manche Patienten zeigen nur ein vorübergehendes Ansprechen, welches eventuell auf Resistenzen im PDGFB-Rezeptor zurückzuführen sein könnte. Bei Melanompatienten mit aktivierender c-KIT Mutation 16% (Carjaval et al. 2011; Guo et al. 2011).

- **Nebenwirkungen**
- Ödeme
- Fatigue

Vinblastin

- **Indikationen**
- Zugelassen: Non-Hodgkin-Lymphome, M. Hodgkin, Hodenkarzinom, Mammakarzinom, Langerhans-Zell-Histiozytose
- Off-label: Dermatofibrosarcoma protuberans (DFSP), Kaposi-Sarkom

- **Anwendung**
- 6 mg/m² Vinblastin i.v. 1× pro Woche (entweder in den Schlauch einer laufenden Infusion spritzen oder direkt i.v. innerhalb 1 min – vorher aspirieren)
- Vor jeder Gabe: Bestimmung der Leukozytenzahl (keine Anwendung unter 4000/mm³ Leukozyten).
- Keine Verringerung der 7-Tage-Intervalle
- Bei eingeschränkter Leberfunktion Dosisreduktion in Abhängigkeit vom Bilirubinwert

- **Kontraindikation**
- Leukopenie
- Schwere unkontrollierte Infektionen

- **Wirkung**

Vinblastin gehört zu den Vincaalkaloiden. Es bindet an Tubulin und unterbindet so die Polymerisation und Depolymerisation der Mikrotubuli. Es hemmt damit die Mitose. Zusätzlich besitzt es zytotoxische Eigenschaften auf Zellen der G1- und S-Phase (siehe auch ◘ Tab 1.6).

- **Nebenwirkungen**
- Myelosuppression
- Neurotoxizität
- Nausea/Erbrechen (minimal emetogen)

- Obstipation, gastrointestinale Blutungen
- Alopezie
- Syndrom der inadäquaten ADH-Sekretion (IADH-Syndrom)

4.4.2 Kaposi-Sarkom (KS)

■ **Definition**
Multizentrischer spindelzelliger Tumor der Endothelien mit entzündlichen Infiltraten und durchlässigen Gefäßen meist in Assoziation mit dem humanen Herpesvirus 8 (HHV8). Genetisch sieht man eine Assoziation mit HLA-DR5.
- **Klassisches KS**: Bei Männern südosteuropäischer Herkunft, meist >50 Jahren, insbesondere der distalen Extremitäten (◘ Abb. 4.9)
- **Endemisches KS**: in Afrika, bei Kindern sehr aggressiv (Haut- und Lymphknotentyp)
- **KS bei Immunsuppression**: heute in 4% der Fälle (Uldrick et al. 2011)
- **HIV-assoziiertes KS**: Hautbefall insbesondere der Glans penis und der Plantae, Organbefall von Lymphknoten, Gastrointestinaltrakt und Lunge; heute in 5–7% der Fälle (Uldrick et al. 2011); HIV evtl. Kofaktor durch gesteigerte VEGF-Bildung

Das KS ist assoziiert mit primärem Effusionslymphom (sehr seltenes systemisches B-Zell-Lymphom, welches sich v. a. in Körperhöhlen manifestiert) und multizentrischer Castleman-Erkrankung (nichtklonale lymphoproliferative Erkrankung).

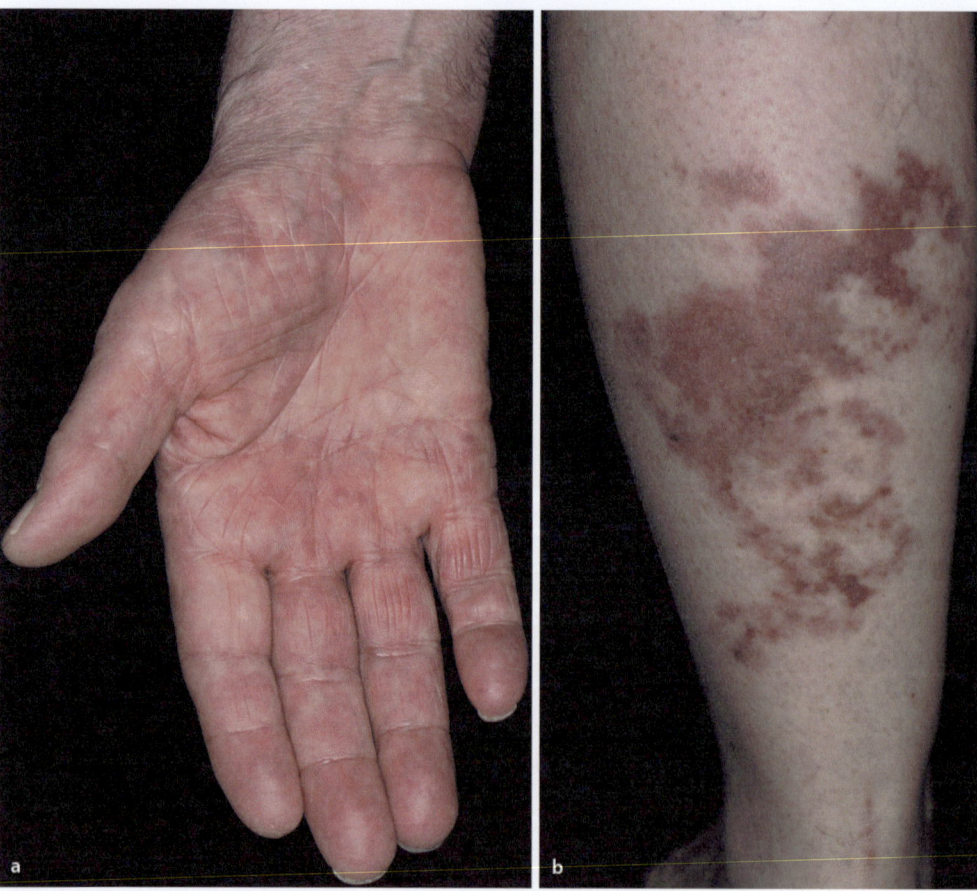

◘ **Abb. 4.9a,b** Klassisches Kaposi-Sarkom. **a** Handinnenfläche. **b** Unterschenkel

- **Epidemiologie**

In etwa 90% der Tumoren konnte HHV8 nachgewiesen werden. Die HHV8-Seropositivität liegt bei 50% in Afrika, 20–30% in mediterranen Ländern und <10% in Europa, Asien und den USA (Uldrick et al. 2011), bei 50% bei HIV-Infizierten und 15% bei Organtransplantierten (Weichenthal et al. 2010). Bei homosexuellen Männern ist die Rate ebenfalls erhöht. Eine Übertragung des Virus durch Speichel und Blut möglich (insbesondere in Leukozyten). Die Inzidenz des KS beträgt:
  - Klassisches KS:1/10 Mio. Einwohner pro Jahr bzw. 0,14–4/1 Mio. pro Jahr (Iscovich et al. 2000)
  - KS bei Immunsuppression: 1,8/10.000 pro Jahr (Serraino et al. 2005)
  - HIV-assoziiertes KS: 7/10.000 (Serraino et al. 2005)

- **Risikofaktoren**

Erniedrigte CD4- oder CD19-Zahlen; verminderte CD4-Response (z. B. mittels IFN-γ-ELISPOT gemessen).

- **Klinik**

Multifokaler Tumor von Haut, Schleimhaut und inneren Organen. Erythematöse Maculae und Plaques in den Hautspaltlinien; bei längerem Bestehen livide bis bräunlich-schwarz. Auf Glasspateldruck bräunliche Farbe. Schwellungen und Ulzeration möglich.

- **Prognose**

Alle Typen des KS können sich spontan zurückbilden. Das klassische KS ist ein langsam progredienter Tumor. Beim endemischen KS gibt es sehr aggressive Verlaufsformen. Ohne antiretrovirale Therapie kann das HIV-assoziierte KS zum Tod führen, bei entsprechender Senkung der Viruslast und Anstieg der CD4-Zellen kommt es jedoch meist zur Remission.

- **Histopathologie**

Endothelzellartige Proliferationen unter einer normalen Epidermis. In frühen Stadien Erythrozytenextravasate, lymphozytäre Infiltrate und Hämosiderinablagerungen. Tumorzellen sind $CD34^+$, $CD31^+$, $CD30^+$ und Faktor-VIII-positiv. Ebenso positive Lymphendothel-Marker wie LYVE-1, Podoplanin. HHV-8-Latent-nuclear-Antigen-Nachweis positiv.

- **Molekularbiologie**

Das Virus exprimiert einen G-Protein-gekoppelten Rezeptor, der den VEGF-Rezeptor aktiviert. Dadurch kommt es zur Endothelproliferation.

- **Ausbreitungsdiagnostik**

Untersuchung des gesamten Integuments inklusive der Schleimhäute, Sonographie Lymphknoten und Abdomen, Röntgen-Thorax, Gastroduodenoskopie und Rektoskopie. Ggf. MRT, CT.

- **Stadieneinteilung (nach Mitsuyasu 1986)**
  - I: Kutan limitiert (<10 Herde/ein anatomischer Bereich)
  - II: Kutan disseminiert (>10 Herde/zwei und mehr anatomische Bereiche)
  - III: Viszeral
  - IV: Kutan und viszeral

- **Therapie**
  - Bei iatrogen **Immunsupprimierten**: Umstellung der Immunsuppression auf Rapamycin (mammalian target of rapamycin inhibitor; mTOR-Inhibitor);
  - Bei **AIDS-assoziiertem KS**: Kombinationsantiretrovirale Therapie (cART)/hochaktive antiretrovirale Kombinationstherapie (HAART)
  - **Lokal**: Kryotherapie, Alitretinoingel 0,1%, 9-cis Retinonsäure, Imiquimod, intraläsionales Vincristin, Vinblastin (0,2 mg/ml), Bleomycin
  - **Bestrahlung** (20–30 Gy in Einzeldosen à 4–5 Gy; stark ödematös/Lymphknotenbeteiligung 40 Gy in Einzeldosen à 2 Gy): 80–90% Remissionen; Cave Ulzeration bei plantarer Lokalisation
  - Pegyliertes liposomales **Doxorubicin** (20 mg/m² i.v. alle 2–3 Wochen; 60–80% Ansprechrate (Response Rate; RR)) oder liposomales Daunorubicin (40 mg/m² i.v. alle 2 Wochen; 60% RR),

- **Paclitaxel** (100 mg/m² i.v. alle 1–2 Wochen; 50–60% RR, cave: kann zu Nekrosen führen)
- **IFN-α** (induziert Apoptose, hemmt Angiogenese und bFGF; 3–9 Mio. I.E. 3×/Woche s.c.; 40–50% Ansprechrate),
- Weitere Therapieversuche: Thalidomid, Doxorubicin, Bleomycin, Etoposid, Lenalidomid, Bevacizumab, Sorafenib, Pioglitazon (Agonist des Peroxisomenrezeptors gamma), Etoricoxib, Rofecoxib (selektiver COX-3-Inhibitor), Imatinib (Koon et al. 2005)

- **Nachsorge**
- Klassisches KS: Alle 3 Monate klinische Kontrolle von Haut, Schleimhäuten und Lymphknoten
- HIV-assoziiertes KS: Alle 3 Monate klinische Kontrolle von Haut, Schleimhäuten und Lymphknoten; alle 6–12 Monate zusätzlich Röntgen-Thorax, Hämoccult, Endoskopie, Sonographie Abdomen/Lymphknoten

Rapamycin (Sirolimus®, Rapamune®)

- **Indikationen**
- Zugelassen: Immunsuppression bei Transplantierten
- Umstellung einer iatrogenen Immunsuppression auf Rapamycin kann bei KS und epithelialen Tumoren angezeigt sein

- **Anwendung**
- 6 mg p.o. Rapamycin initial, dann 2 mg Rapamycin täglich; titrieren mit Ziel-Plasmaspiegel von 5–10 ng/ml
- Bei Therapie UV-Schutz zur Hautkrebsprophylaxe.
- Bei Patienten mit Leberfunktionsstörung geringere Dosis erforderlich

- **Wirkung**

Fungizides Makrolid aus dem Bakterium Streptomyces hygrosopicus.

Rapamycin bindet an FK506 binding protein 12 und bildet einen Komplex zur spezifischen Hemmung der mTOR (mammalian target of rapamycin)-Kinase, einem Haupteffektor des PI3K/AKT (Phosphoinositol-3-Kinase)-Signalwegs. Dadurch Zellzyklusarrest und Apoptoseinduktion sowie Reduktion der Proteinbiosynthese. Eventuell direkte Antitumoraktivität. Hemmt VEGF-A, IL-6 und IL-10 Sekretion und Signalling; induziert Sekretion von IL-12-p70 (Guba et al. 2002). Fördert Apoptose von Endothelzellen. Hemmt T-Zell-Aktivierung, jedoch im Gegensatz zu Ciclosporin und Tacrolimus nicht über eine Blockierung von Calcineurin.

Umstellung von anderer Immunsuppression auf Rapamycin führt zu geringerer Inzidenz von Hauttumoren und Remissionen von KS (Guba et al. 2002; Kauffmann et al. 2005).

- **Pharmakokinetik**

Elimination: metabolisiert über CYP3A4-Isoenzym in der Darmwand und der Leber.

- **Nebenwirkungen**
- Anaphylaktoide Reaktionen, Angioödeme, exfoliative Dermatitis, Vaskulitis
- Erhöhte Infektanfälligkeit inklusive BK-Virus-Nephropathie, JC-Virus-assoziierte, progressiv multifokale Leukenzephalopathie (PML); keine Lebendimpfungen
- Verzögerte Wundheilung
- Periphere Ödeme, Lymphödeme, Pleuraerguss und Perikardergüsse
- Myelosuppression (Thrombopenie, Anämie; weniger häufig Neutropenie)
- Proteinurie, erhöhtes Kreatinin, thrombotische thrombozytopenische Purpura/hämolytisch-urämisches Syndrom (TTP/HUS)
- Hypokaliämie, Hypophosphatämie, Hypercholesterinämie, Hypertriglyzeridämie, Hyperglykämie
- Diarrhö, Verstopfung, Nausea
- Akne
- Arthralgie

- **Wechselwirkungen**
- Nicht gleichzeitig mit starken CYP3A4-Inhibitoren (wie Ketoconazol, Voriconazol, Itraconazol, Telithromycin oder Clari-

thromycin) oder CYP-3A4-Induktoren (wie Rifampicin, Rifabutin)
- Zusammen mit ACE-Hemmern: Auftreten von angioneurotischen Ödemen
- Rapamycinspiegel erhöht bei gleichzeitiger Gabe von Diltiazem, Verapamil oder Erythromycin

Thalidomid (Celgene®)
- **Indikationen**
- In Studien: KS, Melanom in Kombination mit Temozolomid
- Zugelassen: multiples Myelom

- **Anwendung**
- 200 mg/Tag Thalidomid p.o. Es sollten maximal 12 Zyklen von jeweils 6 Wochen gegeben werden. Einnahme mindestens 1 h nach der Mahlzeit, am besten vor dem Schlafengehen (sedierende Wirkung)
- Täglich mindestens 8 Gläser Flüssigkeit trinken und morgendliche Mahlzeit mit viel Ballaststoffen sowie körperliche Bewegung. Eventuell Laxanzien
- Vorher: Blutbild, Leber- und Nierenwerte. Neurologische Untersuchung. Patienten sollten hinsichtlich des Auftretens von Bradykardien kontrolliert werden. Auf Anzeichen und Symptome von Thromboembolien achten; Empfehlungen zur Thromboseprophylaxe bzw. Antikoagulanzientherapie beachten
- Während: wöchentliche Blutbildkontrolle

- **Wirkung**

Immunmodulatorisch, antiinflammatorisch, antiangiogenetisch. Eventuell über Hemmung von TNF-α und Hemmung bestimmter Adhäsionsmoleküle auf Leukozyten, wodurch Leukozytenmigration beeinflusst wird.

- **Pharmakokinetik**
- Elimination: renal, nicht-enzymatische Hydrolyse
- Orale Bioverfügbarkeit 90%
- P-HWZ: 5–7 h

- **Nebenwirkungen**
- Embryotoxizität: hochgradig teratogen mit schwerwiegenden und lebensbedrohlichen Missbildungen
- Myelosuppression (Neutropenie, Leukopenie, Anämie, Lymphopenie, Thrombozytopenie)
- Somnolenz, Schwindel, Myalgien
- Parästhesie, periphere Neuropathie, Schwindel, Dysästhesie, Tremor
- Kardial: Herzinsuffizienz, periphere Ödeme, Synkope, Bradykardie, Myokardinfarkt
- SJS und TEN
- Alopezie, Pruritus
- Thromboembolische Ereignisse: tiefe Venenthrombose, Lungenembolie
- Bronchopneumopathie, Dyspnoe, interstitielle Lungenerkrankung
- Obstipation, Erbrechen
- Leberenzymerhöhungen (transient)
- Hypothyreose
- Evtl. höheres Risiko für Makrohämaturie/Blasenkrebs

❗ Missbildung oder Tod des ungeborenen Kindes. Strenge Schwangerschaftsprävention bei männlichen und weiblichen Patienten (Schwangerschaftstests alle 4 Wochen, keine Blut- oder Samenspende, zuverlässige Kontrazeption).

- **Wechselwirkungen**
- Vorsicht bei Kombination mit ebenfalls sedierenden Pharmaka (Anxiolytika, Hypnotika, Antipsychotika, H1-Antihistaminika, Opiatderivaten, Barbituraten, Alkohol), solchen mit Wirkung auf Pulsfrequenz (β-Blocker, Cholinesterasehemmer) oder neurotoxischen Substanzen (z. B. Vincristin oder Bortezomib)
- Bei hormonellen Kontrazeptiva Risiko für Thromboembolien erhöht

Pioglitazon (Actos®)
- **Indikationen**
- Zugelassen: Diabetes mellitus
- In Studien: KS, Melanom, Angiosarkom (AS)

- **Anwendung**
  - Pioglitazon 45 mg 1× täglich p.o. mit einem Glas Wasser + Etoricoxib (Arcoxia®) 60 mg 1× täglich p.o.
  - Alternativ zu Etoricoxib kann Celecoxib verwendet werden: Pioglitazon 45 mg 1× täglich p.o. mit einem Glas Wasser + Celecoxib (Celebrex®) 200 mg 1× täglich p.o.
  - Rofecoxib (Vioxx®) und Lumiracoxib (Prexige®) wurden vom Markt genommen
  - Bei Melanom: 45 mg 1× täglich p.o. mit einem Glas Wasser + Etoricoxib (Arcoxia®) 60 mg 1× täglich p.o. + 50 mg Trofosfamid (Ixoten®); siehe ▶ 2.15.17

- **Kontraindikationen**
  - Herzinsuffizienz
  - Eingeschränkte Leberfunktion

- **Wirkung**

Aktivierung spezifischer Kernrezeptoren (peroxisome proliferator activated receptor-γ (PPAR)-γ und PPAR-α). Antiproliferative Effekte, Induktion von Apoptose sowie Redifferenzierung entarteter Tumorzellen. Pioglitazon bindet an den Rezeptor für Thrombospondin-1, reguliert diesen hoch und bremst damit angiogenetische Prozesse (Coras et al. 2004).

- **Pharmakokinetik**

Elimination: In der Leber metabolisiert durch Hydroxylierung über das Cytochrom P450 2C8 der aliphatischen Methylengruppen; Ausscheidung in Fäzes und Harn.

- **Nebenwirkungen**
  - Ödeme, Herzinsuffizienz
  - Hb-Erniedrigung
  - Hypoglykämie

- **Wechselwirkungen**
  - Pioglitazon und Gemfibrozil (CYP450-2C8-Inhibitor): Erhöhung der AUC von Pioglitazon um das 3-fache
  - Pioglitazon und Rifampicin (CYP450-2C8-Induktor): 54%ige Senkung der AUC von Pioglitazon

Etoricoxib (Arcoxia®)

- **Indikationen**
  - Zugelassen: Schmerzen und Entzündung bei Gelenkerkrankungen
  - In Studien: KS, Melanom (metronomische Therapie)

- **Anwendung**
  - 60 mg Etoricoxib 1× täglich p.o. in Kombination mit Pioglitazon bei KS; in Kombination mit Pioglitazon und Trofosfamid bei Melanom; siehe ▶ 2.15.17

- **Wirkung**

Hat als COX-2 Hemmer entzündungshemmende Wirkung. Darüber hinaus Proliferationshemmung von Tumorzellen.

- **Nebenwirkungen**
  - Gastritis und gastrointestinale Blutungen
  - Thromboembolische Ereignisse: Myokardinfarkt, Apoplex
  - Nephrotoxizität
  - Flüssigkeitsretention, Ödeme, Hypertonie

4.4.3 Angiosarkom

- **Definition**

Maligner Tumor mit endothelialer Differenzierung und Imitation von Gefäßstrukturen.

- **Epidemiologie**

Seltenes hochmalignes Sarkom meistens an Kopf und Hals, welches bei älteren Männern (>60 Jahre) auftritt. Manchmal multifokal. Assoziiert bei Lymphödem, als sogenanntes Stewart-Treves-Syndrom und sekundär nach Radiatio z. B. bei Frauen nach Mastektomie/Lymphadenektomie und/oder Bestrahlung der Brust. Selten auf dem Boden von Gefäßmalformationen bei Klippel-Trenaunay-Syndrom oder bei Frauen im 30.-40. Lebensjahr an der Brust. Einen weiteren Risikofaktor stellen Gendefekte im DNA-Repair (BRCA1 und BRCA2) dar. Ob es zu einem vermehrten Auftreten bei Immunsuppression kommt, ist unklar.

Die Inzidenz beträgt 0,3/100.000 pro Jahr (ausgeglichen Männer : Frauen).

Klinik

Kontusiforme Macula oder Knoten an Gesicht, Hals, Skalp. Löschblatteffekt (wie Weinfleck) (◘ Abb. 4.10). Füllung und Akzentuierung nach Kopftieflage. Blassrosa Knötchen im Bereich der bestrahlten Brust. Kann als Erysipel verkannt werden. Multiformes Wachstum mit ausgesparten scheinbar tumorfreien Arealen (skip lesions). Differenzialdiagnostisch abzugrenzen sind Angiokeratome (◘ Abb. 4.10b–d). Metastasierung in Lymphknoten, Leber, Knochen, Herz, Lunge oder Milz.

Man unterscheidet folgende Typen:
- **Klassisches Angiosarkom**: gut, mäßig oder schlecht differenziert; am häufigsten; weist Hämorrhagien auf
- **Epitheloide Variante**: Epitheloide Zellen mit immunhistochemisch endothelialem Phänotyp. Nimmt häufig Ursprung in Leber und Lunge. Meist beim Erwachsenen. Metastasierung bei 30% (Schlag et al. 2011)

Prognose

Schlecht; 5-Jahres-Überlebensrate 12–24% (Alter et al. 2011). Medianes Überleben 18–28 Monate. Insbesondere epitheloide Variante sehr aggressiv.

Histopathologie

Multilayering (mehrschichtige intravasale Endothelknospen), Atypie und Mitosen. Dissezierendes und anastomosierendes Wachstum (Blitzfiguren). Positiv für FKPB12 (Rezeptor von Tacrolimus und Pimecrolimus), CD31, CD34, vWF (spezifisch), Fli-1, Vimentin, VEGF-A, -B, -C, -D, -R1, -R2, -R3, Annexin II, LYVE1, Podoplanin, 30% Zytokeratin positiv. Verlust von Cadherin.

Molekularbiologie

Häufig p53-Abnormitäten (Italiano et al. 2012). PD-L1 Expression in 58% (Kim et al. 2013)

Ausbreitungsdiagnostik

Untersuchung des gesamten Integuments, Sonographie Lymphknoten und Abdomen, Röntgen-Thorax. Ggf. MRT, CT, PET-CT.

Stadieneinteilung

- Ia: Durchmesser <2 cm
- Ib: Durchmesser >2 cm
- II: Lokoregionäre Metastasen
- III: Fernmetastasen

Therapie

Operative Therapie und adjuvante Radiotherapie Exzision mit großzügigem Sicherheitsabstand oder mikrographisch kontrolliert, da sich die Ausdehung oft über die klinisch sichtbaren Grenzen hinaus erstreckt. Eventuell vorher MRT/PET. Deckung mit Spalthaut. Radiotherapie bei R1-Resektion und auf jeden Fall postoperativ adjuvant (50–75 Gy mit 2 Gy Einzeldosen). Ggf. Lymphadenektomie.

Chemotherapie Chemotherapie stellt die Therapie erster Wahl bei metastasiertem Angiosarkom dar, obwohl die Evidenz limitiert ist. Die meisten Daten stammen aus retrospektiven Analysen (◘ Tab. 4.6). Die Hauptgruppen sind **Anthrazykline** (evtl. in Kombination mit Ifosfamid) und **Taxane**. Eribulin (Halaven®) ist zur Therapie von Patienten mit Liposarkomen zugelassen. Es bindet an Tubulin und verhindert so die Zellteilung. Es wird am Tag 1 und 8 alle 21 Tage infundiert.

Zielgerichtete Therapie Der **Tyrosinkinaseinhibitor** Pazopanib wurde für die Therapie von Weichteilsarkomen nach vorheriger Chemotherapie der metastasierten Erkrankung zugelassen. Andere Kandidaten wie Sorafenib und Sunitinib wurden erprobt.

Antikörper-/Immuntherapie Der PDGFR-Antikörper Olaratumab wurde in Kombination mit Doxorubicin für die Therapie von Weichteilsarkomen zugelassen. Der **VEGF-Antikörper** (Bevacizumab) und IFN-α (intratumoral) in Kombination mit liposomalem Doxorubicin hat in Einzelfällen ein Ansprechen gezeigt (Burns et al. 2002) ebenso wie Interleukin-2 in Kombination mit Radiotherapie (Ohguri et al. 2005). Anti-PD1-Antikörper induzierten in Fallberichten mitunter ein Ansprechen und wurden auch in Kombination mit Pazopanib eingesetzt.

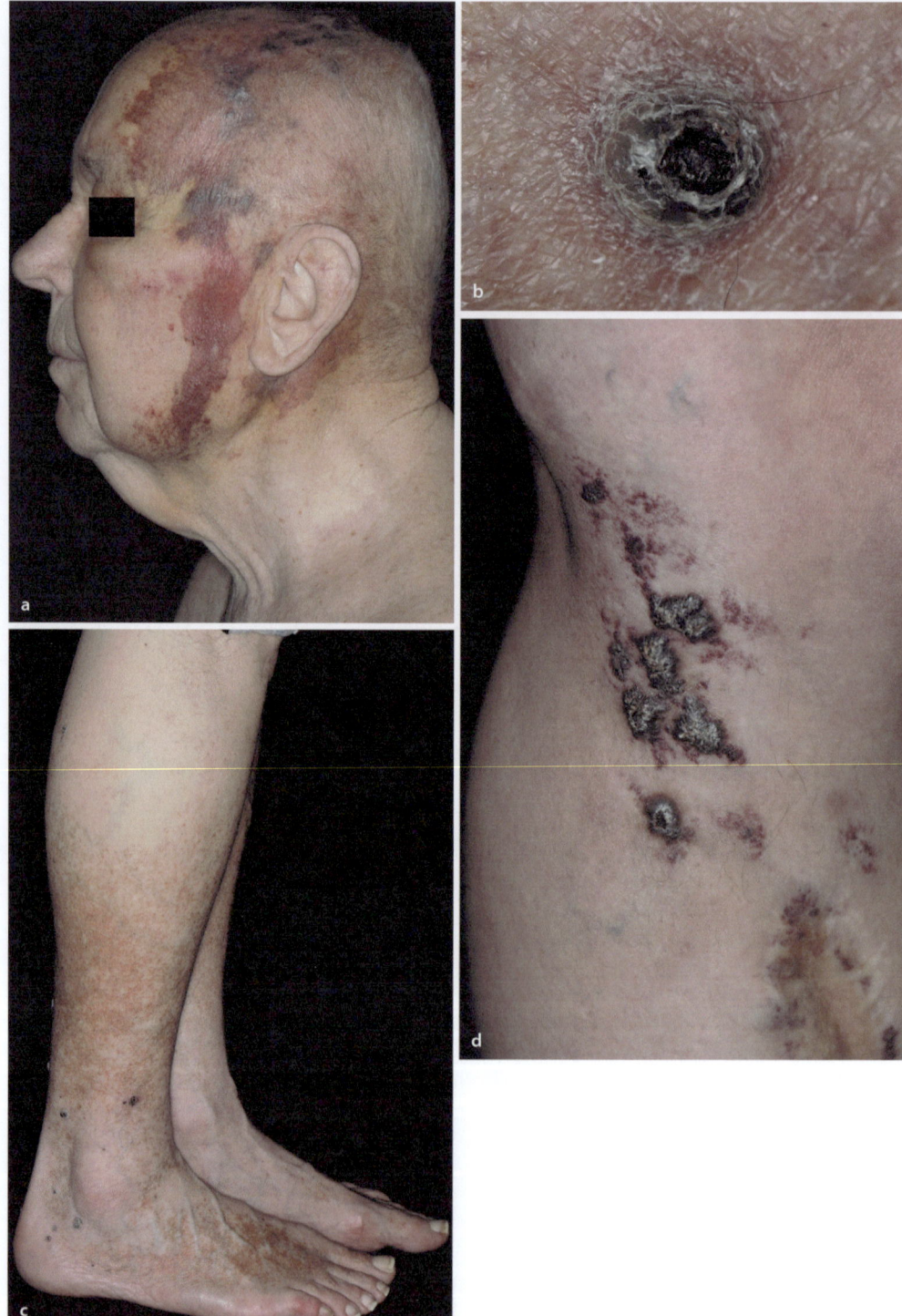

Abb. 4.10a–d Angiosarkom (**a**). Davon differenzialdiagnostisch abzugrenzen ist das Angiokeratom: **b, c** Angiokeratom am Unterschenkel. **d** Kongenitales Angiokeratom

Dies ist sehr interessant bei der sonst schlechten Therapierbarkeit dieser Tumorentität.

Da es bei dieser relativ seltenen Erkrankung keine vergleichenden Studien gibt, können nur Empfehlungen ausgesprochen werden:
- Erstlinientherapie: Doxorubicin oder Doxorubicin + Olaratumab oder bei schlechtem Allgemeinzustand liposomal verkapseltes Doxorubicin +/– Paclitaxel oder liposomal verkapseltes Doxorubicin + Ifosfamid
- Zweitlinientherapie Paclitaxel oder Doxorubicin + Ifosfamid oder Gemcitabin +/– Docetaxel oder Trabectidin oder Pazopanib oder Ifosfamid

Kombinationsschemata
- Doxorubicin (20 mg/m^2 i.v. alle 2–3 Wochen) + Olaratumab (5 mg/kg i.v. d1 und 8 alle 3 Wochen)
- Pegyliertes liposomales Doxorubicin (20 mg/m^2 i.v. alle 2–3 Wochen) + Paclitaxel (100 mg/m^2 alle 1–2 Wochen) evtl. in Kombination mit mTOR-Inhibitor Everolimus (Zielspiegel 4–8 mg/dl)
- Pegyliertes liposomales Doxorubicin + Ifosfamid
- Trofosfamid (3× 50 mg + Mesna) + Etoricoxib (60 mg pro Tag) + Pioglitazon (1× 45 mg)

▪ **Nachsorge**

Klinische Untersuchung von Haut und Lymphknoten. Sonographie Lymphknoten im 1. Jahr alle 6 Wochen, im 2. Jahr alle 3 Monate, in den folgenden Jahren alle 6 Monate. Sonographie Abdomen und Röntgen-Thorax einmal jährlich.

Olaratumab (Lartruvo®)
▪ **Indikationen**
- Zugelassen: Weichteilsarkome z.B. Leiomyosarkome in Kombination mit Doxorubicin, wenn Patienten nicht für eine kurative Behandlung (Operation oder Strahlentherapie) geeignet sind, und wenn sie zuvor nicht mit Doxorubicin behandelt wurden

▪ **Anwendung**
- 5 mg/kg KG i.v. d1 und 8 alle 3 Wochen
- Nach Prämedikation mit Antihistaminikum (z. B. Diphenhydramin) und Dexamethason 30-60 Minuten vor der Gabe. Für 2. und weitere Zyklen erfolgt die Prämedikation nur mit einem Antihistaminikum

▪ **Kontraindikationen**
- keine

▪ **Wirkung**

Olaratumab, als monoklonaler IgG1 Antikörper, ist ein Antagonist des PDGFRα (platelet derived growth factor receptor α bzw. Thrombozyten-Wachstumsfaktor-Rezeptor α), der auf Tumor- und Stromazellen exprimiert wird.

▪ **Nebenwirkungen**
- Infusionsbedingte Reaktionen
- Myelosuppression (Neutropenie)
- Blutungen
- Muskuloskelettalen Schmerzen

▪ **Wechselwirkung**
- Keine

Pazopanib (Votrient®)
▪ **Indikationen**
- Zugelassen: Weichteilsarkome nach vorheriger Chemotherapie, Nierenzellkarzinom

▪ **Anwendung**
- 800 mg Pazopanib p.o. 1× täglich, Einnahme mindestens 1 h vor oder 2 h nach einer Mahlzeit
- Dosisreduktion bei mäßiger Leberfunktionsstörung (definiert als Anstieg des Bilirubins > 1,5 bis 3× ULN unabhängig vom GPT-Wert) auf 200 mg Pazopanib 1× täglich
- Vorsicht bei Patienten mit vorbestehender kardialer Dysfunktion

▪ **Kontraindikationen**
- Schwere Leberfunktionsstörung (Gesamt-Bilirubin > 3× ULN unabhängig vom GPT-Wert)
- Schwangerschaft/Stillzeit

◘ **Tab. 4.6** Ansprechraten der verschiedenen systemischen Therapien bei nichtresezierbarem oder metastasiertem Angiosarkom

Therapie	Dosierung	Ansprechen; progressionsfreies Überleben (PFS)	Referenz
Doxorubicin	Verschiedene Schemata (retrospektive Analyse)	33%; n=33; PFS 3,7–5,4 Monate; n=30	Budd et al. 2005
Pegyliertes liposomales Doxorubicin	50 mg/m² i.v. d1 alle 4 Wo.	63% (3 PR, 2 CR); n=8	Skubitz et al. 2005
Paclitaxel	140 mg/m² kontinuierlich i.v. über 6 Tage alle 4 Wochen	50% (3 PR); n=6	Skubitz et al. 2005
	Verschiedene Schemata (retrospektive Analyse)	PFS 4 Monate; n=41	Fury et al. 2005
	100 mg/m² i.v. alle 1–2 Wochen	89%; PFS 5 Monate; n=9	Fata et al. 1999
	80 mg/m² i.v. an d1, 8, 15 alle 4 Wochen	17%; PFS 4 Monate; n=30	Prospektive Phase-II-Studie: Penel et al. 2008
	Verschiedene Schemata (retrospektive Analyse)	63% (75% Gesicht und Skalp; 58% andere Lokalisationen); PFS 7,6 Monate; n=32	Schlemmer et al. 2008
Docetaxel	25 mg/m² i.v. über 1 h wöchentlich über 8 Wo	67%; PFS 9,5 Monate; n=9	Nagano et al. 2007
Ifosfamid	3 g/m² i.v. über 2–4 h, Tag 1–3 (+ Mesna Stunde 0, 4, 8) alle 3 Wochen (9 g/m² pro Zyklus)	10–25%; n=109 (Patienten mit Weichteilsarkomen)	Lorigan et al. 2007; Tascilar et al. 2007
Gemcitabin	1000 mg/m² i.v. d1, 8, 15 alle 4 Wochen	68%; n=25	Stacchiotti et al. 2011
Bevacizumab	15 mg/kg KG i.v. alle 3 Wochen	12% (3 PR, 13 SD); n=26	Agulnik et al. 2009
Bevacizumab + Docetaxel + Gemcitabin	B: 5 mg/kg, D: 50 mg/m², G: 1500 mg/m² i.v. alle 2 Wochen	67% (2 CR); n=3	Verschraegen et al. 2008
Trofosfamid Rofecoxib* Pioglitazon	T: 3× 50 mg p.o. täglich Dauertherapie R: 25 mg p.o. täglich Dauertherapie P: 45 mg p.o. täglich Dauertherapie	50% (2 CR, 1 PR), 3 SD; n=6	Vogt et al. 2003
Sorafenib	400 mg p.o. 2× täglich	0% und 14%; PFS 5 und 3,2 Monate; n=8 und n=37	Von Mehren et al. 2012; Maki et al. 2009
Sunitinib	37,5 mg p.o. täglich	Kein Ansprechen; n=2 Patienten	George et al. 2009
Pazopanib	800 mg p.o. täglich	20%; n=40	Kollár et al. 2017

* Rofecoxib kann durch Etoricoxib 60 mg/d ersetzt werden

Wirkung
Multi-Kinaseinhibitor (PDGFR, VEGFR, c-KIT). Im Rahmen der Zulassungstudie wurden folgende Sarkome eingeschlossen: Fibroblastische Sarkome (Fibrosarkom bei Erwachsenen, Myxofibrosarkom, sklerosierendes epitheloides Fibrosarkom, maligne solitäre fibröse Tumore); sogenannte fibrohistozytische Sarkome (pleomorphes malignes fibröses Histiozytom [MFH], Riesenzell-MFH, inflammatorisches MFH); Leiomyosarkom; maligne Glomustumore; Skelettmuskelsarkome (pleomorphe und alveoläre Rhabdomyosarkome); vaskuläre Sarkome (epitheliales Hämangioendotheliom, Angiosarkom); Sarkome mit ungewisser Differenzierung (Synovialsarkom, epitheloides Sarkom, alveoläres Weichteilsarkom, Klarzellsarkom, desmoplastische klein- und rundzellige Tumore, extrarenaler Rhabdoidtumor, malignes Mesenchymom, Perivaskuläre Epitheloidzelltumore, Intimasarkom); maligne periphere Nervenscheidentumore; undifferenzierte Weichteilsarkome.

Nebenwirkungen
- Hypertonie
- Kardiale Dysfunktion mit Stauungsinsuffizienz und verringerte linksventrikuläre Ejektionsfraktion (LVEF)
- QT-Verlängerung und Herzrhythmusstörungen
- Thromboembolien, Blutungen
- Gastrointestinale Perforationen
- Hypothyreose
- Proteinurie
- Pneumothorax
- Infektionen

Wechselwirkung
- Keine CYP3A4-Inhibitoren (Ketoconazol, Itraconazol, Voriconazol, Erythromycin, Clarithromycin), P-glycoprotein (P-gp)- und Brustkrebsresistenz-Protein (BCRP)-Inhibitoren
- Hyperglykämie bei gleichzeitiger Behandlung mit Ketoconazol

Pioglitazon (Actos®, Competact®)
▶ Abschn. 4.4.2, „Pioglitazon".

Everolimus (Afinitor®)
Indikationen
- Off-label: Angiosarkom
- Zugelassen: neuroendokrine Tumoren pankreatischen Ursprungs, Nierenzellkarzinom

Anwendung
- 10 mg Everolimus p.o. täglich (bis 30 mg/d p.o.)
- Regelmäßige Kontrolle der Nierenfunktion

Kontraindikationen
- Infekt
- Perioperativ
- Leberfunktionsstörung
- Schwangerschaft/Stillzeit

Wirkung
Everolimus fungiert als mTOR-Inhibitor durch die Bindung an FKBP12 und Hemmung des PI3K/AKT-Signalweges. Hemmung der Zellteilung mit G1-Arrest. Hemmung der Endothelproliferation. Umstellung von anderer Immunsuppression auf Everolimus führt zu geringeren Hauttumorraten und Remissionen von KS (Guba et al. 2002; Kauffmann et al. 2005).

Nebenwirkungen
- Myelosuppression (Hämoglobin, Lymphozyten, neutrophile Granulozyten und Thrombozyten)
- Dyspnoe
- Nausea, Diarrhö, Mukositis
- Transaminasenerhöhung
- Kreatininerhöhung, Nierenversagen
- Geschmacksstörungen
- Anaphylaxie, Atemnot, Hitzewallungen, Schmerzen in der Brust, Angioödeme
- Erhöhte Infektanfälligkeit, keine Lebendimpfungen
- Verzögerte Wundheilung
- Fatigue

- **Wechselwirkung**
- CYP3A4-Inhibitoren (Ketoconazol, Itraconazol, Voriconazol, Erythromycin, Clarithromycin) erhöhen Everolimusspiegel.
- CYP3A4-Induktoren (Dexamethason, Phenytoin, Carbamazepin, Rifampicin, Phenobarbital, Johanniskraut) senken Everolimusspiegel.
- Die gleichzeitige Gabe von Everolimus und Depot-Octreotid führte zu einem Anstieg des Octreotidspiegels.

4.4.4 Leiomyosarkom

- **Definition**

Tumor, der sich aus glatten Muskelzellen bildet.

- **Epidemiologie**

50.–80. Lebensjahr, höheres Alter. Inzidenz: 1/1.000.000 pro Jahr (Fields u. Helwig 1981); Tumorregister: weibliches Geschlecht etwas häufiger betroffen: Männer 0,7/100.000; Frauen 1,2/100.000

- **Klinik**

Kutane rötliche bis bräunliche oder subkutane Knoten insbesondere an der unteren Extremität, Rumpf und am Capillitium (◘ Abb. 4.11)
- Kutane Variante (aus Musculus arector pili); selten Metastasen; bessere Prognose
- Subkutane Variante (aus Gefäßmuskeln); v. a. am Oberschenkel, in 15% Metastasierung in Lunge, Leber, Lymphknoten, Skelett
- Daneben intraabdominelle (Metastasierung in Lunge und Leber), tiefe, vaskuläre und genitale Leiomyosarkome (insbesondere Uterus)

Leiomyosarkome können ulzerieren und sind manchmal schmerzhaft.

- **Prognose**

In Abhängigkeit von histologischer Klassifizierung, Infiltrationstiefe und Mitoserate; kutane Leiomyosarkome: 5-Jahres-Überlebensrate 95%; subkutane Leiomyosarkome: 5-Jahres-Überlebensrate 60%. Leiomyosarkome können rezidivieren und metastasieren.

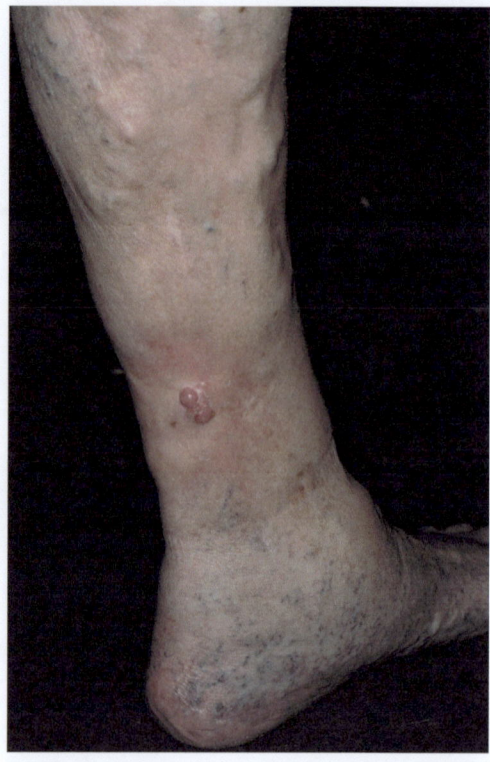

◘ **Abb. 4.11** Leiomyosarkom am Unterschenkel

- **Histologie**

Faszikulärer Aufbau, Muskelzellen mit homogen eosinophilem Plasma, zigarrenförmige Zellkerne, vermehrte Zelldichte, Atypien, Mitosen und Nekrosen.

- **Primärstaging**

CT-Thorax/Abdomen, Lymphknoten-Ultraschall, zur Abgrenzung der Infiltration MRT der Tumorregion.

- **Therapie**
- Exzision mit 3 cm Sicherheitsabstand
- Radiatio
- Metastasen:
  - Verschiedene Chemotherapien mit Adriamycin (70–80 mg/m² alle 3 Wochen), Ifosfamid (9–11 g/m² d1–3 alle 3 Wochen), Gemcitabin ± Docetaxel, DTIC
  - Methotrexat 25 mg 1×/Woche

4.4 · Weichteiltumoren

- Hepatische Filiae: Operation in Kombination mit Chemotherapie ist alleiniger Chemotherapie überlegen
- Trabectidin wurde bei uterinen Leiomyosakomen erprobt
- In Studien: Sorafenib, Pazopanib; Pembrolizumab war nicht wirksam (Tawbi et al. 2017)

- **Nachsorge**
- Lunge: alle 3 Monate Röntgen-Thorax im Wechsel mit CT-Thorax über 24 Monate; dann Röntgen-Thorax alle 6–12 Monate und CT-Thorax bei Metastasenverdacht
- Leber: Sonographie Abdomen alle 3–6 Monate über 24 Monate; dann alle 6–12 Monate

Trabectidin (Yondelis®)

- **Indikationen**
- Zugelassen: fortgeschrittenes Weichteilsarkom nach Versagen von Anthrazyklinen und Ifosfamid, bzw. wenn sich die Anwendung dieser Mittel nicht eignet. Die Wirksamkeitsdaten basieren vorwiegend auf Patienten mit Liposarkom und Leiomyosarkom; Ovarialkarzinom

- **Anwendung**
- 1,5 mg/m² i.v. über 24 Stunden alle 3 Wochen über zentralen Venenkatheter
- Prämedikation 30 Minuten vor Infusion mit Kortikosteroiden z. B. 20 mg Dexamethason
- Kontrolle von Blutbild, Bilirubin, alkalische Phosphatase, Transaminasen und CK in den ersten beiden Zyklen wöchentlich dann mindestens einmal zwischen den Behandlungen

- **Kontraindikationen**
- Zahlreiche Einschränkungen bei reduzierter Organfunktion (siehe Fachinformation)

- **Wirkung**

Trabectedin bindet an die DNA und triggert eine Kaskade von Ereignissen, die verschiedene Transkriptionsfaktoren, DNA-Bindungsproteine und DNA-Reparatur-Reaktionswege betreffen, was in einer Störung des Zellzyklus resultiert. PFS Trabectedin vs. Dacarbazin 4.2 vs. 1.5 Monate (Demetri et al. 2016)

- **Nebenwirkungen**
- Myelosuppression (Neutropenie, Anämie, Thrombozytopenie)
- Rhabdomyolyse
- Infekt bis hin zu septischem Schock
- Übelkeit, Erbrechen, Durchfälle
- Transaminasenerhöhungen
- Abgeschlagenheit

- **Paravasat**
- Gewebsnekrotisierend!

- **Wechselwirkung**
- CYP3A4-Induktoren und -Inhibitoren, da Trabectidin vorwiegend mit CYP3A4 metabolisiert wird

4.4.5 Rhabdomyosarkom

- **Definition**

Tumoren der quergestreiften Muskulatur, die nicht primär in der Haut entstehen. Auch Neugeborene und Kinder, männliches Geschlecht häufiger betroffen. Inzidenz: Männer 0,2/100.000; Frauen 0,1/100.000.

- **Klinik**

Tiefe Weichteile an Kopf, Hals und Extremitäten; sehr selten kutan.

- **Therapie**

Exzision mit weitem Sicherheitsabstand + Radiatio + Chemotherapie mit Vincristin (1,4 mg/m² i.v. 1×/Woche).

4.4.6 Atypisches Fibroxanthom (AFX)

- **Definition**

Auf lichtgeschädigter Haut; in Dermis; schnell wachsend, meist bei älteren Männern.

- **Epidemiologie**

1/1.000.000 pro Jahr (Weichenthal et al. 2010).

- **Klinik**

Halbkugeliger Tumor, ulzerierend.

- **Therapie**

Exzision mit 0,5–1 cm Sicherheitsabstand.

- **Prognose**

Rezidive und lymphogene Metastasierung sind sehr selten.

4.4.7 Fibromyxoides Sarkom

- **Definition**

Unterart der Fibrosarkome. Seltener spindelzelliger Weichteiltumor bei Kindern und Erwachsenen mit hohem Metastasierungsrisiko. Vorliegen einer balancierten t(7;16)(q34;p11)-Translokation und einer Fusion zwischen FUS und CREB3L2.

- **Epidemiologie**

Sehr selten.

- **Klinik**

Meist subfasziale Tumoren, die selten auch in Subkutis oder Dermis vorkommen. Tumoren treten an proximalen Extremitäten oder am Stamm, selten auch retroperitoneal oder am Kopf, auf. Die Rezidivrate ist hoch und die Tumoren metastasieren insbesondere in die Lunge (Folpe et al. 2000).

- **Therapie**

Exzision, Ausbreitungsdiagnostik inklusive CT-Thorax.

- **Prognose**

Die Tumoren können auch nach Jahrzehnten noch metastasieren, weshalb eine lebenslange Nachsorge inkl. Bildgebung der Lunge nötig ist (Arnaoutoglou et al. 2010).

4.4.8 Klarzellsarkom

Das Klarzellsarkom lässt sich nicht eindeutig einordnen. Es ist ein Weichteiltumor neuroektodermalen Ursprungs mit melanozytärer Differenzierung. Es unterscheidet sich vom Melanom durch einen fehlenden Bezug zur Epidermis und die typische t(12;22)-Translokation. In manchen Lehrbüchern werden Klarzellsarkome als Melanom-Untergruppe geführt (Bolognia et al. 2012).

- **Epidemiologie**

Sehr seltener Tumor. Der Altersdurchschnitt liegt etwa bei 30 Jahren (Lucas et al. 1992; Chung et al. 1983).

- **Klinik**

Meist an Extremitäten lokalisierte Knoten und hier oft in Verbindung zu Sehnen oder Aponeurosen. Die untere Extremität ist häufiger betroffen.

- **Prognose**

Schlecht. Häufige Lokalrezidive und Metastasierung – insbesondere auch spät in Leber, Lunge und Lymphknoten. Prognostisch schlecht ist Tumorgröße >5 cm (Lucas et al. 1992). 5-Jahres-Überlebensrate 54% (Deenik et al. 1999).

- **Histopathologie**

Nesterartige polygonale bis spindelige Zellen, welche von fibrösen Septen unterteilt werden. Positiv auf S-100, HMB-45, Vimentin. Negativ für Aktin, EMA, Desmin. Grading G1–G3.

- **Molekularbiologie**

Typisch: t(12;22)-Translokation.

- **Ausbreitungsdiagnostik**

Bestimmung der lokalen Ausdehnung am besten mit MRT, CT-Thorax, Sonographie Lymphknoten und Abdomen.

- **Therapie**
  - Exzision mit großem Sicherheitsabstand (2–3 cm)

– Chemo- und Radiotherapie sind wenig effektiv

◼ **Nachsorge**
Risiko für Lokalrezidiv und Gefahr der Metastasierung insbesondere auch Spätmetastasierung (bis 20 Jahre nach Erstmanifestation). Kontrolle der Resektionsstelle und Lymphknoten-Sonographie alle 3 Monate. Zusätzlich alle 6 Monate Röntgen-Thorax im Wechsel mit CT-Thorax. Abdomen-Sonographie alle 3–6 Monate.

4.5 Merkelzellkarzinom

◼ **Definition**
Neuroendokrines Karzinom aus den granulatragenden Merkelzellen der Basalschicht der Epidermis. Merkelzellen gehen aus pluripotenten epidermalen Stammzellen hervor, sind Teil des Amin-precursor-uptake-und-Decarboxylierungs (APUD)-Systems und gehören zu den langsam adaptierenden Mechanorezeptoren. An unbehaarten Hautstellen ist ihre Dichte am höchsten.
– **Trabekulärer Typ** (etwa 10%): größere Tumorzellen, unterbrochen durch Bindegewebssepten
– **Intermediärer Typ** (etwa 80%): mittelgroße Tumorzellen, unterbrochen durch Bindegewebssepten
– **Kleinzelliger Typ** (etwa 10%): hyperchromatischer Kern

Für das Merkelzellkarzinom hat das Polyomavirus (MCV), ein doppelsträngiges DNA-Virus, pathogenetisch eine wichtige Bedeutung. Es kann ins Genom integriert werden und führt vermutlich über das Large-T(umor)-Antigen zur Kanzerogenese. Für das MCC ist das Merkelzell-Polyomavirus (MCPyV) verantwortlich. Andere Polyomaviren sind pathogenetisch bei anderen Erkrankungen wie BK-Virus (hämorrhagische Zystitis/Nephropathie), JC-Virus (progressive multifokale Leukenzephalopathie; PML) und Simian Virus (SV)-4. Lymphome und Tumoren der Speicheldrüsen stellen mögliche Ko-Malignome dar.

◼ **Epidemiologie**
Das durchschnittliche Alter bei Diagnose liegt bei 70 Jahren. Nur ausnahmsweise z. B. bei Immunsupprimierten tritt das MCC vor dem 50. Lebensjahr auf. Da es insgesamt ein seltener Tumor ist, gibt es unterschiedliche Angaben zur Verteilung zwischen Männern und Frauen. Die Inzidenz in der Literatur ist für Männer bei 0,3–0,34/100.000 und für Frauen bei 0,17–0,4/100.000 (Reichgelt et al. 2011; Agelli u. Clegg 2003; Agelli et al. 2010). Bei Immunsupprimierten beträgt die Inzidenz 12/100.000 pro Jahr.

◼ **Risikofaktoren**
UV-Exposition, Immunsuppression, Arsen, Zytostatikaanwendung.

◼ **Klinik**
Erythematöser bis livider rundlicher Tumor der Retikularis und Subkutis insbesondere der UV-exponierten Haut (50% an Kopf und Hals, 40% an den Extremitäten und 10% am Stamm; Goessling et al. 2002) mit glatter bis glänzender Oberfläche unter Aussparung der papillären Dermis und der Adnexe (◘ Abb. 4.12). Selten Ulzerationen. Rasches Wachstum und frühes Auftreten von Satellitenmetastasen möglich (◘ Abb. 4.13).

◼ **Prognose**
Schlecht. 5-Jahres-Überlebensrate 50%. Mortalität liegt bei 33% (Becker et al. 2010). Schlechte Prognosefaktoren höheres Tumorstadium, Männer, Kopf- und Hals-Region, Immunsuppression, trabekulärer Typ. Bessere Prognose beim Vorliegen von Tumor-infiltrierenden Lymphozyten (TIL). Rezidive meist innerhalb der ersten 2 Jahre. Aufgrund der anti-PD1 und -PD-L1-Therapie vermutlich in Zukunft höhere Überlebensraten.

◼ **Histopathologie**
Stränge von basophilen Zellen mit hyperlobulierten Nukleoli. Paranukleäre Plaques, hoher mitotischer Index und atypische Mitosen. Positiv: CK20, CD56, Cytokeratin (CAM 5.2) und neuronenspezifische Enolase (NSE), Neurofilament-Protein, Chromogranin-A. Negativ: leukocyte

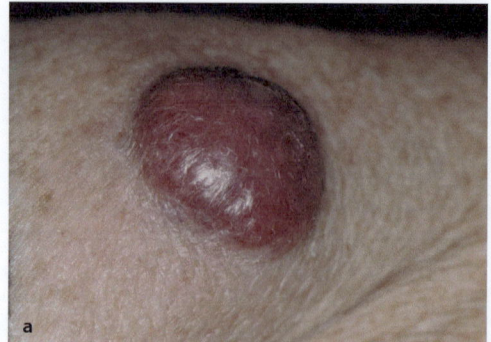

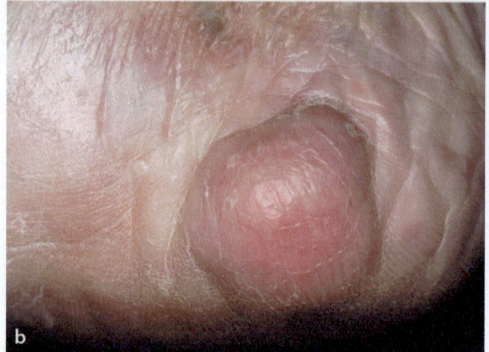

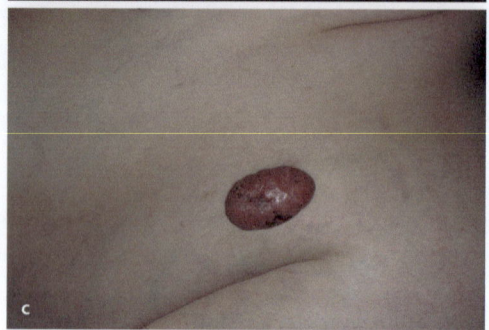

◘ **Abb. 4.12a–c** Merkelzellkarzinom (**a**). Differenzialdiagnostisch davon abzugrenzen: **b** Epidermalzyste an der Fußkante. **c** Noduläres Hidradenom

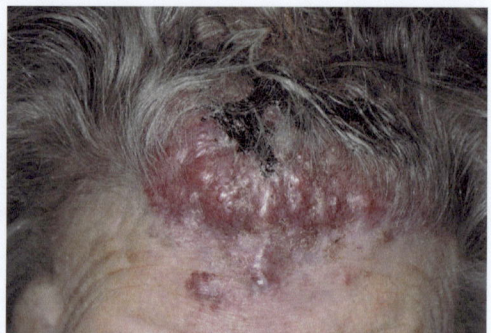

◘ **Abb. 4.13** Metastasiertes Merkelzellkarzinom

common antigen (LCA), thyroid transcription factor 1 (TTF-1), S-100 und Vimentin.

- **Molekularbiologie**

Vermutlich onkogene Transformation epidermaler Stammzellen oder von Progenitorzellen durch Merkelzell-Polyomavirus (MCPyV). Das Tumorsuppressorgen PTEN ist häufig inaktiviert. Heterozygoter Verlust von Chromosom 10 oder dem langen Arm von Chromosom 10. Keine BRAF-Mutationen. Genetische Aberrationen der Chromosomen 1 (del(1p36), 3, p53-Mutation, bcl-2-Überexpression).

- **Ausbreitungsdiagnostik**

Untersuchung des gesamten Integuments, SLNB, Sonographie Lymphknoten und Abdomen, Röntgen-Thorax. Nachweis von Fernmetastasen auch mittels PET möglich (Nachweis des Somatostatinrezeptors mit radioaktivem Somatostatin-Analogon, sogenanntes DOTATEC PET-CT). Stadieneinteilung (◘ Tab. 4.7 und 4.8)

- **Therapie**
- **Exzision** mit mindestens 2 cm Sicherheitsabstand oder mikrographisch kontrolliert + SLNB
- **Radiotherapie** bei R1-Resektion und adjuvant (50–60 Gy mit 2-Gy-Einzeldosen; wie kleinzelliges Bronchialkarzinom): sehr strahlensensibel
- **SLNB-positiv** → Lymphadenektomie und Staging mittels MRT-Schädel, CT-Thorax/Abdomen bzw. PET

Metastasiertes Stadium:
- **Anti-PD-L1 Antikörper** Avelumab (Javelin®) 10 mg/kg i.v. alle 2 Wochen
- **Anti-PD1 Antikörper,** z. B. Pembrolizumab (Keytruda®) 2 mg/kg i.v. alle 3 Wochen
- **Palliative Chemotherapien**
  - Pegyliertes liposomales Doxorubicin (20 mg/m^2 i.v. alle 2–3 Wochen)
  - Etoposid (120 mg/m^2 i.v. d1 alle 4 Wochen) + Carboplatin (AUC6 i.v.)

4.5 · Merkelzellkarzinom

Tab. 4.7 TNM Klassifikation des Merkelzellkarzinom der Haut (AJCC 2017)

T (Primärtumor)		
Tx	Primärtumor kann nicht beurteilt werden	
T0	Kein Anhalt für Primärtumor	
Tis	Carcinoma in situ	
T1	Tumor ≤2 cm im größten Durchmesser	
T2	Tumor >2 cm aber <=5 cm im größten Durchmesser	
T3	Tumor > 5 cm im größten Durchmesser	
T4	Tumor infiltriert tiefe extradermale Strukturen z. B. Knorpel, Skelettmuskel, Faszie oder Knochen	
N (Regionäre Lymphknoten) **		
Nx	Regionale Lymphknoten können nicht beurteilt werden	
N0	Keine regionären Lymphknotenmetastasen	
N1	Regionäre Lymphknotenmetastasen	
N2	In-transit Metastasen* ohne regionäre Lymphknotenmetastasen	
N3	In-transit Metastasen* mit regionären Lymphknotenmetastasen	
M (Fernmetastasen)		
Mx	Fernmetastasen können nicht beurteilt werden	
M0	Keine Fernmetastasen	
M1a	Fernmetastase(n) in Haut, Subkutangewebe oder nichtregionäre Lymphknotenmetastase(n)	
M1b	Fernmetastase(n) Lunge	
M1c	Fernmetastase(n) andere Lokalisation(en)	

(*) Definition In-transit Metastasen: Metastasen der Haut oder Subkutis, die vom Primärtumor getrennt sind und zwischen Primärtumor und regionären Lymphknoten oder distal des Primärtumors liegen.

Tab. 4.8 Stadieneinteilung Merkelzellkarzinom nach TNM-Klassifikation (AJCC 2017)

Stadium	T (Primärtumor)	N (Lymphknoten)	M (Fernmetastasen)
0	In situ	N0	M0
I	T1	N0	M0
IIA	T2, T3	N0	M0
IIB	T4	N0	M0
III	Jedes T	Jedes N	M0
IV	Jedes T	Jedes N	M1

- Cisplatin (Ansprechraten bis 70% aber kein Benefit für das Gesamtüberleben)
- Cyclophosphamid (600 mg/m^2 i.v.; d1, d8) + 5-Fluouracil (600 mg/m^2 i.v.; d1, d8) + Methotrexat (40 mg/m^2 i.v.; d1, d8) oder VP16 (150 mg/m^2 i.v.; d1+2) + Cisplatin (80 mg/m^2 i.v.; d1) + Doxorubicin (50 mg/m^2 i.v.; d1) + Bleomycin (30 mg i.v.; d1) beide Schemata alle 3 Wochen wiederholen
- Doxorubicin 45–50 mg/m^2 d1 + Cyclophosphamid 1000 mg/m^2 d1 + Vincristin 1,4 mg/m^2 (maximale Dosis 2 mg) d1 mit Wiederholung an Tag 22

- **Hypertherme Extremitätenperfusion mit Melphalan + TNF-α**
- Einzelfälle: TNF-α, IFN-α, Anti-CD56-Antikörper, Vakzine (Survivin als Zielantigen), Octreotid oder Pasireotid (Somatostatinanaloga), wenn szintigraphischer Nachweis des Somatostatinrezeptors im DOTATOC PET-CT positiv ist.

- **Nachsorge**

Klinische Untersuchung von Haut und Lymphknoten. Sonographie Lymphknoten im 1. Jahr alle 4–6 Wochen (da schnelles Auftreten von Rezidiven), im 2. Jahr alle 3 Monate, in den folgenden Jahren alle 6 Monate inklusive 1×/Jahr Sonographie Abdomen und Röntgen-Thorax für mindestens 5 Jahre.

4.5.1 Anti-PD-L1-Antikörper: Avelumab (Bavencio®)

- **Indikation**
- Zugelassen: Merkelzellkarzinom

- **Anwendung**
- Avelumab (Bavencio®) 10 mg/kg KG i.v. über 60 min alle 2 Wochen
- Kontrolle von Blutbild, Elektrolyten, Leberwerten, Kreatinin, CK und TSH vor jeder Applikation (▶ Anhang). Patienten sind intensiv über die verschiedenartigen immunmediierten Nebenwirkungen aufzuklären (▶ siehe 1.5.1 und 2.9.1).

- **Wirkung**
- Avelumab ist ein monoklonaler IgG1-Antikörper und blockiert die Interaktion von PD-1 und seinem Liganden PD-L1. Da die Fc-Region erhalten ist, kann das angeborene Immunsystem aktiviert und Antikörper-abhängige Zytotoxizität (antibody dependent cytotoxicity; ADCC) induziert werden.

- **Ansprechrate**

32% (9% CR); 79% Tumorreduktion (Kaufman et al. 2016)

- **Nebenwirkungen (◘ Tab. 2.16)**

(▶ siehe 1.5.1)

4.5.2 Anti-PD1-Antikörper: Pembrolizumab (Keytruda®)

- **Indikationen**
- Off-Label: Merkelzellkarzinom

- **Anwendung**
- Pembrolizumab (Keytruda®) 2 mg/kg KG oder 200 mg i.v. über 30 min alle 3 Wochen
- Kontrolle von Blutbild, Leberwerten, Kreatinin und TSH vor jeder Applikation (▶ Anhang). Patienten sind intensiv über die verschiedenartigen immunmediierten Nebenwirkungen aufzuklären.

- **Ansprechrate**

56% (16% CR; Nghiem et al. 2016)

- **Nebenwirkungen (◘ Tab 2.16)**

(▶ siehe Kapitel 1.5.1 und 2.9.1)

Literatur

Agelli M, Clegg LX (2003) Epidemiology of primary Merkel cell carcinoma in the United StatesJ Am Acad Dermatol 49(5):832–41

Agelli M, Clegg LX, Becker JC, Rollison DE (2010) The etiology and epidemiology of merkel cell carcinoma. Curr Probl Cancer 34(1):14–37

Agulnik M, Okuno SH, Von Mehren M, Jovanovic B, Brockstein B, Benjamin RS, Evens AM (2009) An open-label multicenter phase II study of bevacizumab for the treatment of angiosarcoma. Proc Am Soc Clin Oncol 27:abstr 10522

Alter M, Kapp A, Gutzmer R (2011) Successful treatment of an angiosarcoma of the head – options for systemic therapy. J Dtsch Dermatol Ges 9(6):477–8

Arnaoutoglou C, Lykissas MG, Gelalis ID, Batistatou A, Goussia A, Doukas M, Xenakis TA (2010) Low grade fibromyxoid sarcoma: a case report and review of the literature. J Orthop Surg Res 5:49

Baselga J, Trigo JM, Bourhis J, Tortochaux J, CortERLINK "ht, Hitt R, GascERLI, Amellal N, Harstrick A, Eckardt A (2005) Phase II multicenter study of the antiepidermal growth factor receptor monoclonal antibody cetuximab in combination with platinum-based chemotherapy in patients with platinumrefractory metastatic and/or recurrent squamous cell carcinoma of the head and neck. J Clin Oncol 23(24):5568–77

Becker JC.(2010) Merkel cell carcinoma. Ann Oncol 21 Suppl 7:vii81–5

Bellman BA, Eaglstein WH, Miller J (1996) Low dose isotretinoin in the prophylaxis of skin cancer in renal transplant patients. Transplantation 61(1): 173

Bendix-Hansen K, Myhre-Jensen O, Kaae S (1983) Dermatofibrosarcoma protuberans. A clinico-pathological study of nineteen cases and review of world literature. Scand J Plast Reconstr Surg 17(3):247–52

Berger DP, Engelhardt R, Mertelsmann R Das Rote Buch- Hämatologie und Internistische Onkologie. 4. Auflage. ecomed Medizin, Landsberg 2010

Bolognia JL, Jorizzo JL, Schaffer JV (2012) Dermatology, 3rd ed. Elsevier Saunders

Borradori L, Sutton B, Shayesteh P, et al (2016) Rescue therapy with anti-programmed cell death protein 1 inhibitors of advanced cutaneous squamous cell carcinoma and basosquamous carcinoma: preliminary experience in five cases. Br J Dermatol 175:1382–1386

Braathen LR, Szeimies RM, Basset-Seguin N, Bissonnette R, Foley P, Pariser D, Roelandts R, Wennberg AM, Morton CA; International Society for Photodynamic Therapy in Dermatology (2007) Guidelines on the use of photodynamic therapy for nonmelanoma skin cancer: an international consensus. International Society for Photodynamic Therapy in Dermatology, 2005. Am Acad Dermatol 56(1):125–43

Breuninger H, Schaumburg-Lever G, Holzschuh J, Horny HP (1997) Desmoplastic squamous cell carcinoma of skin and vermilion surface: a highly malignant subtype of skin cancer. Cancer 79(5):915–9

Bruce T Burns, Sybelle A Blakey, Wayne B Harris (2002) Complete response of metastatic angiosarcoma to liposomal doxorubicin and interferon-α2a. Proc Am Soc Clin Oncol 21:abs 2939

Burtness B, Goldwasser MA, Flood W, Mattar B, Forastiere AA; Eastern Cooperative Oncology Group (2005) Phase III randomized trial of cisplatin plus placebo compared with cisplatin plus cetuximab in metastatic/recurrent head and neck cancer: an Eastern Cooperative Oncology Group study. J Clin Oncol 23(34):8646–54

Cartei G, Cartei F, Interlandi G, Meneghini G, Jop A, Zingone G, Tabaro G, Mazzoleni F (2000) Oral 5-fluorouracil in squamous cell carcinoma of the skin in the aged. Am J Clin Oncol 23(2):181–4

Carvajal RD, Antonescu CR, Wolchok JD, Chapman PB, Roman RA, Teitcher J, Panageas KS, Busam KJ, Chmielowski B, Lutzky J, Pavlick AC, Fusco A, Cane L, Takebe N, Vemula S, Bouvier N, Bastian BC, Schwartz GK (2011) KIT as a therapeutic target in metastatic melanoma. JAMA 305(22): 2327–34

Chang AL, Kim J, Luciano R, et al (2016) A case report of unresectable cutaneous squamous cell carcinoma responsive to pembrolizumab, a programmed cell death protein 1 inhibitor. JAMA Dermatol 152: 106–108

Chen AC, Martin AJ, Choy B, Fernández-Peñas P, Dalziell RA, McKenzie CA, Scolyer RA, Dhillon HM, Vardy JL, Kricker A, St George G, Chinniah N, Halliday GM, Damian DL (2015) A Phase 3 Randomized Trial of Nicotinamide for Skin-Cancer Chemoprevention. N Engl J Med Oct;373(17):161–26

Chen K, Craig JC, Shumack S (2005) Oral retinoids for the prevention of skin cancers in solid organ transplant recipients: a systematic review of randomized controlled trials. Br J Dermatol 152(3):518

Chuang TY, Su WP, Muller SA (1990) Incidence of cutaneous T cell lymphoma and other rare skin cancers in a defined population. J Am Acad Dermatol 23 (2 Pt 1):254–6

Chung EB, Enzinger FM (1983) Malignant melanoma of soft parts. A reassessment of clear cell sarcoma. Ann J Surg Pathol 7: 405–413

Cohen EE, Kane MA, List MA, Brockstein BE, Mehrotra B, Huo D, Mauer AM, Pierce C, Dekker A, Vokes EE (2005) Phase II trial of gefitinib 250 mg daily in patients with recurrent and/or metastatic squamous cell carcinoma of the head and neck. Clin Cancer Res 11(23):8418–24

Cohen EE, Rosen F, Stadler WM, Recant W, Stenson K, Huo D, Vokes EE (2003) Phase II trial of ZD1839 in recurrent or metastatic squamous cell carcinoma of the head and neck. J Clin Oncol 21(10):1980–7

Coras B, Hafner C, Reichle A, Hohenleutner U, Szeimies RM, Landthaler M, Vogt T (2004) Antiangiogenic therapy with pioglitazone, rofecoxib, and trofosfamide in a patient with endemic kaposi sarcoma. Arch Dermatol 140(12):1504–7

Deenik W, Mooi WJ, Rutgers EJ, Peterse JL, Hart AA, Kroon BB (1999) Clear cell sarcoma (malignant melanoma) of soft parts: A clinicopathologic study of 30 cases. Cancer 86(6):969–75

Demetri GD, von Mehren M, Jones RL, Hensley ML, Schuetze SM, Staddon A, Milhem M, Elias A, Ganjoo K, Tawbi H, Van Tine BA, Spira A, Dean A, Khokhar NZ, Park YC, Knoblauch RE, Parekh TV, Maki RG, Patel SR (2016) Efficacy and Safety of Trabectedin or Dacarbazine for Metastatic Liposarcoma or Leiomyosarcoma After Failure of Conventional Chemotherapy: Results of a Phase III Randomized Multicenter Clinical Trial. J Clin Oncol 34(8):786–93

Dummer R, Panizzon R, Burg G (1998) Physikalische Therapie in der Dermatoonkologie. Blackwell

Dummer R, Guminski A, Gutzmer R, Dirix L, Lewis KD, Combemale P, Herd RM, Kaatz M, Loquai C, Stratigos AJ, Schulze HJ, Plummer R, Gogov S, Pallaud C, Yi T, Mone M, Chang AL, Cornélis F, Kudchadkar R, Trefzer U, Lear JT, Sellami D, Migden MR (2016)

The 12-month analysis from Basal Cell Carcinoma Outcomes with LDE225 Treatment (BOLT): A phase II, randomized, double-blind study of sonidegib in patients with advanced basal cell carcinoma. J Am Acad Dermatol 75(1):113–125

Endrizzi BT, Lee PK (2009) Management of carcinoma of the skin in solid organ transplant recipients with oral capecitabine. Dermatol Surg 35(10):1567. Epub 2009 Jul 28

Falchook GS, Leidner R, Stankevich E, Piening B, Bifulco C, Lowy I, Fury MG (2016) Responses of metastatic basal cell and cutaneous squamous cell carcinomas to anti-PD1 monoclonal antibody REGN2810. J Immunother Cancer 4: 70

Falchook GS, Leidner R, Stankevich E, et al (2016) Responses of metastatic basal cell and cutaneous squamous cell carcinomas to anti-PD1 monoclonal antibody REGN2810. J Immunother Cancer 4:70

Fata F, O'Reilly E, Ilson D, Pfister D, Leffel D, Kelsen DP, Schwartz GK, Casper ES (1999) Paclitaxel in the treatment of patients with angiosarcoma of the scalp or face. Cancer 86(10):2034–7

Fields JP, Helwig EB (1981) Leiomyosarcoma of the skin and subcutaneous tissue. Cancer 47(1):156–69

Forastiere AA, Metch B, Schuller DE, Ensley JF, Hutchins LF, Triozzi P, Kish JA, McClure S, VonFeldt E, Williamson SK, et al. (1992) Randomized comparison of cisplatin plus fluorouracil and carboplatin plus fluorouracil versus methotrexate in advanced squamous-cell carcinoma of the head and neck: a Southwest Oncology Group study. J Clin Oncol 10(8):1245–51

Fury MG, Antonescu CR, Van Zee KJ, Brennan MF, Maki RG (2005) A 14-year retrospective review of angiosarcoma: clinical characteristics, prognostic factors, and treatment outcomes with surgery and chemotherapy. Cancer J 11(3):241–7

George S, Merriam P, Maki RG, Van den Abbeele AD, Yap JT, Akhurst T, Harmon DC, Bhuchar G, O'Mara MM, D'Adamo DR, Morgan J, Schwartz GK, Wagner AJ, Butrynski JE, Demetri GD, Keohan ML (2009) Multicenter phase II trial of sunitinib in the treatment of nongastrointestinal stromal tumor sarcomas. J Clin Oncol 27(19):3154–60

Gibson GE, O'Grady A, Kay EW, Murphy GM (1998) Low-dose retinoid therapy for chemoprophylaxis of skin cancer in renal transplant recipients. J Eur Acad Dermatol Venereol 10(1):42

Goessling W, McKee PH, Mayer RJ (2002) Merkel cell carcinoma. J Clin Oncol 20(2):588–98

Guba M, von Breitenbuch P, Steinbauer M, Koehl G, Flegel S, Hornung M, Bruns CJ, Zuelke C, Farkas S, Anthuber M, Jauch KW, Geissler EK (2002) Rapamycin inhibits primary and metastatic tumor growth by antiangiogenesis: involvement of vascular endothelial growth factor. Nat Med 8(2):128–35

Guo J, Si L, Kong Y, Flaherty KT, Xu X, Zhu Y, Corless CL, Li L, Li H, Sheng X, Cui C, Chi Z, Li S, Han M, Mao L, Lin X, Du N, Zhang X, Li J, Wang B, Qin S (2011) Phase II, open-label, single-arm trial of imatinib mesylate in patients with metastatic melanoma harboring c-Kit mutation or amplification. J Clin Oncol 29(21): 2904–9

Haas RL, Keus RB, Loftus BM, Rutgers EJ, van Coeverden F, Bartelink H (1997) The role of radiotherapy in the local management of dermatofibrosarcoma protuberans. Soft Tissue Tumours Working Group. Eur J Cancer 33(7):1055–60

Harrington KJ, Ferris RL, Blumenschein G Jr, Colevas AD, Fayette J, Licitra L, Kasper S, Even C, Vokes EE, Worden F, Saba NF, Kiyota N, Haddad R, Tahara M, Grünwald V, Shaw JW, Monga M, Lynch M, Taylor F, DeRosa M, Morrissey L, Cocks K, Gillison ML, Guigay J (2017) Nivolumab versus standard, single-agent therapy of investigator's choice in recurrent or metastatic squamous cell carcinoma of the head and neck (CheckMate 141): health-related quality-of-life results from a randomised, phase 3 trial. Lancet Oncol 18(8): 1104–1115

Herbst RS, Arquette M, Shin DM, Dicke K, Vokes EE, Azarnia N, Hong WK, Kies MS (2005) Phase II multicenter study of the epidermal growth factor receptor antibody cetuximab and cisplatin for recurrent and refractory squamous cell carcinoma of the head and neck. J Clin Onco 23(24): 5578–87

Iscovich J, Boffetta P, Franceschi S, Azizi E, Sarid R (2000) Classic kaposi sarcoma: epidemiology and risk factors. Cancer 88(3):500–17

Italiano A, Chen CL, Thomas R, Breen M, Bonnet F, Sevenet N, Longy M, Maki RG, Coindre JM, Antonescu CR (2012) Alterations of the p53 and PIK3CA/AKT/mTOR pathways in angiosarcomas: a pattern distinct from other sarcomas with complex genomics. Cancer 118(23):5878–87

Jalili A, Pinc A, Pieczkowski F, Karlhofer FM, Stingl G, Wagner SN (2008) Combination of an EGFR blocker and a COX-2 inhibitor for the treatment of advanced cutaneous squamous cell carcinoma. JDDG 6:1066–1069

Kauffman HM, Cherikh WS, Cheng Y, Hanto DW, Kahan BD (2005) Maintenance immunosuppression with target-of-rapamycin inhibitors is associated with a reduced incidence of de novo malignancies. Transplantation 80(7):883–9

Kaufman HL, Russell J, Hamid O, Bhatia S, Terheyden P, D'Angelo SP, Shih KC, Lebbé C, Linette GP, Milella M, Brownell I, Lewis KD, Lorch JH, Chin K, Mahnke L, von Heydebreck A, Cuillerot JM, Nghiem P (2016) Avelumab in patients with chemotherapy-refractory metastatic Merkel cell carcinoma: a multicentre, single-group, open-label, phase 2 trial. Lancet Oncol 17(10): 1374–1385

Khansur T, Kennedy A (1991) Cisplatin and 5-fluorouracil for advanced locoregional and metastatic squamous cell carcinoma of the skin. Cancer 67(8): 2030–2

Kim DJ, Kim J, Spaunhurst K, Montoya J, Khodosh R, Chandra K, Fu T, Gilliam A, Molgo M, Beachy PA, Tang JY (2014) Open-label, exploratory phase II trial of oral itraconazole for the treatment of basal cell carcinoma. J Clin Oncol 32(8): 745–51

Kollár A, Jones RL, Stacchiotti S, Gelderblom H, Guida M, Grignani G, Steeghs N, Safwat A, Katz D, Duffaud F, Sleijfer S, van der Graaf WT, Touati N, Litière S, Marreaud S, Gronchi A, Kasper B (2017) Pazopanib in advanced vascular sarcomas: an EORTC Soft Tissue and Bone Sarcoma Group (STBSG) retrospective analysis. Acta Oncol 56(1): 88–92

Koon HB, Bubley GJ, Pantanowitz L, Masiello D, Smith B, Crosby K, Proper J, Weeden W, Miller TE, Chatis P, Egorin MJ, Tahan SR, Dezube BJ (2005) Imatinib-induced regression of AIDS-related Kaposi's sarcoma. J Clin Oncol 23(5):982–9

Lacour JP, Ulrich C, Gilaberte Y, Von Felbert V, Basset-Seguin N, Dreno B, Girard C, Redondo P, Serra-Guillen C, Synnerstad I, Tarstedt M, Tsianakas A, Venema AW, Kelleners-Smeets N, Adamski H, Perez-Garcia B, Gerritsen MJ, Leclerc S, Kerrouche N, Szeimies RM (2015) Daylight photodynamic therapy with methyl aminolevulinate cream is effective and nearly painless in treating actinic keratoses: a randomised, investigator-blinded, controlled, phase III study throughout Europe. J Eur Acad Dermatol Venereol 29(12): 2342–8

Lacouture ME, Anadkat MJ, Bensadoun RJ, Bryce J, Chan A, Epstein JB, Eaby-Sandy B, Murphy BA; MASCC Skin Toxicity Study Group (2011) Clinical practice guidelines for the prevention and treatment of EGFR inhibitor-associated dermatologic toxicities. Support Care Cancer 19(8):1079–95

Langer CJ, Gadgeel SM, Borghaei H, Papadimitrakopoulou VA, Patnaik A, Powell SF, Gentzler RD, Martins RG, Stevenson JP, Jalal SI, Panwalkar A, Yang JC, Gubens M, Sequist LV, Awad MM, Fiore J, Ge Y, Raftopoulos H, Gandhi L; KEYNOTE-021 investigators (2016) Carboplatin and pemetrexed with or without pembrolizumab for advanced, non-squamous non-small-cell lung cancer: a randomised, phase 2 cohort of the open-label KEYNOTE-021 study. Lancet Oncol 17(11):1497–1508

Lemm Doreen, Mügge LO, Mentzel T, Höffken K (2009) Current treatment options in dermatofibrosarcoma protuberans. J Cancer Res Clin Oncol 135: 653–665

Lewis CM, Glisson BS, Feng L, Wan F, Tang X, Wistuba II, El-Naggar AK, Rosenthal DI, Chambers MS, Lustig RA, Weber RS (2012) A phase II study of gefitinib for aggressive cutaneous squamous cell carcinoma of the head and neck. Clin Cancer Res 18(5):1435–46

Lippman SM, Parkinson DR, Itri LM, Weber RS, Schantz SP, Ota DM, Schusterman MA, Krakoff IH, Gutterman JU, Hong WK (1992) 13-cis-retinoic acid and interferon alpha-2a: effective combination therapy for advanced squamous cell carcinoma of the skin. J Natl Cancer Inst 84(4):235–41

Lipson, E.J., et al. (2017) Basal cell carcinoma: PD-L1/PD-1 checkpoint expression and tumor regression after PD-1 blockade. J Immunother Cancer 5: 23

Lorigan P, Verweij J, Papai Z, Rodenhuis S, Le Cesne A, Leahy MG, Radford JA, Van Glabbeke MM, Kirkpatrick A, Hogendoorn PC, Blay JY; European Organisation for Research and Treatment of Cancer Soft Tissue and Bone Sarcoma Group Study (2007) Phase III trial of two investigational schedules of ifosfamide compared with standard-dose doxorubicin in advanced or metastatic soft tissue sarcoma: a European Organisation for Research and Treatment of Cancer Soft Tissue and Bone Sarcoma Group Study. J Clin Oncol 25(21):3144–50

Lucas DR, Nascimento A, Sim FH (1992) Clear cell sarcoma of soft tissues. Mayo Clinic experience with 35 cases. Am J Surg Pathol 16: 1197–1204

Machiels JP, Subramanian S, Ruzsa A, Repassy G, Lifirenko I, Flygare A, Sørensen P, Nielsen T, Lisby S, Clement PM (2011) Zalutumumab plus best supportive care versus best supportive care alone in patients with recurrent or metastatic squamous-cell carcinoma of the head and neck after failure of platinum-based chemotherapy: an open-label, randomised phase 3 trial. Lancet Oncol 12(4):333–43

Maki RG, D'Adamo DR, Keohan ML, Saulle M, Schuetze SM, Undevia SD, Livingston MB, Cooney MM, Hensley ML, Mita MM, Takimoto CH, Kraft AS, Elias AD, Brockstein B, BlachRLINK, Edgar MA, Schwartz LH, Qin LX, Antonescu CR, Schwartz GK (2009) Phase II study of sorafenib in patients with metastatic or recurrent sarcomas. J Clin Oncol 27(19):3133–40

Maubec E, Petrow P, Scheer-Senyarich I, Duvillard P, Lacroix L, Gelly J, Certain A, Duval X, Crickx B, Buffard V, Basset-Seguin N, Saez P, Duval-Modeste AB, Adamski H, Mansard S, Grange F, Dompmartin A, Faivre S, MentrRLI, Avril MF (2011) Phase II study of cetuximab as first-line single-drug therapy in patients with unresectable squamous cell carcinoma of the skin. J Clin Oncol 29(25):3419–26

Migden MR, Rischin D, Schmults CD, Guminski A, Hauschild A, Lewis KD, et al. (2018) PD-1 Blockade with Cemiplimab in Advanced Cutaneous Squamous-Cell Carcinoma. NEJM 379(4):341–351

Migden MR, Guminski A, Gutzmer R, Dirix L, Lewis KD, Combemale P, Herd RM, Kudchadkar R, Trefzer U, Gogov S, Pallaud C, Yi T, Mone M, Kaatz M, Loquai C, Stratigos AJ, Schulze HJ, Plummer R, Chang AL, Cornélis F, Lear JT, Sellami D, Dummer R (2015) Treatment with two different doses of sonidegib in patients with locally advanced or metastatic basal cell carcinoma (BOLT): a multicentre, randomised, double-blind phase 2 trial. Lancet Oncol 16(6): 716–28

Monnier D, Vidal C, Martin L, Danzon A, Pelletier F, Puzenat E, Algros MP, Blanc D, Laurent R, Humbert PH, Aubin F (2006) Dermatofibrosarcoma protuberans: a population-based cancer registry descriptive study of 66 consecutive cases diagnosed between 1982 and 2002. J Eur Acad Dermatol Venereol 20(10):1237–42

Moreira A, Kirchberger MC, Toussaint F, Erdmann M, Schuler G, Heinzerling L (2018) Effective anti-PD-1 therapy in a SUFU-mutated patient with Gorlin-Goltz syndrome. Br J Dermatol 2018 Mar 30

Nagano T, Yamada Y, Ikeda T, Kanki H, Kamo T, Nishigori C (2007) Docetaxel: a therapeutic option in the treatment of cutaneous angiosarcoma: report of 9 patients. Cancer 110(3):648–51

Nghiem PT, Bhatia S, Lipson EJ, Kudchadkar RR, Miller NJ, Annamalai L, Berry S, Chartash EK, Daud A, Fling SP, Friedlander PA, Kluger HM, Kohrt HE, Lundgren L, Margolin K, Mitchell A, Olencki T, Pardoll DM, Reddy SA, Shantha EM, Sharfman WH, Sharon E, Shemanski LR, Shinohara MM, Sunshine JC, Taube JM, Thompson JA, Townson SM, Yearley JH, Topalian SL, Cheever MA (2016) PD-1 Blockade with Pembrolizumab in Advanced Merkel-Cell Carcinoma. N Engl J Med 374(26):2542–52

Ohguri T, Imada H, Nomoto S, Yahara K, Hisaoka M, Hashimoto H, Tokura Y, Nakamura K, Shioyama Y, Honda H, Terashima H, Moroi Y, Furue M, Korogi Y (2005) Angiosarcoma of the scalp treated with curative radiotherapy plus recombinant interleukin-2 immunotherapy. Int J Radiat Oncol Biol Phys 61(5):1446–53

Otley CC, Stasko T, Tope WD, Lebwohl M (2006) Chemoprevention of nonmelanoma skin cancer with systemic retinoids: practical dosing and management of adverse effects. Dermatol Surg 32(4):562

Penel N, Bui BN, Bay JO, Cupissol D, Ray-Coquard I, Piperno-Neumann S, Kerbrat P, Fournier C, Taieb S, Jimenez M, Isambert N, Peyrade F, Chevreau C, Bompas E, Brain EG, Blay JY (2008) Phase II trial of weekly paclitaxel for unresectable angiosarcoma: the ANGIOTAX Study. J Clin Oncol 26(32):5269–74

Pitman SW, Miller D, Weichselbaum R (1978) Initial adjuvant therapy in advanced squamous cell carcinoma of the head and neck employing weekly high dose methotrexate with leucovorin rescue. Laryngoscope 88(4):632–8

Reichgelt BA, Visser O (2011) Epidemiology and survival of Merkel cell carcinoma in the Netherlands. A population-based study of 808 cases in 1993–2007. Eur J Cancer 47(4):579–85

Rubel DM, Spelman L, Murrell DF, See JA, Hewitt D, Foley P, Bosc C, Kerob D, Kerrouche N, Wulf HC, Shumack S (2014) Daylight photodynamic therapy with methyl aminolevulate cream as a convenient, similarly effective, nearly painless alternative to conventional photodynamic therapy in actinic keratosis treatment: randomized controlled trial. Br J Dermatol 171: 1164–1171

Sadek H, Azli N, Wendling JL, Cvitkovic E, Rahal M, Mamelle G, Guillaume JC, Armand JP, Avril MF (1990) Treatment of advanced squamous cell carcinoma of the skin with cisplatin, 5-fluorouracil, and bleomycin. Cancer 66(8):1692–6

Schlag PM, Hartmann JT, Budach V (2011) Weichgewebetumoren. Springer, Berlin Heidelberg New York

Schlemmer M, Reichardt P, Verweij J, Hartmann JT, Judson I, Thyss A, Hogendoorn PC, Marreaud S, Van Glabbeke M, Blay JY (2008) Paclitaxel in patients with advanced angiosarcomas of soft tissue: a retrospective study of the EORTC soft tissue and bone sarcoma group. Eur J Cancer 44(16):2433–6

Seiwert TY, Burtness B, Mehra R, Weiss J, Berger R, Eder JP, Heath K, McClanahan T, Lunceford J, Gause C, Cheng JD, Chow LQ (2016) Safety and clinical activity of pembrolizumab for treatment of recurrent or metastatic squamous cell carcinoma of the head and neck (KEYNOTE-012): an open-label, multicentre, phase 1b trial. Lancet Oncol 17(7):956–65

Serraino D, Angeletti C, Carrieri MP, Longo B, Piche M, Piselli P, Arbustini E, Burra P, Citterio F, Colombo V, Fuzibet JG, Dal Bello B, Targhetta S, Grasso M, Pozzetto U, Bellelli S, Dorrucci M, Dal Maso L, Busnach G, Pradier C, Rezza G; for the Immunesuppression and Cancer Study Group (2005) Kaposi's sarcoma in transplant and HIV-infected patients: an epidemiologic study in Italy and France. Transplantation 80(12):1699–704

Shin DM, Glisson BS, Khuri FR, Clifford JL, Clayman G, Benner SE, Forastiere AA, Ginsberg L, Liu D, Lee JJ, Myers J, Goepfert H, Lotan R, Hong WK, Lippman SM (2002) Phase II and biologic study of interferon alfa, retinoic acid, and cisplatin in advanced squamous skin cancer. J Clin Oncol 20(2):364–70

Skubitz KM, Haddad PA (2005) Paclitaxel and pegylated-liposomal doxorubicin are both active in angiosarcoma. Cancer 104(2):361–6

Stacchiotti S, Palassini E, Sanfilippo R, Vincenzi B, Arena MG, Bochicchio AM, De Rosa P, Nuzzo A, Turano S, Morosi C, Dei Tos AP, Pilotti S, Casali PG (2012) Gemcitabine in advanced angiosarcoma: a retrospective case series analysis from the Italian Rare Cancer Network. Ann Oncol 23(2):501–8

Stewart JS, Cohen EE, Licitra L, Van Herpen CM, Khorprasert C, Soulieres D, Vodvarka P, Rischin D, Garin AM, Hirsch FR, Varella-Garcia M, Ghiorghiu S, Hargreaves L, Armour A, Speake G, Swaisland A, Vokes EE (2009) Phase III study of gefitinib compared with intravenous methotrexate for recurrent squamous cell carcinoma of the head and neck [corrected]. J Clin Oncol 27(11):1864–71

Tascilar M, Loos WJ, Seynaeve C, Verweij J, Sleijfer S (2007) The pharmacologic basis of ifosfamide use in adult patients with advanced soft tissue sarcomas. Oncologist 12(11):1351–60

Tawbi HA, Burgess M, Bolejack V, Van Tine BA, Schuetze SM, Hu J, D'Angelo S, Attia S, Riedel RF, Priebat DA, Movva S, Davis LE, Okuno SH, Reed DR, Crowley J, Butterfield LH, Salazar R, Rodriguez-Canales J, Lazar AJ, Wistuba II, Baker LH, Maki RG, Reinke D, Patel S (2017) Pembrolizumab in advanced soft-tissue sarcoma and bone sarcoma (SARC028): a multicentre, two-cohort, single-arm, open-label, phase 2 trial. Lancet Oncol 18(11):1493–1501

Togsverd-Bo K, Omland SH, Wulf HC, Sørensen SS, Haedersdal M (2015) Primary prevention of skin dysplasia in renal transplant recipients with photodynamic therapy: a randomized controlled trial. Am J Transplant Nov;15(11):2986–90. Epub 2015 May 27

Toro JR, Travis LB, Wu HJ, Zhu K, Fletcher CD, Devesa SS (2006) Incidence patterns of soft tissue sarcomas, regardless of primary site, in the surveillance, epidemiology and end results program, 1978-2001: An analysis of 26,758 cases. Int J Cancer 119(12): 2922–30

Uldrick TS, Whitby D (2011) Update on kshv epidemiology, kaposi sarcoma pathogenesis and treatment of kaposi sarcoma. Cancer Letters 305: 150–162

Vermorken JB Stöhlmacher J, Davidenko I (2010) lba26 primary efficacy and safety results of spectrum, a phase 3 trial in patients (pts) with recurrent and/or metastatic (r/m) squamous cell carcinoma of the head and neck (SCCHN) receiving chemotherapy with or without panitumumab (PMAB). Ann Oncol 21 (suppl 8):viii12

Vermorken JB, Guigay J, Mesia R, Trigo JM, Keilholz U, Kerber A, Bethe U, Picard M, Brummendorf TH (2011) Phase I/II trial of cilengitide with cetuximab, cisplatin and 5-fluorouracil in recurrent and/or metastatic squamous cell cancer of the head and neck: findings of the phase I part. Br J Cancer 104(11):1691–6

Vermorken JB, Herbst RS, Leon X, Amellal N, Baselga J (2008) Overview of the efficacy of cetuximab in recurrent and/or metastatic squamous cell carcinoma of the head and neck in patients who previously failed platinum-based therapies. Cancer 112(12): 2710–9

Vermorken JB, Mesia R, Rivera F, Remenar E, Kawecki A, Rottey S, Erfan J, Zabolotnyy D, Kienzer HR, Cupissol D, Peyrade F, Benasso M, Vynnychenko I, De Raucourt D, Bokemeyer C, Schueler A, Amellal N, Hitt R (2008) Platinum-based chemotherapy plus cetuximab in head and neck cancer. N Engl J Med 359(11):1116–27

Vermorken JB, Trigo J, Hitt R, Koralewski P, Diaz-Rubio E, Rolland F, Knecht R, Amellal N, Schueler A, Baselga J (2007) Open-label, uncontrolled, multicenter phase II study to evaluate the efficacy and toxicity of cetuximab as a single agent in patients with recurrent and/or metastatic squamous cell carcinoma of the head and neck who failed to respond to platinum-based therapy. J Clin Oncol 25(16):2171–7

Vermorken JB, Stöhlmacher-Williams J, Davidenko I, Licitra L, Winquist E, Villanueva C, Foa P, Rottey S, Skladowski K, Tahara M, Pai VR, Faivre S, Blajman CR, Forastiere AA, Stein BN, Oliner KS, Pan Z, Bach BA; SPECTRUM investigators (2013) Cisplatin and fluorouracil with or without panitumumab in patients with recurrent or metastatic squamous-cell carcinoma of the head and neck (SPECTRUM): an open-label phase 3 randomised trial. Lancet Oncol 14(8): 697–710

Verschraegen CF, Quinn R, Rabinowitz I, Arias-Pulido H, CMuller C (2008) Phase I/II study of docetaxel (D), gemcitabine (G), and bevacizumab (B) in patients (pts) with advanced or recurrent soft tissue sarcoma (STS). Proc Am Soc Clin Oncol 26:abstr 10534

Vogt T, Hafner C, Bross K, Bataille F, Jauch KW, Berand A, Landthaler M, Andreesen R, Reichle A (2003) Antiangiogenetic therapy with pioglitazone, rofecoxib, and metronomic trofosfamide in patients with advanced malignant vascular tumors. Cancer 98(10):2251–6

von Mehren M, Rankin C, Goldblum JR, Demetri GD, Bramwell V, Ryan CW, Borden E (2012) Phase 2 Southwest Oncology Group-directed intergroup trial (S0505) of sorafenib in advanced soft tissue sarcomas. Cancer 118(3):770–6

Weichselbaum RR, Miller D, Pitman SW, Kirkwood J (1978) Initial adjuvant weekly high dose methotrexate with leucovorin rescue in advanced squamous carcinoma of the head and neck. Int J Radiat Oncol Biol Phys 4(7–8):671–4

Xie P, Lefrancois P (2018) Efficacy, safety and comparison of sonic hedgehog inhibitors in basal cell carcinoma: a systematic review. JAAD 79(6):1089–1100

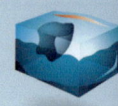

Bewährtem vertrauen.
Perspektive geben.

OPDIVO®
(nivolumab)

Jetzt: OPDIVO® Adjuvant *,1

- Chance auf langfristige Tumorfreiheit[2]
- Bei bewährter Verträglichkeit[3]

OPDIVO® Adjuvant – erster und einziger PD-1-Inhibitor mit Zulassung für die adjuvante Behandlung des Melanoms im Stadium III und IV *,1

 Bristol-Myers Squibb

bms-onkologie.

OPDIVO® 10 mg/ml Konzentrat zur Herstellung einer Infusionslösung. **Wirkstoff:** Nivolumab. **Sonst. Bestandteile:** Natriumcitratdihydrat, Natriumchlorid, Mannitol, Pentetsäure, Polys 80, Natriumhydroxid, Salzsäure und Wasser für Injektionszwecke. **Anwendungsgebiete:** Melanom. OPDIVO® ist als Monotherapie oder in Kombination mit Ipilimumab bei Erwachsenen die Behandlung des fortgeschrittenen (nicht resezierbaren oder metastasierten) Melanoms indiziert. Im Vergleich zur Nivolumab Monotherapie wurde in der Kombination Nivolumab Ipilimumab nur bei Patienten mit niedriger Tumor PD-L1-Expression ein Anstieg des progressionsfreien Überlebens (PFS) und des Gesamtüberlebens (OS) gezeigt. Adjuvante Behand des Melanoms: OPDIVO® ist als Monotherapie bei Erwachsenen zur adjuvanten Behandlung des Melanoms mit Lymphknotenbeteiligung oder Metastasierung nach vollständiger Rese indiziert. Nicht-kleinzelliges Lungenkarzinom (NSCLC): OPDIVO® ist als Monotherapie zur Behandlung des lokal fortgeschrittenen oder metastasierten nicht-kleinzelligen Lungenkarz nach vorheriger Chemotherapie bei Erwachsenen indiziert. Nierenzellkarzinom (RCC): OPDIVO® ist als Monotherapie bei Erwachsenen zur Behandlung des fortgeschrittenen Nierenze zinoms nach Vortherapie indiziert. OPDIVO® ist in Kombination mit Ipilimumab für die Erstlinientherapie des fortgeschrittenen Nierenzellkarzinoms bei Erwachsenen mit intermedia ungünstigem Risikoprofil indiziert. Klassisches Hodgkin-Lymphom (cHL): OPDIVO® ist als Monotherapie zur Behandlung des rezidivierenden oder refraktären klassischen Hodgkin-Lymph bei Erwachsenen nach einer autologen Stammzelltransplantation (ASCT) und Behandlung mit Brentuximab Vedotin indiziert. Plattenepithelkarzinom der Kopf-Hals-Bereichs (SCCHN): O VO® ist als Monotherapie zur Behandlung des rezidivierten oder metastasierten Plattenepithelkarzinoms des Kopf-Hals-Bereichs bei Erwachsenen mit einer Progression während oder einer platinbasierten Therapie indiziert. Urothelkarzinom: OPDIVO® ist als Monotherapie zur Behandlung des lokal fortgeschrittenen nicht resezierbaren oder metastasierten Urothelkarzi bei Erwachsenen nach Versagen einer vorherigen platinhaltigen Therapie indiziert. **Gegenanzeigen:** Überempfindlichkeit gegen den Wirkstoff oder einen der sonstigen Bestandteile. **Ne wirkungen: Sehr häufig: Nivolumab-Monotherapie:** Neutropenie, Diarrhoe, Übelkeit, Hautausschlag, Juckreiz, Fatigue, AST-Anstieg, ALT-Anstieg, Anstieg der alkalischen Phosphatase, Lip Anstieg, Amylase-Anstieg, Hypokalziämie, Kreatinin-Anstieg, Hyperglykämie, Lymphopenie, Leukopenie, Thrombozytopenie, Anämie, Hyperkalziämie, Hyperkaliämie, Hypo nesiämie, Hyponatriämie. **Nivolumab in Kombination mit Ipilimumab:** Hypothyreose, Hyperthyreose, verminderter Appetit, Kopfschmerzen, Dyspnoe, Kolitis, Diarrhoe, Erbrechen, Übe Bauchschmerzen, Hautausschlag, Juckreiz, Muskel- und Skelettschmerzen, Arthralgie, Fatigue, Pyrexie, AST-Anstieg, ALT-Anstieg, Anstieg des Gesamt-Bilirubins, Anstieg der alkalis Phosphatase, Lipase-Anstieg, Amylase-Anstieg, Kreatinin-Anstieg, Hyperglykämie, Hypoglykämie, Lymphopenie, Leukopenie, Neutropenie, Thrombozytopenie, Anämie, Hyperkalziämie, Hypo kalziämie, Hyperkaliämie, Hypokaliämie, Hypomagnesiämie, Hyponatriämie. **Häufig: Nivolumab-Monotherapie:** Infektionen der oberen Atemwege, infusionsbedingte Reaktion, Hypersen ität, Hypothyreose, Hyperthyreose, verminderter Appetit, periphere Neuropathie, Kopfschmerzen, Schwindelgefühl, Hypertonie, Pneumonitis, Dyspnoe, Husten, Kolitis, Stomatitis, Erbre Bauchschmerzen, Obstipation, trockener Mund, Vitiligo, trockene Haut, Erythem, Alopezie, Muskel- und Skelettschmerzen, Arthralgie, Pyrexie, Ödeme (einschließlich peripheres Ödem) stieg des Gesamt-Bilirubins, Hypoglykämie, Hypermagnesiämie, Hypernatriämie, Gewichtsverlust. **Nivolumab in Kombination mit Ipilimumab:** Pneumonie, Infektionen der oberen A wege, Konjunktivitis, Eosinophilie, infusionsbedingte Reaktion, Hypersensibilität, Nebenniereninsuffizienz, Hypophyseninsuffizienz, Hypophysitis, Thyroiditis, Diabetes mellitus, Dehydrie Hepatitis, periphere Neuropathie, Schwindelgefühl, Uveitis, verschwommenes Sehen, Tachykardie, Hypertonie, Pneumonitis, Pleuraerguss, Lungenembolie, Husten, Stomatitis, Pankrea Obstipation, trockener Mund, Vitiligo, trockene Haut, Erythem, Alopezie, Urtikaria, Arthritis, Muskelspasmen, muskulare Schwäche, Nierenversagen (einschließlich akutem Nierenversa Ödeme (einschließlich peripheres Ödem), Schmerzen, Schmerzen in der Brust, Schüttelfrost, Hypermagnesiämie, Hypernatriämie, Gewichtsverlust. **Gelegentlich: Nivolumab-Monother** Pneumonie, Bronchitis, Nebenniereninsuffizienz, Hypophyseninsuffizienz, Hypophysitis, Thyroiditis, Diabetes mellitus, Dehydrierung, metabolische Azidose, Hepatitis, Polyneuropathie, immune Neuropathie, einschließlich Gesichtsnerv- und Abduzensparese), Uveitis, verschwommenes Sehen, trockene Augen, Tachykardie, perikardiale Erkrankungen, Vaskulitis, Pleuraerg Pankreatitis, Gastritis, Erythema multiforme, Psoriasis, Rosazea, Urtikaria, rheumatische Polymyalgie, Arthritis, tubulointerstitielle Nephritis, Nierenversagen (einschließlich akutem Nieren sagen), Schmerzen, Schmerzen in der Brust. **Nivolumab in Kombination mit Ipilimumab:** Bronchitis, aseptische Meningitis, Sarkoidose, diabetische Ketoazidose, metabolische Azidose, Gu Barré-Syndrom, Polyneuropathie, Neuritis, Peroneusläsionen, autoimmune Neuropathie (einschließlich Gesichtsnerv- und Abduzensparese), Myasthenia gravis, Enzephalitis, Arrhythmie schließlich ventrikulärer Arrhythmie), Vorhofflimmern, Myokarditis, Darmperforation, Gastritis, Duodenitis, Psoriasis, Stevens-Johnson-Syndrom, Erythema multiforme, Spondyloarthropa Sjögren-Syndrom, Myopathie, Polymyalgia rheumatica, Myositis (einschließlich Polymyositis), Rhabdomyolyse, tubulointerstitielle Nephritis. **Selten: Nivolumab-Monotherapie:** Histio nekrotisierende Lymphadenitis (Kikuchi-Lymphadenitis), Eosinophilie, anaphylaktische Reaktion, diabetische Ketoazidose, Cholestase, Guillain Barré-Syndrom, Demyelinisierung, myas nes Syndrom, Enzephalitis, Arrhythmie (einschließlich ventrikulärer Arrhythmie), Vorhofflimmern, Myokarditis, Lungeninfiltration, Zwölffingerdarmgeschwür, toxische epidermale Nekro Stevens-Johnson-Syndrom, Sjögren-Syndrom, Myopathie, Myositis (einschließlich Polymyositis), Rhabdomyolyse. **Nivolumab in Kombination mit Ipilimumab:** Toxische epidermale Nekro **Nicht bekannt: Nivolumab-Monotherapie:** Abstoßung eines soliden Organtransplantats, Tumorlyse-Syndrom, Vogt-Koyanagi-Harada-Syndrom. **Nivolumab in Kombination mit Ipilimumab:** Abstoßung eines soliden Organtransplantats, Tumorlyse-Syndrom, Vogt-Koyanagi-Harada-Syndrom, perikardiale Erkrankungen. Weitere Hinweise siehe Fachinformation. Verschreibungspflichtig. Dieses Arzneimittel unterliegt einer zusätzlichen Überwachung. Angehörige von Gesundheits- berufen sind aufgefordert, jeden Verdachtsfall einer Nebenwirkung über das nationale Meldesystem anzuzeigen. Pharmazeutischer Unternehmer: Bristol-Myers Squibb Pharma EEIG, Plaza 254, Blanchardstown Corporate Park 2, Dublin 15, D15 T867, Irland. Stand des Textes: v15.

* OPDIVO® ist als Monotherapie zur adjuvanten Behandlung des Melanoms mit Lymphknotenbeteiligung oder Metastasierung nach vollständiger Resektion bei Erwachsenen indiziert.

1. OPDIVO®-Fachinformation, aktueller Stand   2. Weber J et al. ASCO, 2018; Oral Presentation   3. Weber J et al. N Engl J Med, 2017; 377: 1824–35

© Bristol-Myers Squibb, 02/2019. 1506DE19SD00409

Nebenwirkungen und Supportivtherapie

5.1	Blutbildveränderungen	– 243
5.1.1	Anämie	– 243
5.1.2	Thrombopenie	– 244
5.1.3	Neutropenie	– 244
5.2	Nausea und Erbrechen	– 246
5.3	Paravasate	– 249
5.4	Tumorschmerz	– 251
5.5	Diarrhö	– 254
5.6	Obstipation	– 254
5.7	Atemnot (Dyspnoe)	– 255
5.8	Kardiale Nebenwirkungen	– 255
5.9	Zerebrale Nebenwirkungen	– 256
5.10	Fatigue und Schlafstörungen	– 256
5.10.1	Fatigue	– 256
5.10.2	Schlafstörungen	– 257
5.11	Kachexie	– 257
5.12	Lymphödem	– 258
5.13	Angst und Depression	– 259
5.13.1	Angst	– 259
5.13.2	Depression	– 259

© Springer-Verlag GmbH Deutschland, ein Teil von Springer Nature 2019
L. Heinzerling et al., *Medikamentöse Tumortherapie in der Dermato-Onkologie*
https://doi.org/10.1007/978-3-662-58012-7_5

5.14	Hautnebenwirkungen – 260	
5.14.1	Hand-Fuß-Syndrom bei Chemotherapeutika – 260	
5.14.2	Hand-Fuß-Syndrom bei Multikinaseinhibitoren – 261	
5.14.3	Pulpitis und Xerosis – 261	
5.14.4	Paronychien – 261	
5.14.5	Akneiformes Exanthem – 262	
5.14.6	Radiation-Recall-Reaktionen – 262	
5.14.7	Mukositis – 262	

5.15 Haarausfall – 263

5.16 Polyneuropathie – 265

5.17 Hypersensitivität – 267

5.18 Seltene Nebenwirkungen – 268
5.18.1 Progressive multifokale Leukenzephalopathie (PML) – 268
5.18.2 Venoocclusive disease/Lebervenenverschlusssyndrom (VOD) – 268
5.18.3 Zweitmalignom – 268

5.19 Protektiva – 268
5.19.1 Amifostin (Ethyol®; WR-2721) – 268
5.19.2 Dextromethorphan – 269
5.19.3 Dexrazoxan (Cardioxane®) – 269
5.19.4 Natriumthiosulfat – 269
5.19.5 Mesna (Uromitexan®) – 270
5.19.6 Vitamin E – 270
5.19.7 Glutathion – 270
5.19.8 Glutamin – 270
5.19.9 All-trans Retinsäure (ATRA) – 270

5.20 Metabolismus und Interaktionen – 270

Literatur – 272

Das Spektrum der Nebenwirkungen erweitert sich durch Anwendung der neuen Tumortherapeutika mit anderen Wirkmechanismen. Die Behandlung bekannter Symptome kann sich in Abhängigkeit vom Auslöser unterscheiden.

5.1 Blutbildveränderungen

Blutbildveränderungen treten bei fast allen Chemotherapiepatienten auf und stellen damit die häufigste chemotherapiebedingte Nebenwirkung dar. Schweregrad und Dauer hängen von der Art der Chemotherapie, der vorangegangenen Knochenmarksschädigung (vorherige Chemotherapie, andere myelotoxische Medikamente oder Radiotherapie) und dem Alter der Patienten ab. Chemotherapeutika schädigen das Knochenmark unterschiedlich stark, wobei Alkylanzien oft die schwerste Myelosuppression induzieren, und Vincristin oder Bleomycin fast keine. Nach längerer Chemotherapie insbesondere mit Alkylanzien kann es auch zu einem myelodysplastischen Syndrom kommen.

> In der Regel sollte vor Gabe des nächsten Therapiezyklus eine Erholung der Blutwerte abgewartet werden.

5.1.1 Anämie

- **Definition/Pathogenese**

Anämie ist die Verminderung der Hämoglobinkonzentration, des Hämatokrits oder der Erythrozytenzahl unter die Norm.

- **Vorkommen**

Ursachen einer Anämie bei Krebserkrankung können die inadäquate Eisenverwertung, die verkürzte Erythrozytenlebensdauer, Blutverlust, Knochenmarksinfiltration oder Zustand nach Bestrahlung, Malnutrition, toxische Wirkung der Chemotherapie und unzureichende Erythropoetinproduktion – bzw. -sensitivität z. B. aufgrund einer Nierenschädigung (bei Cisplatin) sein. Anämie tritt sehr häufig unter Vemurafenib+Cobimetinib und häufig unter Dabrafenib+Trametinib und Encorafenib+Binimetinib auf. Autoimmunhämolytische Anämie, z. T. mit fatalem Verlauf, wurde unter Therapie mit Checkpoint-Inhibitoren beschrieben.

- **Diagnostik**

Zur Klassifizierung werden MCV, MCH, Retikulozyten und Differenzialblutbild, Eisen, Ferritin, Transferrin und Transferrinsättigung bestimmt, ebenso wie CRP, Bilirubin, Vitamin B_{12}/Folsäure und Hämoccult.

- **Therapie/Maßnahmen**

Ursachen der Anämie sollten behandelt werden. Wenn eine funktionelle Eisendefizienz besteht sollte **Eisen intravenös** appliziert werden. Gemäß der EORTC-Leitlinie kann ab einem Hämoglobin von 9 g/dl eine **Erythrozytentransfusion** erwogen werden. Insbesondere bei symptomatischen Patienten geht damit oft auch eine Verbesserung der Symptome (Fatigue, Dyspnoe) einher.

> Die Transfusion von 1 Erythrozytenkonzentrat führt in der Regel (wenn keine Blutung und kein erhöhter Erythrozytenumsatz vorliegt) zu einem Anstieg des Hämoglobins um 1 g/dl.

Transfundierte Erythrozyten leben nur etwa halb so lang wie eigene (60 statt 120 Tage). Erythrozytenkonzentrate sind depletiert von Leukozyten.

Bei symptomatischen Patienten mit Hämoglobinkonzentrationen zwischen 9 und 11 g/dl besteht die Möglichkeit der Therapie mit **Wachstumsfaktoren** (humanes rekombinantes Erythropoetin, Darbepoetin-alfa, Epoetin alfa, Epoetin beta, Epoetin zeta unter Hb-Kontrolle bis zu einem Zielhämoglobinlevel von maximal 12–13 g/dl). Diese erhöhen nach mehreren Wochen der Anwendung meist die Hämoglobinkonzentration, verbessern die Lebensqualität und vermeiden Transfusionen, zeigten in einigen Studien jedoch bei Tumorpatienten eine Verschlechterung des Gesamtüberlebens, eine Erhöhung der Mortalität und eine Verkürzung der Zeit zur Tumorprogression (Fachinformation) und erhöhen die Rate thromboembolischer Ereignisse etwa auf das 1,6-fache (Bokemeyer et al. 2007).

5.1.2 Thrombopenie

- **Definition/Pathogenese**

Thrombopenien liegen bei Verminderung der Thrombozyten vor. Dies kann aufgrund verringerter Thrombozytopoese oder bei erhöhtem Umsatz auftreten.

- **Vorkommen**

Autoimmunthrombopenie (sehr selten unter Checkpoint-Inhibitoren) nach Interferon-α-Therapie, unter Dabrafenib+Trametinib, toxische Thrombopenie nach Applikation von Chemotherapeutika:
- Frühe Thrombopenie: DTIC, Vinblastin, Cisplatin, Paclitaxel, Carboplatin
- Späte Thrombopenie: Doxorubicin, Fotemustin, Treosulfan, Gemcitabin

- **Diagnostik**

Coombs-Test bei Verdacht auf Immunthrombopenie; ggf. Nachweis thrombozytär fixierter Antikörper.

- **Therapie/Maßnahmen**

Thrombozytenkonzentrate bei petechialen Blutungen der Haut/Schleimhaut oder Nasenbluten, unter 10.000–20.000/µl Thrombozyten auch ohne Symptome (bei zusätzlichen Erkrankungen wie Sepsis, Fieber, Splenomegalie auch schon ab 30.000/µl); kein ASS, um die plasmatische Gerinnung zu erhalten. Invasive Eingriffe (Portanlage, Punktion) ab Thrombozytenzahlen von 40–60.000/µl. Anstieg der Thrombozytenzahl pro Thrombozytenkonzentrat 20–30.000/µl.

- **Nebenwirkungen**

Transfusion related acute lung injury (TRALI) innerhalb der ersten 6 h nach Transfusion (meist während oder kurze Zeit danach) mit plötzlich einsetzender respiratorischer Insuffizienz.

- **Kontraindikationen**

Sehr zurückhaltender Einsatz von Thrombozytenkonzentraten bei Patienten mit Stammzelltransplantation.

5.1.3 Neutropenie

- **Definition**

Neutropenie wird definiert als
- Anzahl der neutrophilen Granulozyten unter 500/µl oder
- Anzahl der neutrophilen Granulozyten unter 1000/µl und erwarteter Abfall unter 500/µl in den nächsten 2 Tagen.

Neutropenie nach CTCAE:
- Grad-1-Neutrophile <2000/µl
- Grad-2-Neutrophile <1500/µl
- Grad-3-Neutrophile <1000/µl
- Grad-4-Neutrophile <500/µl

Meist wird der Nadir 12–14 Tage nach Beginn der Chemotherapie erreicht. Bei Neutropenie ist das Infektionsrisiko erhöht, wobei insbesondere die Keime der eigenen Flora, z. B. Darmflora, Hautkeime oder Keime des Urogenitaltraktes, eine Infektionsquelle darstellen. Das Infektionsrisiko kann zusätzlich gesteigert sein durch Applikation von Glukokortikoiden z. B. aufgrund von Hirnmetastasen oder bei Übelkeit. Infektionen werden v. a. von gram-positiven aber auch gram-negativen Erregern verursacht (Lyman et al. 2005).

- **Vorkommen**

Nach Chemotherapie, Thalidomid, Lenalidomid, (Dabrafenib+Trametinib). Selten sind Neutropenien, Agranulozytose und Panzytopenien unter Checkpoint-Inhibitoren beobachtet worden.

- **Diagnostik**
- Temperaturmessung
- Infektzeichen (Husten, Halsschmerzen, Miktionsbeschwerden, Diarrhö) oder Schmerz
- Körperliche Untersuchung (insbesondere Haut/Schleimhäute, Einstichstellen, Akren,

Lymphknoten, Perianalregion, pulmonale Auskultation, abdominale Palpation, Meningismus), Blutdruck, Puls, Atemfrequenz
- Röntgen-Thorax (in 2 Ebenen)
- Blutkulturen aerob und anaerob (bei Port zentrale und periphere Blutentnahme)
- Urinstix und -kultur
- Labor: Differenzialblutbild, CRP, Procalcitonin, GOT, GPT, LDH, AP, GGT, Bilirubin, Harnsäure, Kreatinin, Na, K, INR, partielle Thromboplastinzeit (PTT)
- Ggf. Wundabstriche, Stuhlkulturen (bei Diarrhö inklusive Clostridium-difficile-Enterotoxin-Bestimmung), Sputumuntersuchung, Liquoruntersuchung (nach Symptomatik)
- Ggf. Sonographie Abdomen

> Es ist zu beachten, dass bei Therapie mit Steroiden oder NSAR manche Patienten auch bei Infekt kein Fieber entwickeln.

■ Maßnahmen im Vorfeld/Infektprophylaxe

Eine präsaisonale Influenzaimpfung wird bei allen Krebspatienten möglichst 2 Wochen vor Beginn der Tumortherapie empfohlen. Die meisten dermatoonkologischen Patienten sind Low-risk-Patienten mit Neutropeniedauer von bis zu 7 Tagen. Komorbiditäten, signifikante Leber- oder Nierenfunktionsstörungen und Alter >60 Jahre erhöhen das Risiko.

Bei **Low-risk-Patienten** kommt es nur selten zu Pilzinfektionen oder Herpes simplex-Virus (HSV)/Varizella-Zoster-Virus (VZV)-Reaktivierung, weshalb keine prophylaktische Behandlung von Pilzinfektionen oder Virusinfektionen empfohlen wird. Zur Vermeidung einer Reaktivierung bei bestehender Hepatitis-B-Infektion wird die Gabe von Lamivudin (100 mg/d p.o.) vor Chemotherapie empfohlen.

Bei **High-risk-Patienten** erfolgen:
- Prophylaxe systemischer Pilzinfektionen (Fluconazol 400 mg p.o. 1× täglich oder Itraconazol 200 mg p.o. 1× täglich)
- Prophylaxe von Virusinfektionen: präsaisonale Influenzaimpfung aller Krebspatienten oder möglichst 2 Wochen vor Beginn der Chemotherapie. HSV/VZV-Prophylaxe bei High-risk-Patienten routinemäßig (Aciclovir 3–4× täglich 400 mg oder Valaciclovir 2–3× täglich 500 mg p.o.); zur Vermeidung einer Reaktivierung bei bestehender Hepatitis-B-Infektion wird die Gabe von Lamivudin (100 mg/d p.o.) vor Chemotherapie empfohlen.
- Prophylaxe der Pneumocystis-jiroveci (carinii)-Pneumonie:
  - Trimethoprim-Sulfametoxazol 2× 960 mg p.o. am Samstag und Sonntag oder 1× 960 mg Montag – Mittwoch – Freitag
  - Pentamidin 300 mg inhalieren einmal pro Monat

■ Therapie/Maßnahmen

Invasive Maßnahmen und künstlichen Zugänge (Katheter etc.) sollten bei Neutropenie auf das unbedingt notwendige Maß minimiert werden. Verschiedene pflegerische Maßnahmen vermindern weiterhin das Risiko von Infekten, so z. B. gute Hautpflege, Mundhygiene und Mundspülungen mit Dexpanthenol, Untersuchung auf Eintrittspforten und bei Wunden bzw. Zugängen tägliche desinfizierende Verbandswechsel. Weiterhin ist konsequente Handdesinfektion vor dem Patientenkontakt unerlässlich. Prinzipiell wird die ambulante Betreuung angestrebt. Bei Neutropenie mit Fieber oder Infektzeichen erfolgt die stationäre Aufnahme zur Antibiose mit Umkehrisolation.

Patienten sollten geschult werden, gute Hygiene zu praktizieren (inkl. Händedesinfektion nach dem Toilettengang) und Kontakt zu Infektquellen vermeiden (z. B. kranke Angehörige, Menschenansammlungen, ungekochte Lebensmittel wie Salat). Bei Fieber (5× täglich messen) oder anderen Infektzeichen sollten sie sich umgehend vorstellen.

Eine **antibiotische Therapie** sollte erfolgen bei:
- neutropenen Patienten mit Fieber (einmalig >38,3°C oder >38,0°C für mehr als 1 h oder 2× in 12 h (Link et al. 2003) und
- afebrilen Patienten mit Zeichen eines Infektes.

Die antibiotische Therapie im Falle von Fieber eines neutropenen Patienten bzw. bei Infekt sollte zeitnah (möglichst innerhalb einer Stunde) nach Entnahme der Proben für die Diagnostik eingeleitet werden. Die Diagnostik darf jedoch den Beginn der Antibiose nicht verzögern. In den meisten Zentren liegen hierfür Standards vor. Sie kann bei Niedrigrisikopatienten beispielsweise erfolgen mit:
- Ciprofloxacin 750 mg 2× täglich oder
- Levofloxacin 750 mg 1× täglich + Amoxicillin-Clavulansäure 500/125 mg 3× täglich oder
- Clindamycin 300 mg 4× täglich.

Bei ausbleibendem Effekt wird nach 2–3 Tagen umgestellt. Ebenso wird die Antibiose ggf. nach Vorliegen der Diagnostik angepasst.

Bei Risikopatienten wird häufig therapiert mit:
- Piperacillin + Tazobactam (Tazobac® 4 g/0,5 g), je nach Nierenfunktion bis 4× täglich + Aminoglykosid (Refobacin® 2 mg/kg oder – wenn Nierenfunktion gut – bis 6 mg/kg) 1× täglich oder bei Niereninsuffizienz verteilt auf 3 Einzeldosen

Wichtig ist es, nach 48 h Antibiose zu evaluieren, ob der Patient eine klinische Besserung erfahren hat. Wenn nicht, sollte die Antibiose komplettiert bzw. angepasst werden.

> Die Empfehlungen zur Antibiose bei neutropenen Patienten können sich ändern. Die Therapie sollte gemäß der aktuellen örtlichen Empfehlungen durchgeführt werden.

Granulozyten-Kolonie-stimulierende Faktoren (G-CSF und GM-CSF) werden grundsätzlich **nicht** zur Prophylaxe der Chemotherapieinduzierten Neutropenie empfohlen. Ihr Einsatz sollte erfolgen, wenn das Risiko des neutropenen Fiebers bei mehr als 20% liegt (S3-Leitlinie Supportivtherapie, EORTC-Guideline 2010). Untersuchungen zeigten, dass ihr Einsatz die Mortalität nicht verringert und den Krankenhausaufenthalt nicht verkürzt. Es wird lediglich die Neutrophilenzahl im Blut schneller regeneriert (ASCO/EORTC). Verwendung finden Filgastrim, Lenogastrim oder Pegfilgastrim, wobei letzteres nur einmal pro Chemotherapiezyklus angewendet wird anstelle täglicher Injektionen bei Filgastrim und Lenogastrim.

5.2 Nausea und Erbrechen

Definition/Pathogenese

Nausea und Erbrechen kommt durch Stimulation
- der Chemorezeptor-Triggerzone Area postrema im 4. Ventrikel (mit Chemorezeptoren, Dopamin-2-Rezeptoren, 5-Hydroxytryptamin-Typ 3 [5-HT3]-Rezeptoren, Neurokinin-1-Rezeptoren, Cannabinoid-Rezeptoren),
- des vestibulären Systems (mit Histamin-1- und Acetylcholin-Rezeptoren) und seitens
- des Gastrointestinaltraktes (via Mechanorezeptoren, Chemorezeptoren, Cannabinoid-Rezeptoren, Neurokinin-1-Rezeptoren und 5-HT3-Rezeptoren) zustande.

Dies wirkt auf das Brechzentrum in der Medulla oblongata (mit Histamin-1-, Serotonin- und Acetylcholin-Rezeptoren). Das heißt, es spielen verschiedene Mediatoren eine Rolle, wie Serotonin, Dopamin, GABA, Histamin, Endorphine, Acetylcholin und Substanz P, welches an Neurokinin-Rezeptoren bindet. Darüber hinaus spielt auch der Kortex eine wichtige Rolle, was insbesondere beim antizipatorischen Erbrechen deutlich wird.

Vorkommen

Der häufigste Auslöser ist sicherlich die Chemotherapie. Hierbei werden die verschiedenen Chemotherapeutika entsprechend ihres emetogenen Potenzials eingestuft (◘ Tab. 5.1).

Weitere Auslöser für Übelkeit umfassen metabolische Störungen (Leber- oder Niereninsuffizienz, Hyperkalzämie), Medikamente (Opiate, Antibiotika, NSAR, Protonenpumpenhemmer, Digitalis, Eisenpräparate, Vismodegib und Sonidegib, BRAF- und MEK-Inhibi-

Tab. 5.1 Emetogenes Risiko und empfohlene Therapie gemäß der ASCO-Leitlinie (2006)

Hoch >90%	Moderat 30–90%	Gering 10–13%	Minimal <10%
Carmustin Cisplatin Cyclophosphamid (>1500 mg/m²) DTIC Fotemustin	Carboplatin Cyclophosphamid (<1500 mg/m²) Doxorubicin Daunorubicin Ifosfamid Irinotecan Oxaliplatin Temozolomid Treosulfan	Cetuximab Docetaxel Liposomales Doxorubicin Etoposid 5-Fluorouracil Gemcitabin Paclitaxel Methotrexat i.v.	Bevacizumab Bleomycin Busulfan Chlorambucil Hydroxyurea Interferone Methotrexat p.o. Rituximab Vincristin Vindesin
5-HT3-Serotonin-Rezeptor-Antagonist: d1 Dexamethason: d1, 2, 3 Aprepitant: d1, 2, 3	5-HT3-Serotonin-Rezeptor-Antagonist: d1 Dexamethason: d1 Anthrazykline ebenfalls Aprepitant: d1, 2, 3	Dexamethason: d1	Nach Bedarf

toren,), Bestrahlung, pharyngeale Irritation (Mundsoor, Ulzerationen), gastrointestinale Probleme (Obstipation, Obstruktion, Ulzerationen, Entzündung, Serotoninfreisetzung durch enterochromaffine Zellen), Aszites sowie Hirnmetastasen und Hirndruck. Und natürlich können auch psychische Belastungen, wie Angst, Stress und Schmerzen, aber auch die Erinnerung an vergangene unangenehme Situationen, Nausea verursachen.

- **Einteilung**

Man unterscheidet das **akute Erbrechen**, innerhalb der ersten 24 h nach der Chemotherapie, **verzögertes Erbrechen** 24–120 h nach Gabe der Chemotherapie (insbesondere bei Cisplatin, aber auch bei Carboplatin, Cyclophosphamid, Doxorubicin und anderen Anthrazyklinen) und das **antizipatorische Erbrechen**, welches psychisch durch Konditionierung entsteht und schon vor Beginn der Chemotherapie einsetzen kann.

- **Risikofaktoren**

Risikofaktoren beinhalten Alter unter 50 Jahren, weibliches Geschlecht, Reiseübelkeit oder Schwangerschaftsübelkeit in der Anamnese, geringer Alkoholkonsum, Angst und Erbrechen bei vorangegangenen Chemotherapien.

Krankheitsbedingt können gastrointestinale Komplikationen (Passagestörungen, Ikterus) zusätzlich dazu beitragen, wie auch z. B. die Opiattherapie aufgrund von Schmerzen.

- **Therapie/Maßnahmen**

Als grundlegende Maßnahmen sollte der Patient in einem ruhigen Umfeld behandelt werden, in ausreichend gelüfteten Zimmern und gut hydriert sein. In der Therapie der Chemotherapie-induzierten Nausea ist Vorbeugen besser als Therapieren. In modernen Applikationsprotokollen für Chemotherapeutika werden, je nach emetischem Potenzial (Tab. 5.1), Antiemetika prophylaktisch verabreicht (Tab. 5.2).

Bei **Chemotherapie oder Radiotherapie**:
— **5-HT3-Rezeptor-Antagonisten**
Insbesondere bei akutem Erbrechen sehr wirksam
  — Tropisetron (Navoban®): 5 mg Kapseln; 2 mg und 5 mg Injektionslösung
  — Ondansetron (Zofran®): 4 mg, 8 mg Tab; 4 mg, 8 mg Injektionslösung; z. B. 1 mg/h dann 8 mg 1–0–0
  — Granisetron (Kevatril®): 2 mg Tab; 1 mg und 3 mg Injektionslösung
  — Dolasetron (Anemet®): 50 mg und 200 mg Tab; 12,5 mg/100 mg Ampullen
  — Palonosetron (Aloxi®): 0,25 mg

Tab. 5.2 Dosierung der Antiemetika

Antiemetikum	Dosis
5-HT3-Rezeptor-Antagonisten	
Ondansetron (Zofran®)	16–24 mg p.o. 8 mg i.v.
Granisetron (Kevatril®)	2 mg p.o. 1 mg i.v.
Tropisetron (Navoban®)	5 mg p.o./i.v.
Palonosetron (Aloxi®)	0,25 mg i.v.
Neurokinin-Rezeptor-Antagonisten	
Aprepitant (Emend®)	125 mg p.o. 1 h vor Chemotherapie; d1 80 mg p.o. d2, 3
Fosaprepitant (Ivemend®)	150 mg i.v. über 20–30 min; 30 min vor Chemotherapie d1
Dexamethason	
Dexamethason	8–12 mg/d p.o./i.v. ; morgendliche einmalige Gabe
5-HT2- und Dopamin D2- Rezeptorantagonist	
Olzanzapin	5 mg/d für 5 Tage p.o.

Die verschiedenen 5-HT3-Antagonisten sind äquivalent hinsichtlich Wirkung und Sicherheit und somit austauschbar.
  — Nebenwirkungen: EKG-Veränderungen (abnorme Elektrolytwerte sollten korrigiert werden), Kopfschmerz, Transaminasenanstieg, Obstipation, Singultus (Schluckauf)
— **Glukokortikoide**
  — Sowohl in der Prophylaxe des akuten als auch des verzögerten Erbrechens sehr wirksam. Bei Immuntherapie versucht man jedoch die Kortikosteroidgabe zu minimieren.
  — Dexamethason (Fortecortin®):
    – 12 mg p.o. am Abend vorher bei Chemotherapeutika mit moderat emetogenem Potenzial
    – 20 mg i.v. als Bolus vor Chemotherapeutika mit hohem emetogenen Potenzial, 8 mg p.o. über 3 Tage
— **Aprepitant (Emend®)**
  — Wirkt auch bei verzögertem Erbrechen
  — Neurokinin-1-Antagonist und Substanz-P-Antagonist
  — 125 mg p.o. 1 h vor Chemotherapie
  — 80 mg p.o. an d2 und d3
  — Nebenwirkungen: Inhibitor des CYPA4 (veränderter Metabolismus von Steroiden und Cyclophosphamid)
  — Keine Dosisanpassung bei Leber- oder Niereninsuffizienz nötig
— **Rolapitant (Varuby®)**
  — Wirkt auch bei verzögertem Erbrechen
  — Neurokinin-1-Antagonist und Substanz-P-Antagonist
  — 180 mg (2× 90 mg) p.o. einmalige Gabe 2h vor Chemotherapie, maximal alle 2 Wochen
  — Nebenwirkungen: weniger Beeinflussung der CYPA4-Aktivität
— **Olzanzapin**
  — Antipsychotikum, welches Serotonin 5-hydroxytryptamine (5-HT2)- und Dopamin D2- Rezeptoren blockiert
  — 5 mg/d für 5 Tage p.o.

- **Alizaprid (Vergentan®)**
  - Dopaminantagonist
  - 300 mg/24 h i.v. oder 50 mg p.o.
  - Dimenhydrinat (Vomex®): 150 mg Suppositorien

Wenn keine der vorangegangenen Therapien wirksam war, zusätzlich:
- Lorazepam (Tavor®) 1–2 mg i.v. alle 12 h plus
- Metoclopramid high dose 2 mg/kg KG i.v. alle 2 h plus
- Alizaprid (Vergentan®) 50 mg (1 Amp) 3× täglich i.v.

Bei **eingeschränkter gastrointestinaler Motilität:**
- Metoclopramid (Paspertin®, MCP®; prokinetisch und Dopaminantagonist): 10 mg alle 8 h i.v. oder 10 mg p.o. oder 10 mg rektal

Bei **Hirnmetastasen/Hirndruck:**
- Dexamethason: einmalige morgendliche Gabe ausreichend

Bei **Übelkeit ohne evaluierbaren Grund:**
- Haloperidol oder Prochlorperazin (sediert); Dopamin-Antagonisten; 1–3 mg/d p.o.

Für **antizipatorisches Erbrechen:**
- Lorazepam (Tavor®): 1–2 mg p.o.

In Ausnahmefällen können Cannabinoide z. B. Tetrahydrocannabinol (THC), initial 3 × 5 mg bis maximal 50 mg/d, verordnet werden.

5.3 Paravasate

- **Definition**

Eindringen des Zytostatikums in das einem Blutgefäß umliegende Gewebe durch direkte Injektion und/oder sekundäres Austreten aus dem Blutgefäß. Zytostatika können gewebsreizend (= Irritanzien) oder nekrotisierend (Vesikanzien) sein (Tab. 5.3). Zytostatika-Paravasate müssen sofort erkannt und behandelt werden. Bei Paravasaten monoklonaler Antikörper besteht kein Handlungsbedarf.

Tab. 5.3 Einteilung der Zytostatika nach Nekrosepotenzial

Nekrotisierend (III)	Gewebsreizend (II)	Nicht gewebsreizend (I)
Amsacrin	Bendamustin	L-Asparaginase
Cisplatin (>0,4mg/ml)	Bortezomib	Azacytidin
Dactinomycin	Busulfan	Bleomycin
Daunorubicin	Carmustin	Bortezomib
Doxorubicin	Cisplatin (<0,4mg/ml)	Carboplatin
Epirubicin	Dacarbacin	Cladribin
Idarubicin	Daunorubicin liposomal	Cyclophosphamid
Mitomycin C	Docetaxel	Cytarabin
Mitoxantron	Doxorubicin liposomal	Clofarabin
Oxaliplatin	Etoposid	Decitabin
Paclitaxel	Fotemustin	Estramustin
Trabectedin	Gemcitabin	Etoposidphosphat
Vinblastin	Melphalan	Fludarabin
Vincristin	Streptozotocin	5-Fluorouracil
Vindesin	Teniposid	Ifosfamid
Vinflunin	Treosulfan	Irinotecan
Vinorelbin	Trimetrexat	Methotrexat
		Nimustin
		Nelarabin
		PEG-Asparaginase
		Pemetrexed
		Pentostatin
		Raltitrexet
		Thiotepa
		Temsirolimus
		Topotecan

- **Prophylaxe**
- Keine multipunktierten Venen, nicht gelenknah, keine Butterflynadeln für die Applikation
- Transparente Fixierung, nur Dreiwegehähne mit Schlauch
- Braunüle gut durchgängig (Aspiration von Blut, vorher 100–200 ml Trägerlösung i.v.)
- Extremität ruhig stellen, bei unruhigem Patienten evtl. unter Beobachtung/Fixierung
- Patient informieren, dass er sich sofort melden soll, bei Brennen/Schmerzen oder wenn Arm dick wird

Tab. 5.4 Allgemeine Maßnahmen bei eingetretenem Paravasat

Allgemeine Maßnahmen	Nekrotisierend*	Gewebsreizend	Nicht gewebsreizend
Paravasate-Kit holen	x	x	x
OP-Handschuhe/Zytostatikahandschuhe anziehen	x	x	x
Infusionsleitung bzw. Spritze durch eine 5-ml-Einmalspritze ersetzen	x	x	x
So viel wie möglich Blut und Sekret aspirieren. **Cave**: Kein Druck auf Paravasationsstelle ausüben	x	x	x
i.v. Zugang unter Aspirationsbedingungen entfernen	x	x	x
Betroffene Extremität hoch lagern und ruhig stellen	x	x	x
Bei Blasen mit 1-ml-Spritze und s.c. Kanüle aspirieren (für jeden neuen Aspirationsversuch neues Besteck verwenden)	x	x	
Substanzspezifische Maßnahmen einleiten	x	x	
Dokumentation	x	x	x
Innerhalb von 72 h einen plastischen Chirurg konsultieren	x		
Aufklärung/Instruktion des Patienten/Angehörigen durch den Arzt	x	x	x
Regelmäßige Kontrollen nach ärztlicher Anordnung	x	x	x

* Nekrosen sind Gewebsuntergänge, die zu einem Gewebsschwund mit Narbenbildung führen können wie auch zu einer Schädigung von Nerven, Muskeln, Sehnen und Gelenken. Es kann notwendig sein, eine Therapie mittels Nekrotektomie und Hauttransplantation durchzuführen. Im schlimmsten Fall kann es zum Funktionsverlust der Extremität oder sogar zur Amputation kommen.

— Nachspülen nach Chemotherapie mit Trägerlösung

- **Klinik**

Brennen, Rötung, Schmerzen, Schwellung am Ort des Zuganges.

- **Maßnahmen bei eingetretenem Paravasat**

Eintreten eines Paravasates: Infusion sofort stoppen. Zugang belassen! → Information zur Art des Chemotherapeutikums und Paravasate-Kit holen → Allgemeine Maßnahmen (◘ Tab. 5.4) und Einleitung der substanzspezifischen Maßnahmen (◘ Tab. 5.5) → Dokumentation → Verlaufskontrolle. Weitere substanzspezifische Maßnahmen. Ggf. Hinzuziehen eines plastischen Chirurgen.

Bei Paravasaten aller Zytostatika – Cave!
— Keine feuchten Umschläge
— Keine Alkoholumschläge
— Keine Spülungen des Zuganges
— Keine okklusiven Umschläge
— Keine Kortisonsalbe (Paravasate verursachen keine Entzündung!)

❶ Oxaliplatin: keine kalten Umschläge/kein NaCl, Dexrazoxan: kein DMSO vor oder während der Therapie!

Nach Paravasation sollte eine detaillierte Dokumentation erfolgen inklusive
— Art des Paravasates
— Zeitpunkt

5.4 · Tumorschmerz

Tab. 5.5 Substanzspezifische Maßnahmen nach eingetretenem Paravasat

Zytostatikum	Antidot
Doxorubicin (CHOP) Daunorubicin Epirubicin Idarubicin	Dexrazoxan (Cardioxane®) sobald wie möglich, maximal 6 h nach erfolgter Paravasation. 1000 mg/m² i.v. an d1+2, sowie 500 mg/m² an d3. Reizt Venen! (Siehe auch Tabelle 3.10.10 und 5.19.3) Trockene lokale Kühlung mehrmals täglich für 15 min, aber 15 min vor Infusion entfernen Chirurgisches Konsil innerhalb von 3 Tagen
Paclitaxel	Hyaluronidase bis zu 1500 I.E. in das Paravasatgebiet infiltrieren/s.c. umspritzen Chirurgisches Konsil innerhalb von 3 Tagen Evtl. Recall bei nachfolgenden Paclitaxeltherapien!
Cisplatin Dactinomycin Mitomycin C Mitoxantron Amsacrin	Dimethylsulfoxid (DMSO) 99% 4- bis 6-mal täglich über mindestens 7–14 Tage mit einem sterilen Watteträger ohne Druckausübung im gesamten Paravasatgebiet auftragen und an der Luft gut abtrocknen lassen.* Das behandelte Gebiet sollte doppelt so groß sein wie der Paravasatbereich. Trockene lokale Kühlung mehrmals täglich für 15 min Chirurgisches Konsil innerhalb von 3 Tagen
Vincristin (CHOP) Vindesin Vinblastin Vinorelbin	Hyaluronidase bis zu 1500 I.E. in das Paravasatgebiet infiltrieren/s.c. umspritzen. Milde, trockene Wärmetherapie zunächst für 60 min, dann viermal täglich über 20 min anwenden Chirurgisches Konsil innerhalb von 3 Tagen
Liposomales Doxorubicin (Caelyx®)	Trockene lokale Kühlung mehrmals täglich für 15 min
Dacarbacin	Kein Sonnenlicht
Carboplatin Cyclophosphamid 5-Fluorouracil Fotemustin Gemcitabine Treosulfan	Kein Antidot

* Die betroffenen Hautpartie nicht mit DMSO „tränken", sondern nur mit dem Watteträger bepinseln. Zuviel DMSO erhöht die Permeabilität der Haut, so dass das Zytostatikum verstärkt absorbiert werden kann. Bei Austrocknung der Haut gut Einfetten.

- Durchgeführte Maßnahmen: Aspiration, substanzspezifische Maßnahmen
- Aufklärung des Patienten erfolgt, chirurgisches Konsil erfolgt
- Dokumentation des zeitlichen Verlaufs des Lokalbefundes: Hautbefund (Ödem/Erythem/Blasenbildung/Induration/Verfärbungen/Ulzeration/Nekrose mit Ausdehnung), Funktionseinschränkung, Schmerzen, Infektion
- Wenn möglich, zusätzlich Photodokumentation

5.4 Tumorschmerz

Schmerzen werden trotz multipler Behandlungsoptionen und der großen Wichtigkeit für die Lebensqualität immer noch häufig untertherapiert. Schmerztherapie sollte nicht dann erfolgen, wenn der Patient Schmerzen hat, sondern so, dass er rund um die Uhr keine Schmerzen hat (prophylaktisch statt reaktiv).

- **Diagnostik**

Schmerzen sollten erfragt werden und auch die Art der Schmerzen, aber terrorisieren Sie den Patienten nicht mit der Schmerzmessung.

> **Schmerzarten**
> - **Nozizeptiv** (Knochen-, Weichteil-, viszerale Schmerzen; häufig): NSAR, Opiate (WHO-Schema)
> - **Sympathisch** (heiß, hell, brennend; selten): Amitriptylin (Saroten®)
> - **Neuropathisch** (Dysästhesien; selten): Pregabalin (Lyrica®), andere Ko-Analgetika (Antikonvulsiva, Gabapentin), höhere Opiatdosen

- **Therapie**
— **1. Stufe: Nichtsteroidale Antiphlogistika (NSAR)**
  — Diclofenac (Voltaren®) 50–150 mg p.o., maximale Tagesdosis 300 mg
  — Ibuprofen 400–800 mg p.o., maximale Tagesdosis 1600–2400 mg
  — Metamizol (Novalgin®) 500–1000 mg p.o., maximale Tagesdosis 4000 mg (zusätzlich spasmolytisch; selten Agranulozytose, anaphylaktoide Reaktionen und schwere Hautreaktionen)
  — Paracetamol 500–1000 mg p.o., maximale Tagesdosis 4 g
  — Ibuprofen bis zu 2400 mg pro Tag ist ein gutes Schmerzmittel mit einem geringen Blutungsrisiko und einer gewissen Gefahr, eine Niereninsuffizienz zu induzieren. Bei Patienten mit Gastritis in der Anamnese oder Reflux sollten Diclofenac und Ibuprofen mit einem Protonenpumpenhemmer kombiniert werden. Bei Blutungsrisiko ist besser auf Paracetamol auszuweichen, welches bis zu einer Tagesdosis von 4 g sicher ist, jedoch bei Leberinsuffizienz oder Alkoholabusus reduziert werden muss.
— **2. Stufe: Schwach wirksame Opiode**
  — Codein 100 mg 3× täglich p.o., maximale Tagesdosis 360 mg (Paracetamol plus Codein; Talvosilen forte®)
  — Tramadol (Tramal®) 100–300 mg 3× täglich p.o., maximale Tagesdosis 900 mg
  — Tilidin + Naloxon (Valoron N®) 100 mg 3× täglich p.o., maximale Tagesdosis 600 mg
— **3. Stufe: Stark wirksame Opioide**
  — Bei den stark wirksamen Opioiden gibt es keine Maximaldosis. Die adäquate Dosierung ist die, die zu einem Verschwinden der Schmerzen führt. Abhängigkeit oder Atemdepression sind innerhalb der Schmerztherapie tumorkranker Patienten extrem selten. Sie sollten kontinuierlich appliziert werden. Da Opiate und deren Metabolite meist renal eliminiert werden, muss deren Dosis bei Niereninsuffizienz angepasst werden.
  — Oral:
    – Morphinsulfat (MST®) ab 10 mg p.o.
    – Hydromorphon (Palladon®) ab 4 mg p.o.
    – Buprenophin (Temgesic®) 0,2–0,4 mg sublingual
  — Subcutan:
    – Morphinsulfat (MSI®) 10–30 mg pro Tag
    – Piritramid (Dipidolor®) 15–30 mg Einzeldosis
    – Pethidin (Dolantin®) 25–150 mg Einzeldosis alle 3–6 h; maximale Tagesdosis 500 mg
  — Intravenös:
    – Morphinsulfat (MSI®) 2 mg/h
    – Pethidin (Dolantin®) 25 mg/h
    – Piritramid (Dipidolor®) 15–150 mg pro Tag
  — Transdermal:
    – Fentanyl-TTS (Durogesic®) 12,5–100 µg/h (12-, 25-, 50-, 75- und 100-µg/h-Pflaster; 72 h Wirkdauer; Wechsel alle 3 Tage); 12,5 µg entspricht 30 mg Morphin (MST®) oral

- Buprenorphin (Transtec Pro®) 35–70 μg/h (35-, 52,5- und 70-μg/h-Pflaster; 96 h Wirkdauer; Wechsel alle 4 Tage)

❗ **Schmerzpflaster setzen bei Wärmeanwendung (Lehnen an der Heizung, Fönen) und bei Fieber vermehrt Wirkstoff frei. Darauf müssen die Patienten hingewiesen werden.**

— **Durchbruchschmerzen**
  — 1/6 der Tagesdosis s.c./rektal; z. B. bei Morphin 2× 60 mg pro Tag (120 mg) 20 mg unretardiertes Morphin bis 4× täglich
— **Terminale Schmerztherapie**
  — Morphin 5–10 mg alle 4 h oder im Perfusor

Wenn Patienten die Bedarfsmedikation bei Durchbruchschmerzen abrufen, sollten sie trotzdem die nächste Opiatdosis normal einnehmen. Wenn nach 24 h weiterhin Schmerz besteht oder vor der Einnahme der nächsten regulären Dosis auftritt, soll die Basismedikation um 20%, bei mittelschwerem Schmerz um 50% und bei sehr schweren Schmerzen um 100% der bisherigen Tagesdosis erhöht werden.

Ein Wechsel des Opioids bei nicht ausreichender Analgesie oder zu starken Nebenwirkungen kann sinnvoll sein (**Opiat-Rotation**). Dabei sollte mit 50–75% der äquianalgetischen Dosierung begonnen werden. Gemischte Agonisten/Antagonisten sollten für chronische Schmerzen bei der Tumortherapie nicht eingesetzt werden.

Außer Buprenorphin (fast ausschließlich hepatisch metabolisiert) und Methadon (zur Hälfte hepatisch metabolisiert) werden die Opiate vorwiegend renal eliminiert und können bei Niereninsuffizienz auch kumulieren (Morphin). Bei **Niereninsuffizienz** sollten deshalb eher Hydromorphon, Buprenorphin-Pflaster oder Fentanyl eingesetzt werden.

Methadon wirkt am N-methyl-d-Aspartamat (NMDA)-Rezeptor als Antagonist. Es wird eingesetzt bei komplexen Schmerzsyndromen und neuropathischen Schmerzen, wenn andere Opiate nicht wirksam sind. Methadon muss vorsichtig dosiert werden (Beginn mit 2× 2,5 mg/d), da die Halbwertszeit sehr variabel sein kann bei unterschiedlichen Patienten.

Eine Kombination verschiedener Opiate ist nicht sinnvoll (Ausnahme Reservemedikation). Vor allem keine Kombination von Stufe 2 und Stufe 3 Opioiden. Eine Kombination der Opioide mit adjuvanten Medikamenten kann sehr hilfreich sein (Antikonvulsiva, Antidepressiva, Steroide).

Ko-Analgetika
— **Antikonvulsiva**
  - Gabapentin (Neurontin®) 1. Tag 300 mg, 2. Tag 600 mg, 3. Tag 900 mg bis 1800–3600 mg verteilt auf 3 Einzelgaben
  - Pregabalin (Lyrica®): 300–600 mg/d
  - Carbamazepin (Tegretal®) 600–1200 mg/d
  - Lamotrigin (Lamictal®) 25–50 mg/d, steigern bis 100 mg/d
  - Topiramat (Topiramat®): 25–50 mg/d dann langsam steigern bis 100–300 mg/d
  - Oxcarbazepin: 75–300 mg 2× täglich, steigern bis 1200 mg 2× täglich
— **Antidepressiva**
  - Amitriptylin (Saroten®) 25 mg 2–3× täglich, langsam steigern bis maximale Tagesdosis (ambulant 150 mg/d; stationär 300 mg/d)
  - Nortriptylin (Nortrilen®) 10–50 mg 2–3× täglich, langsam steigern; maximale Tagesdosis stationär 225 mg/d
  - Citalopram (Citalopram®, Serotonin-Reuptake-Inhibitor SSRI) 0–60 mg/d langsam steigern; ggf. mit 10 mg beginnen
— **Besonderes**
  - Fentanyl-Sticks (Actiq®): wirken nach 5 min für 2 h
  - Schmelztabletten Ibuprofen (Nurofen®) und Tramadol (Travex®)
  - Oxycodon/Naloxon (Targin®)

Tab. 5.6 Therapie in spezielle Schmerzsituationen bei Tumorpatienten

Schmerzart	Therapieoption
Kontinuierliche brennende Schmerzen	Trizyklische Antidepressiva
Einschießende Schmerzen	Gabapentin
Nervenkompression	Dexamethason
Osteolytische Knochenmetastasen	Radiotherapie Bisphosphonate Zum Beispiel Pamidronat (Aredia®) 90 mg alle 4 Wochen i.v. (bei 3-wöchentlichen Abständen der Chemotherapie auch alle 3 Wochen möglich) und Calcitonin (Karil®) 200 IU intranasal 1× täglich
Allodynie (Schmerz durch Berührung)	Topisch Lidocain, Capsaicin, Clonidin
Spastik	Baclofen

Tab. 5.6 gibt einen Überblick über die Therapieoptionen bei verschiedenen Tumorschmerzen.

- **Nebenwirkungen**
- Wichtig bei Opioidtherapie ist die **Obstipationsprophylaxe** mit Laxanzien, z. B. Lactulose, Macrogol oder Methylnaltrexon (als peripherer Opioidantagonist).
- Initial evtl. antiemetische Therapie (z. B. Metoclopramid).
- Häufig wird durch Opiate Benommenheit verursacht, die sich aber meist innerhalb einer Woche wieder legt. Diese kann mit Dextroamphetamin, Methylphenidat oder Modafenil behandelt werden. Eventuell kann bei Benommenheit auch der Cholinesterase-Inhibitor Donepezil (Aricept®) ebenso wie bei Fatigue und Angstzuständen helfen.

5.5 Diarrhö

- **Vorkommen**

Bei Therapie mit BRAF/MEK-Inhibitoren insbesondere Vemurafenib+Cobimetinib, anti-PD1/PD-L1-Antikörpern und Ipilimumab (anti-CTLA-4-Antikörper), nach 5-FU, Anthrazyklinen, Methotrexat, Irinotecan, Cyclophosphamid, Radiotherapie im Abdomen- oder Beckenbereich und infektiös verursacht.

- **Diagnostik**

CRP, Stuhlkultur inklusive Clostridium-difficile-Toxin.

- **Therapie**
- Ausreichende Hydratation und ballaststoffarme Ernährung
- Bei BRAF/MEK-Inhibitor-induzierter Diarrhoe: Dosisreduktion
- Bei autoimmuner Diarrhoe/Kolitis (durch anti-PD1/PD-L1-Antikörper oder Ipilimumab verursacht): systemische Glukokortokoide
- Bei Chemotherapie-induzierter Diarrhoe:
  - Loperamid 2 mg alle 2 h (maximal 16 mg/d)
  - Octreotid (Sandostatin®) 2–3× 50–500 µg/Tag subkutan; Somatostatinderivat – BZ kontrollieren
  - Opiumtinktur 3× 15 Tropfen

5.6 Obstipation

- **Vorkommen**

Nach Vindesin. Bei Anwendung von Opiaten, Aluminiumhaltigen Antazida, Antihistaminika, trizyklischen Antidepressiva, Parkinsonmedikamenten, Ondansetron. Aber auch Faktoren wie zu wenig Flüssigkeitsaufnahme, zu wenig Bewegung, Hyperkalzämie oder unausgewogene ballaststoffarme Ernährung können Verstopfung begünstigen. Weiterhin können Darmmetastasen auch zu einem akuten Abdomen mit Obstruktion führen. Enterische Neuropathien nach Checkpoint-Inhibitoren wurden beschrieben.

- Risikofaktoren

Zu geringe Flüssigkeitsaufnahme, zu wenig Bewegung, Hyperkalzämie, unausgewogene ballaststoffarme Ernährung. Darmmetastasen können zu Obstruktionen bis hin zu einem akuten Abdomen führen.

- Therapie/Maßnahmen
— Opiate sollten obligat mit Laxanzien kombiniert werden.
— Physische Aktivität, ausreichende Trinkmenge bzw. i.v.-Hydratation
— Kolonmassage, Einlauf
— Osmotische Laxative: Lactulose (Bifiteral®) 3× 1 Esslöffel am Tag, Macrogol (Movicol®) 3 Beutel am Tag
— Steigerung der Darmmotilität: Metoclopramid
— Gastrografin 50–100 mg p.o./i.v. + Panthenol 1–4 g i.v. + Neostigmin 0,5–2 mg/d i.v.; Gastrografin rektal
— (Ceruletid 2 mg/kg KG/min i.v.)

5.7 Atemnot (Dyspnoe)

- Definition/Pathogenese

Atemnot kann u. a. von Infektionen, Lungenödem, Lungenatelektasen, Lungenembolien, Pleuraerguss, Pneumonitis und Asthma oder allergischen Reaktionen herrühren. Atemnot kann auch ohne einen Anstieg des pCO_2 oder einen Abfall des pO_2 auftreten.

- Diagnostik

Röntgen-Thorax, bei Verdacht auf Lungenembolie Szintigraphie; bei Verdacht auf Pneumonitits CT-Thorax.

- Therapie
— Aufsetzen lassen, Frischluft zuführen, evtl. Luftbefeuchter, keine Irritanzien (Rauch/Parfüm), Patienten beruhigen
— Kausal: Antibiose bei Infekt, Diurese bei Lungenödem, evtl. Operation/Stent bei Lungenatelektase, Antikoagulation bei Lungenembolie, Drainage bei Pleuraerguss evtl. mit Pleurodese (z. B. mittels Talcum), Glukokortikoide bei immunmediierter Pneumonitis, inhalatives Betamimetikum/Steroide bei Asthma, Antihistaminika/Steroide/Adrenalin bei allergischer Reaktion
— Neuro-elektrischen Muskelstimulation (NMES) und Thoraxwand-Vibrationsmassage (chest wall vibration) können zur Linderung von Atemnot eingesetzt werden (starke Evidenz für die Wirksamkeit: Bausewei et al. 2009). Mittlere Evidenz besteht für die Wirksamkeit für den Einsatz von Gehhilfen und Atemtraining bei Atemnot (Bausewei et al. 2009)
— Die Gabe von Sauerstoff über Nasensonde kann erfolgen, konnte jedoch in einer Cochrane Review bei chronischer Dyspnoe bei terminaler Erkrankung keinen durchgängigen Benefit zeigen (Cranston et al. 2009)
— Niedrigdosierte Opiate verringern das Gefühl der Atemnot. Bei Patienten, die bereits Opiate bekommen, sollten stärkere Opiate eingesetzt werden
— Evtl. Kombination mit Phenothiazin und Chlorpromazin
— Benzodiazepine werden eingesetzt, wenn zusätzlich Angst vorhanden ist. Es besteht jedoch nur ein Trend zur Erleichterung der Atemnot durch deren Anwendung (Higginson et al. 2011)

5.8 Kardiale Nebenwirkungen

- Definition/Pathogenese

Kardiale Nebenwirkungen umfassen Überleitungsstörungen, Reduktion der linksventrikulären Ejektionsfraktion (LVEF), Kardiomyositis und Kardiotoxizität mit Entwicklung einer Herzinsuffizienz.

- **Vorkommen**
  - Bei Therapie mit BRAF-Inhibitoren: Anstieg der QTc-Zeit
  - Bei Therapie mit MEK-Inhibitoren: Reduktion der LVEF
  - Bei anti-PD1/PD-L1-Antikörpern und Ipilimumab (anti-CTLA-4-Antikörper): Kardiomyositis, Reizüberleitungsstörungen
  - Bei Chemotherapien (▶ siehe Tabelle 1.9) insbesondere Doxorubicin: Kardiomyopathien

- **Diagnostik**

EKG (Überleitungsstörungen), Echokardiographie (LVEF), Bestimmung von CK, CK-MB, pro-BNP und Troponin, Herzkatheter (Ausschluss Ischämie) mit ggf. Myokardbiopsie (Kardiomyositis), Kardio-MRT.

- **Therapie**
  - Symptomatisch
  - Bei BRAF/MEK-Inhibitor-induzierten kardialen Nebenwirkungen: Pausieren der Therapie und symptomatisch
  - Bei Checkpoint-induzierten Nebenwirkungen: Pausieren der Therapie, symptomatisch und Glukokortikoide
  - Kardiologisches Konsil

5.9 Zerebrale Nebenwirkungen

Bei Hirnmetastasen mit Hirnödem werden Glukokortikoide eingesetzt (Dexamethason bis 4×4 mg/d oder morgendliche Einzeldosis 16 mg). Das Führen von Kraftfahrzeugen sollte unterlassen werden. Darüber sollten die Patienten aufgeklärt werden. Eine Krampfprophylaxe kann nach statt gehabtem Anfall eingeleitet werden z. B. mit Levetiracetam (Keppra®). Levetiracetam wird zunächst mit 500 mg 2× täglich dosiert; mit einer Steigerung um 500 mg/Dosis alle 2 Wochen bis zu einem Maximum von 1500 mg 2× täglich.

Hirndruckzeichen wie Übelkeit, starke Kopfschmerzen oder neurologische Symptome sollten mittels MRT des Schädels abgeklärt werden (▶ Kap. 6).

5.10 Fatigue und Schlafstörungen

5.10.1 Fatigue

- **Definition/Pathogenese**

Fatigue ist ein Gefühl körperlicher, emotionaler und geistiger Müdigkeit, das mit reduzierten Energiereserven und Muskelkraft einhergeht. Fatigue kann die Lebensqualität sehr einschränken. Fatigue kann durch die Tumorerkrankung selbst verursacht sein (z. B. durch Zytokine wie TNF-α). Zusätzlich können Faktoren wie Anämie (Fatigue seltener bei Hb-Wert >12 g/dl), Schlafstörungen, Elektrolytstörungen, Dehydratation, Medikamente oder unzureichende Nutrition, aber auch die Stimmung und fehlende Aktivität des Patienten die Fatigue begünstigen. Für zahlreiche Medikamente ist die Induktion von Fatigue beschrieben. Bei Chemotherapeutika, insbesondere wenn die Blut-Hirn-Schranke überwunden wird, kommt es aufgrund neurotoxischer Effekte durch Zytokinverschiebungen sowie Störung der Hypothalamus-Hypophysen-Achse mit verringerter Ausschüttung von ACTH und Cortison zur Fatigue. Es wurden aber auch Effekte auf die Neurotransmitter (Dopamin, Serotonin) beschrieben. Auch Checkpoint-Inhibitortherapie induziert Fatigue.

- **Vorkommen**

Praktisch alle Patienten unter Therapie mit IFN-α oder Interleukin-2 leiden unter Fatigue ebenso wie im Anschluss an eine Radiotherapie. Bei den adjuvanten Medikamenten sind vor allem die Opiate und bestimmte Antidepressiva zu nennen. Bei den Tumormedikamenten ist es für alle Checkpoint-Inhibitoren, Cetuximab, Thalidomid, Lenalidomid, Imatinib, Sunitinib, Sorafenib, Bevacizumab, Panitumumab und Alemtuzumab beschrieben.

Weiterhin verursachen folgende Chemotherapeutika Fatigue: Methotrexat, Vincristin, Cisplatin, Paclitaxel, Docetaxel, Gemcitabin, Fludarabin, Cladribin, Irinotecan.

- **Diagnostik**

Differenzialblutbild inklusive MCV, MCH, Retikulozyten, Eisen, Ferritin, Transferrin, Transferrinsättigung, CRP, TSH, Blut/Urin-Glukose. Ausschluß Endokrinopathie (Thyreoditis, Hypophysitis).

- **Therapie/Maßnahmen**

Zugrundeliegende Ursachen z. B. Schlafstörungen und Depression (s. unten) sollten behandelt werden und Schlafhygiene praktiziert werden (häufiges kurzes Schlafen während des Tages reduziert die Qualität des Nachtschlafes). Ebenso sollte den Patienten erklärt werden, dass Fatigue ein häufiges physiologisches und nicht psychologisches Symptom darstellt. Der Patient sollte den Versuch einer Umstellung der Aktivitätsanforderungen (z. B. Hilfe beim Führen des Haushaltes) unternehmen, um so Überforderung (eigene/durch Familie) und ständige Unzufriedenheit zu vermeiden. Ausreichende Hydratation sollte gewährleistet sein. Verhaltenstherapien und aktivierende Maßnahmen konnten einen Benefit zeigen (AWMF-Leitlinie). Neben kognitiven Trainingsprogrammen stehen Entspannungsverfahren und medikamentöse Therapien zur Verfügung.

- Selektiver Serotonin Reuptake Inhibitor (SSRI) Escitalopram® 10–20 mg/d p.o.
- Noradrenalin Reuptake Inhibitor (NRI) Reboxetin® 2–4 mg/d p.o.
- Modafenil 100–400 mg/d p.o.
- Amantadin 2×100 mg/d p.o.
- Amphetamin
- Magnesium
- Dexamethason
- (Dextroamphetamin 5–10 mg p.o.; morgens und mittags)
- (Methylphenidat Ritalin® 2,5–5 mg p.o.; morgens und mittags; maximal 15 mg – 15 mg – 0)
- (L-Carnitin)

Die wichtigste Maßnahme ist körperliche Bewegung. Bewegung und Sport, ggf. Krankengymnastik, mindern die Fatigue (Cramp et al. 2009).

5.10.2 Schlafstörungen

- **Diagnostik**

Ein- oder Durchschlafstörungen? Ausschluss anderer Ursachen: Veränderungen der Schilddrüsenfunktion, Angst/Depression, Medikamentenanamnese (Antidepressiva, Steroide, Betamimetika), Koffein- und/oder Alkoholgenuss.

- **Therapie/Maßnahmen**

Schlafhygiene, Einschlafrituale, regelmäßige Zubettgeh-Zeit, Aktivität während des Tages, Ruhe während der Nacht, Behandlung von Angstzuständen/Depression. Bei steroidinduzierten Schlafstörungen empfiehlt sich die morgendliche Medikamentengabe.

Medikamentöse Behandlung:
- Zolpidem 10 mg p.o. zur Nacht
- Temazepam (Remestan®; Benzodiazepin) 10–20 mg p.o. zur Nacht
- Mirtazapin (Antidepressivum) 15–30 mg p.o. zur Nacht; auch antiemetische und co-analgetische Wirkung
- Trazodon (Antidepressivum) 25 mg p.o. zur Nacht
- Lorazepam (Tavor®) 0,5–2,5 mg p.o. zur Nacht

5.11 Kachexie

- **Definition/Pathogenese**

Etwa die Hälfte der Krebskranken leidet unter ungewolltem Gewichtsverlust. Von Kachexie wird gesprochen bei
- Verlust von mehr als 5% des Körpergewichts in 6 Monaten,
- einer Reduktion des Body-Mass-Index (BMI) auf unter 20 mit Gewichtsverlust oder
- einem beschleunigten Verlust von Muskelmasse.

Die Kachexie entsteht bei Kombination von weniger aufgenommener Nahrung und einem veränderten Metabolismus mit vermehrtem basalen Energieverbrauch. Die Nahrungsaufnahme kann aufgrund von Appetitlosigkeit und Übelkeit, bei Mukositis, Völlegefühl, Geschmacksveränderungen, Diarrhö/Konstipation und bei Schmerzen und Inappetenz vermindert sein. Ebenso können inflammatorische Reaktionen (TNF-α, IL-6, IFN-γ) sowie bestimmte Tumortherapien (Vemurafenib/Cobimetinib, Sorafenib, Bevacizumab) dazu beitragen.

Die Eastern Cooperative Oncology Group (ECOG) konnte in einer Studie zeigen, dass der Gewichtsverlust einen unabhängigen Risikofaktor für frühere Mortalität darstellt (Dewys et al. 1980). Ebenso bestand eine Tendenz zu besserem Ansprechen auf die Tumortherapie bei höherem Gewicht.

- **Therapie/Maßnahmen**

Allgemeine Maßnahmen: Ausreichende antiemetische Therapie, Therapie von Mukositis/Stomatitis bzw. anderer begünstigender Faktoren. Anbieten vieler kleinerer Mahlzeiten am besten mit hochkalorischen Lebensmitteln (dicke Suppen, Milchshakes, Müsliriegel, Astronautenkost, Eiern, Huhn, Fleisch, Fisch, Eiscreme). Beigabe von Fett, Sahne zu den Speisen. Trinken besser zwischen als während den Mahlzeiten. Eventuell kleiner Spaziergang vor dem Essen, um den Appetit anzuregen. Keine häufigen Gewichtskontrollen, da diese den Druck erhöhen können. Starke Gerüche vermeiden.

Medikamentöse Therapie:
- Tetrahydrocannabinol (Dronabinol-Tropfen 2%) 10–20 mg/d p.o. auf BTM-Rezept
- Metelonoacetat (Primobolan®); anaboles Steroid – 1 Amp. i.m. alle 2 Wochen dann alle 3–4 Wochen oder 2–3 mg/kg KG/Tag p.o. (1 Tab = 25 mg)
- Cyproheptadin (Peritol®); Antihistaminikum – 8–12 mg/d p.o. (1 Tab = 4 mg)
- Pepsinwein
- Dexamethason 2–4 mg/d p.o.
- Megestrol 160–400 mg/d p.o. verbessert Appetit und erhöht das Körpergewicht (Berenstein u. Ortiz, 2009)

Wenn eine orale Nahrungsaufnahme nicht erfolgen kann, ist die Möglichkeit einer **enteralen Ernährung** mittels Nahrungssonde zu prüfen. Bei einer Dauer unter 2 Wochen sind nasogastrale bzw. duodenale/jejunale Sonden zu bevorzugen. Bei längerer Ernährung kann eine PEG-Sonde (perkutane endoskopische Gastrostomie) gelegt werden.

5.12 Lymphödem

- **Definition/Pathogenese**

Insbesondere nach Lymphadenektomie mit oder ohne nachfolgender Bestrahlung kommt es zu Lymphabflussstörungen und damit Schwellung der betroffenen Extremität, Schweregefühl und bei längerem Bestand auch Hautveränderungen. Patienten mit Lymphödem haben ein erhöhtes Risiko für rezidivierende bakterielle Infekte (Erysipel).

- **Vorkommen**

Nach Lymphadenektomie, Radiotherapie der Lymphknoten.

- **Prophylaxe**

Nach Lymphadenektomie sollten bestimmte Vorsichtsmaßnahmen der betroffenen Extremität beachtet werden:
- Kein schweres Heben oder Tragen
- Keine mehrstündigen monotonen manuellen Tätigkeiten (Fließbandarbeit, andauernde Tätigkeit, bei der der betroffene Arme anhaltend über dem Kopf oder vorgehalten wird ohne Haltungswechsel)
- Keine starke Hitze- oder Kältearbeit
- Keine Blutdruckmessung oder Blutentnahmen an betroffenem Arm
- Kein Tragen von einschneidenden Kleidungsstücken (BHs, Strümpfe) oder Schmuck (Armbänder, Uhren)
- Tätigkeiten mit besonderer Verletzungsgefahr vermeiden oder Handschuhe tragen

- Gute Haut- und Nagelpflege; gute Fußpflege (Entfernung von übermäßiger Hornhaut zur Vermeidung der Rhagadenbildung, penibles Behandeln von Fußpilz)
- Sonnenschutz
- Sorgfältige Desinfektion nach Verletzungen

▪ **Einteilung**
- Stadium 0: Latenzstadium: noch keine sichtbare Schwellung
- Stadium 1: reversible Ödeme
- Stadium 2: spontan irreversibles Stadium
- Stadium 3: Lymphostatische Elephantiasis; z. T. mit zusätzlichen Hautveränderungen wie Sklerose, Papillomatose, Bläschen

▪ **Therapie/Maßnahmen**
Komplexe physikalische Entstauungstherapie: Entstauen mittels Lymphdrainage (manuelle Lymphdrainage) und Bandagierung (z. B. Pütterverband). Erhalt der Entstauung mittels maßgeschneiderter Kompressionsbestrumpfung (Kompressionsklassen I–IV; I geringerer Druck, IV stärkerer Druck) bzw. Bandage nach maximaler Ödemfreiheit.

Entstauungsgymnastik in Kompression (nach Anleitung selbstständig durch den Patienten) und Hautpflege (nach Anleitung selbständig durch den Patienten).

Bei redizivierenden Erysipelen **Antibiotikaprophylaxe:**
- Tardocillin 1,2 Mio. i.m. 1-mal pro Monat für 6 Monate oder bei Penicillinallergie
- Erythromycin 250–500 mg 1-0-1 p.o.; über je 5 Tage alle 4 Wochen

5.13 Angst und Depression

Viele Krebspatienten haben psychologische und/oder psychiatrische Probleme, wobei insbesondere die fortgeschrittene Erkrankung, Schmerzzustände oder eine psychiatrische Erkrankung in der Anamnese prädisponierend sind. Patienten leiden an Anpassungsstörungen, Angst, depressiver Verstimmung bis hin zur Depression und Suizidalität.

5.13.1 Angst

Hierbei kann es sich um krankheitsbedingte Angst handeln, Tumortherapeutika können aber auch psychische Veränderungen verursachen.

▪ **Vorkommen**
Nach IFN-α.

▪ **Therapie/Maßnahmen**
Supportive Therapie.
Medikamentöse Therapie:
- Lorazepam (Tavor®, Aponal®) 2–3× 0,5 mg/d p.o.
- Pregabalin (Lyrica®), Buspiron (Buspar®), Opripramol (Insidon®)
- Mirtazapin (Remergil®) 15–30 mg abends p.o.
- Escitalopram (Cipralex®) 5 mg morgens p.o.

5.13.2 Depression

▪ **Vorkommen**
Nach IFN-α, Vincristin, Interleukin-2, Tamoxifen, Dopaminanatagonisten, Metoclopramid, Prochlorperazin.

❗ **Andere Ursachen ausschließen: z. B. Hypothyroidismus, Hyperkalzämie.**

Begünstigend: Schmerzen.

▪ **Diagnostik**
Um die Diagnose einer Depression zu stellen, sollen mindestens 2 von 3 Kernsymptomen und mindestens 1 von 7 Nebensymptomen vorliegen.
- **Kernsymptome:**
    - Deprimierter Affekt (fast den ganzen und fast jeden Tag)
    - Interessenverlust und/oder Freudlosigkeit an Aktivitäten
    - Antriebsminderung mit erhöhter Ermüdbarkeit
- **Nebensymptome:**
    - Klagen über vermindertes Denkvermögen und Konzentration

Tab. 5.7 Medikamentöse Therapie bei Depression je nach Symptomatik

Antriebsarmut, Fatigue → aktivierende Antidepressiva	Unruhe, Ängste → sedierende Antidepressiva
SSRI (Serotonin-Reuptake-Inhibitoren): – Citalopram (Cipramil®) 40 mg p.o. 1× täglich – Fluoxetin (Fluctin) 10–40 mg p.o. 1× täglich; eher aktivierend – Paroxetin (Seroxat®) 20 mg p.o. 1× täglich; weniger aktivierend – Sertralin 50 mg p.o. 1× täglich	Trizyklische Antidepressiva: – Amitriptylin (Saroten®) 25 mg p.o. 3× täglich bis maximal 150 mg/d – Doxepin (Aponal®) 50 mg p.o. abends bis maximal 150 mg/d
Serotonin-Noradrenalin-selektive Antidepressiva: – Venlafaxin (Trevilor®) 75 mg p.o. 1× täglich bis maximal 375 mg/d – Duloxetin (Cymbalta®) 60 mg p.o. 1× täglich	Tetrazyklische Antidepressiva: – Mirtazapin (Remergil®) 7,5 mg p.o. zur Nacht

— Vermindertes Selbstwertgefühl
— Schuldgefühle
— Suizidgedanken oder Suizidversuche
— Schlafstörungen
— Appetitstörungen
— Psychomotorische Hemmung oder Agitiertheit

Die Symptome sollten mindestens über 2 Wochen bestehen.

- **Therapie/Maßnahmen**

Adaptationsprozesse sollten unterstützt werden (mittels Verhaltenstherapie und Entspannungstechniken), begünstigende Faktoren möglichst reduziert werden. Es gibt keine Unterschiede in der Behandlung von Depression bei terminal erkrankten und anderen Patienten. Bei der Depression ist wichtig zu differenzieren, ob eher eine Antriebsarmut und Fatigue oder eher Ängste und Unruhe im Vordergrund stehen. In erstem Fall sollte man zu nicht-sedierenden bzw. aktivierenden Antidepressiva greifen (z. B. Serotonin-Reuptake-Inhibitoren; SSRI), während im zweiten Fall sedierende Antidepressiva indiziert sind (◘ Tab. 5.7). Die Therapie sollte interdisziplinär in Kooperation mit der Psychiatrie erfolgen.

Psychostimulanzien, wie Dextroamphetamin, Modafinil oder Methylphenidat (Ritalin®) wirken schneller als Serotonin-Reuptake-Inhibitoren (SSRI). Daher können sie für einen schnellen Wirkungseintritt zu Beginn mit Antidepressiva kombiniert werden. Sie können allerdings unter Umständen Angst, Schlaflosigkeit oder Wahnvorstellungen auslösen.

Atypische Antidepressiva wie Trazodon, Bupropion (Elontril®, Zyban®; aktivierend, kann aber Anfälle auslösen) und Alprazolam (angstlösend, kann aber Delir auslösen) werden nur in speziellen Fällen eingesetzt. **Trizyklische Antidepressiva** finden lediglich in der Schmerztherapie Verwendung und bei MAO-Inhibitoren sprechen die zahlreichen Neben- und Wechselwirkungen gegen den Einsatz.

5.14 Hautnebenwirkungen

Das Hand-Fuß-Syndrom bei Therapie mit Chemotherapeutika unterscheidet sich grundlegend von dem durch Multikinaseinhibitoren induzierten Hand-Fuß-Syndrom.

5.14.1 Hand-Fuß-Syndrom bei Chemotherapeutika

- **Definition/Pathogenese**

Chemotherapeutika können zu einem Hand-Fuß-Syndrom (HFS; PPE = papular pruritic erythrodysaesthesia) führen. Dabei kommt es zu dosisabhängigen toxischen Reaktionen mit dem Auftreten von Dysästhesien, Brennen,

Schwellungen und symmetrischen Erythemen palmar und plantar. Diese werden durch die Elimination der Capecitabin-Metabolite über die ekkrinen Schweißdrüsen verursacht. Histologisch sieht man einen Pleomorphismus der Keratinozyten, Dyskeratose, Akanthose und hydropische Degeneration der Basalzellschicht (Ramdial et al. 2009). Pyridoxin und eine Antioxidantiencreme werden nicht mehr empfohlen.

- **Vorkommen**

Nach liposomalem Doxorubicin, 5-FU, Capecitabin (5-FU Derivat), Docetaxel, Cytarabin.

- **Therapie/Maßnahmen**

Prophylaxe: Hautpflege mit ureahaltiger Creme (5–10%) 2× täglich und Hautschutz
Topische Steroide, ggf. Hydrokolloidpflaster.

5.14.2 Hand-Fuß-Syndrom bei Multikinaseinhibitoren

- **Definition/Pathogenese**

Beim Einsatz von Multikinaseinhibitoren kommt es zu schmerzhaften, hyperkeratotischen Läsionen z. T. mit Rhagadenbildung in mechanisch belasteten Arealen der Handflächen und Fußsohlen (hand foot skin reaction, HFSR). Die Schmerzen können sehr ausgeprägt sein und damit auch limitierend für die weitere Behandlung. Es kann auch zu Blasenbildung kommen. Histologisch sieht man eine Nekrose von Keratinozyten und perivaskuäre Infiltrate (Ramdial et al. 2009).

- **Vorkommen**

Nach Vemurafenib+Cobimetinib, Encorafenib +Binimetinib, (Dabrafenib+Trametinib), Sorafenib, Sunitinib.

- **Prophylaxe**

Gute Hautpflege z. B. mit ureahaltiger Creme (5–10%) und Hautschutz. Pediküre vor Beginn der Therapie zur Entfernung vorhandener Hyperkeratosen. Schutz vor mechanischer Belastung inklusiver weicher gepolsterter Schuhe. Keine übermäßige Belastung (Hüpfen, Joggen).

- **Therapie/Maßnahmen**

Entfernung der Hyperkeratosen z. B. mit Salicylvaseline oder ureahaltigen Cremes. Topische Steroide. Analgesie bei Schmerzen. Therapie der Rhagaden. Reduktion oder Pausieren der Behandlung, wenn keine ausreichende Besserung.

5.14.3 Pulpitis und Xerosis

- **Definition/Pathogenese**

Schmerzhafte Fissuren an Fersen und Fingerkuppen und starke Hauttrockenheit.

- **Vorkommen**

EGFR-Inhibitoren, MEK-Inhibitoren.

- **Prophylaxe**

Gute Hautpflege: Eincremen mit ureahaltigen Externa; Hautschutz; keine Exposition gegenüber Reinigungsmitteln, möglichst keine Feuchtarbeit.

- **Therapie/Maßnahmen**

Gute Rückfettung. Auf Rhagaden ggf. Silbernitrat 5–10%, Verkleben (Dermabond®, Trueglue®), Filmverband (Urgo direct®).

5.14.4 Paronychien

- **Definition/Pathogenese**

Schmerzhafte periunguale Entzündungen unter Umständen mit sekundären bakteriellen Infektionen bzw. Besiedelung durch Hefen.

- **Vorkommen**

EGFR-Inhibitoren, MEK-Inhibitoren, mTOR-Inhibitoren.

- **Prophylaxe**

Gute Haut- und Nagelpflege (Eincremen mit ureahaltigen Externa; keine Exposition gegenüber Reinigungsmitteln, möglichst keine Feuchtarbeit), Schutz vor mechanischer Belastung (Nägel kürzen, kein enges Schuhwerk).

- **Diagnostik**

Bei therapieresistenten Paronychien sollte ein Abstrich mit mikrobiologischer Untersuchung erfolgen.

- **Therapie/Maßnahmen**

Drainage von Abszessen, antibiotische Therapie, bei granulomatösen Prozessen: topische Steroide, mit Silbernitrat (5–10%) betupfen.

5.14.5 Akneiformes Exanthem

- **Definition/Pathogenese**

Bei EGFR-Inhibitoren kommt es 1–3 Wochen nach Beginn der Therapie zu einer Follikulitis v. a. im Bereich des Gesichts, Nacken, Brust und Schultern. Hierbei sind Erytheme und Pusteln vorhanden, jedoch keine Komedonen, weshalb man vom akneiformem Exanthem spricht. Die Hautveränderungen sind für Patienten oft sehr belastend, stellen aber ein positives Zeichen für das Ansprechen dar. Bei Monotherapie mit MEK-Inhibitoren treten ähnliche Hautveränderungen auf.

- **Vorkommen**

Nach MEK-Inhibitoren (Cobimetinib, Trametinib, Binimetimib), EGFR-Inhibitoren, Cetuximab (Erbitux®), Panitimumab (Vectibix®), Kinaseinhibitoren Gefitinib (Iressa®), Erlotinib (Tarceva®), Vandetanib, Lapatinib, Afatinib.

- **Prophylaxe**

Milde Seife, UV-Schutz, gute Hautpflege (O/W Gesichtsfluid oder ureahaltige Externa). Ggf. Niacinamid-Creme (4%) 2× täglich (Wohlrab et al. 2014), Vitamin-K-Creme (0,1%; Pliazon®) 2× täglich (Ocvirk et al. 2010).

- **Therapie/Maßnahmen**
  - Topisches Metronidazol/Nadifloxacin/Erythromycin/Clindamycin/
  - Topische Steroide
  - Doxycyclin 100 mg – 0 – 100 mg/d p.o. oder Minocyclin 2 × 50 mg/d p.o. über 8 Wochen
  - Evtl. systemische Retinoide z. B. Isotretinoin 20–30 mg/d (jedoch keinesfalls in Kombination mit Doxycyclin)
  - Gegebenenfalls Dosisreduktion bzw. Pausieren der Behandlung; keine reizenden Lokaltherapeutika

5.14.6 Radiation-Recall-Reaktionen

- **Definition/Pathogenese**

Bestimmte Tumortherapeutika können die Haut für Reaktionen auf Radiotherapie sensibilisieren und Reaktionen, die in der Vergangenheit nach Bestrahlung aufgetreten sind, wiederaufflammen lassen. Es kann auch die Empfindlichkeit gegenüber UV-Strahlen erhöht werden (phototoxische Reaktionen).

- **Vorkommen**

Gabe von Tumortherapeutika nach Bestrahlung: DTIC, Gemcitabin, Bleomycin, Busulfan, Doxorubicin und liposomales Doxorubicin, Hydroxyurea, Methotrexat, Taxane (Paclitaxel und Docetaxel), Vincristin, Vindesin und Erlotinib, Sunitinib, Sorafenib.

BRAF-Inhibitoren (Vemurafenib>Dabrafenib) können ebenfalls zu einer Radiosensibilisierung führen (Hecht et al. 2015).

- **Prophylaxe**

UV-Schutz, gute Hautpflege.

- **Therapie/Maßnahmen**
  - Topische oder systemische Glukokortikoide
  - Verlängerung des bestrahlungsfreien Intervalls

5.14.7 Mukositis

- **Definition/Pathogenese**

Entzündung der Schleimhäute. Im Mundraum kann dies zu Schmerzen bei der Nahrungsaufnahme und offenen Stellen führen, sowie zu Infektionen (Mundsoor, HSV), im Darm zu Schmerzen und Durchfällen.

> **Stadieneinteilung der oralen Mukositis**
> — Stadium 1: Rötung
> — Stadium 2: Erosionen; der Patient kann noch feste Nahrung zu sich nehmen
> — Stadium 3: Ulzera; nur noch flüssige Nahrungsaufnahme möglich
> — Stadium 4: keine orale Nahrungsaufnahme mehr möglich

- **Vorkommen**

Nach Chemo- und Strahlentherapie. Zum Beispiel Carboplatin/Paclitaxel, CHOP, 5-FU/Doxorubicin/Cyclophosphamid, aber auch nach Kinaseinhibitoren wie Sorafenib.

- **Prophylaxe**

Prophylaxe bei 5-FU induzierter oraler Mukositis: 5 min vor 5-FU-Bolustherapie für 30 min Eiswürfel lutschen (= orale Kryotherapie; Keefe et al. 2007). Etoposid als Bolus ist besser verträglich als die kontinuierliche Infusion.

- **Therapie/Maßnahmen**

Orale Mukositis Kein Essen mit scharfen Kanten (Brotrinde abschneiden, evtl. pürieren), keine scharfen Speisen, keine drückenden Zahnprothesen, gute Mundhygiene mit weicher Zahnbürste (ebenso gute Reinigung der Zahnprothese und Tragen nur wenn nötig), gute Hydrierung, damit die Schleimhäute nicht austrocknen (zahnreinigende Kaugummis), Lippenpflege. Lokale Schmerztherapie z. B. mit Lidocain-Gel und systemische Schmerztherapie mit Opiaten. Mundspülung mit Doxepin 0,5%. Eher zurückhaltender Einsatz von desinfizierenden Spülungen (wenn mit Betaisodona-Lösung 1:8 bis 1:16; nicht in Granulationsphase). Infekte (HSV, bakteriell oder Candida) gezielt behandeln.

> ❗ **Keine Chlorhexidin-Spülungen bei Mukositis – diese konnten in Studien keine Wirksamkeit zeigen!**

Bei Mukositis von Patienten mit hämatologischen malignen Erkrankungen steht ein humaner Keratinozytenwachstumsfaktor (KGF) zur intravenösen Injektion zur Verfügung (Palifermin, Kepivance®). Ein Cochrane-Review fand zwar Evidenz für den Effekt einiger Interventionen, dieser reichte jedoch nicht für spezifische Empfehlungen (Worthington et al. 2008). Benzydamin kann bei Strahlentherapie-induzierter Mukositis eingesetzt werden. Kalziumphosphathaltige Mundspüllösung (Caphosol®; 4–10× täglich) konnte Wirksamkeit bei Mukositis zeigen (Worthington et al. 2008).

Enterale Mukositis Ranitidin oder Omeprazol zur Prävention epigastrischer Schmerzen nach Behandlung mit Cyclophosphamid, Methotrexat und 5-FU. Bei Durchfällen Loperamid und wenn nicht ausreichend Octreotid (≥100 µg s.c. 2× täglich).

5.15 Haarausfall

- **Definition/Pathogenese**

Bei zahlreichen Chemotherapien kommt es zu Haarverlust (◻ Tab. 5.8). Dies beeinträchtigt die Patienten stark in ihrem Körperbild, so dass 8% der Patienten aufgrund dieser Nebenwirkung eine Ablehnung der Therapie in Betracht zogen (Tierney et al. 1992). Dabei werden zwei Arten unterschieden: das Telogen-Effluvium, welches

◻ **Tab. 5.8** Häufigkeit der Chemotherapie-induzierten Alopezie durch die verschiedenen Therapeutika

Meist	Manchmal	Ausnahmsweise
Anthrazykline, Etoposid, Taxane (Paclitaxel, Docetaxel), Cyclophosphamid, Vindesin	Vinblastin, Vincristin, Melphalan, Methotrexat	Carboplatin, Cisplatin, 5-FU, Gemcitabin, DTIC

meist nur zu dünnerem Haar führt, und das Anagen-Effluvium.

Beim **Telogen-Effluvium**, v. a. nach Methotrexat, 5-FU und Retinoiden, geht eine größere Prozentzahl der Anagenhaare in die Telogenphase. Dies führt zum ausgeprägtesten Effekt 3–4 Monate nach Medikamentenexposition (Yeager et al. 2011).

Beim **Anagen-Effluvium**, v. a. nach Cyclophosphamid, Etoposid, Topotecan, Paclitaxel, kommt es aufgrund des toxischen und des antiproliferativen Effekts 1–3 Wochen nach Beginn der Therapie zu einer Schädigung der inneren Wurzelscheide. Das Haar wird schwächer und fällt entweder aus oder bricht ab, sobald es die Kopfhautoberfläche erreicht, so dass der Effekt am sichtbarsten 1–2 Monate nach Beginn der Therapie ist. Da v. a. Anagen-Haare betroffen sind, ist insbesondere das Kopfhaar betroffen, während es seltener zu einem Verlust von Augenbrauen, Wimpern, Bart, axillärer oder pubischer Behaarung kommt.

Sehr selten (<0,1%) kommt es nach Chemotherapie zu permanentem Haarausfall; dies ist nach Busulfan, Cyclophosphamid, Taxanen (Docetaxel, Paclitaxel), Tamoxifen und Interferon-α beschrieben (Palamaras et al. 2011).

Aber auch bei anderen medikamentösen Tumortherapien kann es zu Haarveränderungen kommen.

Vemurafenib induziert in der Monotherapie bei allen Patienten eine Veränderung der Haarbeschaffenheit (verstärkte Lockigkeit). **Vemurafenib** und **Dabrafenib** können zu diffusem reversiblen Haarausfall führen. Dieser kann sich jedoch trotz Fortsetzung der Behandlung zurückbilden. **MEK-Inhibitoren** führen ebenfalls zu einer Veränderung der Haartextur mit verstärkter Krause (◘ Abb. 5.1). Zusätzlich kann es zu frontaler Alopezie und vermehrtem Wachstum der Gesichtshaare und der Wimpern kommen. Bei Sorafenib und Nilotinib kann es ebenfalls zu Haarausfall kommen.

Vismodegib und **Sonidegib** (Hedgehog-Pathway-Inhibitor) können in bis zu 70% der Patienten eine Alopezie (Grad 1 oder 2) induzieren (Tang et al. 2012; Sekulic et al. 2012).

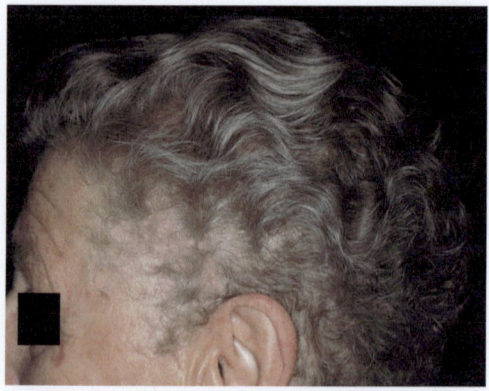

◘ **Abb. 5.1** Lockenbildung unter Therapie mit MEK-Inhibitor

Checkpoint-Inhibitoren (insbesondere anti-PD1/PD-L1-Blocker) können Leukotrichie induzieren (Hofmann et al. 2016).

- **Aufklärung/allgemeine Maßnahmen**

Die Patienten sollten über diese Nebenwirkung aufgeklärt und zur Haarpflege beraten werden. Dabei beinhalten die Empfehlungen den Verzicht auf aggressive Haarbehandlungen (Dauerwelle, Haare färben, Verwendung von Hitze, z. B. durch Lockenstab), sanftes, nicht zu häufiges Haarewaschen mit einem milden Shampoo und die Verwendung eines Seidenkopfkissenbezugs (an dem die Haare nicht hängen bleiben). Überlegungen zu einer Kopfbedeckung (Perücke, Hut, Tuch) und entsprechende fachmännische Beratung vor Einleitung der Tumortherapie können hilfreich sein, ebenso wie das Haareschneiden. Kürzere Haare sehen voller aus und das Ausfallen ist weniger sichtbar. Weiterhin kann so der Übergang zur Alopezie einfacher werden. Die Kosten einer Perücke werden, wenn diese vom Arzt verschrieben wird, von der Krankenkasse übernommen. Das Haarwachstum beginnt meist 3–6 Monate nach der Therapie wieder.

- **Prophylaxe**

In 6 von 7 randomisierten Studien wurde gezeigt, dass eine **Kühlung der Kopfhaut** das Risiko für Haarverlust bei Chemotherapien verringert (Grevelman et al. 2005). Bei kurativem Ansatz und bei hämatologischen Tumoren ist es jedoch kontraindiziert, die Kopfhaut zu kühlen (Witman et al. 1981). Die Tellurkomponente Ammonium-Trichlor(dioxethylene-O,O'-)tellurat, **AS101**, zeigte in Phase-II-Studien eine Verminderung des Chemotherapieinduzierten Haarausfalls (Sredni et al. 1996). Vitamin D_3 zeigte hingegen keinen Effekt auf den 5-FU, Doxorubicin und Cyclophosphamid-induzierten Haarausfall (Übersicht in Yeager et al. 2011).

- **Therapie**

Topisches Minoxidil (2%; 2× täglich) kann das Nachwachsen der Haare stimulieren.

5.16 Polyneuropathie

- **Definition**

Polyneuropathie entsteht durch die Schädigung und Dysfunktion der peripheren Nerven und kann motorische, sensorische und autonome Anteile betreffen. Die Chemotherapieinduzierte Neuropathie führt meist zu sensorischer Neuropathie mit Taubheit, Parästhesien und Dysästhesien/Schmerzen beginnend an den Zehen und Fingern, die sich zentripetal ausbreiten. Weiterhin kann es zu Kälteempfindlichkeit kommen. Während die Propriozeption und die Reflexe gestört sein können, bleibt die Motorik meist erhalten. Die autonomen Nerven sind selten betroffen, am ehesten bei der Vincaalkaloid-induzierten Konstipation.

- **Vorkommen**

Nach Therapie mit Platinverbindungen (v. a. Cisplatin und Oxaliplatin, weniger stark Carboplatin), Vincaalkaloiden, Paclitaxel, Thalidomid und Lenalidomid, Bortezomib, Brentuximab-Vedotin, Radiotherapie. Eine Besserung ist möglich, jedoch meist mit verbleibenden Beschwerden. Bei Oxaliplatin treten 2 Muster auf, die akute transiente kälteinduzierte Polyneuropathie und die kumulative persistierende Polyneuropathie. Checkpoint-Inhibitoren induzieren ebenfalls Neuropathien.

- **Pathophysiologie**

Cisplatin und Oxaliplatin induzieren eine periphere Neuropathie aufgrund axonaler Schädigung v. a. der großen myelinisierten sensorischen Fasern in den Hinterwurzelganglien meist ab einer kumulativen Dosis von 300 mg/m². Cisplatin führt nach Bindung an die DNA und Hemmung der DNA-Synthese über Demyelinisierung der Nervenzellen zu einer sensorischen peripheren Neuropathie. Diese entsteht langsam und kann nach Absetzen weiter fortschreiten (**Coasting-Effekt**), dann aber wieder regredient sein.

Vincaalkaloide bewirken eine axonale Degeneration und führen v. a. zu einer sensomotorischen peripheren Neuropathie. Taxane (Paclitaxel) führen ebenfalls zu einer sensomotorischen peripheren Neuropathie, welche mit der kumulativen Dosis korreliert. Risikofaktoren sind hohe Paclitaxel-Einzeldosen (>250 mg/m²), die Kombination mit Cisplatin und die Vorbehandlung mit anderen neurotoxischen Substanzen. Dosisabhängig verursachen Thalidomid und Lenalidomid ebenfalls häufig und potenziell schwerwiegende Polyneuropathien meist nach mehreren Monaten der Einnahme.

Je nach Substanzgruppe kommt es pathogenetisch zu unterschiedlichen Schädigungen:
- Platin: Schädigung der Hinterwurzelganglien
- Vincristin: Ödeme in Axonen
- Taxane: Schädigung von Axonen, Hinterwurzelganglien und Schwann-Zellen

Unter Umständen beruhen die interindividuellen Unterschiede im Auftreten einer Polyneuropathie auf bei den Patienten vorliegenden Genpolymorphismen der metabolisierenden Enzyme (z. B. Glutathion-S-Transferase, GSTP1-105; Ruzzo et al. 2007).

- **Diagnostik**

Zur Evaluation kann das Vibrationsempfinden und der Achillessehnenreflex bestimmt werden. Meist sind Hände und Füße betroffen mit z. T. sehr störenden neuropathischen Schmerzen. Bei vorbestehender Neuropathie aufgrund anderer Erkrankungen, z. B. diabetische oder alkoholbedingte Neuropathie, sollte ggf. die Dosis neurotoxischer Medikamente verringert werden.

- **Klinik**

Symmetrische Handschuh- bzw. Strumpfartige Ausdehnung der Par- und Dysästhesien. Überwiegen der sensorischen Symptome gegenüber den motorischen. Sensomotorische Defizite führen zu Einschränkungen bei Alltagsaktivitäten (Zuknöpfen von Kleidung, Unterschreiben). Bei sensorischer Neuropathie kann es zu Verbrennungen und Erfrierungen kommen, und die Inzidenz von Wundinfektionen ist erhöht.

> **Einteilung der Parästhesien**
> - I: Asymptomatisch mit Verlust der tiefen Reflexe oder nicht einschränkender Parästhesien
> - II: Parästhesien, funktionseinschränkend, jedoch nicht die Tagesaktivität einschränkend
> - III: Störung der normalen Tagesaktivität
> - IV: Permanenter sensorischer Verlust

- **Prophylaxe**

Gegenwärtig kann keine Substanz zur Prävention der Chemotherapie-induzierten Neuropathien empfohlen werden. In einer Cochrane-Review wurde keine ausreichende Evidenz für die Wirksamkeit von Protektiva (Acetylcystein, Amifostin, ACTH-Analogon, Kalzium und Magnesium, Diethyldithiocarbamat, Glutathion, Org 2766, Oxcarbazepin und Vitamin E; Albers et al. 2011) zur Prophylaxe der Neuropathie durch Platin und verwandte Wirkstoffe gesehen. Während eine größere randomisierte Studie keine Senkung der Inzidenz von Neuropathien durch Vitamin E zeigen konnte (Kottschade et al. 2011), fanden drei kleine randomisierte Studien einen positiven Effekt von Vitamin E (Pace et al. 2003; Pace et al. 2010; Block et al. 2008; Block et al. 2007; Argyriou et al. 2005; Argyriou et al. 2006), so dass bei geringer Toxizität von Vitamin E dieses verordnet werden kann. Substanzen mit einzelnen positiven Ergebnissen in randomisierten Studien umfassen Ca/Mg, Glutamin, Glutathion, N-Acetylcystein, Oxcarbazepin und Xaliproden (Stubblefield et al. 2009). Amifostin, Nimodipin, Org 2766 und rhuLIF konnten hingegen keinen Effekt in randomisierten Studien belegen.

- **Therapie/Maßnahmen**

Im Verlauf der Therapie gezielt auf Polyneuropathie untersuchen, bei Auftreten sollte eine Dosisreduktion oder eine Therapieumstellung überlegt werden. Gegen die Schmerzzustände wurde eine Vielzahl von Medikamenten untersucht, jedoch gibt es nach wie vor keine zugelassene Substanz und die Daten aus klinischen Studien sind wenig überzeugend. Therapieversuche können mit folgenden Substanzen unternommen werden:
- **Antiepileptika**
  - Pregabalin (Lyrica®) 150 mg/d d1–3, dann auf 300 mg/d steigern
  - Gabapentin (Neurontin®) 3×100–200 mg → 3× 300 mg
  - Carbamazepin (Tegretol®) 2× 200 mg
- **Antidepressiva**
  - Amitriptylin
  - Venlafaxin (Noradrenalin-Wiederaufnahmehemmer) 37,5 mg/d
  - Duloxetin
  - Clomipramin
  - Imipramin
- **Opiate**
  - Tramadol 300–400 mg/d Maximaldosis
- **Andere**
  - Lamotrigin (Lamictal®)
  - NSAP+Nortriptylin (Nortrilen®) – v. a. in den USA eingesetzt
  - α-Liponsäure (Thiotacid) 200–600 mg/d – positive Studien nur bei diabetischer Polyneuropathie
  - Doxepin

Die medikamentöse Therapie ist insgesamt schwierig. Eine Bewegungstherapie inklusive Balanceübungen, sensomotorischem Training, Feinmotoriktraining, Koordinationstraining und Vibrationstraining wird empfohlen. Regelmäßige Greifübungen mit Händen und Füßen und ein Setzen von Reizen an den betroffenen Arealen können unterstützend wirken. Gute Hautpflege und regelmäßige Untersuchung auf Verletzungen und Druckstellen sollte erfolgen. Da sich bei vielen Patienten die Polyneuropathie nur langsam und oft nicht vollständig zurückbildet, sollten die Patienten bei der Bewältigung ihres Lebens unterstützt werden. Hierzu gehört zum einen das Training der Tätigkeiten, die schwer fallen mit Übung der visuellen Kontrolle dieser Tätigkeiten. Zum anderen sollte im Lebensalltag die Umstellung auf einfacher zu handhabendes Material erfolgen (einfache Verschlüsse von Kleidungsstücken, gut greifbarer Henkel an der Tasse, Schuhe die über das Fußgelenk gehen). Weiterhin sollte die Wohnung geprüft werden, um Stürze zu vermeiden (keine Unebenheiten, gute Lichtverhältnisse). Eine Besprechung, ob sicheres Fahrrad- und Autofahren noch möglich ist, sollte erfolgen.

5.17 Hypersensitivität

- **Definition/Pathogenese**

Nach dem Einsatz von Tumormedikamenten kann es zu Unverträglichkeitsreaktionen bis hin zu Anaphylaxie kommen. Dabei besteht sowohl die Möglichkeit einer IgE-vermittelten Soforttypreaktion (z. B. Carboplatin) wie auch einer Intoleranzreaktion oder sogenannte anaphylaktoide Reaktion (z. B. Doxorubicin). Auf bestimmte Medikamente werden beide Formen der Reaktion beobachtet (z. B. Etoposid). Darüber hinaus können auch Zusatzstoffe – wie das Cremophor EL bei Taxanen – Hypersensitivitätsreaktionen auslösen.

- **Klinik**

Flush, Urtikaria, Juckreiz, Angioödem, Dyspnoe/Brustschmerzen, Synkope, Atemnot/Husten, Tachykardie/Hypertension, Hypotension/Anaphylaxie, Schock, neurologische/muskuläre Symptome (z. B. Rückenschmerzen), gastrointestinale Symptome (Durchfall, Übelkeit, Bauchschmerzen), Rückenschmerzen.

- **Vorkommen**

Bei Paclitaxel (häufig 1. oder 2. Zyklus), Docetaxel, Rituximab, Cisplatin, Carboplatin (häufig erst nach mehreren Zyklen), Oxaliplatin, liposomales Doxorubicin. Monoklonale Antikörper (Avelumab, Rituximab, Alemtuzumab, Cetuximab).

- **Risikofaktoren**

Vorangegangene allergische oder anaphylaktoide Reaktionen (Castells et al. 2008).

- **Diagnostik**

Nach klinischen Symptomen. Hauttestung ist möglich z. B. bei Carboplatin.

- **Therapie/Maßnahmen**

Bei Auftreten Stopp der Infusion und symptomatische Therapie der Symptome. Um die Reaktionen bei der nächsten Gabe zu limitieren, wird die Infusionsgeschwindigkeit reduziert und ein Versuch mit Gabe nach einer Prämedikation unternommen.

> **Prämedikation** mit **Dexamethason** und **Antihistaminikum** kann eine durch die Tumortherapie ausgelöste anaphylaktoide Reaktion verhindern. Zusätzlich sollten bei Gabe von Präparaten mit hohem Risiko hierfür die **Vitalparameter** regelmäßig **kontrolliert** werden.

Genügt dies nicht, besteht die Möglichkeit einer Desensibilisierung. Erfahrungen hierin liegen in größerem Umfang für Paclitaxel, Docetaxel, Carboplatin, Oxaliplatin und Rituximab vor (Übersicht in Cernadas et al. 2010:1357–66; Castells et al. 2008). Normalerweise kann innerhalb von 4–8 h eine ausreichende Tolerisierung erreicht werden. Dabei wurde gezeigt, dass die Wirkung der Chemotherapie durch eine vorangehende Desensibilisierung nicht verringert wird (Castells et al. 2008). Die Desensibilisierung muss stationär in Notfallbereitschaft durchgeführt werden, schwere Reaktionen sind jedoch selten (6%). Sie treten v. a. bei den höheren Dosierungen auf (Castells et al. 2008).

5.18 Seltene Nebenwirkungen

5.18.1 Progressive multifokale Leukenzephalopathie (PML)

- **Definition/Pathogenese**

Lebensbedrohliche Infektion mit dem JC (John Cunningham)-Virus, ein Polyomavirus bei dem die Durchseuchung 70–90% beträgt. Bei AIDS oder nach ausgeprägter Immunsuppression kommt es zur floriden Infektion mit Entstehung von Entmarkungsherden.

- **Vorkommen**

Nach Rituximab (Mabthera®); Efalizumab (Raptiva®) bei Psoriasis; Natalizumab (Tysabri®) bei M. Crohn oder multipler Sklerose; Mycophenolatmofetil (Cellcept®) bei Transplantierten.

- **Klinik**

Verwirrtheit, Schwindel, Gleichgewichtsstörungen, Sehstörungen, Taubheitsgefühle, Schwäche, Parästhesien der Extremitäten, Sprachstörungen.

- **Diagnostik**

Abklären neurologischer Symptome, JC-PCR aus Liquor nach Lumbalpunktion, CT/MRT-Schädel.

- **Therapie/Maßnahmen**

Interdisziplinäre Betreuung.

5.18.2 Venoocclusive disease/ Lebervenenverschlusssyndrom (VOD)

- **Definition/Pathogenese**

Lebernekrose infolge des Verschlusses intrahepatischer Venen.

- **Vorkommen**

Nach DTIC, Carmustin, Melphalan (bei systemischer Anwendung), Busulfan, Azathioprin.

- **Klinik**

Fieber, Eosinophilie, Bauchschmerzen, Lebervergrößerung, Ikterus und Schock, mit rascher Verschlechterung innerhalb weniger Stunden oder Tage. Potenziell tödlich.

- **Diagnostik**

Regelmäßige Überwachung von Größe und Funktion der Leber sowie des Blutbildes (insbesondere der Eosinophilen). Bei Verdacht sofort Ultraschall der Leber durchführen.

- **Therapie/Maßnahmen**

Evtl. frühzeitige Behandlung mit hochdosierten Glukokortikoiden (z. B. Hydrocortison 300 mg/d) mit oder ohne Heparin oder Gewebeplasminogenaktivator.

5.18.3 Zweitmalignom

- Cyclophosphamid: Harnwege, Leukämie
- Tamoxifen: Endometriumkarzinom
- Melphalan: Leukämie
- Chlorambucil: MDS, AML
- BRAF-Inhibitoren insbesondere in der Monotherapie: SCC, Keratoakanthome

5.19 Protektiva

Generell kann ein Einsatz von Protektiva basierend auf der aktuell vorhandenen Evidenz nicht empfohlen werden. Insbesondere bei Polyneuropathie konnte kein Vorteil der untersuchten Substanzen gezeigt werden (AWMF-Leitlinie Supportivtherapie). Einzelne z. T. auch randomisierte Plazebo-kontrollierte Studien, meist aber kleine Studien haben in bestimmten Settings Vorteile zeigen können.

5.19.1 Amifostin (Ethyol®; WR-2721)

- **Indikationen**

Nephrotoxizität bei Cisplatin-haltiger Therapie bei Patienten mit soliden Tumoren.

Zugelassen in den USA: bei Neutropenie aufgrund Behandlung mit Cisplatin und/oder Cyclophosphamid.

- **Anwendung**

30 min vor Chemotherapie 910 mg/m² i.v. über 15 min. 20 min vor Radiatio je 200 mg/m² i.v. über 15 min. Blutdruck muss alle 3–5 min gemessen werden.

- **Wirkung**

Amifostin wird in Studien gegen Nephro-, Neuro- und Hämatotoxizität bei Therapie mit Cisplatin und/oder Cyclophosphamid sowie gegen Xerostomie bei Radiatio eingesetzt. Keine Wirkung hinsichtlich der Neuroprotektion in randomisierten Studien (NCCN-Guidelines). Radikalfänger mit präferentieller Aufnahme in normale Zellen gegenüber Tumorzellen (vermutlich aufgrund der pH-Differenz). Protonendonor für DNA-Reparatur und Komplexbildner für Platinverbindungen. Protektive Wirkung gegenüber Cisplatin, Carboplatin, Vinblastin, Mitomycin und Paclitaxel wird diskutiert.

- **Nebenwirkungen**

Hypotonie (Bei Blutdruckabfall → Lagerung in Trendelenburg-Position und NaCl-Lösung i.v.), Nausea, Erbrechen.

5.19.2 Dextromethorphan

- **Indikationen**

Husten; Off-label: Bei Methotrexat-induzierter Neurotoxizität.

- **Wirkung**

Nicht-kompetitiver Antagonist des N-Methyl-1-Aspartate (NMDA)-Rezeptors.

- **Anwendung**

1–2 mg/kg KG p.o. Dextromethorphan.

5.19.3 Dexrazoxan (Cardioxane®)

- **Indikationen**

Vorbeugung von chronischer und kumulativer Kardiotoxizität bei Verwendung von Doxorubicin; nach Paravasat von Doxorubicin.

- **Kontraindikationen**

Herzinfarkt in den letzten 12 Monaten, symptomatische Angina pectoris oder Klappenersatz.

- **Anwendung**

30 min vor Doxorubicin als Kurzinfusion über 15 min mit 20-facher Doxorubicin-Dosis; Reduktion bei Niereninsuffizienz.

Nach erfolgter Paravasation: sobald wie möglich, maximal 6 h danach 1000 mg/m² i.v. an d1 und 2, sowie 500 mg/m² i.v. an d3. Reizt Venen! Zusätzlich trockene lokale Kühlung mehrmals täglich für 15 min, aber 15 min vor Infusion entfernen.

- **Wirkung**

Analogon der Ethylendiamintetraessigsäure (EDTA) mit Topoisomerase-II-hemmender Aktivität; entfernt Fe (III) aus Komplex mit Anthrazyklinen und verhindert so Superhydroxidradikale. Ebenfalls leichter zytostatischer Effekt in G2- und M-Phase (Schmoll et al. 2005).

- **Nebenwirkungen**

Insbesondere bei Kindern erhöhtes Risiko sekundärer Neoplasien (AML/MDS und solide Tumoren).

5.19.4 Natriumthiosulfat

- **Indikationen**

Protektiva gegen Nephrotoxizität von Cisplatin. Als Antidot bei Überdosierung von Cisplatin.

- **Anwendung**

Bis zu 500 mg Natriumthiosulfat/kg KG i.v. über Infusion.

5.19.5 Mesna (Uromitexan®)

- **Indikationen**

Vorbeugung von Urotoxizität bei Verwendung von Cyclophosphamid und Ifosfamid.

- **Anwendung**

20% der Dosis zu Zeitpunkt der Chemotherapie sowie 4 und 8 h danach i.v.

- **Wirkung**

Mercaptoverbindung, deren freie SH-Gruppen mit urotoxischen Metaboliten Acrolein und Chloracetaldehyd reagieren.

- **Nebenwirkungen**

Anaphylaktoide und andere hyperergischen Reaktionen (insbesondere bei Patienten mit Autoimmunerkrankungen).

5.19.6 Vitamin E

- **Indikationen**

Als Protektiva gegen Mukositis und Neurotoxizität.

- **Anwendung**

300 mg/d vor Platinchemotherapie – 3 Monate danach.

- **Wirkung**

Kein Effekt auf Inzidenz in einer größeren randomisierten Studie mit 189 Patienten (Kottschade et al. 2011); signifikante Verringerung der Neuropathie-Scores und der Grad-3-Neurotoxizität in kleiner Studie mit 41 Patienten (17 Vitamin E, 24 Plazebo; Pace et al. 2010).

5.19.7 Glutathion

- **Indikationen**

Als Protektiva gegen Neurotoxizität bei Vincristin, Vinblastin, Taxol. Mögliche Verringerung von Myalgien und Arthralgien nach Paclitaxel sowie von Mukositis.

- **Anwendung**

$1,5$ g/m^2 i.v. über 15 min vor Chemotherapie.

5.19.8 Glutamin

- **Indikationen**

Tentativ als Protektivum gegen Neurotoxizität bei Vincristin, Vinblastin, Paclitaxel. Soll ebenfalls Myalgien und Arthralgien nach Paclitaxel sowie Mukositis vermindern.

- **Wirkung**

Vorherrschende Aminosäure im Organismus, dessen Bedarf bei schweren Erkrankungen erhöht ist.

5.19.9 All-trans Retinsäure (ATRA)

- **Indikationen**

Experimentell bei Cisplatin/Paclitaxel-induzierter Neuropathie.

- **Anwendung**

20 mg/m^2 p.o. täglich.

- **Wirkung**

Könnte zur Reduktion von Neuropathien mit Axonverlust führen, und einer geringeren Ausschüttung von nerve growth factor (NGF; Arrieta et al. 2011) eventuell durch Aktivierung verschiedener Retinoid-Rezeptor Subtypen (RAR-α, RAR-β und RAR-γ).

5.20 Metabolismus und Interaktionen

Detaillierte Kenntnisse über Interaktionen der verschiedenen Pharmaka sind wichtig, um unerwünschte Wechselwirkungen in der medikamentösen Tumortherapie zu verhindern. Bei Unsicherheiten sollte jeweils die Fachinformation und wenn nötig ein Medikamenten-Interaktions-Check-Programm herangezogen werden. Insbesondere bei Medikamenten mit enger therapeutischer Breite muss besonders sorgfältig

Tab. 5.9 Medikamente, die mit dem CYP3A4-Weg interagieren

CYP3A4 induzierend	CYP3A4 inhibierend
Carbamazepin, Dexamethason, Johanniskraut, Pioglitazon, Phenobarbital, Phenytoin, Primidon, Rifabutin, Rifampicin, Vemurafenib	Bexaroten, Cimetidin, Ciprofloxacin, Clarithromycin, Cyclosporin A, Diltiazem, Erythromycin, Fluconazol, Fluvoxamin, Grapefruitsaft, Imatinib, Ketoconazol/Itraconazol, Nifedipin (Kalziumantagonisten), Proteasehemmer (Indinavir etc.), Trimethoprim, Verapamil, INH

agiert werden (Phenprocoumon, Marcumar®: Wirkungsverstärkung bei Tamoxifen, Capecitabin; Wirkungsverminderung bei Azathioprin, 6-Mercaptopurin). Durch Interaktionen kann es zu verstärkter oder abgeschwächter Wirkung kommen ebenso wie zu Nebenwirkungen (z. B. mikroangiopathische hämolytische Anämie [MAHA], bei Bevacizumab + Sunitinib). Neben Medikamenten können auch Nahrungsmittel die Aufnahme und den Metabolismus beeinflussen (fettreiche Nahrung mit Retinoiden; Enzyminhibition durch Grapefruitsaft).

Interaktionen können aufgrund der Beeinflussung der Resorption (z. B. geringere Resorption von Sunitinib bei Anwendung von Antazida oder Protonenpumpenhemmern), des enzymatischen Abbaus und der pharmakologischen Wirkung entstehen. Der wichtigste Enzymkomplex für den Metabolismus von Medikamenten ist das Cytochrom-p450, mit zahlreichen Isoenzymen. Den größten Anteil am Medikamentenmetabolismus hat der **CYP3A4-Weg** (◘ Tab. 5.9).

Von den Tumortherapeutika werden folgende über diesen Weg abgebaut und zeigen deshalb eine **erhöhte Konzentration/Toxizität**, wenn gleichzeitig CYP3A4-Inhibitoren verabreicht werden bzw. verringerte Wirkspiegel bei gleichzeitiger Gabe von CYP3A4-Induktoren:
- Vincristin, Vindesin
- Paclitaxel
- Docetaxel
- Busulfan
- Imatinib
- Sorafenib
- Nilotinib
- Rapamycin
- Everolimus
- Vemurafenib

Mit dem **CYP2C9-Weg** interagieren:
- Imatinib
- Nilotinib
- Phenprocoumon (Marcumar®; bei Therapie mit z. B. Imatinib umsetzen)
- Fluconazol
- Amiodaron
- Rifampicin (Induktor)

Mit dem **CYP2C19-Weg** interagieren:
- Thalidomid, Leflunomid
- Antidepressiva (Fluoxetin)
- Ketoconazol
- Neuroleptika (Carbamazepin)
- Clopidogrel
- Protonenpumpenhemmer (Omeprazol, Lansoprazol)

Besondere Wechselwirkungen
- Kein Itraconazol (CYP 3A4-Inhibitor) bei Therapie mit Vincristin: Neurotoxizität ↑↑↑
- Kein Vitamin C bei Chemotherapien (Wirkung der Chemotherapie kann reduziert werden, da Mitochondrien der Krebszellen geschützt werden): Apoptose der Krebszellen ↓
- Kein Brivudin zusammen mit 5-Fluoruracil (Brivudin hemmt über 3 Wochen nach Einnahme das Enzym Dihydropyrimidin-Dehydrogenase (DPD), welches 5-Fluoruracil abbaut): schwere Toxizität mit Mukositis, Übelkeit, Diarrhoe, Panzytopenie bis zu fatalen Verläufen
- Kein Gemfibrozil mit Retinoiden: Pankreatitis

Literatur

Aapro MS, Bohlius J, Cameron DA, Dal Lago L, Donnelly JP, Kearney N, Lyman GH, Pettengell R, Tjan-Heijnen VC, Walewski J, Weber DC, Zielinski C; European Organisation for Research and Treatment of Cancer (2011) 2010 update of EORTC guidelines for the use of granulocyte-colony stimulating factor to reduce the incidence of chemotherapy-induced febrile neutropenia in adult patients with lymphoproliferative disorders and solid tumours. Eur J Cancer 47(1):8–32

Argyriou AA, Chroni E, Koutras A, Ellul J, Papapetropoulos S, Katsoulas G, Iconomou G, Kalofonos HP (2005) Vitamin E for prophylaxis against chemotherapy-induced neuropathy: a randomized controlled trial. Neurology 64(1):26–31

Argyriou AA, Chroni E, Koutras A, Iconomou G, Papapetropoulos S, Polychronopoulos P, Kalofonos HP (2006) A randomized controlled trial evaluating the efficacy and safety of vitamin E supplementation for protection against cisplatin-induced peripheral neuropathy: final results. Support Care Cancer 14(11):1134–40

Arrieta Ó, Hernández-Pedro N, Fernández-González-Aragón MC, Saavedra-Pérez D, Campos-Parra AD, Ríos-Trejo MÁ, Cerón-Lizárraga T, Martínez-Barrera L, Pineda B, Ordóñez G, Ortiz-Plata A, Granados-Soto V, Sotelo J (2011) Retinoic acid reduces chemotherapy-induced neuropathy in an animal model and patients with lung cancer. Neurology 77(10):987–95

Bausewein C, Booth S, Gysels M, Higginson I; Editorial Group: Cochrane Pain, Palliative and Supportive Care Group (2009) Cochrane Review. Non-pharmacological interventions for breathlessness in advanced stages of malignant and non-malignant diseases. Published online

Berenstein G, Ortiz Z; Editorial Group: Cochrane Pain, Palliative and Supportive Care Group (2009) Cochrane review. Megestrol acetate for treatment of anorexia-cachexia syndrome. Published online

Block KI, Koch AC, Mead MN, Tothy PK, Newman RA, Gyllenhaal C (2007) Impact of antioxidant supplementation on chemotherapeutic efficacy: a systematic review of the evidence from randomized controlled trials. Cancer Treat Rev 33(5):407–18

Block KI, Koch AC, Mead MN, Tothy PK, Newman RA, Gyllenhaal C (2008) Impact of antioxidant supplementation on chemotherapeutic toxicity: a systematic review of the evidence from randomized controlled trials. Int J Cancer 123(6):1227–39

Bokemeyer C, Aapro MS, Courdi A, Foubert J, Link H, Osterborg A, Repetto L, Soubeyran P; European Organisation for Research and Treatment of Cancer (EORTC) Taskforce for the Elderly (2007) EORTC guidelines for the use of erythropoietic proteins in anaemic patients with cancer: 2006 update. Eur J Cancer 43(2):258–70

Castells MC, Tennant NM, Sloane DE, Hsu FI, Barrett NA, Hong DI, Laidlaw TM, Legere HJ, Nallamshetty SN, Palis RI, Rao JJ, Berlin ST, Campos SM, Matulonis UA (2008) Hypersensitivity reactions to chemotherapy: outcomes and safety of rapid desensitization in 413 cases. J Allergy Clin Immunol 122(3):574–80

Cernadas JR, Brockow K, Romano A, Aberer W, Torres MJ, Bircher A, Campi P, Sanz ML, Castells M, Demoly P, Pichler WJ; European Network of Drug Allergy and the EAACI interest group on drug hypersensitivity (2010) General considerations on rapid desensitization for drug hypersensitivity – a consensus statement. Allergy 65(11):1357–66

Cramp F, Byron-Daniel J; Editorial Group: Cochrane Pain, Palliative and Supportive Care Group (2012) Cochrane Review. Exercise for the management of cancer-related fatigue in adults. Published online

Cranston JM, Crockett A, Currow D; Editorial Group: Cochrane Pain, Palliative and Supportive Care Group (2009) Cochrane Review. Oxygen therapy for dyspnoea in adults. Published online

Dewys WD, Begg C, Lavin PT, Band PR, Bennett JM, Bertino JR, Cohen MH, Douglass HO Jr, Engstrom PF, Ezdinli EZ, Horton J, Johnson GJ, Moertel CG, Oken MM, Perlia C, Rosenbaum C, Silverstein MN, Skeel RT, Sponzo RW, Tormey DC (1980) Prognostic effect of weight loss prior to chemotherapy in cancer patients. Eastern Cooperative Oncology Group. Am J Med 69(4):491

Grevelman EG, Breed WP (2005) Prevention of chemotherapy-induced hair loss by scalp cooling. Ann Oncol 16(3):352–8

Hecht M, Zimmer L, Loquai C, Weishaupt C, Gutzmer R, Schuster B, Gleisner S, Schulze B, Goldinger SM, Berking C, Forschner A, Clemens P, Grabenbauer G, Müller-Brenne T, Bauch J, Eich HT, Grabbe S, Schadendorf D, Schuler G, Keikavoussi P, Semrau S, Fietkau R, Distel LV, Heinzerling L (2015) Radiosensitization by BRAF inhibitor therapy-mechanism and frequency of toxicity in melanoma patients. Ann Oncol 26(6):1238–44

Hofmann L, Forschner A, Loquai C, Goldinger SM, Zimmer L, Ugurel S, Schmidgen MI, Gutzmer R, Utikal JS, Göppner D, Hassel JC, Meier F, Tietze JK, Thomas I, Weishaupt C, Leverkus M, Wahl R, Dietrich U, Garbe C, Kirchberger MC, Eigentler T, Berking C, Gesierich A, Krackhardt AM, Schadendorf D, Schuler G, Dummer R, Heinzerling LM (2016) Cutaneous, gastrointestinal, hepatic, endocrine, and renal side-effects of anti-PD-1 therapy. Eur J Cancer 60:190–209

Keefe DM, Schubert MM, Elting LS, Sonis ST, Epstein JB, Raber-Durlacher JE, Migliorati CA, McGuire DB, Hutchins RD, Peterson DE; Mucositis Study Section of the Multinational Association of Supportive Care in Cancer and the International Society for Oral

Oncology (2007) Updated clinical practice guidelines for the prevention and treatment of mucositis. Cancer 109(5):820–31

Kottschade LA, Sloan JA, Mazurczak MA, Johnson DB, Murphy BP, Rowland KM, Smith DA, Berg AR, Stella PJ, Loprinzi CL (2011) The use of vitamin E for the prevention of chemotherapy-induced peripheral neuropathy: results of a randomized phase III clinical trial. Support Care Cancer 19(11):1769–77

Kris MG, Hesketh PJ, Somerfield MR, Feyer P, Clark-Snow R, Koeller JM, Morrow GR, Chinnery LW, Chesney MJ, Gralla RJ, Grunberg SM; American Society of Clinical Oncology (2006) American Society of Clinical Oncology guideline for antiemetics in oncology: update 2006. J Clin Oncol 24(18):2932–47

Link H, Böhme A, Cornely OA, Höffken K, Kellner O, Kern WV, Mahlberg R, Maschmeyer G, Nowrousian MR, Ostermann H, Ruhnke M, Sezer O, Schiel X, Wilhelm M, Auner HW; Diseases Working Party (AGIHO) of the German Society of Hematology and Oncology (DGHO); Group Interventional Therapy of Unexplained Fever, Arbeitsgemeinschaft Supportivmassnahmen in der Onkologie (ASO) of the Deutsche Krebsgesellschaft (DKG-German Cancer Society) (2003) Antimicrobial therapy of unexplained fever in neutropenic patients – guidelines of the Infectious Diseases Working Party (AGIHO) of the German Society of Hematology and Oncology (DGHO), Study Group Interventional Therapy of Unexplained Fever, Arbeitsgemeinschaft Supportivmaßnahmen in der Onkologie (ASO) of the Deutsche Krebsgesellschaft (DKG-German Cancer Society). Ann Hematol 82 Suppl 2:S105–17

Lyman GH, Lyman CH, Agboola O (2005) Risk models for predicting chemotherapy-induced neutropenia. Oncologist 10(6):427–37

Ocvirk J (2010) Management of cetuximab-induced skin toxicity with the prophylactic use of topical vitamin K1 cream. Radiol Oncol 44(4):265–6

Pace A, Savarese A, Picardo M, Maresca V, Pacetti U, Del Monte G, Biroccio A, Leonetti C, Jandolo B, Cognetti F, Bove L (2003) Neuroprotective effect of vitamin E supplementation in patients treated with cisplatin chemotherapy. J Clin Oncol 21(5):927–31

Pace A, Giannarelli D, Galiè E, Savarese A, Carpano S, Della Giulia M, Pozzi A, Silvani A, Gaviani P, Scaioli V, Jandolo B, Bove L, Cognetti F (2010) Vitamin E neuroprotection for cisplatin neuropathy: a randomized, placebo-controlled trial. Neurology 74(9): 762–6

Palamaras I, Misciali C, Vincenzi C, Robles WS, Tosti A (2011) Permanent chemotherapy-induced alopecia: a review. J Am Acad Dermatol 64(3):604–6

Ramdial PK, Naidoo DK (2009) Drug-induced cutaneous pathology. J Clin Pathol 62(6):493–504

Ruzzo A, Graziano F, Loupakis F, Rulli E, Canestrari E, Santini D, Catalano V, Ficarelli R, Maltese P, Bisonni R, Masi G, Schiavon G, Giordani P, Giustini L, Falcone A, Tonini G, Silva R, Mattioli R, Floriani I, Magnani M (2007) Pharmacogenetic profiling in patients with advanced colorectal cancer treated with first-line FOLFOX-4 chemotherapy. J Clin Oncol 25(10):1247–54

Schmoll H-J, Höffken K, Possinger K (2005) Kompendium internistische Onkologie, 4. Aufl. Springer, Berlin Heidelberg New York

Sekulic A, Migden MR, Oro AE, Dirix L, Lewis KD, Hainsworth JD, Solomon JA, Yoo S, Arron ST, Friedlander PA, Marmur E, Rudin CM, Chang AL, Low JA, Mackey HM, Yauch RL, Graham RA, Reddy JC, Hauschild A (2012) Efficacy and safety of vismodegib in advanced basal-cell carcinoma. N Engl J Med 366(23):2171–9

Simon ST, Higginson IJ, Booth S, Harding R, Bausewein C; Editorial Group: Cochrane Pain, Palliative and Supportive Care Group (2010) Cochrane Review. Benzodiazepines for the relief of breathlessness in advanced malignant and non-malignant diseases in adults. Published online

Sredni B, Xu RH, Albeck M, Gafter U, Gal R, Shani A, Tichler T, Shapira J, Bruderman I, Catane R, Kaufman B, Whisnant JK, Mettinger KL, Kalechman Y (1996) The protective role of the immunomodulator AS101 against chemotherapy-induced alopecia studies on human and animal models. Int J Cancer 65(1):97–103

Stubblefield MD, Burstein HJ, Burton AW, Custodio CM, Deng GE, Ho M, Junck L, Morris GS, Paice JA, Tummala S, Von Roenn JH (2009) NCCN task force report: management of neuropathy in cancer. J Natl Compr Canc Netw 7 Suppl 5:S1-S26; quiz S27–8

S3-Leitlinie Supportive Therapie bei onkologischen PatientInnen, Langversion 1.1 – Version April 2017, AWMF 032/054OL

Tang JY, Mackay-Wiggan JM, Aszterbaum M, Yauch RL, Lindgren J, Chang K, Coppola C, Chanana AM, Marji J, Bickers DR, Epstein EH Jr. (2012) Inhibiting the hedgehog pathway in patients with the basal-cell nevus syndrome. N Engl J Med 366(23):2180–8

Tierney AJ, Taylor J, Closs SJ (1992) Knowledge, expectations and experiences of patients receiving chemotherapy for breast cancer. Scand J Caring Sci 6(2): 75–80

Witman G, Cadman E, Chen M (1981) Misuse of scalp hypothermia. Cancer Treat Rep 65(5-6):507–8

Wohlrab J, Bangemann N, Kleine-Tebbe A, Thill M, Kümmel S, Grischke EM, Richter R, Seite S, Lüftner D (2014) Barrier protective use of skin care to prevent chemotherapy-induced cutaneous symptoms and to maintain quality of life in patients with breast cancer. Breast Cancer (Dove Med Press) 6:115–22

Worthington HV, Clarkson JE, Eden OB (2008) Interventions for preventing oral mucositis for patients with cancer receiving treatment. Cochrane Database Syst Rev 17(4):CD000978

Yeager CE, Olsen EA (2011) Treatment of chemotherapy-induced alopecia. Dermatol Ther 24(4):432–42

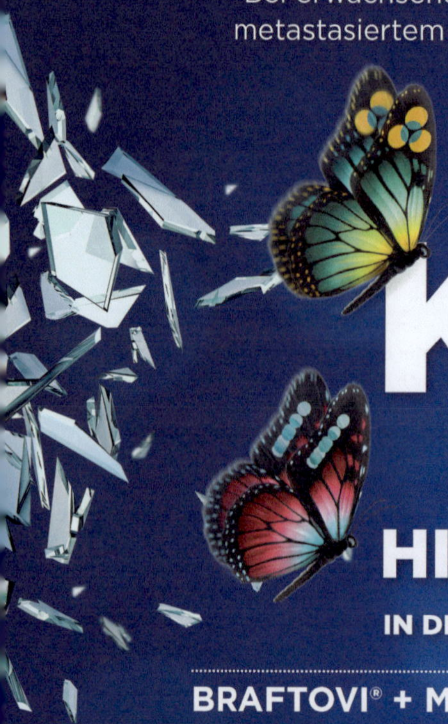

Bei erwachsenen Patienten mit nicht-resezierbarem oder metastasiertem Melanom mit einer BRAF-V600-Mutation.[a]

DIE KRAFT ÜBER SICH HINAUSZUWACHSEN

IN DER ZIELGERICHTETEN BRAF + MEK THERAPIE

BRAFTOVI® + MEKTOVI® vs. Vemurafenib[1-4]

- **medianes PFS** von **14,9 Monaten** gegenüber 7,3 Monaten
  (HR 0,54 [95 % KI 0,41-0,71], p < 0,0001)
- **medianes OS** von **33,6 Monaten** gegenüber 16,9 Monaten
  (HR 0,61 [95 % KI 0,47-0,79], nominelles[b] p < 0,0001)
- **bieten ein günstiges Sicherheitsprofil** gegenüber Vemurafenib.

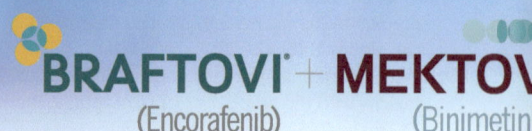

BRAFTOVI® (Encorafenib) + MEKTOVI® (Binimetinib)

[a] BRAFTOVI® und MEKTOVI® sind nur in Kombination miteinander zugelassen. [b] Deskriptive Analyse aufgrund hierarchischer Testung.
[1] Fachinformation BRAFTOVI®, Pierre Fabre Médicament, 11/2018. [2] Fachinformation MEKTOVI®, Pierre Fabre Médicament, 11/2018. [3] Dummer R et al., Lancet O 2018;19(5):603-15. [4] Dummer R et al., Lancet Oncol. 2018;19(10):1315-27.

Braftovi® 50 mg/75 mg Hartkapseln. Wirkstoff: Encorafenib. **Zusammensetzung:** 1 Hartkapsel enthält 50 mg/75 mg Encorafenib. Sonstige Bestandteile: Kapselinhalt: Copo (E1208), Poloxamer 188, mikrokristalline Cellulose (E460i), Bernsteinsäure (E363), Crospovidon (E1202), hochdisperses Siliciumdioxid (E551), Magnesiumstearat (E470b). Ka hülle: Gelatine (E441), Titandioxid (E171), Eisen(III)-oxid (E172), Eisen(III)-hydroxid-oxid x H₂O (E172), Eisen(II,III)-oxid (E172). Druckertinte: Schellack (E904), Eisen(II,III)-oxid (Propylenglykol (E1520). **Anwendungsgebiete:** Encorafenib in Kombination mit Binimetinib wird angewendet zur Behandlung von Erwachsenen mit nicht-resezierbarem oder stasiertem Melanom mit einer BRAF-V600-Mutation. **Gegenanzeigen:** Überempfindlichkeit gegen den Wirkstoff oder einen der sonstigen Bestandteile. **Nebenwirkungen gleichzeitiger Anwendung von Braftovi® und Binimetinib:** Sehr häufig: Anämie, periphere Neuropathie, Schwindelgefühl, Kopfschmerzen, Sehstörungen, Ablösung retinales mentepithel, Blutungen, Hypertonie, Abdominalschmerz, Diarrhoe, Erbrechen, Übelkeit, Obstipation, Hyperkeratose, Hautausschlag, trockene Haut, Pruritus, Alopezie, Arth Muskelerkrankungen/Myalgie, Rückenschmerzen, Schmerzen in den Extremitäten, Pyrexie, peripheres Ödem, Fatigue, Anstieg Kreatinkinase im Blut, Anstieg Transaminasen, An Gamma-Glutamyl-Transferase. Häufig: Plattenepithelkarzinom der Haut, Basalzellkarzinom, Papillom der Haut, Überempfindlichkeit, Geschmacksstörung, Uveitis, linksventrikuläre funktion, venöse Thromboembolie, Kolitis, akneiforme Dermatitis, palmar-plantares Erythrodysästhesie-Syndrom, Erythem, Pannikulitis, Photosensitivität, Nierenversagen, Anstieg atinin im Blut, Anstieg alkalische Phosphatase im Blut, Anstieg Amylase, Anstieg Lipase. Gelegentlich: Gesichtslähmung, Pankreatitis, Rhabdomyolyse. **Bei alleiniger Anwendung Braftovi® im Rahmen von klinischen Studien:** Sehr häufig: Papillom der Haut, melanozytärer Nävus, verminderter Appetit, Schlaflosigkeit, Kopfschmerzen, periphere Neurop Geschmacksstörung, Übelkeit, Erbrechen, Obstipation, palmar-plantares Erythrodysästhesie-Syndrom, Hyperkeratose, Hautausschlag, trockene Haut, Pruritus, Alopezie, Eryth Hyperpigmentierung der Haut, Arthralgie, Myalgie, Schmerzen in den Extremitäten, Rückenschmerzen, Fatigue, Pyrexie, Anstieg Gamma-Glutamyl-Transferase. Häufig: Platten helkarzinom der Haut, neues primäres Melanom, Überempfindlichkeit, Gesichtslähmung, supraventrikuläre Tachykardie, akneiforme Dermatitis, Exfoliation der Haut, Photosen tät, Arthritis, Nierenversagen, Anstieg Transaminasen, Anstieg Kreatinin im Blut, Anstieg Lipase. Gelegentlich: Basalzellkarzinom, Uveitis, Pankreatitis, Anstieg Amylase. Nicht üb °C lagern. Arzneimittel für Kinder unzugänglich aufbewahren. Verschreibungspflichtig. Weitere Hinweise: siehe Fachinformation. Stand: November 2018. Pierre Fabre Pharma G Jechtinger Str. 13, 79111 Freiburg.

Mektovi® 15 mg Filmtabletten. Wirkstoff: Binimetinib. **Zusammensetzung:** 1 Filmtablette enthält 15 mg Binimetinib. Sonstige Bestandteile: Tablettenkern: Lactose-Monohydrat, mikr talline Cellulose (E460i), hochdisperses Siliciumdioxid (E551), Croscarmellose-Natrium (E468), Magnesiumstearat (E470b). Überzug: Poly(vinylalkohol) (E1203), Macrogol 3350 (E Titandioxid (E171), Talkum (E553b), Eisen(III)-hydroxid-oxid x H₂O (E172), Eisen(II,III)-oxid (E172). **Anwendungsgebiete:** Binimetinib in Kombination mit Encorafenib wird angewe zur Behandlung von Erwachsenen mit nicht-resezierbarem oder metastasiertem Melanom mit einer BRAF-V600-Mutation. **Gegenanzeigen:** Überempfindlichkeit gegen den Wirk oder einen der sonstigen Bestandteile. **Nebenwirkungen:** Sehr häufig: Anämie, periphere Neuropathie, Schwindelgefühl, Kopfschmerzen, Sehstörung, Ablösung retinales Pigmentier Blutungen, Hypertonie, Abdominalschmerz, Diarrhoe, Erbrechen, Übelkeit, Obstipation, Hyperkeratose, Hautausschlag, trockene Haut, Pruritus, Alopezie, Arthralgie, Muskelerkrankur Myalgie, Rückenschmerzen, Schmerzen in den Extremitäten, Pyrexie, peripheres Ödem, Fatigue, Anstieg Kreatinkinase im Blut, Anstieg Transaminasen, Anstieg Gamma-Glutamyl-Transferase. Häufig: Plattenepithelkarzinom der Haut, Basalzellkarzinom, Papillom der Haut, Überempfindlichkeit, Geschmacksstörung, Uveitis, linksventrikuläre Dysfunktion, venöse Thromboembolie, Kolitis, akneiforme Dermatitis, palmar-plantares Erythrodysästhesie-Syndrom, Erythem, Pannikulitis, Photosensitivität, Nierenversagen, Anstieg Kreatinin im Blut, Anstieg alkalische Phosphatase im Blut, Anstieg Amylase, Anstieg Lipase. Gelegentlich: Gesichts- lähmung, Pankreatitis, Rhabdomyolyse. Enthält Lactose. Packungsbeilage beachten. Arzneimittel für Kinder unzugänglich aufbewahren. Verschreibungs- pflichtig. Weitere Hinweise: siehe Fachinformation. Stand: November 2018. Pierre Fabre Pharma GmbH, Jechtinger Str. 13, 79111 Freiburg.

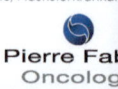

Pierre Fab Oncology

Notfälle in der Dermatoonkologie

6.1 Tumorinduzierte Hyperkalzämie – 276

6.2 Tumorlysesyndrom – 277

6.3 Kapillarlecksyndrom – 279

6.4 Zytokin-Freisetzungs-Syndrom – 280

6.5 Hirnödem – 281

6.6 Kompression des Spinalkanals – 281

6.7 Maligner Perikarderguss – 282

Literatur – 283

© Springer-Verlag GmbH Deutschland, ein Teil von Springer Nature 2019
L. Heinzerling et al., *Medikamentöse Tumortherapie in der Dermato-Onkologie*
https://doi.org/10.1007/978-3-662-58012-7_6

6.1 Tumorinduzierte Hyperkalzämie

- **Definition**

Tumorzellbedingte bzw. paraneoplastische Freisetzung von Zytokinen, die – unabhängig von vorliegenden Knochenmetastasen – eine gesteigerte Kalziummobilisierung aus dem Skelett sowie eine vermehrte Kalziumrückresorption in der Niere bewirkt.

Eine tumorbedingte Störung des Kalziumstoffwechsels ist grundsätzlich bei jeder Tumorerkrankung möglich, am häufigsten beim Plasmozytom (multiplen Myelom), jedoch auch bei anderen malignen Lymphomen sowie bei metastasiertem Lungen-, Mamma-, Nieren- und Prostatakarzinom. Meist liegt eine fortgeschrittene Tumorerkrankung vor, wobei keine Korrelation zwischen dem Auftreten und Ausmaß der durch tumorinduzierte Knochenveränderungen hervorgerufenen Hyperkalzämie und dem Vorhandensein und der Ausdehnung von Skelettmetastasen besteht. Durch den zunehmenden Einsatz von Bisphosphonaten konnte die Häufigkeit der Tumorhyperkalzämie deutlich gesenkt werden (Possinger u. Schmid 2006).

- **Pathophysiologie**

Die tumorinduzierte Hyperkalzämie beruht im Wesentlichen auf einer erhöhten Knochenresorption durch Osteoklasten. Bei Skelettmetastasierung kann es zu einer **osteolytischen Hyperkalzämie** kommen, welche durch Zytokine (tumor growth factor TGF-α, TNF-α, IL-1, IL-6) mediiert wird. Eine Osteoklastenaktivierung kann aber auch durch tumorzellbedingte bzw. paraneoplastische Faktoren wie **parathyroid hormone-related protein (PTHrP)** oder **1,25-Dihydroxyvitamin D** (Calcitriol) bedingt sein. Letzteres kann auch Parathormonunabhängig z. B. von malignen Lymphozyten produziert werden. Weiterhin kann renal die tubuläre Kalziumrückresorption und Phosphatausscheidung gesteigert sein.

- **Klinik**

Abhängig von der Höhe des Kalziumspiegels Entwicklung eines lebensbedrohlichen Zustands.
- Müdigkeit
- Gastrointestinale Symptome: Übelkeit, Erbrechen, Inappetenz, abdominelle Schmerzen, Obstipation
- Kardiale Symptome: Arrhythmie, Asystolie, QT-Verkürzung im EKG
- Renale Symptome: Polyurie, Polydipsie, Nykturie, Exsikkose, akutes Nierenversagen
- Neurologisch-psychiatrische Symptome: Muskelschwäche, Adynamie, Verhaltensstörungen, Depression, Verwirrtheit, Psychose, Koma
- Hyperkalzämie (Ca^{2+} ↑); Hypokaliämie (K ↓); Hypophosphatämie

- **Diagnostik**
- Bestimmung von Ca, K, Phosphat und Albumin. Da bei Hypalbuminämie der Serumkalziumspiegel falsch-niedrige Werte ergeben kann, sollte das ionisierte Kalzium bzw. der Albumin-korrigierte Serumkalziumspiegel bestimmt werden: Serum-Ca [mg/dl] + 0,8 × (4 − Albumin [g/dl])
- PTHrP-Spiegel (bei höheren Spiegel ist Kalziumspiegel schwieriger zu senken)
- Parathormon (erhöht bei Hyperparathyreoidismus; kann zusätzlich auftreten)
- 1,25-Dihydroxyvitamin D (wenn erhöht, besseres Ansprechen auf Steroide)

- **Therapie (◘ Tab. 6.1)**
- Rehydrierung (wichtigste primäre Therapiemaßnahme) und forcierte Diurese: Steigerung der renalen Kalziumausscheidung
- Vermeidung weiterer Kalziumzufuhr (z. B. keine Vollelektrolytlösungen)
- Gabe von Bisphosphonat (Hemmung der osteoklastären Kalziummobilisation aus dem Knochen) z. B. Zoledronat 4 mg oder Pamidronat 1,0–1,5 mg/kg; bei bereits eingeschränkter Nierenfunktion vor Gabe ausreichende Rehydrierung zur Vermei-

Tab. 6.1 Therapeutisches Vorgehen bei tumorassoziierter Hyperkalzämie

Serumkalzium 2,6–3,0 mmol/l	Diätetische Maßnahmen	Keine Milch und Milchprodukte
	Orale Flüssigkeitszufuhr	3–4 l
	Furosemid (Lasix®)	80 mg/d p.o.
	Kaliumchlorid	20–60 mmol/l p.o.
	Zoledronat (Zometa®)	4 mg in 100 ml NaCl/15 min
Serumkalzium 3,0–3,5 mmol/l	NaCl 0,9%	~4 (–5) l/24 h i.v., dann 2–3 l/d
	Furosemid (Lasix®)	20 mg i.v. alle 2–4 h (bis 80 mg/d)
	Kaliumchlorid	80 mmol/l/d
	Zoledronat (Zometa®)	4 mg in 100 ml NaCl/15 min
Serumkalzium >3,5 mmol/l	+ Prednisolon	50–100 mg/d
	+ Calcitonin	initial 100 I.E. (bis maximal 400 I.E.) s.c. oder i.m. alle 6–8 h, dann bis 10 I.E./kg KG in 500 ml 0,9% NaCl i.v. alle 6–8 h

dung von Kalzium-Bisphosphonat-Komplexbildung. Die Wirkung setzt nach 2–4 Tagen ein und führt innerhalb 4–7 Tagen zu einer Normalisierung der Kalziumwerte, die für etwa 2–4 Wochen anhält (Major et al. 2001).
- Bilanzierung und engmaschige Kontrolle der Elektrolyt- und Nierenwerte
- Verminderung der enteralen Kalziumresorption → diätetische Maßnahmen (Restriktion von Milch und Milchprodukten), → Glukokortikoide (hemmen die Freisetzung von IL-1 und IL-6 sowie die Bildung von Calcitriol aus Vitamin D_3, wegen antineoplastischer Aktivität bei Lymphomen und Plasmozytomen zusätzlich sinnvoll)
- Bei bedrohlicher Hyperkalzämie ggf. zusätzlich Calcitonin (schneller Wirkungseintritt nach 4–6 h, Förderung der Kalziurie, Hemmung der Osteoklasten)

6.2 Tumorlysesyndrom

Definition/Pathophysiologie

Zum Tumorlysesyndrom (TLS) mit ausgedehntem Tumorzellzerfall kann es bei fortgeschrittenen metastasierten Tumorerkrankungen (hohe Tumorlast) bzw. rasch proliferierenden Tumoren kommen, am häufigsten bei akuten Leukämien, aggressiven Lymphomen, kleinzelligem Bronchialkarzinom, aber auch bei Merkelzellkarzinom und bei Melanom (Mahajan et al. 2002; Busam et al. 2004).

Es entsteht selten spontan, meist nach Einleitung einer Chemo-, Immun- oder Radiotherapie sowie insbesondere nach Gabe monoklonaler Antikörper (Rituximab, Alemtuzumab, selten Ipilimumab oder Anti-PD1 Antikörper). Hierbei ist die Gefahr innerhalb der ersten 3–5 Tage der Therapie besonders hoch (Yang et al. 1999; Dillman u. Hendrix 2003; Yang et al. 2012). Das TLS führt zu charakteristischen metabolischen Störungen, mit Hyperurikämie, Hyperphosphatämie, Hyperkaliämie und Hypokalzämie, die einzeln oder in Kombination auftreten können.

> Das Tumorlysesyndrom kann rasch zur vitalen Gefährdung führen und erfordert eine unverzügliche therapeutische Intervention.

Risikofaktoren
- Ausgedehnte Tumoren, rasche Zellteilung, hohe Chemotherapieempfindlichkeit

- Hohes Alter des Patienten, Exsikkose, eingeschränkte Nierenfunktion → LDH ↑, Kreatinin ↑, Harnsäure ↑

Die Inzidenz eines TLS innerhalb der ersten 14 Tage nach Beginn einer Chemotherapie bei akuten Leukämien bzw. aggressiven Lymphomen beträgt bei einem LDH-Wert von >1000 U/l 19,1% (Wössmann et al. 2003).

- **Klinik**
- Müdigkeit, Lethargie
- Gastrointestinale Symptome: Übelkeit, Erbrechen, abdominelle Schmerzen, Obstipation
- Kardiale Symptome: Tachykardie, Arrhythmie, Herztod (Boles et al. 1984)
- Renale Symptome: Oligurie, Flüssigkeitsretention, Ödeme, Uratnephropathie, akutes Nierenversagen
- Neurologisch-psychiatrische Symptome: Muskelkrämpfe, Krampfanfälle

❗ Die gefährlichsten Komplikationen des Tumorlysesyndroms sind das akute Nierenversagen (durch Hyperphosphatämie und Hyperurikämie) und Herzrhythmusstörungen (durch Hyperkaliämie und Hypokalzämie) bis zum Herztod.

- Hyperurikämie
- Hyperphosphatämie
- Hyperkaliämie (K ↑)
- Hypokalzämie (Ca^{2+} ↓)
- Kreatininerhöhung
- Hypoglykämie
- Blutgasanalyse (metabolische Azidose)
- Gerinnung (Disseminierte intravasale Koagulopathie: DIC)

- **Diagnostik**

Engmaschige laborchemische Überwachung in der Initialphase einer Tumortherapie, Ein- und Ausfuhrbilanzierung, Gewichtskontrolle, Sonographie der Niere zum Ausschluss eines postrenalen Abflusshindernisses (CT mit Kontrastmittel oder Urographie wegen Gefahr der Nierenschädigung kontraindiziert).

Nach Cairo und Bishop wird eines der folgenden Kriterien gefordert (Cairo u. Bishop 2004):
- Kalium >6 mmol/l
- Kalzium <1,5 mmol/l
- Kreatinin >1,5× der oberen Normgrenze
- Herzrhythmusstörungen
- Krampfanfall

- **Therapie**

Präventive Maßnahmen, insbesondere bei Vorliegen entsprechender Risikofaktoren (Tab. 6.2):

Tab. 6.2 Prophylaxe und Therapie des Tumorlysesyndroms

Prophylaxe	
Allopurinol (Zyloric®)	300–900 mg/d p.o., 1–2 Tage vor Einleitung der Chemotherapie
Forcierte alkalische Diurese	50–100 mmol NaHCO₃/1000 ml Halbelektrolytlösung (Glukose 5%) i.v.
Furosemid (Lasix®)	Bis 80 mg/d p.o.
Rasburicase (Fasturtec®)	0,2 mg/kg KG/d in NaCl 0,9% über 30 min i.v., 5–7 Tage
Therapie: zusätzlich	
+ Kationenaustauscher zur Kaliumsenkung (Resonium®) oder	3–4 x/d 15 g p.o.
Glucose-Insulin-Infusion	200 ml Glucose 20% + 20 I.E. Insulin/2 h i.v.
+ Kalziumgluconat (Frubiase®) oder	3× täglich 2 Ampullen p.o. oder Kalziumgluconat 10% i.v.
Calcitriol (Rocaltrol®)	0,25–0,5 µg p.o.

- Initial langsame Infusionsgeschwindigkeit, Vorphasentherapie
- Hydrierung, forcierte alkalische Diurese: Harnalkalisierung verbessert die Harnsäureausscheidung, beste Löslichkeit der Harnsäure bei Urin-pH 7,0–7,5. Ziel-Urinausscheidung >3000 ml/d (Schleucher et al. 2006). **Cave**: Natriumbicarbonat kann eine Hypokalzämie verstärken, in diesen Fällen Gabe von Acetazolamid (Diamox®).
- Allopurinol: hemmt die Harnsäurebildung
- Rasburicase: rekombinante Urat-Oxidase, die Harnsäure in Allantoin umwandelt und enzymatisch abbaut, dadurch schnelle Senkung der Harnsäurekonzentration. Verhindert bei prophylaktischer Gabe zu 99% eine Hyperurikämie (Schleucher et al. 2006, Goldman et al. 2001).

Bei **manifestem TLS** zusätzlich Behandlung der Elektrolytentgleisung (Kaliumsenkung, Kalziumsubstitution) (Tab. 6.2), Vermeidung nephrotoxischer Substanzen, ggf. Hämodialyse.

6.3 Kapillarlecksyndrom

- **Synonyme**

Capillary-Leak-Syndrom (CLS), Clarkson-Syndrom.

- **Definition**

Seltene, aber schwerwiegende generalisierte kapillare Hyperpermeabilität mit Austritt von Plasma, Lymphe und Proteinen in das Interstitium. Durch die massive Flüssigkeitsverschiebung kommt es zum potenziell lebensbedrohlichen hypovolämischen Schock mit der Gefahr des Multiorganversagens.

- **Pathophysiologie**

Der Pathomechanismus ist noch weitgehend unklar.

- **Vorkommen**

Neben Assoziation mit einer monoklonalen Gammopathie und Septikämien sind v. a. Gemcitabin, Docetaxel, Interleukin-2 und Interferone als Auslöser beschrieben (Schwartz et al. 2002; Jidar et al. 2009). Mittleres Erkrankungsalter 47 Jahre, Frauen wie Männer sind gleich häufig betroffen, Mortalität etwa 21% (Dhir et al. 2007).

- **Klinik**

Verlauf in 2 Phasen:
- 1. Phase (Initialphase, d1–4)
    - Generalisierte Ödeme (Aszites, Pleura- und Perikarderguss)
    - Gewichtszunahme (> 3%/24 h)
    - Gastrointestinale Symptome: Übelkeit, Erbrechen, abdominelle Schmerzen
    - Kardiale Symptome: Hypovolämie → Hypotonie, Tachykardie, thorakale Schmerzen
    - Renale Symptome: Oligurie, akutes Nierenversagen

❗ **Beim Capillary-Leak-Syndrom besteht die Gefahr von Herzkreislaufkollaps, Rhabdomyolyse, akutem Nierenversagen, Multiorganversagen!**

- 2. Phase (Gegenregulation mit Mobilisierung des Extravasates)
    - Hypervolämie
    - Polyurie
    - Lungenödem

- **Diagnostik**

Wegweisende Laborparameter sind Hämokonzentration und Hypoalbuminämie.
- Hypotonie, Tachykardie
- Hypalbuminämie (ohne Albuminurie)
- Hämokonzentration (Polyglobulie, Hämatokrit ↑, Hämoglobin ↑)

- **Therapie**
- Glukokortikoide (Methylprednisolon 0,5–1 g p.o. oder i.v.), Albumin
- Forcierte Diurese und Volumenzufuhr
- Intensivmedizinische Behandlung mit Beatmung, Hämodialyse, Bluttransfusion

6.4 Zytokin-Freisetzungs-Syndrom

- **Synonyme**

Cytokine-Release Syndrome (CRS), cytokine storm, (non-infectious) systemic inflammatory response syndrome (SIRS).

- **Definition/Pathophysiologie**

Massive Freisetzung von Zytokinen (v. a. TNF-α, IFN-γ, IL-2, IL-6) durch aktivierte T- bzw. NK-Zellen im Rahmen einer Therapie mit monoklonalen Antikörpern. Hierdurch kommt es zur lebensbedrohlichen systemischen Entzündungsreaktion (Wing 2008).

Das Syndrom manifestiert sich häufig **innerhalb der ersten zwei Stunden** nach Beginn der ersten Infusion, insbesondere bei Gabe von Rituximab (Anti-CD20), Alemtuzumab (Anti-CD-52), und extrem selten Ipilimumab (Anti-CTLA-4) bzw. Anti-PD1 Antikörpern und kann mit Merkmalen des Tumorlysesyndroms assoziiert sein (Perez-Gala et al. 2006; Bugelski et al. 2009; Hansel et al. 2010). Auch nach CAR-T-Zelltherapie können bis zu 4 Wochen später CRS auftreten.

Risikofaktoren für eine schlechtere Prognose sind eine vorbestehende pulmonale Insuffizienz und eine Lungenmetastasierung, ebenso sehr hohe prätherapeutische Lymphozytenzahlen. Nach vollständigem Rückgang der Symptome kommt es auch unter Fortführung der Behandlung selten zum erneuten Auftreten eines CRS.

- **Klinik**
- Fieber, Schüttelfrost
- Dermatologische Symptome: Flush, Erythem, Urticaria, Angioödem
- Pulmonale Symptome: Tachypnoe, Dyspnoe
- Gastrointestinale Symptome: Übelkeit, Erbrechen, Diarrhö
- Kardiale Symptome: Tachykardie, Hypotonie
- Renale Symptome: Oligurie, Anurie
- Neurologisch-psychiatrische Symptome: Kopfschmerzen, Myalgien, Rigor, eingeschränkte Vigilanz, Desorientiertheit, Unruhe, Delir, Tremor

❗ **Beim Zytokin-Freisetzungs-Syndrom besteht die Gefahr der Entwicklung eines kardiovaskulären Schocks, akuten Nierenversagens, acute respiratory distress syndrome (ARDS) bis hin zum Multiorganversagen.**

- **Diagnostik**
- Kontrolle von Temperatur (Fieber)
- Puls (Tachykardie), Blutdruck (Hypotonie)
- Monitoring von Atmung und Sauerstoffsättigung (Tachypnoe, arterielle Hypoxämie, metabolische Azidose)
- Röntgen-Thorax: Pulmonale interstitielle Infiltration
- Blutbild: Leukopenie, Lymphopenie, Thrombopenie
- Kreatinin ↑
- Transaminasen, LDH, D-Dimere (häufig erhöht)

- **Prophylaxe/Therapie**
- Prophylaktisch und therapeutisch: Glukokortikosteroide, Antihistaminika, Paracetamol, Tocilizumab (Anti-IL6; 8 mg/kg i.v.; max. 800 mg)
- Applikation von Antikörpern wie Rituximab (Anti-CD20) und Alemtuzumab (Anti-CD-52) in Notfallbereitschaft
- Initial langsame Infusionsgeschwindigkeit, dann schrittweise Steigerung
- Sofortige Unterbrechung der Infusion bei Unverträglichkeitsreaktion
- Bei Diagnose: Sofortige intensivmedizinische Betreuung inkl. Katecholamine bei Bedarf (Noradrenalin 0,2 µl/kg/min), O_2 bei Bedarf
- Engmaschige Überwachung notwendig, da eine initiale Besserung von einer Verschlechterung gefolgt sein kann
- Ggf. Einsatz von Anti-TNF-Antikörpern

6.5 Hirnödem

- **Definition/Pathophysiologie**

Intrakranielle Drucksteigerung (>30 mmHg) aufgrund von Hirnmetastasen oder einer diffusen Infiltration der Meningen durch Tumorzellen mit der Folge einer mangelnden Hirndurchblutung und Sauerstoffversorgung, Akkumulation toxischer Stoffwechselprodukte und Liquorabflussstörung.

Nach Verlagerung von Hirnstammgewebe in das Foramen magnum (untere Einklemmung) mit nachfolgendem Hydrocephalus occlusus tritt bei Überschreitung des arteriellen Mitteldrucks der Hirntod ein.

Das Risiko für die Entwicklung von Hirnmetastasen und damit eines Hirnödems steigt mit der Erkrankungsdauer.

- **Klinik**

Abhängig von der Lokalisation der Raumforderung und der Geschwindigkeit des Druckanstiegs:
— Kopfschmerzen, Meningismus, Schwindel
— Übelkeit, Erbrechen
— Neurologisch-psychiatrische Symptome: Gereiztheit, Vergesslichkeit, Affektstörungen, Desorientierung, Somnolenz, Parästhesien, Paresen, Krampfanfälle

- **Diagnostik**
— Ophthalmologische Untersuchung: Stauungspapille (eine fehlende Stauungspapille schließt eine intrakranielle Drucksteigerung jedoch nicht aus)
— Neurologische Untersuchung
— Schädel- MRT/-CT
— Kontrolle von Puls und Blutdruck: Bei Bradykardie und Hypertonie beginnende Hirnstammeinklemmung

- **Therapie**
— Hochlagerung des Körpers, Flüssigkeitsretention
— Dexamethason (Fortecortin®): 8 mg 2× täglich oder bei Halbwertszeit von über 36 h auch 16 mg 1× täglich (bis 100 mg/d) p.o. oder i.v.; nach Symptomreduktion sollte schrittweise Dosisreduktion angestrebt werden
— Mannitol 20% (Osmosteril®): 1–2 ml/kg KG 3× täglich über zentralen Venenkatheter (Kontraindikation: Herzinsuffizienz, Niereninsuffizienz, Lungenödem, intrakranielle Blutung)
— Bei Krampfanfall: Diazepam (Valium®): 10–20 mg langsam i.v. oder rektal, bei Persistenz Phenobarbital (Luminal®): i.m. In Absprache mit Neurologen einschleichende Erhaltungstherapie mit Phenytoin und Carbamazepin unter Spiegelkontrollen
— Hyperventilation bis zu einem pCO_2 von 26–30 mmHg
— Bei solitären Hirnmetastasen und kontrollierter extrakranieller Metastasierung: Neurochirurgische Resektion oder stereotaktische Bestrahlung, Einzeit- oder fraktioniert (Radiochirurgie, Gamma-Knife): bis zu 4–8 Hirnmetastasen mit einer Größe von ≤4 cm
— Bei multiplen Hirnmetastasen oder nach Resektion solitärer Hirnmetastasen: systemische medikamentöse Therapie, Ganzhirnbestrahlung (bei symptomatischen Hirnmetastasen, durch Reduktion des perifokalen Ödems auch bei wenig strahlensensiblen Tumoren sinnvoll): 3–5 Gy/d (Gesamtdosis 30 Gy)

- **Prognose**

Zerebral metastasiertes Melanom, (▶ Kap. 2.3).

Die Prognose bei zerebraler Metastasierung ist insgesamt schlecht. Das Auftreten neurologischer Symptome bei Vorliegen von Hirnmetastasen ist ein zusätzlich prognostisch schlechter Faktor (Raizer et al. 2008). Bei Hirnödem ist die Situation sehr ernst.

6.6 Kompression des Spinalkanals

- **Definition/Pathophysiologie**

Bei der metastatisch bedingten Kompression des Rückenmarks durch Wirbelkörper-, Lymphknoten- oder intraspinale Metastasen kommt es durch intraspinale Druckerhöhung zum Infarkt in der weißen Rückenmarkssubstanz und nachfolgender Querschnittslähmung.

- **Klinik**

Zunehmende Symptomatik:
- Schmerzen in der Wirbelsäule, verstärkt durch Husten, Bewegung, Pressen
- Sensibilitätsstörungen, Parästhesien
- Muskuläre Schwäche, Ermüdbarkeit
- Inkontinenz
- Motorische Ausfälle, Paraplegie

- **Diagnostik**

> Der Therapieerfolg hängt entscheidend von der bei Therapiebeginn vorliegenden Dauer und Schwere der neurologischen Ausfälle ab. Frühzeitige Diagnose und rechtzeitige Therapieeinleitung sind daher entscheidend!

- MRT
- Röntgenaufnahme der Wirbelsäule
- PET-CT

Der Nachteil der Röntgennativdiagnostik ist die nur mangelhafte Darstellung von Weichteilen und die projektionsbedingte Verzerrung bzw. Überlagerung von anatomischen Strukturen. Zum Ausschluss von Frakturen besitzt sie jedoch weiterhin ihren Stellenwert.

- **Therapie**

> Bei Kompression des Spinalkanals muss schnellstmöglich eine Therapie (Steroide, Operation, Radiatio) eingeleitet werden, da sonst bleibende neurologische Defizite drohen!

Bei akuter Symptomatik muss die Therapie innerhalb von 7 h erfolgen (Akutbestrahlung), bei verzögerter Entwicklung innerhalb von 7–14 Tagen.
- Dexamethason (Fortecortin®): 100 mg i.v. sofort, dann 3× 8 mg/d oder 1× 24mg/d.
- Bei Schmerzen mit oder ohne beginnende Parästhesien ohne wesentliche weitere neurologische Ausfälle bzw. protrahiertem Verlauf und ohne Statikgefährdung: **Radiatio** (einmalige Applikation von 8 Gy). Die Radiatio bewirkt in 70% der Fälle eine gute Schmerzkontrolle, verringert die Wahrscheinlichkeit pathologischer Frakturen und vermindert die spinale Kompression (Rate et al. 1988; Kirova et al. 1999).
- Bei rasch progredienter neurologischer Symptomatik, motorischen Störungen, Instabilität, Wirbelkörperfraktur, Rezidiv nach Radiatio: **Chirurgie** (dekomprimierende Tumorresektion mit Stabilisierung, wenn nicht möglich, dann Laminektomie zur Druckentlastung) mit anschließender Radiatio (2–3 Gy/d, täglich fraktioniert, Gesamtdosis 30–45 Gy; Garbe et al. 2005).

6.7 Maligner Perikarderguss

- **Definition**

Ansammlung von Flüssigkeit im Herzbeutel mit Gefahr der Herzbeuteltamponade und Herzstillstand.

- **Pathophysiologie**

Durch Metastasierung oder Infiltration des Myo- oder Perikards kommt es zur Obstruktion lymphatischer und venöser Gefäße mit nachfolgender Ergussbildung. Ein Perikarderguss findet sich in 5% aller malignen Tumoren (21% in Autopsien), am häufigsten bei Bronchial- und Mammakarzinom, Melanom, malignen Lymphomen und Leukämien (Dubrey et al. 2008; Deppermann u. Kreuser 2006). Differenzialdiagnostisch sind v. a. Virusinfektionen sowie Ergussbildung nach Strahlentherapie zu bedenken.

- **Klinik des hämodynamisch wirksamen Perikardgusses**
- Pulmonale Symptome: Husten, Dyspnoe, Belastungsdyspnoe bis Orthopnoe, Tachypnoe
- Kardiale Symptome: Hypotonie, Tachykardie, thorakale Schmerzen
- Halsvenenstauung, Periphere Ödeme
- Zyanose

> Beim Perikarderguss: Gefahr der Herzbeuteltamponade mit Abnahme des Herzminutenvolumens bis hin zum Herzstillstand.

- **Diagnostik**
- Klinische Untersuchung: Stauung der Jugularvenen, Hypotonie, Tachykardie, paradoxer Puls (Verminderung des systolischen Blutdrucks >10 mmHg mit Abschwächung bis zum völligen Verschwinden des Pulses während der Inspiration), auskultatorisch hörbares Perikardreiben bzw. gedämpfte Herztöne bei drohender Herzbeuteltamponade
- Echokardiographie
- EKG: Niedervoltage
- Röntgen-Thorax: Verbreiterung des Herzschattens
- Ggf. Punktion mit zytologischer und mikrobiologischer Diagnostik

- **Therapie**
- Möglichst rasche Entlastung durch **Perikardiozentese** (= Perikardpunktion mit Abziehen der Flüssigkeit aus dem Herzbeutel, 50–100 ml) unter sonographischer Kontrolle mit Anlage eines Pigtailkatheters und Perikarddrainage (≤500 ml/6 h). Ist eine Punktion des Perikardergusses nicht unmittelbar möglich, so kann bis zur Punktion durch rasche intravenöse Flüssigkeitszufuhr (500 ml innerhalb von 15 min) der Druck in den Gefäßen erhöht werden.
- **Perikardiodese** (= Herzbeutelverödung) mit fibroseinduzierenden Substanzen: Tetrazyklin 500 mg, Bleomycin 5–30 mg (2×) oder Cisplatin 10 mg (3× bis 5×) (Burchardi et al. 2004).
- Abhängig vom Allgemeinzustand und Prognose des Patienten **chirurgische Intervention** mit pleuroperikardialer Fensterung, Perikardektomie, Anlage eines perikardio-peritonealen Shunts (Sparano u. Ward 2011).

Literatur

Boles JM, Dutel JL, Briere J, Mialon P, Robasckiewicz M, Garre M, Briere J (1984) Acute renal failure caused by extreme hyperphosphatemia after chemotherapy of an acute lymphoblastic leukemia. Cancer 53:2425–2429

Brown PD, Brown CA, Pollock BE, Gorman DA, Foote RL (2002) Stereotactic radiosurgery for patients with „radioresistant" brain metastases. Neurosurgery 51:656–665

Buchsbaum JC, Suh JH, Lee SY, Chidel MA, Greskovich JF, Barnett GH (2002) Survival by radiation therapy oncology group recursive partitioning analysis class and treatment modality in patients with brain metastases from malignant melanoma: a retrospective study. Cancer 94:2265–2272

Bugelski PJ, Achuthanandam R, Capocasale RJ, Treacy G, Bouman-Thio E (2009) Monoclonal antibody-induced cytokine-release syndrome. Expert Rev Clin Immunol 5:499–521

Burchardi H, Larsen R, Schuster HP, Suter PM (2004) Die Intensivmedizin. Springer, Berlin Heidelberg New York, S. 596

Busam KJ, Wolchok J, Jungbluth AA, Chapman P (2004) Diffuse melanosis after chemotherapy-induced tumor lysis syndrome in a patient with metastatic melanoma. J Cutan Pathol 31:274–280

Cairo MS, Bishop M (2004) Tumour lysis syndrome: new therapeutic strategies and classification. Br J Haematol 127:3–11

Deppermann KM, Kreuser ED (2006) Intrakavitäre Therapie bei malignem Perikarderguss. In: Schmoll HJ, Höffken K, Possinger K (Hrsg) Kompendium Internistische Onkologie. Springer, Berlin Heidelberg New York, S. 1055–1060

Dhir V, Arya V, Malav IC, Suryanarayanan BS, Gupta R, Dey AB (2007) Idiopathic systemic capillary leak syndrome (SCLS): case report and systematic review of cases reported in the last 16 years. Intern Med 46:899–904

Dillman RO, Hendrix CS (2003) Unique aspects of supportive care using monoclonal antibodies in cancer treatment. Support Cancer Ther 1:38–48

Dubrey S, Grocott-Mason R, Mittal T, Burke M (2008) Massive cardiac invasion by amelanotic melanoma with obstructive clinical features. Postgrad Med J 84:163–166

Garbe C, Hauschild A, Volkenandt M et al. (2005) Deutsche Leitlinie: Malignes Melanom. In: Garbe C (Hrsg) Interdisziplinäre Leitlinien zur Diagnostik und Behandlung von Hauttumoren. Thieme, Stuttgart, S 23–55

Gaspar L, Scott C, Rotman M, Asbell S, Phillips T, Wasserman T, McKenna WG, Byhardt R (1997) Recursive partitioning analysis (RPA) of prognostic factors in three Radiation Therapy Oncology Group (RTOG) brain metastases trials. Int J Radiat Oncol Biol Phys 37:745–751

Goldman SC, Holcenberg JS, Finklestein JZ, Hutchinson R, Kreissman S, Johnson FL, Tou C, Harvey E, Morris E, Cairo MS (2001) A randomized comparison between rasburicase and allopurinol in children with lymphoma or leukemia at high risk for tumor lysis. Blood 97:2998–3003

Hansel TT, Kropshofer H, Singer T, Mitchell JA, George AJ (2010) The safety and side effects of monoclonal antibodies. Nat Rev Drug Discov 9:325–338

Jidar K, Ingen-Housz-Oro S, Beylot-Barry M, Paul C, Chaoui D, Sigal-Grinberg M, Morel P, Dubertret L, Bachelez H (2009) Gemcitabine treatment in cutaneous T-cell lymphoma: a multicentre study of 23 cases. Br J Dermatol 161:660–663

Kirova YM, Chen J, Rabarijaona LI, Piedbois Y, Le Bourgeois JP (1999) Radiotherapy as palliative treatment for metastatic melanoma. Melanoma Res 9:611–613

Mahajan A, Nirmal S, English MW, Jenney ME, Lazda ED (2002) Acute tumor lysis syndrome in Hodgkin disease Med Pediatr Oncol 39:69–70

Major P, Lortholary A, Hon J, Abdi E, Mills G, Menssen HD, Yunus F, Bell R, Body J, Quebe-Fehling E, Seaman J (2001) Zoledronic acid is superior to pamidronate in the treatment of hypercalcemia of malignancy: a pooled analysis of two randomized, controlled clinical trials. J Clin Oncol 19:558–567

Mornex F, Thomas L, Mohr P, Hauschild A, Delaunay MM, Lesimple T, Tilgen W, Bui BN, Guillot B, Ulrich J, Bourdin S, Mousseau M, Cupissol D, Bonneterre ME, De Gislain C, Bensadoun RJ, Clavel M (2003) A prospective randomized multicentre phase III trial of fotemustine plus whole brain irradiation versus fotemustine alone in cerebral metastases of malignant melanoma. Melanoma Res 13:97–103

Nakayama-Ichiyama S, Yokote T, Iwaki K, Hiraoka N, Hirata Y, Oka S, Akioka T, Miyoshi T, Takayama A, Nishiwaki U, Masuda Y, Tsuji M, Hanafusa T (2011) Hypercalcaemia induced by tumour-derived parathyroid hormone-related protein and multiple cytokines in diffuse large B cell lymphoma, not otherwise specified. Pathology 43:742–745

Perez-Gala S, Delgado-Jimenez Y, Goiriz R, Fraga J, Garcia-Diez A, Fernandez-Herrera J (2006) Cytokine-release syndrome related to rituximab limited to lesions and excision scars of lesions of primary cutaneous lymphoma 142:1516–1517

Pollock BE, Brown PD, Foote RL, Stafford SL, Schomberg PJ (2003) Properly selected patients with multiple brain metastases may benefit from aggressive treatment of their intracranial disease. J Neurooncol 61:73–80

Possinger K, Schmid P (2006) Hyperkalzämie. In: Schmoll HJ, Höffken K, Possinger K (Hrsg) Kompendium Internistische Onkologie. Springer, Berlin, S. 1109–1113

Raizer JJ, Hwu WJ, Panageas KS, Wilton A, Baldwin DE, Bailey E, von Althann C, Lamb LA, Alvarado G, Bilsky MH, Gutin PH (2008) Brain and leptomeningeal metastases from cutaneous melanoma: survival outcomes based on clinical features. Neuro Oncol 10(2):199–207

Rate WR, Solin LJ, Turrisi AT (1988) Palliative radiotherapy for metastatic malignant melanoma: brain metastases, bone metastases, and spinal cord compression. Int J Radiat Oncol Biol Phys 15:859–864

Schleucher N, Schmoll HJ, Harstrick (2006) Tumorlysesyndrom. In: Schmoll HJ, Höffken K, Possinger K (Hrsg) Kompendium Internistische Onkologie. Springer, Berlin Heidelberg New York, S. 1114–1117

Schwartz RN, Stover L, Dutcher J (2002) Managing toxicities of high-dose interleukin-2. Oncology 11 (Suppl 13):11–20

Sparano DM, Ward RP (2011) Pericarditis and pericardial effusion: management update. Curr Treat Options Cardiovasc Med 13:543–555

Trefzer U, Pelzer K, Hofmann MA, Sterry W (2006) Parathyroid hormone-related protein-induced hypercalcaemia in metastatic melanoma. J Eur Acad Dermatol Venereol 20:346–347

Wing M (2008) Monoclonal antibody first dose cytokine release syndromes-mechanisms and prediction. J Immunotoxicol 5:11–15

Wössmann W, Schrappe M, Meyer U, Zimmermann M, Reiter A (2003) Incidence of tumor lysis syndrome in children with advanced stage Burkitt's lymphoma/leukemia before and after introduction of prophylactic use of urate oxidase. Ann Hematol 82:160–165

Wroński M, Arbit E (2000) Surgical treatment of brain metastases from melanoma: a retrospective study of 91 patients. J Neurosurg; 93:9–18

Yang B, Lu XC, Yu RL, Chi XH, Zhang WY, Zhu HL, Yuan J, Zhao P (2012) Diagnosis and Treatment of Rituximab-Induced Acute Tumor Lysis Syndrome in Patients With Diffuse Large B-Cell Lymphoma. Am J Med Sci, im Druck

Yang H, Rosove MH, Figlin RA (1999) Tumor lysis syndrome occurring after the administration of rituximab in lymphoproliferative disorders: high-grade non-Hodgkin's lymphoma and chronic lymphocytic leukemia. Am J Hematol 62:247–50

Begleitung

7.1 Gesprächsführung – 286

7.2 Palliative Care – 287

7.3 Psychoonkologie – 289

Literatur – 291

Links – 291

7.1 Gesprächsführung

Das ärztliche Gespräch ist eine der wichtigsten Handlungen in der Medizin. Das Gespräch mit dem Tumorpatienten dient zum einen dazu, wichtige Informationen über die Erkrankung und die Behandlungsoptionen zu vermitteln. Zum anderen ist es aber auch essenziell dem Patienten zuzuhören. Er will verstanden werden und sich aufgehoben fühlen. Für den Arzt ist es daher wichtig zum einen die Informationen zu vermitteln, zum anderen aber auch den Sorgen und Ängsten des Patienten gerecht zu werden und zu vermitteln, dass der Patient nicht allein ist.

Bei der **Informationsübermittlung** ist es sehr wichtig zu erfassen, was der Patient verstanden hat. Das Arzt-Patienten Gespräch ist für den Patienten eine Stresssituation. Vieles von dem was der Arzt sagt wird nicht verstanden oder behalten. Bei der Überbringung schlechter Nachrichten ist es daher angebracht, sich relativ kurz zu halten, dem Patienten die notwendige Zeit zum Verarbeiten der schlechten Nachricht einzuräumen und einen Termin z. B. am nächsten Tag zu planen, an dem man nochmal ausführlicher die weiteren Schritte besprechen kann. Die Mitteilung einer schlechten Diagnose oder Prognose, kann bei dem Patienten oder den Angehörigen wütende oder gar aggressive Gefühle gegenüber dem Arzt, als Überbringer der Nachricht, auslösen. Es ist wichtig sich zu vergegenwärtigen, dass man selbst nicht an der Erkrankung schuld ist, dass aber unsere Aufgabe als Ärzte darin besteht, zusammen mit dem Patienten den besten Weg zu finden, mit diesem Schicksal umzugehen. Ebenso gilt es diese Gefühle und Aggressionen abzufedern, ohne dies persönlich zu nehmen. Das gemeinsame Aushalten dieser Gefühle ist mitunter der schwierigste und kräftezehrendste Teil, den wir Ärzte in der Begleitung zu erbringen haben. Beim nächsten Gespräch sollte erst mal in Erfahrung gebracht werden, was der Patient weiß („Was haben Sie bisher verstanden?", „Was wissen Sie über Ihre Erkrankung"). Diese Fragen sind sehr hilfreich um einzuschätzen, ob der Patient sich unnötige Sorgen macht, aber auch um zu erfassen, ob der Patient die Tragweite der Diagnose erkannt hat oder vielleicht die ganze Tragweite nicht erfassen möchte – wir müssen als Ärzte auch akzeptieren, wenn Patienten ihre Krankheit bzw. ihr Schicksal ignorieren wollen. Weiterhin sollte man hier dem Patienten auch nochmals Raum geben Fragen zu stellen („Welche Informationen fehlen Ihnen?"). Anhand dieser Fragen lässt sich abschätzen, wie viele Informationen Patienten zu ihrer Erkrankung überhaupt haben wollen und ob sie eine Information der Angehörigen wünschen oder nicht. Man kann hier auch die Erlaubnis vom Patienten einholen, offen zu sprechen. Manche Patienten äußern, dass sie viele offene Fragen hätten, die ihnen aber aktuell nicht einfallen. Eine Empfehlung kann in diesem Fall sein Fragen, die zu Hause auftauchen, aufzuschreiben und zum nächsten Termin mitzubringen.

> Wichtig ist es in allen Situationen weiterführende Unterstützung anzubieten.

Wenn der Patient **Ängste oder Unsicherheit** äußert oder weint, sollte man als betreuender Arzt zuhören und dies auch stehen lassen können. Aussagen wie „Sie müssen sich keine Sorgen machen" sind meist weniger hilfreich und werden eher als Distanzierung eingestuft. Man kann Mitgefühl äußern („Ich kann gut verstehen, dass Sie sich Sorgen machen", „Es ist normal, dass Sie Angst haben") oder nachfragen („Wovor fürchten Sie sich genau?", „Wovor fürchten Sie sich am meisten?" „Erzählen Sie mir davon"). Es ist dann möglich, die Aussagen des Patienten zusammenzufassen und den Patienten zu fragen, ob man ihn richtig verstanden hat („Sie sorgen sich darum, dass Sie starke Schmerzen erleiden müssen?", „Sie sagen, dass Sie sich vor allem um die Versorgung Ihres Mannes Sorgen machen. Stimmt das?") oder ob er dem noch etwas hinzufügen möchte. Erst dann kann man die Situation wieder zu medizinischen oder sozialen Fragestellungen lenken („Heute kann man Schmerzen sehr gut behandeln", „Wir haben viel Erfahrung in der Behandlung mit…") und schließlich auf Lösungsmöglichkeiten („Möchten Sie, dass wir den Sozialdienst kontaktieren, um mit Ihnen Möglichkeiten der Unterstützung zu diskutieren"). Wichtig ist es, dem Patienten zu vermitteln und unter Umständen sogar zu sagen, dass man ihn nicht allein lässt („Wir lassen Sie nicht allein"). Wenn ein Patient hingegen sehr verschlossen ist, aber trotzdem niedergeschlagen wirkt, kann es nötig sein, das Problem aktiv anzusprechen („Sie wirken auf mich sehr niedergeschlagen", „Die Krankenschwester macht sich Sorgen um Sie, was denken Sie warum sie sich sorgt?").

Insgesamt sind Patienten in einer solchen Situation sehr **verunsichert**. Wir versuchen zum einen die Patienten zu versichern, dass diese Gefühle normal sind und zum anderen die Leistung der Patienten anzuerkennen („Sie machen das sehr gut", „Sie sind sehr tapfer"). Patienten wollen partizipieren, als Partner aktiv etwas zur Behandlung beitragen. Wenn Patienten sich in Hypothesen und Konstrukten verlieren („was ist, wenn das und das nicht wirkt"), versuchen wir das Denken auf das Hier und Jetzt zurückzulenken („Wir gehen jetzt einen Schritt nach dem anderen") bei Fragen zum Überleben, betonen wir, dass für den individuellen Fall keine Vorhersage getroffen werden kann („Jeder Mensch ist anders, wir können nicht vorhersagen, wie die Krankheit bei Ihnen verläuft"), aber wir die Sorgen des Patienten hören.

> Den Abschluss eines Gesprächs sollte immer ein positiver Satz darstellen. Dabei ist Lebensverlängerung nicht das einzige, was für den Patienten entscheidend ist.

Jedes Arzt-Patient-Gespräch sollte folgende **Struktur** haben, die auch im sog. SPIKES-Protokoll spezifiziert wurde (Baile et al. 2000):
— Vorbereitung auf das Gespräch
— Umgebung adäquat gestalten (ruhig, auf gleicher Augenhöhe)
— Standortbestimmung
    — Was hat der Patient/seine Angehörigen verstanden
    — Welche Informationen benötigt der Patient/seine Angehörigen
    — Wie muss ich diese vermitteln
— Vermittlung der Inhalte
— Raum geben für emotionale Reaktionen
— Pläne für nächste Schritte festlegen

Sind die nächsten Schritte festgelegt, kann man sich mit einem aufmunternden Abschlusssatz verabschieden. Letztlich ist im gesamten Verlauf die non-verbale Kommunikation selbstverständlich ebenso wichtig wenn nicht wichtiger als die verbale.

7.2 Palliative Care

Palliativversorgung hat zum Ziel, das Leiden der Patienten zu mindern und ihm vorzubeugen. Laut WHO besteht es in der aktiven und ganzheitlichen Behandlung von Patienten, die an einer fortschreitenden Erkrankung mit begrenzter Lebenserwartung leiden (WHO 2002). Es ist ein interdisziplinärer Ansatz, der Schmerz- und Symptomkontrolle, spirituelle und psychologische Betreuung und Unterstützung der Familie/Angehörigen während einer Krankheit umfasst. Hierbei wird besonderes Augenmerk auf physische und psychosoziale Symptome gelegt, werden gemeinsam Behandlungsziele festgesetzt, Hilfestellung bei Entscheidungsprozessen geliefert und die Behandlung entsprechend der individuellen Bedürfnisse des Patienten koordiniert. In Ergänzung zur ursprünglichen Definition wurde im Verlauf die Verbesserung der Lebensqualität der Patienten und ihren Angehörigen mit aufgenommen.

In einer vielbeachteten randomisierten Studie konnte bei Patienten mit metastasiertem Lungenkrebs gezeigt werden, dass eine frühzeitige Einbindung von Palliativexperten parallel zur onkologischen Behandlung zu einer Verbesserung der Lebensqualität, zu einer Reduktion depressiver Symptome und zu einem längeren medianen Überleben führte (11,6 Monate vs. 8,9 Monate, p=0,02) im Vergleich zu normaler onkologischer Versorgung (Temel et al. 2010).

Im Rahmen der Palliativmedizin werden zunächst die **Bedürfnisse** in 4 Dimensionen erhoben:
— Physisch
— Psychologisch

- Sozial inklusive der Versorgung und der ökonomischen Aspekte
- Existenziell und spirituell

Dann werden – basierend auf dieser Einschätzung – in der Diskussion mit dem Patienten und seinen Angehörigen **Ziele** festgelegt. Grundsätzlich werden in der Palliativmedizin invasive Untersuchungen bei terminalen Patienten vermieden, und selbst bei wenig eingreifenden Tests, sollte der Nutzen im Vergleich zur Belastung streng abgewogen werden. So können auch die Anteile einer klinischen Untersuchung, die unangenehm sind, ausgelassen werden. Alle Interventionen zielen darauf ab, die Symptome zu verbessern und die Bedürfnisse des Patienten zu erfüllen. Hierbei ist das koordinierte Vorgehen eines interdisziplinären Teams aus Ärzten, Pflegekräften, Sozialarbeitern, Physiotherapeuten, Psychologen und Mitarbeitern der Seelsorge essenziell. Als Modell interdisziplinärer Betreuung kann SENS herangezogen werden (Symptomkontrolle-Entscheidungsfindung-Netzwerkaufbau-Support; siehe Box; nach Steffen Eychmüller, Palliative Ostschweiz).

Im Einzelnen gibt es **Hilfestellung und Unterstützung** zu folgenden Themenbereichen:
- Krankheitsverständnis
- Aufklärung betreffend Prognose
- Erläuterungen zu Behandlungszielen
- Symptomkontrolle – Erfragen unkontrollierter Symptome insbesondere von Schmerzen, respiratorischen Symptomen (Husten, Atemnot), Abgeschlagenheit/Schlafstörungen, Stimmung (Angst, Depression), gastrointestinale Symptome (Gewichtsverlust, Übelkeit/Erbrechen, Verstopfung/Durchfall)
- Entscheidungsprozesse – Erfragen der anstehenden Entscheidungen, der Methoden zur Entscheidungsfindung und Unterstützung bei Therapieentscheidungen
- Umgang mit lebensbedrohlichen Erkrankungen
- Angehörige

> **Modell Sens (© palliative ostschweiz)**
>
> **Symptommanagement**
> Beste Möglichkeiten der Symptombehandlung und Empowerment zur Selbsthilfe in der Symptombehandlung.
>
> **Entscheidungsfindung**
> Definition der eigenen Ziele und Prioritäten, schrittweise, selbstgesteuerte Entscheidungsfindung und präventive Planung für mögliche Komplikationen.
>
> **Netzwerk**
> Aufbau eines Betreuungsnetzes unter Zusammenführung von ambulanten (Betreuung zuhause) und stationären Strukturen.
>
> **Support**
> Aufbau von Unterstützungssystemen für die Angehörigen, auch über den Tod hinaus; Unterstützungsmöglichkeit auch für die beteiligten Fachpersonen.

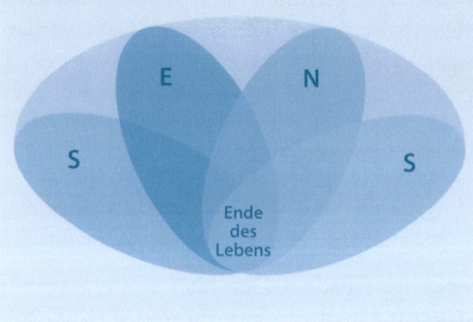

- Überweisungen/Rezepte
- Planung der zukünftigen Betreuungstermine
- Vorschlag von Überweisung zu anderen Einrichtungen inklusive Aufbau eines Netzwerks (Wer hilft bei welchem Problem?)
- Neue Medikamente, experimentelle Therapien, „Wundermittel"

Ziele in diesem Stadium sind die Symptomkontrolle, der Umgang mit zunehmenden Einschränkungen, mit der Krankheit und deren Prognose, Frieden und Sinnsuche oder auch Lebensabschluss. Voraussetzung für das Setzen realistischer Ziele ist das Verständnis der medizinischen Situation. Dafür müssen die verschiedenen Optionen dem Patienten und seinen Angehörigen aufgezeigt werden. Bei der Festsetzung der Ziele sollte man Patienten und Angehörigen mit Empathie begegnen. Ein Plan zum Erreichen der gesetzten Ziele sollte gemacht und in der Folge regelmäßig angepasst werden.

Patientenverfügungen Es ist insgesamt gut, das Vorgehen in Krisensituation vor dem Eintreten der Krisensituation zu besprechen. Dabei geht es um Festlegung zum Vorgehen hinsichtlich Reanimation, Beatmung, Antibiose und künstlicher Ernährung. Der Arzt sollte das Thema ansprechen, die verschiedenen Bereiche, mit denen sich der Patient befassen kann, aufzeigen, zusammenfassen, was mit dem Patienten und dessen Angehörigen besprochen wurde und das geplante Vorgehen dokumentieren. Im weiteren Verlauf sollte nachgefragt werden, ob sich die Einschätzung des Patienten hinsichtlich bestimmter Fragen geändert hat.

Ist ein konkreter Wunsch des Patienten erfasst, sollte dieser respektiert werden, d. h. die Dokumentation sollte so erfolgen, dass beispielsweise im Falle eines Herzstillstandes auch tatsächlich nicht reanimiert wird, falls der Patient dies nicht wünscht.

Suizidalität Patienten mit Krebserkrankungen geraten aufgrund der Erkrankung oder/und der Therapien häufig in Krisensituationen. Circa 30-40% der onkologischen Patienten leiden an ernsthaften Belastungsreaktionen und benötigen Unterstützung (Mehnert et al. 2012). Insbesondere der Wunsch seinem Leben ein Ende zu bereiten, wird nicht so selten geäußert. Das ist insbesondere bei Eröffnung einer erneuten Progression in der Staging-Untersuchung oder bei sehr belastenden Therapien zu beobachten (depressive Anpassungsstörung bei Schicksalsschlägen oder chronischen Konflikten). Das Risiko bei Krebspatienten für einen Suizid ist insbesondere im ersten Jahr nach Diagnosestellung, bei älteren Patienten (>54 Jahre) und bei schlechterer Prognose gegeben (Crocetti et al. 2012; Fang et al. 2012). Auch Stress und Schmerzen können das Risiko suizidaler Syndrome erhöhen (Akechi et al. 2002).

Daneben gibt es auch Therapien, die Depressionen induzieren können, wie zum Beispiel die Therapie mit Interferon-α (Schäfer et al. 2004) oder Interleukin-2 (Baron et al. 1993).

Schließlich wurde in einer Dänischen Untersuchung gezeigt, dass auch Patientinnen mit epithelialem Hautkrebs ein erhöhtes Suizidrisiko aufweisen (Muff-Christensen et al. 2006).

7.3 Psychoonkologie

Die Psychoonkologie erforscht die seelischen Auswirkungen einer Krebserkrankung auf Betroffene und entwickelt Möglichkeiten der Unterstützung. Da eine Krebserkrankung nie nur den einzelnen Menschen betrifft, sondern auch Auswirkungen auf Angehörige und Freunde hat und die Beziehungen eines Patienten zu seiner Umwelt verändert, spricht man auch von psychosozialer Onkologie. Im Vordergrund steht dabei häufig die Krankheitsverarbeitung und die Vorbereitung auf den weiteren Krankheitsverlauf.

Es gibt eine Vielzahl von Therapieverfahren, die von spezialisierten Einrichtungen oder Experten an den Zentren angeboten werden. Einfache Werkzeuge wie Entspannungsverfahren, progressive Muskelrelaxation oder autogenes Training können die Patienten erlernen und sich damit selber in schwierigen Zeiten helfen. Auch andere Ressourcen, die für den Patienten in der Vergangenheit hilfreich waren (z.B. Sport, Musik, Hobbies), sollten aktiviert werden.

Wichtige Themenkomplexe, die unter Umständen Fragen oder Probleme aufwerfen sind:
- Einbeziehen der eigenen Kinder in den Krankheitsprozess

- Sexualität und Partnerschaft
- Sport

In der Betreuung ist es insgesamt wichtig, mögliche Szenarien zu besprechen, bevor diese eintreten. Es sollte besprochen werden, wie sich der Patient und seine Angehörigen dann verhalten sollen. Dabei kann man konkret überlegen, wer kontaktiert wird, wenn der Patient zu Hause ist und es ihm schlechter geht (unter der Woche/am Wochenende/nachts).

Angehörige tragen im Verlauf der Erkrankung eine enorme Last. Nicht nur leiden sie unter der Situation, sie müssen auch noch vermeintlich stark und permanent für den Kranken da sein. Diese Rolle führt leicht zu Überforderung, so dass Angehörige nicht selten Schuldgefühle haben, insbesondere wenn sie mal etwas alleine unternehmen. Oft sind sie aber auch langsamer beim Akzeptieren, dass ein geliebter Mensch schwer erkrankt ist und sterben muss. Wichtig ist es daher, Angehörige mitzubetreuen, sie für ihren Einsatz für den Kranken zu loben aber auch zu ermutigen auch mal etwas für sich zu tun, mal ein Wochenende frei zu nehmen und nicht alle Kontakte/anderen Aktivitäten einschlafen zu lassen. Ein Netzwerk von Helfenden kann hier die Belastung erleichtern. Durch den Arzt ausgesprochen, wird dies oft gerne akzeptiert. Es ist aber auch wichtig zum einen um Kraft für die Betreuung des Kranken zu sammeln, zum anderen aber auch für die Einbindung in ein soziales Netz, das dem Angehörigen nach dem Tod des ihm nahen Menschen hilft und ihn unterstützt.

Es gibt den Ansatz der **Dignity-Psychotherapie**, bei der der Patient über Ereignisse und Lebensinhalte sprechen kann, die ihm sehr wichtig sind, wie Erlebnisse auf die er stolz ist, Ereignisse der persönlichen Geschichte, die erinnert werden sollen, Hinterlassenschaften an die Angehörigen wie Hoffnungen, Ratschläge oder Wünsche. Dieser Ansatz konnte zeigen, dass er bei terminal erkrankten Patienten zu einer Lebensqualitätsverbesserung und einer Verminderung depressiver Symptome führte (Chochinov et al. 2005). Einige Patienten wünschen sich eine Aussöhnung mit Angehörigen, mit denen es im Laufe des Lebens zu einem Bruch gekommen ist. Diesen Wunsch äußern viele nicht aktiv, nehmen entsprechende Angebote jedoch dankbar an. Solche intensiven und individuellen Konzepte lassen sich am besten in dafür spezialisierten Einrichtungen wie z. B. Hospizen umsetzen. Einen Platz in einer entsprechenden Einrichtung für einen Patienten zu bekommen kann mitunter mehrere Wochen in Anspruch nehmen; man sollte daher rechtzeitig mit Patient und Angehörigen über entsprechende Schritte reden und eventuell über den Sozialdienst einen Platz in geeigneten Einrichtungen anmelden.

Sterbebegleitung Die letzte Phase des Lebens ist eine besondere. Neben einer umfassenden pflegerischen und ärztlichen Betreuung, um die Symptome optimal zu kontrollieren, sollte man den Kranken begleiten. Die Behandler können hierbei den Kranken unterstützen, indem sie ihn darin bestärken, seiner Trauer Ausdruck zu verleihen. Dabei können auch unerfüllte Wünsche und Hoffnungen ausgesprochen werden. Hoffnung bedeutet in dieser Phase meist, den Weg bis zuletzt zu schaffen, bis zum Tod. Spirituelle Bedürfnisse müssen Platz erhalten. Es ist für den Kranken eine Phase des Abschieds von Familie, Freunden und anderen Lebensinhalten; für die Angehörigen droht der Verlust eines geliebten Menschen. Hierbei sollte man allen Beteiligten den Raum geben und sie dabei unterstützen, ihre Gefühle zu teilen statt zu verbergen.

Trauerbeistand Nachdem ein Patient verstorben ist: Der Arzt sollte über den Patienten sprechen, z. B. positive Eigenschaften herausheben und der Familie sein Beileid aussprechen. Dabei ist wiederum wichtig, Verständnis für die Schwere der Lage der Familie zu zeigen. Die Trauernden haben nach Worden (Worden 2002) folgende Aufgaben zu bewältigen:
- Den Verlust als Realität wahrnehmen und anerkennen
- Die damit verbundenen Emotionen durchleben
- Sich an eine Umwelt anpassen, in der der Verlorene fehlt

- Fragen was Kraft gibt und trägt
- Lernen mit den Erinnerungen weiterzuleben und sich fürs Weiterleben entscheiden

Für jeden Arzt ist und bleibt die Begleitung schwer kranker Patienten eine schwierige Aufgabe. Zugleich merkt man aber auch, wie wichtig genau diese Hingabe für den Patienten und seine Angehörigen ist. Es ist nicht zuletzt eine bereichernde Aufgabe.

Literatur

Akechi T, Nakano T, Akizuki N, Nakanishi T, Yoshikawa E, Okamura H, Uchitomi Y (2002) Clinical factors associated with suicidality in cancer patients. Jpn J Clin Oncol 32(12):506–11

Baile WF, Buckman R, Lenzi R, Glober G, Beale EA, Kudelka AP (2000) SPIKES-A six-step protocol for delivering bad news: application to the patient with cancer. Oncologist 5(4):302–11

Baron DA, Hardie T, Baron SH (1993) Possible association of interleukin-2 treatment with depression and suicide. J Am Osteopath Assoc 93(7):799–800

Chochinov HM, Hack T, Hassard T, Kristjanson LJ, McClement S, Harlos M (2005) Dignity therapy: a novel psychotherapeutic intervention for patients near the end of life. J Clin Oncol 23(24):5520–5

Crocetti E, Buzzoni C, Caldarella A, Intrieri T, Manneschi G, Sacchettini C, Paci E, Miccinesi G (2012) [Suicide mortality among cancer patients] Epidemiol Prev 36(2):83–7

Fang F, Fall K, Mittleman MA, Sparén P, Ye W, Adami HO, Valdimarsdóttir U (2012) Suicide and cardiovascular death after a cancer diagnosis. N Engl J Med 366(14):1310–8

Mehnert A, Koch U, Schulz H, Wegscheider K, Weis J, Faller H, Keller M, Brähler E, Härter M (2012) Prevalence of mental disorders, psychosocial distress and need for psychosocial support in cancer patients – study protocol of an epidemiological multi-center study. BMC Psychiatry 12:70

Muff Christensen ML, Yousaf U, Engholm G, Storm HH (2006) Increased suicide risk among Danish women with non-melanoma skin cancer, 1971–1999. Eur J Cancer Prev 15(3):266–8

Schaefer M, Schmidt F, Horn M, Schmid-Wendtner MH, Volkenandt M (2004) Depression during treatment with interferon alpha. Psychosomatics 45(2):176

Temel JS, Greer JA, Muzikansky A, Gallagher ER, Admane S, Jackson VA, Dahlin CM, Blinderman CD, Jacobsen J, Pirl WF, Billings JA, Lynch TJ (2010) Early palliative care for patients with metastatic non-small-cell lung cancer. N Engl J Med 363(8):733–42

World Health Organization (2002) National cancer control programmes: policies and managerial guidelines, 2nd edition. Pain Relief and Palliative Care, p 84. WHO, Genf

Worden JW (2002) Grief counselling und grief therapy a handbook for the mental health practitioner. Springer, Berlin Heidelberg New York

Links

http://www.who.int/cancer/palliative/definition/en/
https://www.palliative-ostschweiz.ch/fileadmin/Dateiliste/palliative_otschweiz/2018_11_27_Palliative_Care_Foren.pdf

Anhang

L. Heinzerling, M. Hund

8.1 Behandlungsprotokolle Melanome – 295
8.1.1 Checkpoint-Inhibitoren – 295
8.1.2 DTIC – 296
8.1.3 Temozolomid – 297
8.1.4 Fotemustin – 298
8.1.5 Carboplatin + Paclitaxel – 299
8.1.6 Treosulfan + Gemcitabin – 301
8.1.7 DCP – 302
8.1.8 DVP-Protokoll   303

8.2 Behandlungsprotokolle Lymphome – 304
8.2.1 Knospe-Protokoll – 304
8.2.2 Liposomal verkapseltes Doxorubicin – 305
8.2.3 CHOP-Protokoll – 306
8.2.4 Rituximab – 307
8.2.5 Leitlinien zu R-CHOP – 309
8.2.6 R-CHOP-Protokoll – 311
8.2.7 Brentuximab Vedotin – 312
8.2.8 Mogamulizumab – 313
8.2.9 Denileukin diftitox – 314

8.3 Behandlungsprotokoll Merkelzellkarzinom – 315
8.3.1 Avelumab – 315

8.4 Medikamentenstandards – 316
8.4.1 Checkpoint-Inhibitoren: Pembrolizumab, Nivolumab, Ipilimumab, Avelumab, Atezolizumab – 316
8.4.2 BRAF/MEK-Inhibitoren: Dabrafenib/Trametinib – 322
8.4.3 BRAF/MEK-Inhibitoren: Vemurafenib/Cobimetinib – 324

© Springer-Verlag GmbH Deutschland, ein Teil von Springer Nature 2019
L. Heinzerling et al., *Medikamentöse Tumortherapie in der Dermato-Onkologie*
https://doi.org/10.1007/978-3-662-58012-7_8

8.4.4	BRAF/MEK-Inhibitoren: Encorafenib/Binimetinib	– 326
8.4.5	MEK-Inhibitor-Monotherapie: Binimetinib, Cobimetinib, Trametinib	– 328
8.4.6	Interferon-alpha (IFN-α)	– 330
8.4.7	Acitretin	– 331
8.4.8	Bexaroten	– 332
8.4.9	Methotrexat	– 333
8.4.10	Hedgehog-Inhibitoren: Vismodegib, Sonidegib	– 334

8.5 Checklisten und Dokumentationsbögen — – 336
- 8.5.1 Checkliste Erstvorstellung Tumorpatient – 336
- 8.5.2 Hornheider Screeningbogen – 337
- 8.5.3 Distress Thermometer – 339
- 8.5.4 Psychoonkologische Basisdokumentation – 340

8.6 Paravasate — – 342
- 8.6.1 Substanzspezifische Maßnahmen – 342
- 8.6.2 Paravasat-Dokumentation – 343

8.7 Nebenwirkungen der gebräuchlichsten Chemotherapeutika — – 344

8.1 Behandlungsprotokolle Melanome

8.1.1 Checkpoint-Inhibitoren (Abb. 8.1)

Monotherapie Nivolumab (Opdivo®) – 2-wöchentlich bzw. 4-wöchentlich

Infusionsdauer 60 Min./ 30 Min./90 Min.	1. Gabe (Woche 0)	2. Gabe (Woche 2)	3. Gabe (Woche 4)	4. Gabe (Woche 6)	5. Gabe (Woche 8)	6. Gabe (Woche 10)	7. Gabe (Woche 12)	8. Gabe (Woche 14)
Nivolumab	480 mg		480 mg		480 mg		480 mg	
	240 mg	240 mg	240 mg	240 mg	240 mg	240 mg	240 mg	240 mg
	3 mg/kg	3 mg/kg	3 mg/kg	3 mg/kg	3 mg/kg	3 mg/kg	3 mg/kg	3 mg/kg

1. Staging: zwischen 7.–8. Gabe (Woche 13). *2. Staging:* zwischen 13.–14. Gabe (Woche 25). *3. Staging:* zwischen 19.–20. Gabe (Woche 37). U. s. w. *

Monotherapie Pembrolizumab (Keytruda®) – 3-wöchentlich

Infusionsdauer 30 Min.	1. Gabe (Woche 0)	2. Gabe (Woche 3)	3. Gabe (Woche 6)	4. Gabe (Woche 9)	5. Gabe (Woche 12)	6. Gabe (Woche 15)	7. Gabe (Woche 18)	8. Gabe (Woche 21)
Pembrolizumab	200 mg	200 mg	200 mg	200 mg	200 mg	200 mg	200 mg	200 mg
	2 mg/kg	2 mg/kg	2 mg/kg	2 mg/kg	2 mg/kg	2 mg/kg	2 mg/kg	2 mg/kg

1. Staging: zwischen 4.–5. Gabe (Woche 11). *2. Staging:* zwischen 8.–9. Gabe (Woche 23). *3. Staging:* zwischen 12.–13. Gabe (Woche 35). U. s. w. *

Monotherapie Ipilimumab (Yervoy®) – 3-wöchentlich

Infusionsdauer 90 Min.	3. Gabe (Woche 0)	2. Gabe (Woche 3)	3. Gabe (Woche 6)	4. Gabe (Woche 9)	Therapie nach 4 Gaben beendet – ggf. im Verlauf Reinduktion		
Ipilimumab	3 mg/kg	3 mg/kg	3 mg/kg	3 mg/kg			

1. Staging: ca. 6 Wochen nach 4. Gabe (ca. Woche 15). *2. Staging:* ca. 12 Wochen nach dem 1. Staging (ca. Woche 27). *3. Staging:* ca. 12 Wochen nach dem 2. Staging. U. s. w. *

Kombinationstherapie Nivolumab (Opdivo®) und Ipilimumab (Yervoy®) – bis zur 4. Gabe 3-wöchentlich, ab der 4. Gabe 2-wöchentlich

Infusionsdauer 90 Min. + 60 Min.	1. Gabe (Woche 0)	2. Gabe (Woche 3)	3. Gabe (Woche 6)	4. Gabe (Woche 9)	5. Gabe (Woche 11)	6. Gabe (Woche 13)	7. Gabe (Woche 15)	8. Gabe (Woche 17)
Ipilimumab	3 mg/kg	3 mg/kg	3 mg/kg	3 mg/kg	–	–	–	–
Nivolumab	1 mg/kg	1 mg/kg	1 mg/kg	1 mg/kg	3 mg/kg	3 mg/kg	3 mg/kg	3 mg/kg

1. Staging: zwischen 5.–6. Gabe (Woche 12). 2. Staging: zwischen 11.–12. Gabe (Woche 24). *3. Staging:* zwischen 17.–18. Gabe (Woche 36). U. s. w. *

Nach Studiendaten:
Kombinationstherapie Pembrolizumab (Keytruda®) und Ipilimumab (Yervoy®) – 3-wöchentlich

Infusionsdauer 90 Min. + 30 Min.	1. Gabe (Woche 0)	2. Gabe (Woche 3)	3. Gabe (Woche 6)	4. Gabe (Woche 9)	5. Gabe (Woche 12)	6. Gabe (Woche 15)	7. Gabe (Woche 18)	8. Gabe (Woche 21)
Ipilimumab	1 mg/kg	1 mg/kg	1 mg/kg	1 mg/kg	–	–	–	–
Pembrolizumab	2 mg/kg	2 mg/kg	2 mg/kg	2 mg/kg	2 mg/kg	2 mg/kg	2 mg/kg	2 mg/kg

1. Staging: zwischen 4.–5. Gabe (Woche 11). *2. Staging:* zwischen 8.–9. Gabe (Woche 23). *3. Staging:* zwischen 12.–13. Gabe (Woche 35). U. s. w. *

* bei klinischem Anhalt auf Progress -> Staging in Rücksprache mit der Oberärztin / dem Oberarzt vorziehen

Abb. 8.1 Pembrolizumab, Nivolumab, Ipilimumab

8.1.2 DTIC (◧ Abb. 8.2)

Behandlungsprotokoll

Monochemotherapie mit DTIC (Dacarbazin)

Patientenetikett

Gewicht: _____ Größe: _____ KOF: _____ m²

Datum: _____ Zyklus: _____

Arzt / Ärztin: _____

Zusätzliche Anordnungen:

Medikament Lösung	Infusionszeiten
Ggf. Aprepitant (Emend®) 125 mg p.o. (bei verzögertem Erbrechen in Anamnese) 1 Amp=8 mg Ondansetron (Zofran®) + 8 mg Dexamethason in 100 ml NaCl 0,9 % i.v.	Tabletten: 1 Stunde vor DTIC Kurzinfusion. Beginn 30 Minuten vor DTIC.
DTIC (Dacarbazin®) _____ mg ☐ [850 mg/m²] ☐ [1000 mg/m²] in 250 ml NaCl 0,9%	**Laufzeit (LZ): 1 Stunde** **LICHTSCHUTZ**
Posthydratation mit NaCl 0,9 %: 250 ml	**Laufzeit (LZ): 30 min**
Pflegerische Kontrollen:	Aprepitant (Emend®) 80 mg p.o. und Dexamethason 8 mg p.o. an Tag 2 und Tag 3 (bei verzögertem Erbrechen)
Ärztliche Kontrollen im Intervall zwischen 2 Zyklen: Wöchentliche Kontrollen: Blutbild, Kreatinin, Leberwerte. Patienten sollen Sonne meiden.	Nächster Zyklus nach 3 bzw. 4 Wochen. Vor jedem Zyklus Laborkontrolle mit Differentialblutbild, Kreatinin, Leberwerten, Elektrolyten, CRP. Staging 14 Tage nach 3. Zyklus

◧ **Abb. 8.2** Behandlungsprotokoll DTIC

8.1 · Behandlungsprotokolle Melanome

8.1.3 Temozolomid (Abb. 8.3)

Behandlungsprotokoll

Patientenetikett

Orale Chemotherapie mit Temozolomid (Temodal®)

Gewicht: _____ kg   Größe: _____ cm   KOF: _____ m²

_____ = TAG 1   Arzt / Ärztin: _____

Patient sollte bis zur Gabe des Chemotherapeutikums Temozolomid (Temodal®) und bis 1 Stunde danach nüchtern bleiben (Nüchtern ab 22.00 Uhr abends, Wasser erlaubt)

Zeitleiste	Medikamente
	ab 22.00 Uhr nüchtern, Temozolomid (Temodal®) Gabe am nächsten Morgen
0 h	**Temozolomid (Temodal®)** _____ mg p.o. ☐ 75 mg/m² KOF/d über 42 Tage ☐ 150 mg/m²/d über 7 Tage ☐ 150 mg/m²/d d1–5 alle 4 Wochen ☐ 200 mg/m²/d d1–5 alle 4 Wochen
1 h	Patient sollte 1 h nach Temozolomid (Temodal®)-Gabe noch nüchtern bleiben

Begleitmedikation: Ondansetron (Zofran®) 8 mg p.o. 2× tgl.
b. Bedarf zusätzlich MCP-Tropfen 20 gtt (bis 3× tägl.) oder Dexamethason 8 mg an Tag 1–3

1 x/Woche Kontrolle des Differentialblutbildes, der Leber- u. Nierenwerte

Abb. 8.3   Behandlungsprotokoll Temozolomid

8.1.4 Fotemustin (Abb. 8.4)

Behandlungsprotokoll

Patientenetikett

Monochemotherapie mit Fotemustin i.v.

Gewicht: _____ Größe: _____ KOF: _____ m²

Datum: _____ Zyklus: _____

Zusätzliche Anordnungen:

_____ = TAG 1   Arzt / Ärztin: _____

Medikament Lösung	Infusionszeiten
Ggf. Aprepitant (Emend®) 125 mg p.o. 1 Stunde vor Fotemustin (bei verzögertem Erbrechen in Anamnese) 1 Amp = 8 mg Ondansetron (Zofran®) + 8 mg Dexamethason in 100 ml NaCl 0,9 %	Tabletten: 1 Stunde vor Fotemustin Kurzinfusion. Beginn 30 Minuten vor Fotemustin
Fotemustin (Muphoran®) _____ mg [100 mg/m²] in 500 ml Glucose 5 %	**Laufzeit (LZ): 1 Stunde** Sofort nach Zubereitung infundieren! Lichtschutz
Posthydratation mit NaCl 0,9 %: 250 ml	**Laufzeit (LZ): 30 min**
Pflegerische Kontrollen: **Begleitmedikation:** **Ärztliche Kontrollen im Intervall zwischen 2 Zyklen:** Wöchentlich 1–2 x Blutbild, Kreatinin, Leberwerte	Aprepitant (Emend®) 80 mg p.o. und Dexamethason 8 mg p.o. an Tag 2 und Tag 3 (bei verzögertem Erbrechen) Tag 8 + Tag 15 (nur bei 1. Zyklus): Erneut Fotemustin wie an Tag 1. 2. Zyklus beginnt an »Tag 29«. Weitere Zyklen im Abstand von je 4 Wochen. Vor jedem Zyklus Laborkontrolle mit Differentialblutbild, Kreatinin, Leberwerten, Elektrolyten, CRP. Staging 14 Tage nach 3. bzw. 4. Gabe

 Abb. 8.4 Behandlungsprotokoll Fotemustin

8.1 · Behandlungsprotokolle Melanome

8.1.5 Carboplatin + Paclitaxel (Abb. 8.5 und Abb. 8.6)

Ablaufplan

Patientenetikett

Carboplatin-Paclitaxel-Chemotherapie

Zeitskala	Uhrzeit	Tätigkeit	Infusionsprogramm	Unterschrift
Ankunft auf Station		Blutentnahme		
		Körpergröße/Gewicht Berechnung der Körperoberfläche nach DuBois		
Blutwerte fertig		Ausschluss von Kontraindikationen, Berechnung der GFR nach Cockcroft-Gault		
Bestellen der Chemotherapie		Berechnen der Dosierungen Ausfüllen des Chemoplans An Apotheke faxen		
0		Prämedikation mit Dexamethason 20 mg i.v. als KI Beginn Blutdruckprotokoll	Beginn Prähydratation + ggf. 10–25 mg Mannitol NaCl 0,9% 3000 ml, 500 ml/hr	
15 min		1 Amp. Ondansetron als KI Gleichzeitig 1 Amp. Clemastin + 1 Amp. Ranitidin i.v.		
1 hr		Beginn Paclitaxel LZ 3 hr		
4 hr		Ende Paclitaxel, Ende Blutdruckprotokoll		
5 hr		Beginn Carboplatin		
6 hr		Ende Carboplatin	Beginn Posthydratation NaCl 0,9% 1000 ml über 8 hr	
Am nächsten Tag		Kontrolle Kreatinin, Elektrolyte, CRP, BB, Körpergewicht, Terminvereinbarung für nächsten Zyklus Tag 22		

LZ= Laufzeit; KI= Kurzinfusion

1. Bei Nausea trotz Prämedikation: Zusätzliche Therapie mit Aprepitant (Emend®) 125 mg p.o. 1 h vor Beginn der Chemo und an Tag 2 und Tag 3 Aprepitant (Emend®) 80 mg 1-0-0 p.o. und Dexamethason 8 mg p.o.
2. Bei Hypersensitivität (Flush, Blutdruckabfall, Rückenschmerzen; meist bei 1. oder 2. Infusion): Infusionsgeschwindigkeit reduzieren (eine Stunde halbe Geschwindigkeit, dann ggf. wieder steigern), wenn nicht ausreichend erneute Gabe von 20 mg Dexamethason + 1 Amp. (= 1 mg) Clemastin i.v. Andernfalls Desensibilisierung.

Abb. 8.5 Ablaufschema Carboplatin + Paclitaxel

Behandlungsprotokoll

Patientenetikett

Polychemotherapie mit Carboplatin und Paclitaxel

Gewicht: _____ Größe: _____ KOF: _____ m²

Datum: _____ Zyklus: _____

GFR geschätzt (nach Cockroft-Gault): _____

Kreatinin: _____ Thrombozyten: _____ Leukozyten: _____

Tag 1	
Paclitaxel (z. B. Taxol®) 225 mg/m² in 500 ml NaCl 0,9% LZ: 3 h (PVC-freies Infusionsbesteck + Inline-Filter)	Anmerkungen: Berechnung der Dosis für Carboplatin nach der Formel nach Calvert: Gesamtdosis (mg) = (angestrebter AUC Wert) × (GFR + 25)
Carboplatin (z. B. Carbo-cell®) AUC 6 in 500 ml Glucose 5% i.v. LZ: 1h	Ab 5. Zyklus Dosisanpassung: Paclitaxel 175 mg/m², Carboplatin AUC 5
Hydratation: Ab 1 h vor Beginn von Paclitaxel bis Ende von Carboplatin 3000 ml NaCl 0,9% über 6 h (LZ 500 ml/h), dann 1000 ml NaCl 0,9% über 8 h (LZ 125 ml/h) als Nachlauf	
Begleitmedikation: Dexamethason 20 mg + 1 Amp. Ondansetron (Zofran®) 8 mg i.v als KI 60 min vor Paclitaxel-Gabe, danach 1 Amp. Ranitidin (z.B. Ranitic®) und 1 Amp. Clemastin (Tavegil®) als Bolus **Zusätzliche Antiemese** bei Bedarf: Aprepitant (Emend®) 125 mg p.o. (1 h vor Beginn der Chemotherapie) An Tag 2 und Tag 3 Aprepitant (Emend®) 80 mg und Dexamethason 8 mg 1-0-0 p.o. b. Bed.	

LZ= Laufzeit; KI= Kurzinfusion

_____
Arzt/ Ärztin

Abb. 8.6 Behandlungsprotokoll Carboplatin + Paclitaxel

8.1 · Behandlungsprotokolle Melanome

8.1.6 Treosulfan + Gemcitabin (◘ Abb. 8.7)

Behandlungsprotokoll

Patientenetikett

**Polychemotherapie mit Treosulfan (Ovastat®)
und Gemcitabin (Gemzar®)**

Gewicht: _____ Größe: _____ KOF: _____ m²

Datum: _____ Zyklus: _____ Tag: _____

_____ = Tag der Infusion   Arzt / Ärztin: _____

Dosierung	Infusionsplan
Treosulfan (Ovastat®): 3500 mg/m² i.v. (bei Vorchemotherapie dosisreduziert 75 %) Gemcitabin (Gemzar®): 1000 mg/m² i.v. (bei Vorchemotherapie dosisreduziert 75 %) **Therapieschema:** Zyklus 1: Tag 1 und 8 jeweils oben beschriebene Medikation Zyklus 2: Tag 29 und 36 jeweils oben beschriebene Medikation Zyklus 3: Tag 57 und 64 jeweils oben beschriebene Medikation **Pflegerische Kontrollen:** 5x tgl. Blutdruck, Puls und Temperatur.	1. 500 ml NaCl 0,9 % über 30 min 2. 1 Amp. Tropisetron 5mg + Dexamethason 8 mg in 100 ml NaCl 0,9 % über 15 min 3. Zwischenspülen 4. Treosulfan (Ovastat®): _____ mg in 250 ml NaCl 0,9% über 30 min 5. Zwischenspülen 6. Gemcitabin (Gemzar®): _____ mg in 250 ml NaCl 0,9% über 30 min 7. 1000 ml NaCl 0,9 % über 12 Stunden **Bedarfmedikation:** — Bei Übelkeit, Erbrechen: Metoclopramid Supp. oder Metoclopramid i.v., ggf. Tropisetron 5 mg oral oder i.v., ggf. Aprepitant 125 mg p.o. an Tag 1, Aprepitant 80 mg p.o. und Dexamethason 8 mg p.o. an Tag 2 und Tag 3 — Bei Temperatur größer 38,5°C, Schüttelfrost oder Kopfschmerz Paracetamol 500 mg bis zu 3 mal tgl. — Bei Schwellung oder Brennen an Injektionsstelle Kühlelemente **Bemerkungen:** Patient soll im Anschluss an Chemotherapie viel trinken, kein Lichtschutz notwendig

◘ **Abb. 8.7** Behandlungsprotokoll Treosulfan + Gemcitabin

8.1.7 DCP (◘ Abb. 8.8)

Behandlungsprotokoll

> Patientenetikett

Therapie von kutanen Filiae bei malignem Melanom mit DCP (Diphenylcyclopropenon)

> **Grundsätzlich müssen beim Umgang mit DCP Handschuhe getragen werden!**

1. Sensibilisierung

1%ige Lösung an erscheinungsfreier Haut auftragen (2×2 cm) und für 48 h unter Pflaster belassen.

Ablesung nach 48 h, erwünscht ist eine Dermatitis.

Wenn keine Reaktion: Wiederholung der Sensibilisierung mit 2%.

2. Therapie

Bepinseln der kutanen Filiae: Beginn mit 0,01%iger Lösung. Steigerung der Konzentration von Behandlung zu Behandlung (alle 7–14 Tage) je nach Lokalbefund.

Erwünschte Reaktion: Juckreiz und leichte Rötung für 48 Stunden → weiter mit dieser Konzentration.

Wenn keine Reaktion (mehr): Steigerung zur nächsthöheren Dosis.

Wenn übermäßig starke Reaktion: Clobetasol extern, ggfs. sogar systemisch Steroid.

Wiedervorstellung entsprechend klinischem Befund, Fortführung der Therapie mit niedrigerer Dosierung erst nach kompletter Abheilung.

Konzentrationsreihe: 0,5% – 1% – 2%.

◘ **Abb. 8.8** Behandlungsprotokoll DCP bei kutanen Filiae

8.1.8 DVP-Protokoll (Abb. 8.9)

Behandlungsprotokoll

Patientenetikett

DVP-Chemotherapie

Datum: _____ Zyklus-Nr.: _____

Gewicht: _____ kg   Größe: _____ cm   KOF: _____ m²

DTIC _____ mg   Cisplatin _____ mg   Vindesin _____ mg

Tag 0
Laborkontrolle: Diff-BB, Na, K, Ca, Harnstoff, Kreatinin, ALT, AST. GGT, LDH, Bilirubin, AP, BSG, Protein, Albumin, Quick, PTT, U Status

Tag 1

Uhrzeit	Medikation	Dauer	Unterschrift	Blutdruck	Handzeichen	Bemerkungen
9.30	Ondansetron 8 mg i.v. Dexamethason 12 mg i.v. Aprepitant 125 mg p.o.	Bolus				
10.00	DTIC 450 mg/m² in 250 ml NaCl 0,9% i.v.	30 min				
10.30	2000 ml NaCl 0,9% +40 mg Furosemid i.v.	3 h				
13.30	Cisplatin 50 mg/m² in 500 ml NaCl 0,9% i.v.	60 min				
14.30	2000 ml NaCl 0,9% i.v.	3 h				
17.30	Vindesin 3 mg/m² i.v.	Bolus				

Bedarfsmedikation
- Emesis   Lorazepam (2–3 x 0,5 mg), Aprepitant 80 mg p.o., Ondansetron 8 mg, Dexamethason 8 mg p.o. an Tag 2+3, Dimenhydrinat supp.
- Schmerzen   Paracetamol 500 Tbl., Novamintropfen 20
- Diarrhoe   Loperamid Kapseln (anfangs 2/d, später 1/d)

Tag 2   Datum: _____
Aprepitant 80 mg p.o.
Dexamethason 8 mg p.o.

Laborkontrolle: Diff-BB, Na, K, Ca, Harnstoff, Kreatinin, ALT, AST. GGT, LDH, Bilirubin, AP

Tag 3   Datum: _____
Aprepitant 80 mg p.o.
Dexamethason 8 mg p.o.

_____
Ärztin/ Arzt

Abb. 8.9   DVP-Protokoll

8.2 Behandlungsprotokolle Lymphome

8.2.1 Knospe-Protokoll (◘ Abb. 8.10)

Patientenetikett

Datum: _____

Gewicht: _____ kg

Laborkontrolle vor Therapieeinleitung: Diff-BB mit Retikulozyten, Natrium, Kalium, Kreatinin, AST, ALT, LDH

Tag 1: Chlorambucil (Leukeran®) Dosis 0,4 mg/kg KG per os und 75 mg Prednisolon per os

Gegeben Uhrzeit	Unterschrift

Tag 2: 50 mg Prednisolon per os

Gegeben Uhrzeit	Unterschrift

Tag 3: 25 mg Prednisolon per os

Gegeben Uhrzeit	Unterschrift

Zusatzinformation:
Üblicher Abstand zwischen den Zyklen 14 Tage. Wiederholung des Schemas mit Erhöhung der Chlorambucil-Dosis um jeweils 0,1 mg/kg KG bis zum Eintritt der Wirksamkeit oder hämatologischer Toxizität. Das Schema kann bis zu 12 mal wiederholt werden, abhängig vom klinischen Befund. Ist nach 2–4 Zyklen kein Erfolg zu erkennen, ist die Therapie mit KNOSPE-Schema abzubrechen.

Laborkontrollen: 1 Woche nach Jedem Zyklus inklusive Diff-BB, Kreatinin, AST, ALT, Gamma-GT, LDH
Die Gabe ist in der Regel ambulant.

_____

Arzt / Ärztin

◘ **Abb. 8.10** Knospe-Protokoll

8.2.2 Liposomal verkapseltes Doxorubicin (◐ Abb. 8.11)

Behandlungsprotokoll

> Patientenetikett

Monochemotherapie mit Liposomal verkapseltem Doxorubicin (Caelyx®)

Gewicht: _____ Größe: _____ KOF: _____

Datum: _____ Zyklus: _____

_____ – TAG 1 Arzt/Ärztin: _____

Infusionsplan über 2 Schenkel eines Dreiwegehahns	
Schenkel 1	Schenkel 2
1) 1 Amp. (=5 mg) **Navoban®** (Tropisetron) in 100 ml NaCl 0,9 % über 15 Min	250 ml Glucose 5 % über 2 Stunden
2) Zwischenspülen	
3) **Caelyx®** (liposomal verkapseltes Doxorubicin)* _____ 20 mg/m² KOF _____ 40 mg/m² KOF _____ mg (Lichtschutz) in 250 ml Glucose 5 % über **30 Min**	
4) Nachspülen	

Bedarfsmedikation:
Bei Übelkeit oder Erbrechen: **Paspertin®** Supp. oder **Paspertin i. v.**, ggf. **Navoban 5 mg** oral oder i. v.
Bei Temperatur mehr als 38.5 °C, Schüttelfrost oder Kopfschmerzen **Paracetamol 500 mg** bis 3 x tgl.
Bei Schwellung oder Brennen an der Injektionsstelle des peripheren Zugangs Kühlelemente lokal.
Bei Hypersensitivität Reaktionen Infusion pausieren und Patient symptomatisch behandeln (je nach Schwere mit Paracetamol, Clemastinfumarat, Solu-Decortin, Adrenalin). Wiederaufnahme der Tumortherapie nach Rücksprache mit der Oberärztin/dem Oberarzt.

Pflegerische Kontrollen:
5 × tgl. RR, Puls und Temperatur

Bemerkung: CAVE Hypersensitivitätsreaktionen! * Leberfunktion und Blutbild vor Gabe kontrollieren; evtl. Orangefärbung des Urins

◐ **Abb. 8.11** Liposomal verkapseltes Doxorubicin (Caelyx®)-Protokoll

8.2.3 CHOP-Protokoll (◻ Abb. 8.12)

Behandlungsprotokoll

Patientenetikett

CHOP-Schema

Datum _____   KOF _____ m^2

Gewicht: _____ kg   Größe: _____ cm

Laborkontrolle vor Therapieeinleitung: BB, Elektrolyte, Leberwerte, Bilirubin, Harnsäure, Kreatinin, CRP sowie danach 1 x / Woche ambulant

Tag 1: Ondansetron 8mg i.v.
Cyclophosphamid 750 mg/m^2 i.v. _____ mg in 500 ml Glucose 5% über 30 min (* Mesna 0,4 h, 8 h i.v.)

Gegeben Uhrzeit	Unterschrift

Prednisolon 100 mg p.o.

Gegeben Uhrzeit	Unterschrift

Vincristin 1,4 mg/m^2 i.v. _____ mg (abends) über 3 min

Gegeben Uhrzeit	Unterschrift

Doxorubicin 50 mg/m^2 i.v. _____ mg in 100 ml NaCl über 2 h (Geschw. <50 ml/h)

Gegeben Uhrzeit	Unterschrift

Tag 2: 100 mg Prednisolon per os

Gegeben Uhrzeit	Unterschrift

Tag 3: 100 mg Prednisolon per os

Gegeben Uhrzeit	Unterschrift

Tag 4: 100 mg Prednisolon per os

Gegeben Uhrzeit	Unterschrift

Tag 5: 100 mg Prednisolon per os

Gegeben Uhrzeit	Unterschrift

Bedarfsmedikationen:
- Emesis: Metoclopramid 1 Amp. i.v., Ondansetron 8 mg i.v., Dimenhydrinat supp., Lorazepam (2–3× 0,5 mg), Dexamethason 4 mg
- Schmerzen: Paracetamol 500 p.o., Novamintropfen 20
- Diarrhö: Loperamid Kps. (anfangs 2/d, später 1/d)
- ggf. Prophylaxe mit Mesna* erwägen

Zusatzinformationen
Wiederholung an Tag 15 bzw. 22
Laborkontrolle 1×/Woche

_____
Ärztin/Arzt

◻ **Abb. 8.12** CHOP-Protokoll

8.2.4 Rituximab (○ Abb. 8.13)

Behandlungsprotokoll

Rituximab (MabThera®)

| Patientenetikett |

Datum: _____

Gewicht: _____ kg   Größe: _____ cm

KOF _____ m²   _____ mg (375 mg/m²)

Vor Therapie:
Kein Vorliegen von Lungenveränderungen (Röntgen-Thorax), Herzinsuffizienz (NYHA Klasse IV; cave NYHA III), schwere, unkontrollierte Herzerkrankungen, Hepatitis B/C, HIV, Asthma. Impfstatus. Sehr engmaschige Überwachung von Patienten mit KHK, Angina pectoris, Arrhythmien.
Antihypertensive Medikation ggf. 12 h vorher pausieren.

Patient aufgeklärt (Impfungen) und Patienteninfo mitgegeben.

1. Infusion:
Laborkontrolle vor Therapieeinleitung: Diff-BB, Na, K, Ca, Harnstoff, Kreatinin, ALT, AST, GGT, LDH, Bilirubin, AP, BSG, Protein, Albumin, Quick, PTT, U-Status

Infundieren: 50 mg/h i.v. in der ersten Stunde, dann alle 30 min um 50 mg/h steigern bis 400 mg/h.
Sehr engmaschige Überwachung: Hypotonie, Bronchospasmus. Bei Infusionsreaktionen verlangsamen oder stoppen.

Vorlauf: 1000 ml NaCL 0,9 % i.v. über 1 Std.

Begonnen Uhrzeit	Unterschrift

Prämedikation:

	Uhrzeit	Unterschrift
Paracetamol 1 g		
Clemastin (Tavegil®) 2 mg		
Methyeprednisolon (Solu-Medrol®) 100 mg		

○ **Abb. 8.13** Behandlungsprotokoll Rituximab

Rituximab-Infusion:
Vor Beginn der Infusion Blutdruck und Pulskontrolle. 50 mg/h

Begonnen Uhrzeit	Unterschrift	RR/Puls

Nach 30 Minuten: Kontrolle Blutdruck und Puls: In Ordnung? → 100 mg/h

Steigerung auf	Uhrzeit	Unterschrift	RR/Puls
ml/h			

Nach 30 Minuten: Kontrolle Blutdruck und Puls: In Ordnung? → 150 mg/h

Steigerung auf	Uhrzeit	Unterschrift	RR/Puls
ml/h			

Nach 30 Minuten: Kontrolle Blutdruck und Puls: In Ordnung? → 200 mg/h

Steigerung auf	Uhrzeit	Unterschrift	RR/Puls
ml/h			

Nach 30 Minuten: Kontrolle Blutdruck und Puls: In Ordnung? → 250 mg/h (bis zur Gesamtdosis)

Steigerung auf	Uhrzeit	Unterschrift	RR/Puls
ml/h			

Nach 30 Minuten: Kontrolle Blutdruck und Puls: In Ordnung? → 300 mg/h (bis zur Gesamtdosis)
Nochmals 1 Amp Clemastin (Tavegil®) und 1 g Paracetamol

Uhrzeit	RR/Puls	Unterschrift

Nochmals 1 Amp Clemastin (Tavegil®) und 1 g Paracetamol

Laborkontrollen 1 Woche nach Infusion. Wiederholung alle 3 Wochen

Weitere Infusionen: Mit 100 mg/h starten, dann alle 30 min um 100 mg/h steigern bis 400 mg/h

Abb. 8.13 (Fortsetzung)

8.2.5 Leitlinien zu R-CHOP (◘ Abb. 8.14)

Leitlinien zur R-CHOP Polychemotherapie beim primär kutanen CD20 + B-Zell Lymphom der unteren Extremität

Aufklärung
Eine extensive Aufklärung des Patienten ist _vor_ Beginn der Chemotherapie unerlässlich.

Auf folgende Punkte muss gesondert eingegangen werden:
- Art der Therapie (Chemotherapie), Dauer der Therapie (2 Tage Infusionstherapie, Kortisontabletten sind Teil der Chemotherapie), Wiederholung alle 3 Wochen, insgesamt 6–8 Zyklen d.h. Gesamtdauer der Therapie mind. 18 Wochen = ~ 4 ½ Monate
- Therapie mit Rituximab ist primär zugelassen für systemische follikuläre B-Zell Lymphome und diffus großzellige B-Zell Lymphome.
- Heilungschancen: Bei den **systemischen** diffus großzelligen B-Zell Lymphomen kann bei Patienten > 60 Jahren von einer kompletten Remission in ca. 75% der Fälle ausgegangen werden, dauerhafte komplette Remission nach 2 Jahren findet sich bei ca. 60%. Bei jungen Patienten mit günstigem Risikoprofil findet man dauerhafte Remissionen nach 34 Monaten von über 90%. Trotzdem muss man bei dem aktuell noch sehr geringen Bestand an Daten bei kutanen B-Zell Lymphomen hinsichtlich der Prognosebeurteilung noch zurückhaltend sein.
- Therapiealternativen (Bestrahlung, OP, Chemotherapie, evtl. Kombination)
- **Nebenwirkungen** der Therapie: Prolongierter Krankenhausaufenthalt, regelmäßige Krankenhausaufenthalte, Veränderungen des Blutbildes (Anämie, Thrombopenie, Leukopenie) mit Notwendigkeit der Substitution, Infektionen (auch potentiell lebensbedrohliche), Erbrechen, Haarausfall (komplett, Perücke), erhöhtes Tumorrisiko auch Jahre nach der Therapie, kardiale Toxizität (Herzschwäche, bis zum Herzversagen), Polyneuropathie, Mukositis (schmerzhaft, Durchfälle), Osteoporose, allergische Reaktion (bis zu Anaphylaxie). Geringe Gefahr durch eine Nebenwirkung der Chemotherapie zu versterben. Hohes Risiko für Unfruchtbarkeit gesondert erwähnen und dokumentieren (entsprechende Beratung hinsichtlich Spermakonservierung bei Männern bzw. Vorstellung zur Asservierung von Ovarialgewebe und/oder Ovarialprotektion durch GnRH-Analoga).

Verabreichung der Chemotherapie
Die Verabreichung erfolgt über einen peripheren Venenverweilkatheter (Braunüle, Abbocath, Viggo) mit Dreiwegehahn. Der Zugang sollte mindestens rosa oder grün sein, auf eine sichere Lage ist unbedingt zu achten, um Chemotherapie-Paravasate zu vermeiden. Bei schlechten Venenverhältnissen rechtzeitige Portanlage erwägen. Begleitmedikation beachten, ggf. Spülprogramm erwägen (Tumorlysesyndrom).
Die Chemotherapie und hierbei insbesondere die Gabe von Rituximab muss wegen potenzieller Sofortnebenwirkungen unbedingt rechtzeitig während des Tages begonnen werden.
Der detaillierte Ablauf der Chemotherapie ist den separat abgespeicherten Therapieprotokollen zu entnehmen, wobei insbesondere auf die Unterschiede bei der **Erstgabe** von Rituximab im Vergleich zu den **Folgegaben** zu achten ist (Infusionsgeschwindigkeit).
Zur Bestellung in der Abteilung für Zytostatikazubereitung dienen die im Anhang abgelegten Chemotherapiepläne. Vor Bestellung der Therapie in der Apotheke ist der Chemoplan durch eine Oberärztin / Oberarzt oder eine erfahrene Assistenzärztin / Assistenzarzt abzuzeichnen, mögliche Kontraindikationen (Leukopenie, Thrombopenie, Infektzeichen u.ä.) müssen **vor** der Bestellung ausgeschlossen werden.

◘ Abb. 8.14a–c   Rituximab. a Erstgabe

Obligate Blutentnahmen vor dem ersten Zyklus der Chemotherapie:
- Blutbild + Differentialblutbild + Retikulozyten
- Kreatinin, GOT, GPT, GGT, LDH, AP, Harnstoff inkl. CRP, Kreatinkinase (CK)
- Cystatin C
- IgG/IgA/IgM
- Eiweißelektrophorese
- Immunfixation
- Gerinnung (Quick/INR, PTT, TZ)
- Blutgruppe
- Ferritin
- TSH basal
- Serologie für CMV, HIV, Hep. A/B/C

Urin-Untersuchungen vor dem ersten Zyklus der Chemotherapie:
- Urin-Status
- Schwangerschafts-Test

Apparative Diagnostik vor dem ersten Zyklus der Chemotherapie:
- Kardio-Konsil inkl. EKG + Herzecho (auch bei jungen Patienten)
- Sono-Abdomen
- Lymphknotensonographie
- Röntgen-Thorax
- CT-Ganzkörper
- Knochenmarkspunktion
- Fotodokumentation

Sonstiges:
- Andrologie/Spermakonservierung (bei jungen Patienten mit Kinderwunsch)
- Endokrinologisch-gynäkologisches Konsil zur Beratung hinsichtlich Asservation von Ovargewebe, bzw. Gabe von GnRH-Analoga (bei jungen Patientinnen mit Kinderwunsch)
- Perücke falls gewünscht (Verordnung)

Rechtliches
- Chemotherapieaufklärung (vor Beginn der Therapie !)
- Blutprodukteaufklärung (vor Beginn der Therapie !)

Obligate Untersuchungen vor jedem Zyklus
Komplette körperliche Untersuchung des Patienten, dabei besonders achten auf Blutungszeichen, Infektzeichen, Mukositis, Polyneuropathie
- Blutbild + Differentialblutbild + Retikulozyten
- Kreatinin, GOT, GPT, GGT, LDH, AP, Harnstoff inkl. CRP, CK

- Gerinnung (Quick/INR, PTT, TZ)
- TSH basal (nur falls vorher Auffälligkeiten)
- U-Status
- Röntgen-Thorax (**nur** bei auffälligem Auskultationsbefund/V.a. Infekt, z.B. bei erhöhtem CRP)
- Herzecho bei vorbekannter eingeschränkter Pumpfunktion/signifikanten kardialen Vorerkrankungen (z.B. KHK) nach jeden 2. Zyklus

Obligate Medikamente beginnend am Vortag der ersten Chemotherapie (Einnahme dauerhaft bis gesamte Behandlung, also 6–8 Zyklen, abgeschlossen ist)
- Amphomoronal Suspension 4 × 5 ml tgl.
- Trimethoprim 160 mg + Sulfamethoxazol 800 mg (z.B. Kepinol forte®) 3×/Woche p.o. (cave Nierenfunktion!)
- Allopurinol 300 mg/d p.o. (cave Nierenfunktion!)

Spülprogramm
- 1500 ml NaCl 0,9% + 75 ml Natriumbicarbonat 8,4% i.v. über 24 h an den Tagen 1 + 2

Blutentnahmen während der Therapie
- bei Diabetikern tgl. BZ-Tagesprofil
- Am Tag der Entlassung: BB, Elektrolyte, Kreatinin, CRP

Sonstiges während der Therapie
- tgl. Gewichtskontrolle

Zwischen den Zyklen
Zwischen den einzelnen Zyklen ist eine engmaschige Überwachung des Patienten durch den Hausarzt zu gewährleisten, demzufolge muss sowohl der Patient als auch der Hausarzt über die Grunderkrankung, die Prognose (kurativ) und die durchzuführenden Blutuntersuchungen informiert sein. Verhaltensmaßregeln bzgl. kritischer Befunde und Kontakt-Telefonnummern müssen ebenfalls detailliert bei Entlassung des Patienten mitgeteilt werden.

Blutwertkontrolle zwischen den Zyklen
Kontrolle von BB, Kalium, Natrium, Kreatinin, CRP, GPT, GGT, AP, Bilirubin, CK einmal/Woche.
Bei Abfall der Leukozyten < 1500/µl Gabe von Neupogen 30 s.c. tgl., bis Leukozyten wieder > 5000/µl.
- Bei Hb-Abfall < 8,5 g/dl (bei Patienten mit KHK auch schon < 10 g/dl) stationäre Einweisung zur Erythrozyten-Substitution.
- Bei Thrombozytenzahlen < 15.000/µl stationäre Einweisung
- Bei Blutungszeichen oder Infektzeichen stationäre Einweisung

Abb. 8.14a–c (Fortsetzung) **b** Folgegaben

8.2.6 R-CHOP-Protokoll (Abb. 8.15)

Behandlungsprotokoll

Patientenetikett

R-CHOP

21 Tage Zyklus

	Tag 1	Tag 2
Rituximab (MabThera®) → 8.2.4	×	
CHOP → 8.2.3		×
Unterschrift		

Gesamtmenge Doxorubicin
nach diesem Zyklus:

Abb. 8.15 R-CHOP-Protokoll

8.2.7 Brentuximab Vedotin (◘ Abb. 8.16)

Behandlungsprotokoll

Patientenetikett

Brentuximab Vedotin (Adcetris®)

Vorher:
Labor: Diff-BB, Leberwerte, Nierenwerte, CRP

Dann:
1 Tbl. Levocetirizin
1 Tbl. 400mg Ibuprofen
1 Tbl. 50mg Prednisolon

Dann:
Brentuximab Vedotin 1,8 mg/kg KG in 250 ml 0,9 % NaCl-Lösung i. v. über 30 min alle 3 Wochen

Danach:
250ml NaCl 0,9% i. v

Am Therapietag:
Vor und nach der Therapie Blutdruck-Messung, Puls
Aktuelle Gewichtskontrolle
Bei Bedarf Temperaturkontrolle

◘ **Abb. 8.16** Behandlungsprotokoll Brentuximab Vedotin

8.2.8 Mogamulizumab (Abb. 8.17)

Behandlungsprotokoll

Patientenetikett

Mogamulizumab

Gewicht: _____

Datum: _____   Zyklus: _____

Zyklus 1:   = TAG 1, 8, 15, 22   Arzt/Ärztin: _____

Folgezyklen: TAG 28, dann alle 2 Wochen   Arzt/Ärztin: _____

Mogamulizumab 1 mg/kg KG in 250 ml (!) NaCl 0,9 % i. v. über mindestens 1 h (Endkonzentration der Infusionslösung 0,14 – 0,55 mg/ml)

Achtung:
Bei der Dosierung auf das Gewicht achten und mit dem Baselinegewicht vergleichen. Baselinegewicht verwenden außer >10 % Abweichung. Wenn Differenz zwischen aktuellem und Baselinegewicht >10 % aktuelles Gewicht verwenden, und mit der Oberärztin Rücksprache halten!

Tag 1	Arzneistoff	Dosierung	Dosis		Zeit	
Prämedikation: NUR für die 1. Gabe im ersten Zyklus (wenn es zu Infusionsreaktionen kommt, soll diese Prämedikation auch bei den anderen Gaben beibehalten werden) — Paracetamol 500 mg p. o. — Clemastin 2 mg i. v.						
09:00	Mogamulizumab	1 mg/kg	mg	NaCl 0,9 % 250 ml Infusion lt. Verordnung + Filter		
Tag 15						
09:00	Mogamulizumab	1 mg/kg	mg	NaCl 0,9 % 250 ml Infusion lt. Verordnung + Filter		

Abb. 8.17   Behandlungsprotokoll Mogamulizumab

8.2.9 Denileukin diftitox (Abb. 8.18)

Behandlungsprotokoll

Patientenetikett

Denileukin diftitox (Ontak®)

Datum: _____

Gewicht: _____ kg

Dosis _____ µg entsprechend ☐ 18 µg/kg KG
 ☐ 9 µg/kg KG

Laborkontrolle: BB, Elektrolyte, Kreatinin, Leberwerte, Albumin

Tag 1 bis Tag 5, alle 21 Tage

Blutdruck-/Pulskontrolle Uhrzeit	Unterschrift

Prämedikation mit 25 mg Prednisolon oral und 1 Tbl. Levocetirizine oral, 30 min vor Infusion Blutdruck- und Pulskontrolle

Gegeben Uhrzeit	Unterschrift

Denileukin diftitox in Perfusorspritze mit NaCl 0,9% ad 50 ml, Infusionsgeschwindigkeit 75 ml/h i.v.

über mindestens 15 min

Gegeben Uhrzeit	Unterschrift

Blutdruck-/Pulskontrolle einmalig nach Infusion, dann 30 min Nachkontrolle des Patienten; wenn alles ohne pathologischen Befund, kann Patient entlassen werden

Blutdruck-/Pulskontrolle Uhrzeit	Unterschrift

Zusatzinformation:

Nebenwirkungen sind Akutsymptome wie Fieber, Schüttelfrost, Übelkeit, Muskel- und Gliederschmerzen, Blutdruckabfall, transiente Hepatotoxizität und ein vorübergehendes Capillary-Leak-Syndrom. Weitere Nebenwirkungen sind hämolytisch-urämisches Syndrom, Niereninsuffizienz und Rhabdomyolyse.

_____
Ärztin / Arzt

Abb. 8.18 Behandlungsprotokoll Denileukin diftitox

8.3 Behandlungsprotokoll Merkelzellkarzinom

8.3.1 Avelumab (Abb. 8.19)

Avelumab

Behandlungsprotokoll

Patientenetikett

PD-L1-Antikörpertherapie mit Avelumab (Bavencio®)

Name: _____   Vorname: _____

Geb.-Datum: _____   Gewicht: _____

Datum: _____   Infusion Nr.: _____

Avelumab (Bavencio®) 10 mg/kg Körpergewicht i. v. gelöst in 0,9% NaCl (vorzugsweise in 250 ml)

Patienten müssen auf Symptome von Infusionsreaktionen (Blutdruckabfall, Dyspnoe, Urticaria, Fieber, Schmerzen) überwacht werden!

Häufig Auftreten von infusionsbedingten Reaktionen (17%). Bei infusionsbedingten Reaktionen Infusion pausieren und Patient symptomatisch behandeln (je nach Schwere mit Paracetamol, Clemastinfumarat, Solu-Decortin, Adrenalin). Wiederaufnahme der Tumortherapie nach Rücksprache mit der Oberärztin/dem Oberarzt.

Prämedikation (30 Min. vor Infusion):
- Paracetamol 1000 mg i. v. als Kurzinfusion.
- Clemastinfumarat 2 mg/2ml (= 1 Ampulle Tavegil®) i. v. als Kurzinfusion.

Gabe Avelumab:
- Über 60 Minuten.
- Alle 14 Tage.

Nachlauf (30 Min.):
- 250 ml NaCl 0,9%.

Anmerkung: Vor den ersten 4 Infusionen ist die o. g. Prämedikation erforderlich. Prämedikation bei nachfolgenden Gaben abhängig vom Auftreten früherer infusionsbedingter Reaktionen.

Datum, Unterschrift: _____

Abb. 8.19 Behandlungsprotokoll Avelumab

8.4 Medikamentenstandards

8.4.1 Checkpoint-Inhibitoren: Pembrolizumab, Nivolumab, Ipilimumab, Avelumab, Atezolizumab (Abb. 8.20)

Medikamentenstandards

Checkpointinhibitoren (Pembrolizumab, Nivolumab, Ipilimumab, Avelumab, Atezolizumab)

(Relative) Kontraindikationen:
- Autoimmun-mediierte Erkrankungen: Colitis ulcerosa, M. Crohn, Autoimmunhepatitis, Rheumatoide Arthritis, Lupus erythematodes, progressive systemische Sklerodermie, Sarkoidose, Autoimmun-Vaskulitiden, Myasthenia gravis, Guillain-Barré-Syndrom, Multiple Sklerose
- Organ-transplantierte Patienten (Möglichkeit der Abstoßung des transplantierten Organs)
- Aktueller Kinderwunsch, Schwangerschaft/Stillzeit

Immunmediierte Nebenwirkungen können in jedem Organsystem auftreten: gastrointestinal (Diarrhoe, Colitis, Hepatitis), kutan, ophthalmologisch, Nephritis/Nierenversagen, Neuropathien, Meningitis, Endokrinopathien (Hypophysitis, Nebenniereninsuffizienz, Hyper- oder Hypothyreose, Diabetes), kardiale Nebenwirkungen (Risikofaktoren abfragen), hämolytische Anämie, Pneumonitis, Arthritis. Sie unterscheiden sich phänotypisch von den bekannten Autoimmunerkrankungen.

Patient:
- Aufklärung über Nebenwirkungen und Notwendigkeit, den Behandler rasch über neue Symptome in Kenntnis zu setzen (auch außerhalb der regulären Dienstzeiten), da Nebenwirkungen prompter Abklärung und Behandlung bedürfen (potentiell tödlich).
- Information, dass Wirksamkeit der Checkpoint-Inhibitoren bei Absetzen wegen Nebenwirkungen nicht verschlechtert ist und Nebenwirkungen häufig reversibel sind.

Dosierungen:

Gewichtsadaptierte Dosierung:
- Nivolumab: 3 mg/kg KG i. v. über 60 Min alle 2 Wochen
- Pembrolizumab: 2 mg/kg KG i. v. über 30 Min alle 3 Wochen
- Ipilimumab (Monotherapie): 3 mg/kg KG i. v. über 90 Min in Woche 1, 3, 6 und 9
- Avelumab: 10 mg/kg KG i. v. über 60 Min alle 2 Wochen. Prämedikation 30 Min vor Infusion (1000 mg Paracetamol i. v. und 2 mg Clemastinfumarat i. v.)
- Atezolizumab: 1200 mg i. v. über 60 Min alle 3 Wochen (2. Infusion über 30 Minuten, wenn verträglich)

- Kombiniert Pembrolizumab oder Nivolumab und Ipilimumab:
  Pembrolizumab 2 mg/kg KG i. v. über 30 Min und Ipilimumab 1 mg/kg KG i. v. über 60 Min alle 3 Wochen oder
  Nivolumab 1 mg/kg KG i. v. über 60 Min und Ipilimumab 3 mg/kg KG i. v. über 60 Min alle 3 Wochen
  Ipilimumab nur 4 Gaben (Woche 1, 3, 6 und 9), danach feste Dosierung anti-PD1 Antikörper

Feste Dosierung (für Monotherapie oder nach Kombinationsphase):
- Nivolumab 240 mg i. v. über 30 Min alle 2 Wochen oder 480 mg alle 4 Wochen
- Pembrolizumab 200 mg i. v. über 30 Min alle 3 Wochen

Die Infusionen werden unter Überwachung der Vitalparameter und in Notfallbereitschaft verabreicht. Bei Avelumab kommt es in 17% zu infusionsbedingten Reaktionen.

Abb. 8.20 Medikamentenstandard Checkpoint-Inhibitoren: Pembrolizumab, Nivolumab, Ipilimumab, Avelumab, Atezolizumab

8.4 · Medikamentenstandards

Empfohlene Laborkontrollen vor und unter Checkpoint-Inhibitortherapie

	Vor Beginn der Therapie	Kombinations-phase (wöchentlich)	Vor jeder Infusion	Nach Therapie-stopp (alle 3 Wochen für mind. 1 Jahr)
Differential-Blutbild	x	x	x	x
Elektrolyte (Na, K, Cl, Ca)	x	x	x	x
GOT, GPT, GGT, AP, Harnstoff, Bilirubin (direkt/gesamt)	x	x	x	x
LDH, Amylase, Lipase, Glukose	x	x	x	x
Kreatinin	x	x	x	x
CK[a]	x	x	x	x
Troponin-T, NT-pro BNP	x		x	
TSH, fT4	x		x	x
CRP	x			
Quick	x			
Hep. B/C, HIV, CMV, EBV	x			
Rheumafaktor, ANA, ANCA	x			
Tumormarker (z. B. S100B, MIA)	x		x	
Urinstatus	x	x	x	x
Schwangerschaftstest	x			
Echokardiografie[b] (bei kardiovaskulärem Risiko; inkl. Global longitudinal strain – GLS)	x			

[a] wenn erhöht, aufschlüsseln; [b] Eingeschränkte systolische Ejektionsfraktion: Beginn bzw. Erweiterung der kardioprotektiven Therapie (ACE-Hemmer/Angiotensin-Rezeptor-Blocker, 2. Linie β-Blocker). Kontrolle Echokardiographie vor dem 3. Zyklus.

Nebenwirkungen und Handling:
Schweregrad anhand der NCI-CTCAE Kriterien bestimmen:
https://www.eortc.be/services/doc/ctc/CTCAE_4.03_2010-06-14_QuickReference_5x7.pdf

Generell:
Vor jeder Infusion Anamnese und orientierende Untersuchung sowie Kontrolle der Laborwerte. Die zeitnahe und ausführliche Abklärung jeglicher Symptome ist entscheidend für den klinischen Verlauf. Frühe Intervention verkürzt Dauer und Schwere der Nebenwirkungen.

Zeitpunkt der Nebenwirkung (Median nach Therapiebeginn):
Kutane 2–3 Wochen
Gastrointestinale 8 Wochen
Pneumonitis 10 Wochen
Hepatitis 6 Wochen
Endokrinopathien 6–16 Wochen

Nebenwirkungen können zu jedem Zeitpunkt und auch nach dem Therapiestopp auftreten!

Abb. 8.20 Medikamentenstandard Checkpoint-Inhibitoren: Pembrolizumab, Nivolumab, Ipilimumab, Avelumab, Atezolizumab (Fortsetzung)

Autoimmun-Colitis

Symptome: Übelkeit, Erbrechen, Diarrhoe, Obstipation, Blut im Stuhl, Bauchschmerzen, harte Bauchdecke

Abklärung: Elektrolyte, Kreatinin, BB, CRP; infektiös: im Stuhl (Leukozyten, Clostridium difficile-Toxin, Salmonellen, Shigellen, Yersinien, Norovirus, ggf. Parasiten/Wurmeier), CMV-PCR, Ausschluss Perforation (z. B. Abdomen-Leeraufnahme, ggf. CT-Abdomen); wenn Symptome schwer und persistierend: gastroenterologische Vorstellung mit Koloskopie/Rektosigmoidoskopie (ggf. mit Biopsie inkl. CMV-Färbung), Voruntersuchungen für Infliximab (Quantiferontest; s. Medikamentenstandard).

Therapie:
Grad 1/2 (bis 6 Stuhlgänge zusätzlich pro Tag): Flüssigkeitsersatz und Prednisolon 1 mg/kg KG tgl. p. o.. Bei ausbleibender Besserung oder Symptomen länger als 3 Tage: Auslassen der nächsten Checkpoint-Inhibitorinfusion und ggf. wie Grad 3 behandeln.
Grad 3/4: Methylprednisolon (1–2 mg/kg KG tgl.). Bei ausbleibender Besserung innerhalb 3–5 Tagen: Infliximab 5 mg/kg KG i. v.; ggf. stationäre Aufnahme und parenterale Ernährung, Checkpoint-Inhibitor-Therapie dauerhaft absetzen

Autoimmun-Hepatitis

Symptome: Müdigkeit, Transaminasenerhöhungen, evtl. Abdominalschmerzen, Nausea, Ikterus

Abklärung: infektiös? toxisch? Hepatitis B/C, CMV, GOT, GPT, AP, GGT, Albumin, Bilirubin (direkt und gesamt), Quick-Wert, ANAs, SMA.

Therapie:
Grad 1/2: GOT oder GPT > 3–5 × ULN (upper limit of normal) und/oder Gesamtbilirubin > 1,5–3 × ULN; Abdomensonografie ggf. mit Leberbiopsie, Prednisolon 1 mg/kg KG tgl. p. o.
Grad 3/4: GOT oder GPT > 5 × ULN und/oder Gesamtbilirubin > 3 × ULN: Methylprednisolon 1–2 mg/kg KG tgl. i. v., Checkpoint-Inhibitortherapie dauerhaft absetzen; bei ausbleibender Besserung trotz Steroiden innerhalb von 3–5 Tagen Mycophenolat-Mofetil z. B. 500 mg p. o. alle 12 h, Anti-Thymozyten-Globulin

Autoimmun-Pneumonitis

Symptome: Atembeschwerden, Husten, Dyspnoe, Hypoxie, radiologische Veränderungen.

Abklärung: infektiös? krankheitsbedingt (z. B. Pleuraerguss)? CT-Thorax, ggf. bronchoalveoläre Lavage, Lungenfunktionstestung

Therapie:
Grad 1 (nur radiologische Veränderungen): engmaschige Kontrolle der Symptome alle 3 Tage, ggf. pneumologische Vorstellung
Grad 2 (leichte Dyspnoe, Husten oder Brustschmerz): Prednisolon 1 mg/kg KG tgl. p. o., pneumologische Vorstellung, Checkpoint-Inhibitortherapie verschieben, tgl. Kontrolle der Symptome, ggf. Bronchoskopie
Grad 3/4 (schwere Hypoxie): Methylprednisolon 2–4 mg/kg KG tgl. p. o., Sauerstoffgabe, Checkpoint-Inhibitortherapie absetzen, stationäre Aufnahme, pneumologische und infektiologische Vorstellung, ggf. Bronchoskopie

Autoimmun-Myokarditis und kardiale Nebenwirkungen

Symptome: Schwäche, Dyspnoe, Ödeme, Herzrhythmusstörungen, thorakale Schmerzen

Abklärung: CK, Troponin-T, NT-pro BNP, Anti-Titin, Foxp3[+] T-Zellen, Caspase 3, kardiologische Vorstellung, EKG, Echokardiografie inkl. Global longitudinal strain (GLS), ggf. Kardio-MRT/-PET, ggf. Herzkatheteruntersuchung inkl. Herzmuskelbiopsie

Abb. 8.20 Medikamentenstandard Checkpoint-Inhibitoren: Pembrolizumab, Nivolumab, Ipilimumab, Avelumab, Atezolizumab (Fortsetzung)

8.4 · Medikamentenstandards

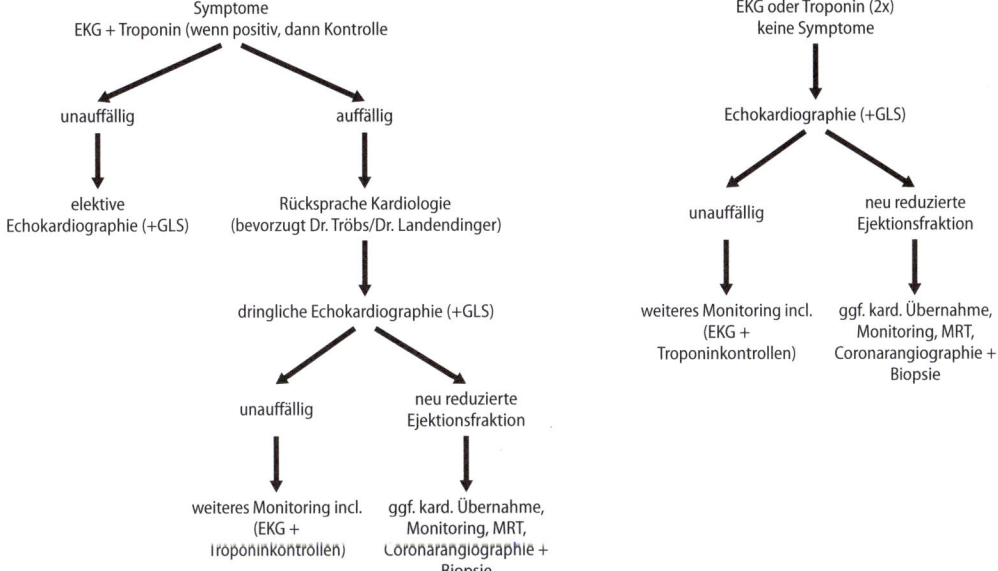

Therapie: Methylprednisolon 1 mg/kg KG tgl., Kardiologische Anbindung! Ggf. intensivmedizinische Betreuung (inkl. Life vest)

Dermatitis

Symptome: Pruritus, Exanthem, selten Blasen, lichenoide Reaktionen, (SJS/TEN - Nikolski-Phänomen auslösbar: Blasen lassen sich durch Scherkraft verschieben bzw. Ablösung durch Scherkraft auf klinisch gesunder Haut)

Abklärung: Dermatologische Vorstellung mit ggf. Biopsie

Therapie:
Grad 1/2: < 30 % der Körperoberfläche: topisch Steroide, bei ausbleibender Besserung nach 2 Wochen: Prednisolon 0,5–1 mg/kg KG tgl. p. o.
Grad 3/4: > 30 % der Körperoberfläche: Methylprednisolon 1 mg/kg KG tgl. p. o.

Autoimmun-Nephritis

Symptome: Anstieg Nierenretentionsparameter, verminderte Urinmenge

Abklärung: Urinstatus/-sediment, Sonografie der Nieren, ggf. Biopsie

Therapie:
Grad 1: Kreatinin > ULN und > Ausgangswert: wöchentliche Kreatinin-Kontrolle
Grad 2/3: Kreatinin bis < 6 × ULN und > 1,5 Ausgangswert: Immuntherapie pausieren, Kreatinin-Kontrolle alle 3 Tage, ggf. Prednisolon 1 mg/kg KG tgl. p. o., ggf. Nierenbiopsie
Grad 4: Kreatinin bis > 6 × ULN: Immuntherapie absetzen, Kreatinin-Kontrolle tgl., ggf. Methylprednisolon 1–2 mg/kg KG tgl. p. o., nephrologische Vorstellung, ggf. Nierenbiopsie

Autoimmun-Hypophysitis

Symptome: Abgeschlagenheit, Konfusion, Elektrolytverschiebungen, Libidoverlust und Impotenz, Schwindel, Gesichtsfeldausfälle

Abklärung: Elektrolyte (Na, K, Cl), Cortisol im Serum am Morgen, ACTH, fT3, fT4, TSH, Prolaktin, Testosteron und LH (Männer), FSH (postmenopausale Frauen), Serum- und Urinosmolarität, Serum- und Urinnatrium, endokrinologische Vorstellung, MRT-Schädel mit Kontrastmittel: Vergrößerung der Hypophyse vs. Metastasen

Therapie: Stationäre Aufnahme; Hormonsubstitution z. B. Hydrocortison 20-10-0 mg und Aufklärung über erhöhten Bedarf bei Stress/Infekten. Notfallausweis und Schulung!

Abb. 8.20 Medikamentenstandard Checkpoint-Inhibitoren: Pembrolizumab, Nivolumab, Ipilimumab, Avelumab, Atezolizumab (Fortsetzung)

Autoimmun-Thyreoiditis

Symptome: Fatigue, Xerosis cutis

Abklärung: TSH, fT3, fT4, TPO-Antikörper, Thyreoglobulin-Antikörper, ggf. endokrinologische Vorstellung

Therapie: Methylprednisolon 1–2 mg/kg KG tgl., symptomatisch ggf. Betablocker; Checkpoint-Inhibitortherapie nur während der symptomatischen Zeit pausieren, Supplementierung von Thyroxin.

Myositis und Myasthenie

Symptome: Paresen, Schluck-/Kaustörung, Doppelbilder, Dyspnoe.

Abklärung: CK, Myoglobin, BSG, CRP, Acetylcholin-Rezeptor (AChR)-Antikörper, Anti-Jo-1, -Mi-2 und -SRP-Antikörper (Myositispanel), TSH. Transthorakales Echo (TTE). Neurologische Vorstellung mit Elektromyographie (EMG), ggf. Muskel-MRT und Biopsie.

Therapie:
Grad 1/2: Auslassen der nächsten Infusion. Methylprednisolon 1 mg/kg KG tgl.
Grad 3/4: Methylprednisolon 1–2 mg/kg KG tgl. und Checkpoint-Inhibitortherapie absetzen.

Arthralgien und Myalgien

Abklärung: Rheumatoide Arthritis, reaktive Arthritis (infektiös)? BKS, CK, Rheumafaktor, CCP-Ak, ANA und ANA-Profil, C3, C4, ANCA, HLA-B27, rheumatologische Vorstellung, Bildgebung (Sono, Röntgen, CT, MRT), ggf. Punktion. Urin: Status, Chlamydien-PCR, Stuhl bakteriologisch, Virus-Ak (Parvo-B19, Hep B/C)

Therapie: Prednisolon 1 mg/kg KG tgl. ggf. auch niedrigdosiert 5 mg/Tag, NSAR.

Polyradikuloneuritits (Guillain-Barré-Syndrom, Chronisch inflammatorische demyelinisierende Polyneuropathie) und Enzephalitiden

Symptome: u. a. Sensibilitätsstörungen, Paresen, Sprachstörungen, Wesensänderung

Abklärung: cMRT bei Enzephalitis-Verdacht, spinales MRT bei DD Neuritis, Nervenleitgeschwindigkeit (NLG)/EMG bei Neuritis, Liquorpunktion mit Zytologie, Erregerdiagnostik je nach Liquorbefund. Sofortige neurologische Vorstellung.

Therapie:
GBS: Überwachung wegen autonomer Komplikationen.
Grad 1/2: Auslassen der nächsten Infusion. Steroidpuls mit Methylprednisolon 1 g i. v. für 3–5 Tage.
Grad 3/4: Steroidpuls mit Methylprednisolon 1 g i. v. für 3–5 Tage, Checkpoint-Inhibitortherapie absetzen.

Autoimmun-Veränderungen am Auge (Iritis/Uveitis/Retinopathie)

Symptome: Visusveränderungen, Sicca-Syndrom

Abklärung: Ophthalmologische Vorstellung, infektiös?

Therapie: Grad 1/2: Dexamethason-Augentropfen (z. B. Dexa-Sine® 2 Tage 2–5 × tgl. 1 Tropfen und anschließend 3 Tage 3 × tgl. 1 Tropfen), evtl. zur Infektionsprophylaxe Ofloxacin (z. B. Floxal®) Augensalbe (3 × tgl.). Bei Uveitis zusätzlich Scopolamin (z. B. Boro-Scopol® 1–3 × tgl. 1 Tropfen) ggf. systemische Steroide. Bei ausbleibender Besserung (trotz Therapie Grad ≥ 2 über 2 Wochen) dauerhaftes Absetzen der Checkpoint-Inhibitortherapie.
Grad 3/4: Methylprednisolon 2 mg/kg KG tgl. p. o. und Checkpoint-Inhibitortherapie absetzen

Autoimmun-Pankreatitis (<1%)

Symptome: Nausea, fettige Stühle

Abklärung: Lipase, internistische Vorstellung, ggf. Bildgebung (Abdomensonografie oder CT, MRCP)

Therapie: Checkpoint-Inhibitortherapie pausieren und ggf. systemische Steroide i. v., bei Grad 3/4 stationäre Aufnahme und parenterale Ernährung

Abnorme Laborparameter ohne Symptomatik (z. B. Amylase/Lipase)

Therapie: wöchentliche Kontrolle, Checkpoint-Inhibitortherapie pausieren

Abb. 8.20 Medikamentenstandard Checkpoint-Inhibitoren: Pembrolizumab, Nivolumab, Ipilimumab, Avelumab, Atezolizumab (Fortsetzung)

Allgemeine Regeln für die Gabe von Steroiden zur Therapie von Nebenwirkungen einer Checkpoint-Inhibitortherapie:
Eine Therapie mit Steroiden sollte langsam über zumindest 4 Wochen ausgeschlichen werden.
- Methylprednisolon: 1 mg/kg KG tgl. für 5 Tage, bei Besserung ausschleichen; Reduktion um 20 mg jede Woche bis 20 mg, dann ausschleichen über 4 Wochen (z. B. 15 – 15 – 15 – 10 – 10 – 10 – 7,5 – 7,5 – 7,5 – 5 – 5 – 5 mg tgl.)
- in Kombination mit Calciumcarbonat/Vitamin D3 (z. B. Ideos Kautabletten® 2 × 1 pro tgl.)
- je nach Indikation mit Protonenpumpenhemmer (z. B. Pantoprazol® oder Omeprazol® 40 mg 1× tgl.)
- ggf. in Kombination mit Nystatin (z. B. Moronal Dragees® 3 × 2 pro tgl. Tag)
- Entgleisung Blutzuckerspiegel möglich, ggf. antibiotische Prophylaxe, Bewegung, wenn möglich

Bei Wiederauftreten der Symptome unter Steroidreduktion Erhöhung auf die letzte wirksame Dosierung. Bei Nichtansprechen auf Steroide prompte Eskalation der immunsuppressiven Therapie (z. B. Infliximab bei Colitis, Mycophenolat-Mofetil bei Hepatitis).

Abb. 8.20 Medikamentenstandard Checkpoint-Inhibitoren: Pembrolizumab, Nivolumab, Ipilimumab, Avelumab, Atezolizumab (Fortsetzung)

8.4.2 BRAF/MEK-Inhibitoren: Dabrafenib/Trametinib (◘ Abb. 8.21)

Medikamentenstandard

BRAF-Inhibitor und MEK-Inhibitor Dabrafenib (Tafinlar®) + Trametinib (Mekinist®)

Indikation:
- Metastasiertes Melanom mit gesicherter BRAF V600-Mutation

(Relative) Kontraindikation:
- EKG: QT-Verlängerung, da Induktion von Arrhythmien. Keine Therapie bei QTc > 500 ms
- Echokardiographie: Reduzierte Ejektionsfraktion < 50%.

Patient:
- Strenge Kontrazeption unter der Behandlung und bis 4 Monate nach Therapie
- Pyrexie
- Kardiale Nebenwirkungen (Verminderte Ejektionsfraktion, QT-Verlängerung)
- Okuläre Nebenwirkungen (Ablösung des Netzhautpigmentepithels (REPD), Uveitis, Netzhautvenenverschluss (RVO))
- Gastrointestinale Nebenwirkungen (Diarrhoe, Nausea), Arthralgien, Myalgien
- Kutane Nebenwirkungen (Überempfindlichkeitsreaktionen, epitheliale Neoplasien und ggf. Zweit-Melanome, Alopezie, Pruritus, Follikulitis, palmoplantare Erythrodysästhesie)
- Pneumonitis / Interstitielle Lungenerkrankung

Medikamenteninteraktionen beachten (Marcumar, orale Kontrazeptiva, Chinolonantibiotika u. a.).

Dosierung:
- Dabrafenib (Tafinlar®):
  75 mg p. o. 2 - 0 - 2 (entsprechend 150 mg 2× täglich), unzerkaut mit Wasser schlucken, 1 Stunde vor oder 2 Stunden nach der Mahlzeit, im Abstand von 12 Stunden
- Trametinib (Mekinist®):
  2 mg p. o. 1 - 0 - 0 oder 0 - 0 - 1 zusammen mit der Morgen- oder Abenddosis Dabrafenib

Dosisanpassung:
1. Dosisanpassung: Dabrafenib 50 mg p. o. 2 - 0 - 2 (entsprechend 100 mg 2× täglich), Trametinib 0,5 mg p. o. 3 - 0 - 0 oder 0 - 0 - 3 (entsprechend 1,5 mg 1× täglich)
2. Dosisanpassung: Dabrafenib 75 mg p. o. 1 - 0 - 1 (entsprechend 75 mg 2× täglich), Trametinib 0,5 mg p. o. 2 - 0 - 0 oder 0 - 0 - 2 (entsprechend 1 mg 1× täglich)
3. Dosisanpassung: Dabrafenib 50 mg p. o. 1 - 0 - 1 (entsprechend 50 mg 2× täglich), Trametinib 0,5 mg p. o. 2 - 0 - 0 oder 0 - 0 - 2 (entsprechend 1 mg 1× täglich)

Monitoring:

	Vor Therapie	Wo 4	Wo 8	Wo 12	Wo 16	Wo 20	Wo 24	Wo 28
Datum								
Diff.-BB	X	x	x	x	x	x	x	x
GOT, GGT, GPT, Bilirubin, alkalische Phosphatase	X	x	x	x	x	x	x	x
Harnsäure	X	x	x	x	x	x	x	x
Kreatinin	X	x	x	x	x	x	x	x
Elektrolyte (inkl. Mg)	X	x		x			x	
S100, MIA, LDH	X	x	x	x	x	x	x	x
Hautuntersuchung	X	x	x	x	x	x	x	x
Gynäkologische Untersuchung	X							
Augenärztliche Untersuchung	X							
EKG (QTc-Zeit)	X	x		x			x	

◘ Abb. 8.21 Medikamentenstandard Dabrafenib/Trametinib

8.4 · Medikamentenstandards

Nebenwirkungsmanagement:

Generell:
- Grad 1 / 2 (verträglich): Fortsetzung der Therapie, klinische Kontrollen, ggf. symptomatische Behandlung
- Grad 2 (nicht verträglich) / 3: Therapie pausieren bis Grad 0 / 1 und anschließend Dosisreduktion um eine Stufe
- Grad 4: Therapieabbruch oder Therapie pausieren bis Grad 0 / 1 und anschließend Dosisreduktion um eine Stufe (bei Therapiewiederaufnahme)
- Bei Entwicklung kutaner Neoplasien: Resektion ohne Dosisanpassung

Pyrexie (Auslöser Dabrafenib):
Eine der häufigsten Nebenwirkungen unter Kombinationstherapie (50–60%), meist ein einmaliges Ereignis innerhalb des ersten Therapiemonats (50%).
Bei Fieber > 38,4 °C:
- Dabrafenib pausieren, Fortführen Trametinib
- Ausschluss Infektion
- Symptomatische Therapie, z. B. mit Antiphlogistika (Ibuprofen oder Paracetamol); bei Nichtansprechen und Ausschluss Infektion ggf. Prednisolon per os (1 mg/kg KG)
- Regelmäßige Blutkontrollen mit Bestimmung von kl. BB, Elektrolyte, Kreatinin, Harnstoff, CRP, Leberwerte, U-Status.

Nach Rückgang des Fiebers: Unveränderte Fortsetzung der Therapie und antipyretischer Prophylaxe.
Bei erneutem Fieber oder schwerwiegender Symptome (z. B. Hypotension, Dehydratation, etc.) Dosisreduktion um eine Stufe

Diarrhoe (Auslöser meist Trametinib):
Grad 1/2 (1–6 Stuhlgänge/d mehr als Normalsituation): Symptomatische Therapie mit Loperamid (2 mg). Bei schweren Fällen ggf. Pausieren der Therapie für 5–7 Tage und Fortsetzung mit um eine Stufe reduzierter Dosis von Trametinib.
Grad 3/4 (> 6 Stuhlgänge/d mehr als Normalsituation): Stationäre Aufnahme und Therapieabbruch. Nach Sistieren der Symptome mit Dabrafenib Monotherapie beginnen (Trametinib Stopp).

QT-Zeit Verlängerung (Auslöser Dabrafenib):
Grad 1/2 (QTc-Zeit 450–500 ms): alle 4 Wochen EKG und Kontrolle Elektrolyte.
Grad 3 (QTc-Zeit > 500 ms): Pause der Kombination bis Normalisierung, anschließend Fortsetzung mit einer Dosisreduktion von Dabrafenib um eine Stufe. Medikamentöse Interaktionen ausschließen (Psychopharmaka, Antiepileptika, etc.).
Bei zweitem Auftreten einer Verlängerung: Pause der Kombination bis Normalisierung, anschließend Fortsetzung mit einer weiteren Dosisreduktion von Dabrafenib um eine Stufe. Bei drittem Auftreten einer Verlängerung: Therapieabbruch.
Grad 4 (QTc-Zeit > 500 ms oder > 60 ms vom Ausgangswert und Torsade de point-Tachykardie): Dauerhaftes Absetzen der Therapie.

Verminderte Ejektionsfraktion (Auslöser Trametinib):
Grad 1 (EF > 50 % oder EF-Reduktion < 10 % vom Ausgangswert): Keine Maßnahmen.
Grad 2 (EF 50 %–40 % oder EF-Reduktion 10 %–19 % vom Ausgangswert): Echokardiographie nach 2 Wochen. Trametinib pausieren, bei Normalisierung der EF Wiederaufnahme Trametinib mit um eine Stufe reduzierter Dosis.
Grad 3/4 (EF < 39 % oder EF-Reduktion > 20 % vom Ausgangswert): Trametinib dauerhaft absetzen, Dabrafenib unverändert weiter.

Ablösung Netzhautpigmentepithel (RPED) (Auslöser Trametinib):
Grad 1: Kontrolle durch Augenarzt bis zum Abklingen alle 4 Wochen.
Grad 2/3: Pausieren von Trametinib für bis zu 3 Wochen. Bei Normalisierung oder Rückgang auf Grad 0–1 Wiederaufnahme von Trametinib um eine Stufe reduziert. Bei ausbleibender Verbesserung innerhalb von 3 Wochen: Dauerhaftes Absetzen von Trametinib.

Uveitis (Auslöser Dabrafenib):
Bei fehlendem Ansprechen einer Lokaltherapie: Dabrafenib pausieren bis zum Abklingen. Danach um eine Stufe reduziert wieder einleiten. Trametinib unverändert weiter.

Netzhautvenenverschluss (RVO) (Auslöser Trametinib):
Dauerhaft Abbruch von Trametinib. Dabrafenib unverändert weiter.

Pneumonitis / interstitielle Lungenerkrankung (Auslöser Trametinib):
Bei V. a. Lungenerkrankung (vermehrter Husten, Dyspnoe, Hypoxie, Lungeninfiltrate, etc.): Trametinib bis zur vollständigen Abklärung pausieren. Dabrafenib fortsetzen.
Bei therapiebedingter Lungenerkrankung: dauerhaftes Absetzen von Trametinib. Dabrafenib fortsetzen.

Abb. 8.21 Medikamentenstandard Dabrafenib/Trametinib (Fortsetzung)

8.4.3 BRAF/MEK-Inhibitoren: Vemurafenib/Cobimetinib (◘ Abb. 8.22)

Medikamentenstandard

BRAF-Inhibitor und MEK-Inhibitor Vemurafenib (Zelboraf®) + Cobimetinib (Cotellic®)

(Relative) Kontraindikation:
- EKG: QT-Verlängerung, da Induktion von Arrhythmien. Keine Therapie bei QTc > 500 ms
- Echokardiographie: Reduzierte Ejektionsfraktion <50%
- Ophthalmologische Erkrankungen (z. B. Uveitis, Iritis, retinaler Venenverschluss, etc.)
- Pankreatitis
- Schwere Leberinsuffizienz / Niereninsuffizienz
- Schwangerschaft / Stillzeit
- Lactoseintoleranz (ggf. Lactase substituieren)

Wechselwirkungen:
- Keine simultane Lichttherapie
- Medikamenteninteraktionen beachten: CYP-Induktoren/-Inhibitoren!
- Radiosensibilisierung: Cave bei simultaner Radiotherapie; stereotaktische Bestrahlung kein Problem

Patient:
- Der Patient muss konsequenten Lichtschutz durchführen bei hohem Risiko der UV-Toxizität und Erhöhung der UV-Kanzerogenität, keine Sonnenexposition.
- Strenge Kontrazeption und kein Stillen unter der Behandlung bei Frauen unter und bis 6 Monate nach Therapie

Nebenwirkungen:
- Kutane Nebenwirkungen (Exanthem, Überempfindlichkeitsreaktionen, epitheliale Neoplasien, ggf. Zweit-Melanome, Alopezie, Pruritus, Follikulitis, palmoplantare Erythrodysästhesie)
- Kardiale Nebenwirkungen (Verminderte Ejektionsfraktion, QT-Verlängerung, Art. Hypertonie)
- Okuläre Nebenwirkungen (Seröse Retinopathie, Ablösung des Netzhautpigmentepithels (REPD), Uveitis, Netzhautvenenverschluss (RVO))
- Gastrointestinale Nebenwirkungen (Diarrhoe, Bauchschmerzen, Pankreatitis, Nephritis)
- Arthralgie, Arthritis
- Myalgie, Rhabdomyolyse
- Weitere Nebenwirkungen: Pyrexie, Pneumonitis/Interstitielle Lungenerkrankung, Kopfschmerzen, Leberwertanstieg, Anämie

Dosierung:
- Vemurafenib (Zelboraf®):
  240 mg p. o. 4 - 0 - 4 (entsprechend 960 mg 2× täglich), unzerkaut mit Wasser schlucken, 1 Stunde vor oder 2 Stunden nach der Mahlzeit, im Abstand von 12 Stunden.
- Cobimetinib (Cotellic®):
  20 mg p. o. 3 - 0 - 0 oder 0 - 0 - 3 (entsprechend 60 mg 1x tgl.) zusammen mit der Morgen- Abenddosis Vemurafenib an Tag 1–21, anschließend Pause über 1 Woche (Zyklus 28 Tage).

Dosisanpassung:
1. Dosisanpassung: Vemurafenib 240 mg p. o. 3 - 0 - 3 (entsprechend 720 mg 2× täglich), Cobimetinib 20 mg p. o. 2 - 0 - 0 oder 0 - 0 - 2 (entsprechend 40 mg 1× täglich)
2. Dosisanpassung: Vemurafenib 240 mg p. o. 2 - 0 - 2 (entsprechend 480 mg 2× täglich), Cobimetinib 20 mg p. o. 1 - 0 - 0 oder 0 - 0 - 1 (entsprechend 20 mg 1× täglich)

◘ **Abb. 8.22** Medikamentenstandard Vemurafenib/Cobimetinib

8.4 · Medikamentenstandards

Monitoring:

	Vor Therapie	Wo 4	Wo 8	Wo 12	Wo 16	Wo 20	Wo 24	Wo 28
Datum								
Diff.-BB	X	x	x	x	x	x	x	x
GOT, GGT, GPT, Bilirubin, alkalische Phosphatase	X	x	x	x	x	x	x	x
Harnsäure, Harnstoff	X	x	x	x	x	x	x	x
Kreatinin	X	x	x	x	x	x	x	x
Elektrolyte (inkl. Mg)	X	x		x			x	
CK	X	x		x			x	
S100, MIA, LDH	X	x	x	x	x	x	x	x
Hautuntersuchung	X	x	x	x	x	x	x	x
Gynäkologische Untersuchung	X							
Augenärztliche Untersuchung	X			x			x	
EKG (QTc-Zeit)	X	x		x			x	

Nebenwirkungsmanagement:

Generell:
- Grad 1/2 (verträglich): Fortsetzung der Therapie, klinische Kontrollen, ggf. symptomatische Behandlung
- Grad 2 (nicht verträglich) / 3: Therapie pausieren bis Grad 0/1 und anschließend Dosisreduktion um eine Stufe
- Grad 4: Therapieabbruch oder Therapie pausieren bis Grad 0/1 und anschließend Dosisreduktion um eine Stufe (bei Therapiewiederaufnahme)
- Bei Entwicklung kutaner Neoplasien: Resektion ohne Dosisanpassung

Fachinformation beachten.

Abb. 8.22 Medikamentenstandard Vemurafenib/Cobimetinib (Fortsetzung)

8.4.4 BRAF/MEK-Inhibitoren: Encorafenib/Binimetinib (◘ Abb. 8.23)

Medikamentenstandard

BRAF-Inhibitor und MEK-Inhibitor Encorafenib (Braftovi®) + Binimetinib (Mektovi®)

Indikation:
- Metastasiertes Melanom mit gesicherter BRAF V600-Mutation

(Relative) Kontraindikation:
- EKG: QT-Verlängerung, da Induktion von Arrhythmien. Keine Therapie bei QTc > 500 ms
- Echokardiographie: Reduzierte Ejektionsfraktion < 50%.

Patient:
- Strenge Kontrazeption unter der Behandlung und bis 1 Monat nach Therapie; Encorafenib kann die Spermienzahl verringern.
- Kardiale Nebenwirkungen (Verminderte Ejektionsfraktion, QT-Verlängerung, artrielle Hypertonie)
- Okuläre Nebenwirkungen (Ablösung des Netzhautpigmentepithels (REPD), Uveitis)
- Gastrointestinale Nebenwirkungen (Diarrhoe, Erbrechen), abnormale Leberwerte
- Pyrexie, Arthralgien, Myalgien
- Kutane Nebenwirkungen (Überempfindlichkeitsreaktionen, epitheliale Neoplasien und ggf. Zweit-Melanome, Alopezie, Pruritus, Follikulitis, palmoplantare Erythrodysästhesie)

Medikamenteninteraktionen beachten (CYP3A4-Induktoren/-Inhibitoren: Itraconazol, Clarithromycin, und Grapefruitsaft, Erythromycin, Fluconazol, Diltiazem, Carbamazepin, Rifampicin, Phenytoin und Johanniskraut, orale Kontrazeptiva, u. a.).

Dosierung:
- Encorafenib (Braftovi®):
  75 mg p. o. 6 Kapseln 1× täglich (entsprechend 450 mg), unzerkaut mit Wasser schlucken
- Binimetinib (Mektovi®):
  15 mg p. o. 3 - 0 - 3 Tabletten (entsprechend 45 mg 2× täglich), Einnahme im Abstand von 12 Stunden

Dosisanpassung:
1. Dosisanpassung: Encorafenib 300 mg p. o. 1× täglich (4 Tabletten à 75 mg)
2. Dosisanpassung: Encorafenib 200 mg p. o. 1× täglich (4 Tabletten à 50 mg)

Wenn die Behandlung mit Binimetinib unterbrochen wird, sollte Encorafenib auf 300 mg täglich reduziert werden.

Monitoring:

	Vor Therapie	Wo 4	Wo 8	Wo 12	Wo 16	Wo 20	Wo 24	Wo 28
Datum								
Diff.-BB	X	x	x	x	x	x	x	x
GOT, GGT, GPT, Bilirubin, alkalische Phosphatase	X	x	x	x	x	x	x	x
Harnsäure	X	x	x	x	x	x	x	x
Kreatinin	X	x	x	x	x	x	x	x
Elektrolyte (inkl. Mg)	X	x		x			x	
S100, MIA, LDH	X	x	x	x	x	x	x	x
Hautuntersuchung	X	x	x	x	x	x	x	x
Gynäkologische Untersuchung	X							
Augenärztliche Untersuchung	X							
EKG (QTc-Zeit), Echo*	X	x		x			x	

* Keine Anwendung, wenn <50% unter Norm

◘ **Abb. 8.23** Medikamentenstandard BRAF/MEK-Inhibitoren: Encorafenib/Binimetinib

8.4 · Medikamentenstandards

Nebenwirkungsmanagement:

Generell:
- Grad 1 / 2 (verträglich): Fortsetzung der Therapie, klinische Kontrollen, ggf. symptomatische Behandlung
- Grad 2 (nicht verträglich) / 3: Therapie pausieren bis Grad 0 / 1 und anschließend Dosisreduktion um eine Stufe
- Grad 4: Therapieabbruch oder Therapie pausieren bis Grad 0 / 1 und anschließend Dosisreduktion um eine Stufe (bei Therapiewiederaufnahme)
- Bei Entwicklung kutaner Neoplasien: Resektion ohne Dosisanpassung

Diarrhoe:
Grad 1/2 (1–6 Stuhlgänge/d mehr als Normalsituation): Symptomatische Therapie mit Loperamid (2 mg). Bei schweren Fällen ggf. Pausieren der Therapie für 5–7 Tage und Fortsetzung mit reduzierter Dosis.
Grad 3/4 (> 6 Stuhlgänge/d mehr als Normalsituation): Stationäre Aufnahme und Therapieabbruch. Nach Sistieren der Symptome erneuter Therapieversuch.

QT-Zeit Verlängerung (Auslöser Encorafenib):
- QTcF > 500 ms und Veränderung um ≤ 60 ms im Vergleich zu Baseline:
  Encorafenib pausieren. Wenn QTcF ≤ 500 ms mit reduzierter Dosis fortsetzen.
  Encorafenib sollte dauerhaft abgesetzt werden, wenn die QTc-Verlängerung mehr als einmal auftritt.
- QTcF > 500 ms und Anstieg um > 60 ms im Vergleich zu Baseline:
  Encorafenib sollte dauerhaft abgesetzt werden.

Verminderte Ejektionsfraktion (Auslöser Binimetinib):
Bei symptomatischer linksventrikulärer Dysfunktion, einer LVEF Grad 3 bis 4 oder einem absoluten
Abfall der LVEF um ≥ 10 % vom Ausgangswert sollten Binimetinib und Encorafenib abgesetzt und die LVEF alle 2 Wochen bis zur Erholung auf den Ausgangswert untersucht werden.

Uveitis (Auslöser Encorafenib):
Grad 1: Pausieren, augenärztliche Kontrolle und Therapie, wenn auf Grad 0 abgeklungen, Fortsetzung der Therapie in selber Dosierung. Wenn kein Ansprechen auf topische Augenbehandlung, stopp Encorafenib.
Grad 2–3: Wenn auf Grad 0 oder 1 abgeklungen, Behandlung mit reduzierter Dosis.
Grad 3: Wenn innerhalb von 6 Wochen keine Besserung, dauerhafter Stopp Encorafenib.

◘ **Abb. 8.23** Medikamentenstandard BRAF/MEK-Inhibitoren: Encorafenib/Binimetinib (Fortsetzung)

8.4.5 MEK-Inhibitor-Monotherapie: Binimetinib, Cobimetinib, Trametinib (◨ Abb. 8.24)

Medikamentenstandard

MEK-Inhibitoren: Trametinib (Mekinist®), Cobimetinib (Cotellic®) und Binimetinib (Mektovi®)

Indikation:
- Bei metastasiertem Melanom mit BRAFV600-Mutation in Kombination mit BRAF-Inhibitor
- Bei NRAS Mutation, Uveamelanom oder bei Melanom aus Melanomen aus kongenitalen Nävi mit NRAS-Mutationsmosaik als Monotherapie Off-Label

(Relative) Kontraindikationen:
- Herzerkrankungen, Augenerkrankungen, Schwangerschaft, Stillzeit

Patient:
- Strenge Kontrazeption unter der Therapie und bis 4 Monate nach Beendigung
- Insbesondere über folgende Nebenwirkungen aufklären:
  - Gastrointestinale (z. B. Diarrhoe, Verstopfung, Pankreatitis, Transaminasen)
  - Kardiale Dysfunktion (Herzinsuffizienz, Blutdruck-Anstieg)
  - Okuläre (Netzhautablösung, Gefäßverschlüsse)
  - Arthralgien (mit CK-Erhöhung)
  - Lymphödeme
  - Kutane Nebenwirkungen (Akneiformes Exanthem, Pruritus)
- Bei Patienten mit beeinträchtigter linksventrikulärer Pumpfunktion nur mit Vorsicht anwenden
- Bei kardialen und okulären Nebenwirkungen soll der Patient sich sofort melden und die Medikation selbstständig pausieren
- Bei Cobimetinib (Cotellic®) ist konsequenter Sonnenschutz essentiell (LSF 50)!
- Einnahme von Medikamenten, die den pH-Wert des Magens erhöhen (Protonenpumpen-Inhibitoren, Antacida) können die Wirkung reduzieren

Dosierung und Besonderheiten:
- Trametinib (Mekinist®): Aufbewahrung im Kühlschrank (2–8 °C)
  2 mg 1-0-0 (täglich), mindestens 1 Stunde vor oder 2 Stunden nach dem Essen im Ganzen mit Wasser einnehmen
  Dosisanpassung: Reduktion auf 1,5 mg 1-0-0 oder 1 mg 1-0-0 (mit Tabletten à 0,5 mg)
  Rezept: Trametinib 2 mg 30 Stück (entspricht 4 Wochen)
  Keine Medikamenteninteraktionen In vivo (In vitro: CYP2C8-Inhibitor, CYP3A4-Induktor), jedoch erhöhte Blutungsgefahr bei laufender Antikoagulation

- Cobimetinib (Cotellic®)
  20 mg 3-0-0 (21 Tage, dann 7 Tage Pause), mit oder ohne Nahrung, im Ganzen mit Wasser einnehmen
  Dosisanpassung: Reduktion auf 40 mg/Tag oder 20 mg/Tag
  Rezept: Cobimetinib 20 mg 63 Stück (entspricht 3 Wochen)

- Binimetinib (Mektovi®)
  15 mg 3-0-3 täglich, mit oder ohne Nahrung, im Ganzen mit Wasser einnehmen
  Dosisanpassung: Reduktion auf 30 mg 2x täglich (2-0-2)
  Rezept: Binimetinib 15 mg 84 Stück (entspricht 2 Wochen)

◨ **Abb. 8.24** Medikamentenstandard MEK-Inhibitor-Monotherapie: Binimetinib, Cobimetinib, Trametinib

8.4 · Medikamentenstandards

Monitoring:

	Vor Therapie	4-wöchentlich	3-monatig/individuell
DIFF-BB	X	X	
INR, Quick	X	X	
Elektrolyte (Na, K, Cl, Ca, Mg)	X	X	
GOT, GPT, GGT, AP, Bilirubin	X	X	
CK	X	X	
Kreatinin	X	X	
U-Status	X		
S-100, MIA, LDH	X	X	
Hautuntersuchung	X	X	
Blutdruckmessung	X	X	
EKG (ggf. Echo)*	X	X	
Herzechokardiographie	X*	(X)	(X)
Frauenärztliche Untersuchung	X		
Schwangerschaftstest	X		
Augenärztliche Untersuchung	X		

* Insbesondere bei kardialer Vorerkrankung oder Risikofaktoren

Kardiale Nebenwirkungen

Bei Abnahme der Pumpfunktion >10% oder Absinken unterhalb der unteren Grenze unterbrechen der Behandlung. Bei linksventrikulärer Dysfunktion Grad 3/4 dauerhaftes Absetzen.

Okuläre Nebenwirkungen

Umgehende augenärztliche Abklärung. Bei Retinalvenenverschluss dauerhaftes Absetzen. Bei Netzhautablösung Dosierung gemäss Fachinformation.

Pneumonitis

Bei Husten, Dyspnoe, Pleuraerguss und Infiltraten CT-Thorax zum Ausschluss einer Pneumonitis. Bei Pneumonitis dauerhaftes Absetzen.

Akneiformes Exanthem

Tritt bei 60% der Patienten auf. Symptomatische Therapie mit lokalen Steroiden und ggf. Doxycyclin p. o.

Generell

- Grad 1/Grad 2 (tolerierbar) Fortsetzung der Behandlung und engmaschige Überwachung
- Grad 2 (nicht tolerierbar)/Grad 3: Unterbrechung der Therapie, bis Toxizität auf Grad 0 bis 1 verbessert, Wiederaufnahme der Therapie mit um eine Stufe reduzierter Dosis.
- Grad 4: Dauerhafter Abbruch oder Pause, bis sich die Toxizität auf Grad 0 bis 1 verbessert, Wiederaufnahme der Therapie mit um eine Stufe reduzierter Dosis.

Bei Abklingen der Nebenwirkungen, Dosis-Re-Eskalation nach dem gleichen Schema wie bei der Reduktion möglich.

◘ Abb. 8.24 Medikamentenstandard MEK-Inhibitor-Monotherapie: Binimetinib, Cobimetinib, Trametinib (Fortsetzung)

8.4.6 Interferon-alpha (IFN-α) (◘ Abb. 8.25)

Medikamentenstandard

Interferon-alpha (Roferon®, Intron-A®, PegIntron®, Pegasys®)

Kontraindikation:
Depression, Psychose, schwerwiegende Herzerkrankungen (bei Stauungsinsuffizienz des Herzens, nach Myokardinfarkt oder Herzrhythmusstörungen erhöhte Vorsicht), schwere Nieren- oder Leberinsuffizienz, schwere Funktionsstörungen des Knochenmarks, Hyperthyreose. Vorsicht bei Autoimmun-Hepatitis, Kollagenosen, Sjögren-Syndrom.

Patient aufgeklärt:
Grippe-ähnliche Symptome können mit Paracetamol behandelt werden und werden im Verlauf besser (abends spritzen), Fatigue und Depression können auftreten

Besonderheiten:
- Ggf. Dosisanpassung von Theophyllin und Aminophyllin (Clearance vermindert)
- Zusätzl. Hämatotoxizität bei Einnahme von ACE-Hemmern, MTX, Zidovudin, Imatinib
- Lungentoxizität bei Anwendung von Shosaikoto (chin. Arzneipflanze)

Dosierung:
Interferon-alpha 2b (Intron-A®) oder Interferon-alpha 2a (Roferon®) 3 Mio IE s.c. 3×/Woche über 18–24 Monate. Bei Unverträglichkeiten Reduktion auf 1,5 Mio IE s.c. 3×/Woche.

(Peginterferon alpha-2b (PegIntron®) 6 μg/kg/1× pro Woche s.c. für 8 Wochen, dann 3 μg/kg 1× pro Woche s.c. für 2 Jahre; in D nicht zugelassene Indikation)

Bei Lymphom bis 9 Mio IE 3×/Woche s.c. Interferon-alpha

Bei Hepatitis C Peginterferon alpha-2a (Pegasys®) 180 μg/1× pro Woche bzw. Peginterferon alpha-2b (PegIntron®) 1,5 μg/kg 1× pro Woche

	Vor Therapie	Wo 2	Wo 4	Wo 8	Wo 12	Wo 24	Wo 36	Wo 48
Datum								
Diff-BB*	X	x[1]	x	x	x	x	x	x
Elektrolyte	X	x	x	x	x	x	x	x
Triglyceride, Glucose	X	x	x	x	x	x	x	x
GOT, GPT	X	x	x	x	x	x	x	x
CK	X	x	x	x	x	x	x	x
Kreatinin	X	x	x	x	x	x	x	x
ANA	X				x			
TSH, T3, T4	X		x		x	x	x	x
Schilddrüsen-Autoantikörper	X							
Bilirubin	X							
Serumprotein	X							
Schwangerschaftstest	X							
Augenuntersuchung	X							
EKG**	X		(x)	(x)	(x)	(x)	(x)	(x)
U-Status	X				x	x		

* wenn zusätzliche hämatotoxische Medikamente oder erniedrigte Werte wöchentliche Kontrollen
** Bei Auffälligkeiten zusätzlich Belastungs-EKG und ggf. Herzecho und weiterhin monatlich EKG
[1] Bei Neutropenie <500/μl: Stop bis 2000/μl dann Dosis 1/3 senken, wieder <500/μl Stop bis 2000/μl dann Dosis 2/3 senken, <250/μl Abbruch

Und weiterhin: Alle 3 Monate: Diff-BB, Elektrolyte, GOT, GPT, CK

◘ **Abb. 8.25** Medikamentenstandard Interferon-alpha

8.4.7 Acitretin (◘ Abb. 8.26)

Medikamentenstandard

Acitretin (Neotigason®)

Kontraindikationen:

Schwangerschaft; schwere Leber- oder Niereninsuffizienz; manifester Diabetes; keine gleichzeitige Einnahme von Vitamin A/anderen Retinoiden, Methotrexat oder Tetracyclinen

Patient:

- Kein gleichzeitiger Alkoholkonsum; bis 2 Jahre nach Beendigung der Therapie Kontrazeption für Frauen nötig!
- Trockenheit und Desquamation der Haut

Besonderheiten:

- Kombination mit UV-Therapie unter reduzierter und verlangsamter Dosissteigerung möglich
- Psoriasis: Besonders gute Wirksamkeit bei pustulösen Formen

Dosierung: 0,3–0,5 mg/kg KG täglich z. B. 30 mg, evtl. steigern bis 0,8 mg/kg KG mit fetthaltiger Nahrung zur verbesserten Resorption

	Vor Therapie	Wo 1	Wo 2	Wo 4	Wo 8	Wo 12	Wo 16
Datum							
Kleines BB	x				x		x
GOT, GPT, GGT	x			x	x		x
Kreatinin, Harnstoff	x						
Triglyceride, Cholesterin, HDL	x				x		x
Schwangerschaftstest	x			x	x	x	x

◘ Abb. 8.26 Medikamentenstandard Acitretin

8.4.8 Bexaroten (Abb. 8.27)

Medikamentenstandard

Bexaroten (Targretin®)

Patient aufgeklärt:
Kein zusätzliches Vitamin A, UV-Schutz, Kontrazeption, exfoliative Dermatitis, Juckreiz, Müdigkeit, Hypothyreose meist 4–8 Wochen nach Therapiebeginn, Therapieerfolg erst nach 3 Monaten zu beurteilen

Besonderheiten:
- Gemfibrozil nicht empfohlen (erhöht Bexaroten-Spiegel)
- wird über CYP3A4 abgebaut: Ketoconazol, Itraconazol, Proteasehemmer, Clarithromycin und Erythromycin erhöhen Spiegel; Cyp3A4-Induktoren (Rifampicin, Phenytoin, Dexamethason oder Phenobarbital) erniedrigen Spiegel
- Kann mit PUVA kombiniert werden

Dosierung: Beginn mit 150 mg/m²/Tag für 2–4 Wochen dann steigern bis auf 300 mg/m²/Tag einmal täglich oral zusammen mit einer Mahlzeit einnehmen

Begleitende Gabe:
- Fenofibrat 145–200 mg täglich ab Tag 7 und
- L-Thyroxin 0,05 mg pro Tag

	Vor Therapie	Wo 1	Wo 2	Wo 3	Wo 4	Wo 8	Wo 12
Datum							
Diff-BB	x	x	x	x	x	x	x
Triglyceride, Cholesterin	x	x[1]	x	x	x	x	x
GOT, GPT, Bilirubin	x	x	x	x	x	x	x
TSH, T3, T4	x				x	x	x
Schwangerschaftstest	x						

[1] Wenn erhöht zusätzlich Atorvastatin 10 mg Tag

Und weiterhin:
Monatlich: Diff-BB, Triglyceride, Cholesterin, GOT, GPT, Bilirubin, TSH, T3, T4

Abb. 8.27 Medikamentenstandard Bexaroten

8.4.9 Methotrexat (Abb. 8.28)

Medikamentenstandard

Methotrexat

Kontraindikationen: Schwere und bestehende Infektion; gastrointestinale Ulzerationen/Gastritis; Stomatitis; schwere Leber- und Nierenfunktionsstörungen, Myelosuppression; Immunschwäche; Alkoholabusus; Schwangerschaft, Stillzeit

Patient:
- Nur 1× pro Woche! Bei Husten, Dyspnoe, Ulzerationen/Stomatitis beim Arzt melden
- Bis 6 Monate nach Beendigung der Therapie Kontrazeption (Mann und Frau)
- Keine Lebendimpfung, Totimpfung nach Rücksprache; kein Alkohol

Besonderheiten:
- Cave bei unproduktivem Husten oder akuter Dyspnoe: Pneumonitis
- Parenterale Gabe aufgrund wechselnder oraler Bioverfügbarkeit zu bevorzugen

Dosierung: 7,5–25 mg 1× pro Woche; 1 Tag danach 5–15 mg Folsäure

	Vor Therapie	Wo 1	Wo 3	Wo 5	Mo 2	Mo 3	Mo 4	Mo 5	Mo 6
Datum									
Diff-BB	x	x	x	x	x	x	x	x	x
GOT, GPT, GGT, AP	x	x	x	x	x	x	x	x	x
Kreatinin, K	x	x	x	x	x	x	x	x	x
Urinstatus	x								
Bilirubin	x								
Schwangerschaftstest	x								
Röntgen-Thorax	(x)*								
Quantiferon, Hepatitis B & C, HIV-Serologie	x								

* bei Vorliegen oder Auftreten von Husten/Dyspnoe innerhalb der ersten 4 Therapiewochen

Und weiterhin:
Alle 2 Monate: GOT, GPT, GGT, AP, Kreatinin, K

Abb. 8.28 Medikamentenstandard Methotrexat

8.4.10 Hedgehog-Inhibitoren: Vismodegib, Sonidegib

Medikamentenstandard

Hedgehog-Inhibitoren: Vismodegib (Erivedge®) und Sonidegib (Odomzo®)

Indikation:

- Lokal fortgeschrittenes Basalzellkarzinom, bei dem eine Operation oder Strahlentherapie nicht geeignet ist
- Metastasiertes Basalzellkarzinom

Kontraindikationen:

Schwangerschaft, Stillzeit. Schwere Leberinsuffizienz.

Patient:

Konsequente Kontrazeption (Männer bis 2 Monate (Vismodegib) und Frauen bis 2 Jahre nach letzter Dosis)
Keine Blut- oder Samenspende bis 2 Jahre nach letzter Dosis
Während und bis 2 Jahre nach Therapie kein Stillen des Kindes

Nebenwirkungen:

- Muskelspasmen
- Alopezie, Exanthem, Pruritus
- Dysgeusie/Ageusie
- Gewichtsverlust mit gastrointestinalen Nebenwirkungen (z. B. Diarrhoe, Bauchschmerzen, Erbrechen)
- Müdigkeit
- Anstieg der Leberenzyme

Wechselwirkungen:

CYP-Induktoren und -Inhibitoren

Dosierung/Aufbewahrung:

Vismodegib (Erivedge®):
150 mg p.o. 1× tgl. unzerkaut eine Stunde vor oder frühestens zwei Stunden nach dem Essen. Nicht über 30° Celsius lagern.

Sonidegib (Odomozo®):
200 mg p.o. 1× tgl. unzerkaut eine Stunde vor oder frühestens zwei Stunden nach dem Essen.

◘ Abb. 8.29   Medikamentenstandard Vismodegib, Sonidegib

8.4 · Medikamentenstandards

	Vor Therapie	Wo 4	Wo 8	Wo 12	Wo 16	Wo 20	Wo 24	Wo 28	Wo 32*
Datum									
Diff.-BB	X	X	X	X	X	X	X	X	X
INR, Quick	X			X			X		
Elektrolyte (Na, K, Cl, Ca, Mg)	X	X	X	X	X	X	X	X	X
GOT, GPT, GGT, AP, Bilirubin	X	X	X	X	X	X	X	X	X
CK	X	X	X	X	X	X	X	X	X
Kreatinin	X	X	X	X	X	X	X	X	X
U-Status	X			X			X		
Schwangerschaftstest (Blut)	X (max. 1 Woche)	X	X	X	X	X	X	X	X
Hautuntersuchung	X	X	X	X	X	X	X	X	X

* anschließend wieder bei Woche 12 beginnen

Bei Nebenwirkungen individuell abhängig Therapie pausieren/stoppen.

Bei muskuloskeletalen Nebenwirkungen
Mit > 2,5-facher Erhöhung der CK: Wöchentliche CK- und Kreatininkontrollen (Cave Rhabdomyolyse)

Abb. 8.29 Medikamentenstandard Vismodegib, Sonidegib (Fortsetzung)

8.5 Checklisten und Dokumentationsbögen

8.5.1 Checkliste Erstvorstellung Tumorpatient (◘ Abb. 8.30)

Checkliste

Erstvorstellung (metastasierter) Tumorpatient

Patient: _____ Datum: _____

☐ **Aufklärungsgespräch**

❗ **geeignetes Setting beachten (in Ruhe, im Sitzen)**

– Bisherigen Informationsstand des Patienten/der Angehörigen erfragen und ggfs. ergänzen (Art der Erkrankung und Prognose)
– Geplante Diagnostik/Staging
– Ist Vorstellung Tumorkonferenz erfolgt/geplant?
– Aufklärung über Therapie (spezifisch, allgemein palliativ) → schriftliche Einwilligung
– Ambulante ärztliche Betreuung klären
– Häusliche Versorgung klären/Hospiz oder palliative Anbindung ansprechen
– Hinweis auf Patientenverfügung und Vollmacht
– Hinweis auf Selbsthilfe → Broschüre

☐ **Tumorpass**
– Vorhandenen Tumorpass aktualisieren oder neuen ausstellen

☐ **Angebot Psychoonkologie**
– Bedarf erfragen und erfassen → Hornheider Fragebogen, Psychoonkologische Basisdokumentation
– Ggfs. Psychoonkologisches Konsil anmelden
– Ggfs. Psychoonkologische Unterstützung für Kinder krebskranker Eltern bahnen

☐ **Sozialdienst**
– Sozialdienst-Konsil anmelden

☐ **Ggfs. Angebot Anlage Port (bzw. Broviac Katheter) bei anstehender Chemo-/Palliativtherapie**
– Allgemeinchirurgisches Konsil

☐ **Weitere Informationen**
– Broschüre zur Tumorerkrankung
– Broschüre zu Psychoonkologie, Kinder mit krebskranken Eltern
– Selbsthilfe
– Hinweis auf Blaue Ratgeber zu unterschiedlichen Themen (Auslage im Wartezimmer) (Zu beziehen über die Deutsche Krebshilfe (www.krebshilfe.de))

Ärztin / Arzt: _____

◘ **Abb. 8.30** Checkliste Erstvorstellung Tumorpatient

8.5.2 Hornheider Screeningbogen (Abb. 8.31)

– Seite A – Patient/Patientin –

Hornheider Screening-Instrument (HSI)
Fragen zur Befindlichkeit

(Strittmatter et al., 2000)

[Namensetikett]

Sehr geehrte Patientin,
sehr geehrter Patient,

wir möchten Sie während ihrer Behandlung optimal unterstützen.

Vor diesem Hintergrund bitten wir Sie um die Beantwortung der nachfolgenden Fragen.

Ihre Angaben werden vertraulich behandelt.

Mit freundlichen Grüßen

1.	Wie fühlten Sie sich körperlich in den letzten drei Tagen?	eher gut 0	mittel 1	eher schlecht 2
2.	Wie fühlten Sie sich seelisch in den letzten drei Tagen?	eher gut 0	mittel 1	eher schlecht 2
3.	Gibt es etwas, was Sie unabhängig von der jetzigen Krankheit stark belastet?	ja 2	nein 0	
4.	Haben Sie jemanden, mit dem Sie über Ihre Sorgen und Ängste sprechen können?	ja 0	nein 2	
5.	Ist jemand in Ihrer Familie durch den Krankenhausaufenthalt besonders belastet?	ja 2	nein 0	
6.	Können Sie innerlich tagsüber zur Ruhe kommen?	ja 0	nein 2	
7.	Wie gut fühlen Sie sich über Krankheit und Behandlung informiert?	eher gut 0	mittel 1	eher schlecht 2

Vielen Dank für Ihre Mitarbeit!

Abb. 8.31 Hornheider Screeningbogen

- Seite B – betreuender Arzt / betreuende Ärztin -

Auswertung Hornheider Screeninginstrumente (HSI)

Kriterium 1: Betreuungsbedarf mittels diskriminanzanalytisch gewonnenem Algorithmus
(Strittmatter et al. 2000)

Die Auswertung erfolgt über eine Excel-Datei, die über den Erstautor kostenfrei bezogen werden kann (gerhard.strittmatter@fachklinik-hornheide.de)

❱ **Ergibt andere Ergebnisse als Kriterium 2, bitte immer beides durchführen.**

Kriterium 2: Betreuungsbedarf nach dem Summenwert
(Gerhards, Strittmatter)

Für die Ermittlung des Betreuungsbedarfs werden alle Ratings summiert.
Ist der Summenwert ≥ 4, ist der Patient betreuungsbedürftig.

Summe:	0	1	2	3	4	5	6	7
	8	9	10	11	12	13	14	

Patient/Patientin betreuungsbedürftig: ☐ ja ☐ nein

Tumorstadium: _____

Gesprächsprotokoll (Kurzes freies Protokoll des Aufklärungsgespräches hinsichtlich psychosoziales Angebot (Selbsthilfegruppen, Deutsche Krebsgesellschaft usw.) und psycho-onkologisches Angebot (psycho-onkologische Sprechstunde, Konsiliardienst, Angebot der Psychosomatik, Übernahme zur Kurzzeittherapie oder Krisenintervention auf die psychosomatische Station) und Mitgabe von Informationsmaterial:

_____

_____

_____

den _____

Gespräch geführt durch _____
(Unterschrift und Name)

◻ **Abb. 8.31** Hornheider Screeningbogen (Fortsetzung)

8.5.3 Distress Thermometer (Abb. 8.32)

Fragebogen zur psychischen Belastung aufgrund körperlicher Erkrankung(en)

Anleitung:

ERSTENS: Bitte kreisen Sie am Thermometer rechts die Zahl ein (0–10) die am besten beschreibt, wie belastet Sie sich in der letzten Woche einschließlich heute gefühlt haben.

Feld für Patientenaufkleber

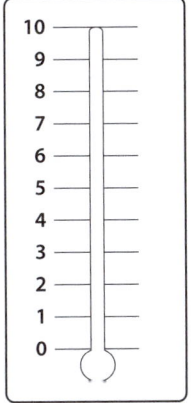

10 — Extrem belastet
9
8
7
6
5
4
3
2
1
0 — Gar nicht belastet

ZWEITENS: Bitte geben Sie an, ob Sie in einem der nachfolgenden Bereiche in der letzten Woche einschließlich heute Probleme hatten. Kreuzen Sie für jeden Bereich JA oder NEIN an.

JA	NEIN		JA	NEIN	
		Praktische Probleme			**Körperliche Probleme**
○	○	Wohnsituation	○	○	Schmerzen
○	○	Versicherung	○	○	Übelkeit
○	○	Arbeit/Schule	○	○	Erschöpfung
○	○	Beförderung (Transport)	○	○	Schlaf
○	○	Kinderbetreuung	○	○	Bewegung/Mobilität
			○	○	Waschen, Ankleiden
		Familiäre Probleme	○	○	Äußeres Erscheinungsbild
○	○	Im Umgang mit dem Partner	○	○	Atmung
○	○	Im Umgang mit den Kindern	○	○	Entzündungen im Mundbereich
			○	○	Essen/Ernährung
		Emotionale Probleme	○	○	Verdauungsstörungen
○	○	Sorgen	○	○	Verstopfung
○	○	Ängste	○	○	Durchfall
○	○	Traurigkeit	○	○	Veränderungen beim Wasser lassen
○	○	Depression	○	○	Fieber
○	○	Nervosität	○	○	Trockene/juckende Haut
○	○	Verlust des Interesses an alltäglichen Aktivitäten	○	○	Trockene/verstopfte Nase
			○	○	Kribbeln in Händen/Füßen
			○	○	Angeschwollen/aufgedunsen fühlen
		Spirituelle/religiöse Belange	○	○	Gedächtnis/Konzentration
○	○	In Bezug auf Gott	○	○	Sexuelle Probleme
○	○	Verlust des Glaubens			

Sonstige Probleme: _____

NCCN 1.2005 Distress Management Guideline. © National Comprehensive Cancer Network. Alle Rechte vorbehalten. Deutsche Version: Mehnert, A., Müller, D., Lehmann, C., Koch, U. (2006) Die deutsche Version des NCCN Distress-Thermometers - Empirische Prüfung eines Screening-Instruments zur Erfassung psychosozialer Belastung bei Krebspatienten. Zeitschrift für Psychiatrie, Psychologie und Psychotherapie. 54 (3). 213-223.

Abb. 8.32 Distress Thermometer

8.5.4 Psychoonkologische Basisdokumentation (Abb. 8.33)

Psychoonkologische Basisdokumentation - Kurzform (PO-Bado-KF)
(Herschbach et al 2004)

Ausschnitt aus PO-Bado-KF Manual

Die Dokumentation soll das Befinden des Patienten während der letzten drei Tage erfassen (in Ausnahmefällen, z.B. wenn der Patient die Diagnose erst vor zwei Tagen erfahren hat und die Zeit vorher für das derzeitige Befinden wenig relevant ist, sollte der momentane Zustand erhoben werden). Falls das subjektive Befinden innerhalb des Zeitfensters schwankte, soll die stärkste Belastung, die während der letzten drei Tage auftrat, erfasst werden. Wenn ein Patient z.B. berichtet, dass es ihm heute relativ gut ginge, er aber vor zwei Tagen unter Angstzuständen gelitten habe, dann sollten die Angstzustände dokumentiert werden.

Beim Ausfüllen des Bogens sind folgende Punkte besonders zu beachten:
1. Bitte machen Sie zu **jedem Item** eine Angabe.
2. Orientieren Sie sich bei der Einschätzung der einzelnen Items an den **konkreten Äußerungen des Patienten**.
3. Das zentrale Bewertungskriterium ist das **subjektive Befinden des Patienten, nicht die Stärke eines Symptoms!** Bezogen auf das Item »Erschöpfung/Mattigkeit« beispielsweise, soll nicht das Ausmaß der Erschöpfung beurteilt werden, sondern das Ausmaß der subjektiven Belastung, das die Erschöpfung auslöst. Also nicht: *Wie stark ist die Erschöpfung?* sondern *Wie sehr leiden Sie unter der Erschöpfung?*
4. Zeitfenster der Beurteilung sind ausschließlich **die letzten drei Tage**! Falls das subjektive Befinden innerhalb des Zeitfensters schwankte, soll die stärkste Belastung während der letzten drei Tage erfasst werden.
5. Die Einschätzung der subjektiven Belastung soll sich auf den Gesamteindruck stützen, den der Patient macht. Hier können Verhaltensbeobachtungen, Fremdschilderungen durch Angehörige und Mitpatienten, das nonverbale Verhalten, das Sozialverhalten des Patienten etc. eingehen.
6. **Voraussetzung für die Anwendung der PO-Bado-KF ist die Kenntnis des Manuals und Interviewleitfadens.**

Die subjektive Belastung des Patienten soll nach den folgenden **Antwortkategorien** eingeschätzt werden:

0 = nicht belastend: Es gibt keine Hinweise dafür, dass der Patient unter diesem Aspekt leidet oder das Problem trifft belastend auf den Patienten zu. 0 soll auch angekreuzt werden, wenn keine Informationen vorliegen.

1 = wenig belastend: Der Patient leidet in geringem Ausmaß unter diesem Aspekt, allerdings nicht so stark, dass ihn die Belastung ernsthaft einschränkt.

2 = mittelmäßig belastend: Der Patient fühlt sich durch diesen Aspekt belastet und eingeschränkt. Subjektiver belastend ist in mittelmäßiger Ausprägung vorhanden.

3 = ziemlich belastend: Der Patient leidet erheblich unter diesem Aspekt und beschreibt eine ziemlich starke belastend durch die Belastung.

4 = sehr belastend: Der Patient ist außerordentlich belastet und leidet so stark unter diesem Aspekt, dass die belastend für ihn schwer zu ertragen ist.

Betreuungsbedürftigkeit besteht bei einem Summenwert > 8

Abb. 8.33 Psychoonkologische Basisdokumentation

Psychoonkologische Basisdokumentation - Kurzform (PO-Bado-KF)

Untersucher: _____ Datum: _____ Patient: _____

Soziodemographische und medizinische Angaben

Alter:	
Geschlecht:	☐ M ☐ W
Feste Partnerschaft:	☐ Ja ☐ Nein ☐ Nicht bekannt
Kinder:	☐ Ja ☐ Nein ☐ Nicht bekannt
Arbeitssituation:	☐ Berufstätig ☐ Krank geschrieben ☐ Rente ☐ Hausarbeit ☐ Arbeitslos ☐ Sonstiges: _____
Tumor-Diagnose/ Lokalisation:	☐ Mamma ☐ Hämatologische Erkrankung (Leukämie etc.) ☐ Gyn. Tumore ☐ Haut (Melanome, Basaliome etc.) ☐ Lunge/Bronchien ☐ Weichteiltumore (Sarkomo) ☐ Prostata/Hoden ☐ Urologische Tumore (Harnwege, Niere, Blase etc.) ☐ Colon/Rektum ☐ Magen, Ösophagus, Pankreas ☐ HNO ☐ Sonstige: _____
Metastasen:	☐ Ja ☐ Nein ☐ Nicht bekannt
Datum der Erstdiagnose:	(Monat/Jahr) ____/____ ☐ Nicht bekannt
Aktueller Krankheitsstatus:	☐ Ersterkrankung ☐ Zweittumor ☐ Derzeit nicht zu beurteilen ☐ Rezidiv ☐ Remission
Behandlungen in den: letzten zwei Monaten:	☐ OP ☐ Bestrahlung ☐ Sonstige: _____ ☐ Chemotherapie ☐ Hormontherapie ☐ Keine
Weitere relevante somatische Erkrankungen:	☐ Ja (bitte benennen): _____ ☐ Nein ☐ Nicht bekannt
Psychopharmaka/Opiate: (z.B. Tranquilizer, Morphin)	☐ Ja (bitte benennen): _____ ☐ Nein ☐ Nicht bekannt
Psychologische/ psychiatrische Behandlung in der Vergangenheit:	☐ Ja ☐ Nein ☐ Nicht bekannt
Aktueller Funktionsstatus: (WHO-ECOG-Skala 0–4)	☐$_0$ Normale Aktivität ☐$_1$ Symptome vorhanden, Patient ist aber fast uneingeschränkt gehfähig ☐$_2$ Zeitweise Bettruhe, aber weniger als 50% der normalen Tageszeit ☐$_3$ Patient muss mehr als 50% der normalen Tageszeit im Bett verbringen ☐$_4$ Patient ist ständig bettlägerig
Gesprächsinitiative/ Zugangsweg:	☐ Routinedokumentation (Aufnahme-/Routinegespräch) ☐ Vorausgewählter Patient (Zuweisung durch Behandler, Angehörige oder Patient selbst) ☐ Wissenschaftliche Zwecke (Studie etc.)

Ihre Angaben sollen sich auf das **subjektive Erleben** des Patienten in den **letzten drei Tagen** beziehen.

Psychosoziale Belastungen

Der Patient/die Patientin leidet unter …	nicht	wenig	mittelmäßig	ziemlich	sehr
… Erschöpfung/Mattigkeit	☐$_0$	☐$_1$	☐$_2$	☐$_3$	☐$_4$
… Stimmungsschwankungen/Verunsicherung/Hilflosigkeit	☐	☐	☐	☐	☐
… Angst/Sorgen/Anspannung	☐	☐	☐	☐	☐
… Trauer/Niedergeschlagenheit/Depressivität	☐	☐	☐	☐	☐
… Einschränkungen bei Aktivitäten des täglichen Lebens	☐	☐	☐	☐	☐
… weiteren Problemen, z.B. im sozialen/familiären Bereich	☐	☐	☐	☐	☐

Indikation

	Ja	Nein
Bei dem Patienten besteht aktuell eine Indikation für professionelle psychosoziale Unterstützung.	☐	☐

Abb. 8.33 Psychoonkologische Basisdokumentation (Fortsetzung)

8.6 Paravasate

8.6.1 Substanzspezifische Maßnahmen (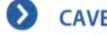 Abb. 8.34)

Paravasate – Substanzspezifische Maßnahmen

Zytostatikum	Antidot
Doxorubicin (CHOP) Daunorubicin Epirubicin Idarubicin	Dexrazoxane (Cardioxane®) sobald wie möglich, maximal 6 Stunden nach erfolgter Paravasation. 1000 mg/m² i.v. an Tag 1+ 2, sowie 500 mg/m² an Tag 3. Reizt Venen! Chirurgisches Konsil innerhalb von 3 Tagen. Trockene lokale Kühlung mehrmals täglich für 15 Minuten, aber 15 Minuten vor Infusion entfernen.
Paclitaxel	Hyaluronidase bis zu 1500 I.E in das Paravasatgebiet infiltrieren /s.c. umspritzen. Chirurgisches Konsil innerhalb von 3 Tagen. Evtl. Recall bei nachfolgenden Paclitaxeltherapien!
Cisplatin Dactinomycin Mitomycin C Mitoxantron Amsacrin	Dimethylsulfoxid (DMSO) 99% 4–6 mal täglich über mindestens 7–14 Tage mit einem sterilen Watteträger ohne Druckausübung im gesamten Paravasatgebiet auftragen und an der Luft gut abtrocknen lassen.[1] Das behandelte Paravasatgebiet sollte doppelt so groß sein wie der Paravasatbereich. Trockene lokale Kühlung mehrmals täglich für 15 Minuten. Chirurgisches Konsil innerhalb von 3 Tagen.
Vincristin (CHOP) Vindesin Vinblastin Vinorelbin	Hyaluronidase bis zu 1500 I.E. in das Paravasatgebiet infiltrieren/s.c. umspritzen. Milde, trockene Wärmetherapie zunächst für 60 Minuten, dann viermal täglich über 20 Minuten anwenden. Chirurgisches Konsil innerhalb von 3 Tagen.
Liposomales Doxorubicin (Caelyx®)	Trockene lokale Kühlung mehrmals täglich für 15 Minuten.
Dacarbacin	Kein Sonnenlicht
Fotemustin	Keine
Gemcitabin	Keine
Treosulfan	Keine
Carboplatin	Keine
Cyclophosphamid	Keine
5-Fluorouracil	Keine

[1] Die betroffenen Hautpartie nicht mit DMSO »tränken«, sondern nur mit dem Watteträger bepinseln. Zuviel DMSO erhöht die Permeabilität der Haut, so dass das Zytostatikum verstärkt absorbiert werden kann. Bei Austrocknung der Haut gut fetten.

> **CAVE:**
> Oxaliplatin: keine kalten Umschläge / kein NaCl
> Dexrazoxan: kein DMSO vor oder während der Therapie!

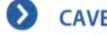 Abb. 8.34 Substanzspezifische Maßnahmen

8.6 · Paravasate

8.6.2 Paravasat-Dokumentation (Abb. 8.35; Tab. 8.1)

Paravasat-Dokumentation

Patientenetikett

Paravasat mit: (Substanz) _____

erkannt am _____ (Datum) um _____ (Uhrzeit)

☐ während der Applikation ☐ _____ Stunden nach der Applikation
☐ unmittelbar nach der Applikation ☐ _____ Tage nach der Applikation

Maßnahmen

Aspiration ☐ ja ☐ nein

☐ Substanzspezifische Maßnahmen

_____
_____
_____

Aufklärung des Patienten ☐ ja ☐ nein
Chirurgisches Konsil ☐ ja ☐ nein

Ärztliche Erst-Dokumentation des Paravasates durch

Name: _____ Tel.: _____

	✓ = zutreffend	↑ Verschlechterung		= keine Veränderung		↓ Besserung	
	Status post paravasationem	1. Kontrolle	2. Kontrolle	3. Kontrolle	4. Kontrolle	5. Kontrolle	6. Kontrolle
Datum							
Handzeichen des Arztes							
Symptome nach Paravasat:							
Schmerzen (Brennen, Stechen)							
Ödem Erythem Blasenbildung Verfärbung Induration							
Funktionseinschränkung Ulzeration Nekrose Demarkierung (Abgrenzung) Verschorfung							
Infektion vollständige Abheilung							
Paravasatausdehnung:							
Angabe der 2 längsten Durchmesser ✣ in cm							
Maßnahmen:							
konservative Maßnahmen							
chirurgische Maßnahmen — Exzision Transplantation							

Abb. 8.35 Paravasat-Dokumentation

8.7 Nebenwirkungen der gebräuchlichsten Chemotherapeutika (Tab. 8.1)

Tab. 8.1 Übersicht der Nebenwirkungen und Besonderheiten der Tumortherapeutika

Medikament	Name	Dosis Monotherapie	zu beachten	Bei Niereninsuffizienz anpassen	Bei Leberinsuffizienz anpassen	Verstoffwechselung über Cytochrom P450*	Nausea	Gastrointestinaltrakt	Knochenmarksuppression	Unverträglichkeit	Alopezie	Polyneuropathie	Palmoplantare Erythrodysästhesie	Nephrotoxizität**	Kardiotoxizität	Lungentoxizität	Neurotoxizität (z.B. Ototoxizität)	Wechselwirkungen	Paravasat	Besonderheiten bei Applikation
Avelumab (Anti-PDL1 Antikörper) (4.5.1)	Bavencio®	10 mg/kg	Infusionsreaktionen; immunassoziierte Nebenwirkungen (Endokrinopathien, Kolitis, Hepatitis, Dermatitis)	nein	nein	nein	keine	Kolitis; Perforation Gastrointestinaltrakt	selten autoimmunhämolytische Anämie	nein	nein	nein	nein	selten	selten	selten	sehr selten	keine	keine Maßnahme	Prämedikation mit Paracetamol und Antihistaminikum; Infusionszeit 90 min
Binimetinib (MEK-Inhibitor) (2.10.2)	Mektovi®	90 mg/d (p.o.) 1× tägl. 45 mg - 0 - 45 mg	akneiformes Exanthem; retinale Venenokklusion; Retinopathie; Ödeme peripher; Hypertonus; Anämie	nein	nein	ja	keine	Diarrhöen; Hepatotoxizität	nein	nein	nein	nein	ja	ja	ja	ja	nein	zahlreiche	entfällt bei oraler Gabe	unabhängig von Mahlzeiten
Brentuximab-Vedotin (3.2.11)	Adcetris®	1–8 mg/kg	Infusionsreaktionen, Neuropathien, Hyperglykämien, schwere Infektionen	ja	ja	ja	ja	ja	ja, Neutropenien	ja	ja	ja	ja	ja	nein	ja	nein	Cave Cyp3A4 Inhibitoren	keine Maßnahme	Infusionszeit 30 min
Carboplatin (2.14.4)	Carboplatin® Carbomedac®	400 mg/m² oder AUC 5–7	cave Kombination mit Phenytoin	ja	nein	nein	moderat	Diarrhöen, abdominelle Schmerzen	ja	selten	selten	ja	nein	ja	nein	nein	ja (Hörverlust, aber geringer als Cisplatin)	keine Schleifendiuretika; keine Aminoglykoside; keine Cephlosporine; kein Amphotericin B	ruhig stellen	aluminiumfreies Besteck

Tab. 8.1 (Fortsetzung)

Medikament	Name	Dosis Monotherapie	zu beachten	Bei Niereninsuffizienz anpassen	Bei Leberinsuffizienz anpassen	Verstoffwechselung über Cytochrom P450*	Nausea	Gastrointestinaltrakt	Knochenmarksuppression	Unverträglichkeit	Alopezie	Polyneuropathie	Palmoplantare Erythrodysästhesie	Nephrotoxizität**	Kardiotoxizität	Lungentoxizität	Neurotoxizität (z.B. Ototoxizität)	Wechselwirkungen	Paravasat	Besonderheiten bei Applikation
Carmustin (BCNU) (2.14,11)	Carmubris®	200 mg/m²	Leukämie; Lungenmonitoring	ja	ja	ja	hoch	reversible Leberschäden	ja, verstärkt bei Gabe von Cimetidin; später Nadir (3–5 Wochen)	Brennen an Einstichstelle; selten Phlebitis an Injektionsstelle; anaphylaktoide Reaktionen	ja	nein	nein	ja	nein	ja, bis zu 30%; Fibrose bis Jahre später; Infiltrate	ja	cave Cimetidin verstärkt Toxizität	ruhig stellen	Lichtschutz; Glasbehälter Cetuxi
Cemiplimab (Anti-PDL1 Antikörper) (4.1.1)	Libtayo®	350 mg	immunassoziierte Nebenwirkungen (Endokrinopathien, Kolitis, Hepatitis, Dermatitis)	nein	nein	nein	keine	Kolitis; Perforation Gastrointestinaltrakt	nein selten autoimmunhämolytische Anämie	nein	nein	nein	nein	selten	selten	selten	sehr selten	keine	keine Maßnahme	Infusionszeit 30 min
Cetuximab (EGFR-Antikörper) (4.1.2)	Erbitux®	400 mg/m²	akneiforme Dermatitis; Elektrolytverschiebungen; 1 Woche vor Bestrahlung bis Ende Bestrahlung; Zeitabstand bei Kombination mit Chemotherapie; Sonnenschutz Patient	nein	nein	nein	gering	Diarrhöen; Mukositis; Hepatotoxizität	ja	ja	nein	nein	nein	nein	ja	ja	nein	bei Kombination mit 5FU gehäuftes Auftreten kardiovaskulärer Ereignisse und palmoplantarer Erythrodysästhesie	keine Maßnahme	Prämedikation mit Antihistaminikum + Steroid

Tab. 8.1 (Fortsetzung)

Medikament	Name	Dosis Monotherapie	zu beachten	Bei Niereninsuffizienz anpassen	Bei Leberinsuffizienz anpassen	Verstoffwechselung über Cytochrom P450*	Nausea	Gastrointestinaltrakt	Knochenmarksuppression	Unverträglichkeit	Alopezie	Polyneuropathie	Palmoplantare Erythrodysästhesie	Nephrotoxizität**	Kardiotoxizität	Lungentoxizität	Neurotoxizität (z.B. Ototoxizität)	Wechselwirkungen	Paravasat	Besonderheiten bei Applikation
Cisplatin (2.14.3 und 4.1.6)	Cisplatin medac® Platinex®	50–100 mg/m²	Hydratation (prä/post); D-Mannitol; Elektrolyte; Audiometriemonitoring	ja	nein	nein	hoch	nein	ja, ausgeprägte Anämie	selten	selten	ja	nein	stark	nein	nein	ja (Hörverlust)	keine Schleifendiuretika; keine Aminoglykoside; keine Cephalosporine; kein Amphotericin B; cave Kontrastmittel; keine gleichzeitige Verabreichung mit Mesna	DMSO + Kälte	aluminiumfreies Infusionsbesteck; Lichtschutz
Cobimetinib (MEK-Inhibitor) (2.10.2)	Cotellic®	60 mg/d (p.o.) d1–21	akneiformes Exanthem; retinale Venenokklusion; Retinopathie; Ödeme peripher; Hypertonus; Anämie	nein	nein	ja	keine	Diarrhöen; Hepatotoxizität	nein	nein	nein	nein	ja	ja	ja	ja	nein	zahlreiche	entfällt bei oraler Gabe	7-tägige Pause
Cyclophosphamid (3.2.9)	Endoxan®	400–600 mg/m²	Tumorlysesyndrom; Leukämie; Harnwegskarzinom; wirkt porphyrogen; hämorrhagische Zystitis (Mesna); keine gleichzeitige Anwendung von Indomethacin	ja, bei Kreatininclearance <10 ml/min → Dosisreduktion um 50%	ja, bei Bilirubin 3,1–5 mg/dl → Dosisreduktion um 25%	ja	moderat	Venoocclusive Disease der Leber; Entzündung der Darmschleimhaut → Malabsorption Digoxin	ja, verstärkt durch Allopurinol und HCT	ja	ja, reversibel	nein	nein	ja	ja, verstärkt durch Anthrazykline und Pentostatin	Pneumonie; Pneumonitis; Lungenfibrose	nein	verstärkt Blutzuckersenkung von Sulfonylharnstoffen; Allopurinol und HCT verstärken Myelosuppression	ruhig stellen	kein Grapefruitsaft; ausreichend trinken

Tab. 8.1 (Fortsetzung)

Medikament	Name	Dosis Monotherapie	zu beachten	Bei Niereninsuffizienz anpassen	Bei Leberinsuffizienz anpassen	Verstoffwechselung über Cytochrom P450*	Nausea	Gastrointestinaltrakt	Knochenmarksuppression	Unverträglichkeit	Alopezie	Polyneuropathie	Palmoplantare Erythrodysästhesie	Nephrotoxizität**	Kardiotoxizität	Lungentoxizität	Neurotoxizität (z.B. Ototoxizität)	Wechselwirkungen	Paravasat	Besonderheiten bei Applikation
Dabrafenib (BRAF-Inhibitor) (2.10.1)	Tafinlar®	300 mg/d (p.o.) 150 mg – 0 – 150 mg	Fieber, Blutdruckanstieg	nein	unbekannt	ja	keine	Obstipation	nein	nein	ja	nein	ja	nein	nein	nein	nein	cave Kombination Cytochrom P 450 Induktoren/Inhibitoren	entfällt bei oraler Gabe	1h vor oder 2h nach einer Mahlzeit
Dacarbazin (DTIC) (2.14.1)	Detimedac®	850 mg/m²	Sonnenschutz Patient; keine Kombination mit leberschädigenden Medikamenten; kein Genuss von Alkohol	ja bei kombinierter Leber- und Niereninsuffizienz	ja bei kombinierter Leber- und Niereninsuffizienz	ja	hoch	nein, selten Budd-Chiari-Syndrom	ja, nach 3–4 Wochen	selten	selten	nein	nein	nein	nein	nein	nein	Zusammen mit Fotemustin akutes resoiratorisches Stress-Syndrom (ARDS); Allopurinol und Azathioprin erhöhen Toxizität	ruhig stellen + Lichtschutz	Lichtschutz
Doxorubicin (3.2.8)	Adriamycin® Adriblastin®	40–75 mg/m²	Kardiales Monitoring bei starker Kardiotoxizität; Recall-Phänomen nach Bestrahlung	ja	ja	nein	moderat	Schleimhautulzerationen im gesamten Gastrointestinaltrakt; Diarrhöen	ja	ja (Urtikaria)	ja, reversibel	nein	nein	nein	ja sehr stark	nein	nein	erhöhte Kardiotoxizität und hämorrhagische Zystitis durch Cyclophosphamid; erhöhte Nephrotoxizität durch Amphotericin B; Ritonavir erhöht Doxorubicin-spiegel; Doxorubicin senkt Spiegel von Digoxin und Phenytoin; cave erhöhte Kardio- und Hepatotoxizität nach Bestrahlung (Recall-Phänomen); bindet an Heparin → Wirkverlust von Doxorubicin und Heparin	DMSO + Kälte; ggfs Dexrazoxane	

Tab. 8.1 (Fortsetzung)

Medikament	Name	Dosis Monotherapie	zu beachten	Bei Niereninsuffizienz anpassen	Bei Leberinsuffizienz anpassen	Verstoffwechselung über Cytochrom P450*	Nausea	Gastrointestinaltrakt	Knochenmarksuppression	Unverträglichkeit	Alopezie	Polyneuropathie	Palmoplantare Erythrodysästhesie	Nephrotoxizität**	Kardiotoxizität	Lungentoxizität	Neurotoxizität (z.B. Ototoxizität)	Wechselwirkungen	Paravasat	Besonderheiten bei Applikation
Doxorubicin, liposomal verkapseltes (3.2.7)	Caelyx® Myocet®	20 mg/m²	kardiales Monitoring (linksventrikuläre Auswurffraktion); cave ab kumulativer Dosis von 450 mg/m²; Recall-Phänomen nach Bestrahlung	nein	ja, bei Bilirubin > 3 mg/dl → Dosisreduktion um 50%; bei Bilirubin 1,2–3 mg/dl → Dosisreduktion um 25%	nein	gering	Stomatitis	ja	Anaphylaktoide Reaktionen	ja	nein	ja	nein	ja	nein	nein	erhöhte Kardiotoxizität und hämorrhagische Zystitis durch Cyclophosphamid; erhöhte Nephrotoxizität durch Amphotericin B; Ritonavir erhöht Doxorubicinspiegel; Doxorubicin senkt Spiegel von Digoxin und Phenytoin; cave erhöhte Kardio- und Hepatotoxizität nach Bestrahlung (Recall-Phänomen); bindet an Heparin → Wirkverlust von Doxorubicin und Heparin	ruhig stellen und kühlen; **kein** DMSO!	
Encorafenib (BRAF-Inhibitor) (2.10.11)	Braftovi®	450 mg/d (p.o.) 1 × tägl.		nein	unbekannt	ja	keine	Obstipation	Anämien möglich	nein	ja	nein	ja	nein	nein	nein	nein	cave Kombination Cytochrom P 450 Induktoren/Inhibitoren	entfällt bei oraler Gabe	Nicht mit Grapefruitsaft

Tab. 8.1 (Fortsetzung)

Medikament	Name	Dosis Monotherapie	zu beachten	Bei Niereninsuffizienz anpassen	Bei Leberinsuffizienz anpassen	Verstoffwechselung über Cytochrom P450*	Nausea	Gastrointestinaltrakt	Knochenmarksuppression	Unverträglichkeit	Alopezie	Polyneuropathie	Palmoplantare Erythrodysästhesie	Nephrotoxizität**	Kardiotoxizität	Lungentoxizität	Neurotoxizität (z.B. Ototoxizität)	Wechselwirkungen	Paravasat	Besonderheiten bei Applikation
Etoposid (2.14.19)	Eto-medac®	100–120 mg/m²	erniedrigtes Serumalbumin erhöht Toxizität; akute Leukämie bei Kombination mit anderen Zytostatika	ja	nein	nein	gering	Diarrhöen; Stomatitis; Hepatotoxizität	ja	ja (anaphylaktoide Reaktionen)	ja, reversibel	selten	selten	nein	Arrhythmien	selten Pneumonitis, Lungenfibrose	ja	Verstärkte Wirkung oraler Antikoagulanzien	ruhig stellen	Infusionszeit 60 min
Fotemustin (2.14.8)	Muphoran®	100 mg/m²	Augenuntersuchung	nein	unbekannt	nein	moderat	lebertoxisch; Diarrhöen	später Nadir (4–5 Wochen)	Phlebitis an Injektionsstelle	nein	ja	nein	nein	nein	ARDS nach Dacarbazin	ja (Geschmacksstörung)	senkt Phenytoinspiegel	ruhig stellen	Lichtschutz
5-Fluor-uracil (4.1.4)	5-FU®	500–1000 mg/m²	DPD Spiegel vor Gabe; Sonnenschutz Patient; kein Brivudin/Sorivudin; Radiosensitizer; erhöht 5-FU-Spiegel durch Kombination mit Kalziumfolinat/Cimetidin/IFN	bei kombinierter Nieren-/Leberinsuffizienz	bei kombinierter Nieren-/Leberinsuffizienz	ja	gering	Mukositis, Diarrhöen, Blutungen, Cholezystitis	ja	Anaphylaktoide Reaktionen	selten, reversibel	nein	ja	nein	ja	ja	ja	keine Kombination mit Brivudin/Sorivudin	ruhig stellen	täglich Inspektion der Mundhöhle
Gemcitabin (2.14.13)	Genzar®	1200 mg/m²	Ödeme peripher + Lunge	ja	ja	nein	gering	Stomatitis; Diarrhöen; Transaminasenerhöhung	ja	ja (Exanthem, Hypotonus)	ja	nein	nein	HUS; Hämaturie; Proteinurie	selten Infarkt	Dyspnoe	nein	cave Kombination mit Bestrahlung	ruhig stellen	Lösung nicht kühlen (Ausfällung)

Tab. 8.1 (Fortsetzung)

Medikament	Name	Dosis Monotherapie	zu beachten	Bei Niereninsuffizienz anpassen	Bei Leberinsuffizienz anpassen	Verstoffwechselung über Cytochrom P450*	Nausea	Gastrointestinaltrakt	Knochenmarksuppression	Unverträglichkeit	Alopezie	Polyneuropathie	Palmoplantare Erythrodysästhesie	Nephrotoxizität**	Kardiotoxizität	Lungentoxizität	Neurotoxizität (z.B. Ototoxizität)	Wechselwirkungen	Paravasat	Besonderheiten bei Applikation
Imatinib (Tyrosinkinase-Inhibitor) (2.10.3)	Glivec®	400 mg 1–2 × tgl. (p.o.)	Ödeme → wiegen!	ja	ja	ja	minimal	Diarrhöen; Hepatotoxizität	ja	Flush	ja	ja	nein	ja	ja	ja	ja	senkt L-Thyroxin Spiegel; cave Metoprolol Spiegel ist erhöht; cave Paracetamol Spiegel ist erhöht; orale Antikoagulanzien umsetzen auf Heparin	entfällt bei oraler Gabe	
Ipilimumab (Anti-CTLA4-Antikörper) (2.9.2)	Yervoy®	3 mg/kg KG i.v. (4 × alle 3 Wochen)	immunassoziierte Nebenwirkungen (Endokrinopathien, Kolitis, Hepatitis, Dermatitis)	nein	nein	nein	keine	Kolitis; Perforation Gastrointestinaltrakt	nein selten autoimmunhämolytische Anämie	nein	nein	nein	nein	selten	selten	selten	sehr selten	keine	keine Maßnahme	Infusionszeit 90 min
Lomustin (2.14.12)	Cecenu®	70–100 mg/m²	Kumulative Gesamtdosis von 1000 mg/m² soll nicht erreicht werden wegen Lungenfibrose; cave bei Zöliakie	ja	nein	ja	hoch	Leberenzymerhöhung	ja, verstärkt bei Gabe von Cimetidin und Theophyllin; später Nadir (4–5 Wochen)	nein	selten	nein	nein	ja	nein	selten Lungenfibrose	gelegentlich	erhöhte Myelosuppression durch Theophyllin und Cimetidin	entfällt bei oraler Gabe	3 h nach einer Mahlzeit
Melphalan (2.14.16)	Alkeran®	0,6–1,4 mg/kg KG	sekundäre Leukämie; bei Extremitätenperfusion Muskelfibrose bis Kompartmentsyndrom, Wundinfektion	ja	nein	nein	moderat	Diarrhöen	ja, auch nach Abbruch der Therapie	selten (Urtikaria, Ödeme, anaphylaktoide Reaktionen)	ja	nein	nein	nein	nein	selten	nein	nein		innerhalb 1,5 h

Tab. 8.1 (Fortsetzung)

Medikament	Name	Dosis Monotherapie	zu beachten	Bei Niereninsuffizienz anpassen	Bei Leberinsuffizienz anpassen	Verstoffwechselung über Cytochrom P450*	Nausea	Gastrointestinaltrakt	Knochenmarksuppression	Unverträglichkeit	Alopezie	Polyneuropathie	Palmoplantare Erythrodysästhesie	Nephrotoxizität**	Kardiotoxizität	Lungentoxizität	Neurotoxizität (z.B. Ototoxizität)	Wechselwirkungen	Paravasat	Besonderheiten bei Applikation
Methotrexat (3.2.5 und 4.1.3)	MTX® Methotrexat®	7–20 mg/m² 1× pro Woche (p.o. oder s.c.)	kumulativ Leberfibrose	ja	nein	nein	minimal	Stomatitis; Hepatotoxizität	ja	Exantheme, Urtikaria	ja	nein	nein	ja	nein	Alveolitis; Lungenfibrose	ja	cave Wirkungsbeeinträchtigung bzw. Nebenwirkungen durch Kombination mit NSAR/oralen Antibiotika/Protonenpumpenhemmer/Theophyllin/folsäurehaltige Vitaminpräparate/Kontrazeptiva/Phenytoin u.a.; erhöhte Lebertoxizität bei Kombination mit leberschädigenden Medikamenten z. B. Retinoide oder regelmäßigem Alkoholkonsum	entfällt bei oraler Gabe	Kalziumfolinat 24 h nach MTX-Gabe (1–5 mg)
Nivolumab (Anti-PD1 Antikörper) (2.9.1)	Opdivo®	(a) 3 mg/kg KG alle 2 Wo oder (b) 240 mg alle 2 Wo oder (c) 480 mg alle 4 Wo	immunassoziierte Nebenwirkungen (Endokrinopathien, Kolitis, Hepatitis, Dermatitis)	nein	nein	nein	keine	Kolitis; Perforation		nein	nein	nein	nein	selten	selten	selten	sehr selten	keine	keine Maßnahme	(a) 90 min (b) 30 min (c) 60 min

☐ Tab. 8.1 (Fortsetzung)

Medikament	Name	Dosis Monotherapie	zu beachten	Bei Niereninsuffizienz anpassen	Bei Leberinsuffizienz anpassen	Verstoffwechselung über Cytochrom P450*	Nausea	Gastrointestinaltrakt	Knochenmarksuppression	Unverträglichkeit	Alopezie	Polyneuropathie	Palmoplantare Erythrodysästhesie	Nephrotoxizität**	Kardiotoxizität	Lungentoxizität	Neurotoxizität (z.B. Ototoxizität)	Wechselwirkungen	Paravasat	Besonderheiten bei Applikation
Paclitaxel (2.14.9)	Taxol®	100–175 mg/m²	Sonnenschutz der Hände und Füße (sonst Onycholyse); kardiale Abklärung; anaphylaktoide Reaktionen	nein	ja	ja	gering	pseudomembranöse Kolitis; schwere Mukositis → Dosisreduktion um 25%	ja	ja, extrem (Anaphylaktoide Reaktionen an Einstichstelle i.S. Erythem/Ödem	ja	ja	nein	nein	ja (Überleitungsstörung, Bradykardie, Kardiomyopathie, Infarkt)	nein	periphere Polyneuropathie → Dosisreduktion um 20%	mit Cytochrom P450 Induktoren/Inhibitoren; cave HIV Medikation (Proteaseninhibitoren)	Hyaluronidase ohne Wärme	nicht in PVC haltigen Gefäßen/Geräten verabreichen; 1. Stunde Vitalparameterkontrolle; Prämedikation mit Steroid + Antihistaminikum + H2-Antagonist
Pembrolizumab (Anti-PD1 Antikörper) (2.9.1)	Keytruda®	2 mg/kg alle 3 Wo oder 200 mg alle 3 Wo	immunassoziierte Nebenwirkungen (Endokrinopathien, Kolitis, Hepatitis, Dermatitis)	nein	nein	nein	keine	Kolitis; selten Perforation Gastrointestinaltrakt	selten autoimmunhämolytische Anämie	nein	nein	nein	nein	selten	selten	selten	sehr selten	keine	keine Maßnahme	Infusionszeit 30 min
Rituximab (Anti-CD20 Antikörper) (3.4.1)	MabThera®	375 mg/m²	Tumorlysesyndrom; selten PML	nein	nein	nein	nein	nein	nur B-Lymphozytendepletion	ja	nein	nein	nein	nein	ja	nein	nein	kein	keine Maßnahme	Prämedikation mit Antihistaminika + Steroid
Sonidegib (Hedgehog-Inhibitor) (4.3.3)	Odomzo®	200 mg/d (p.o.) 1× tägl.	Muskelkrämpfe; Geschmacksstörung	nein	nein	nicht relevant	ja	Diarrhöen; Obstipation	nein	nein	ja	nein	nein	nein	nein	nein	ja	verstärkte Wirkung durch Clarithromycin/ Erythromycin/ Azithromycin	entfällt bei oraler Gabe	1 h vor oder 2 h nach Mahlzeit einnehmen

◻ **Tab. 8.1** (Fortsetzung)

Medikament	Name	Dosis Monotherapie	zu beachten	Bei Niereninsuffizienz anpassen	Bei Leberinsuffizienz anpassen	Verstoffwechselung über Cytochrom P450*	Nausea	Gastrointestinaltrakt	Knochenmarksuppression	Unverträglichkeit	Alopezie	Polyneuropathie	Palmoplantare Erythrodysästhesie	Nephrotoxizität**	Kardiotoxizität	Lungentoxizität	Neurotoxizität (z.B. Ototoxizität)	Wechselwirkungen	Paravasat	Besonderheiten bei Applikation
Sorafenib (Tyrosinkinase-Inhibitor) (2.10.3)	Nexavar®	800 mg/d (p.o.)	nicht mit fettreicher Mahlzeit einnehmen; Blutdruckmonitoring (Hypertonie); Hypophosphatämie; QT-Zeit Verlängerung	nein	nein	ja	gering	Perforation Gastrointestinaltrakt; Diarrhöen; Pankreatitis	ja	nein	ja	nein	ja	nein	ja (Ischämie)	nein	Depression	erhöht Digoxin Spiegel; engmaschige Kontrolle bei oralen Antikoagulanzien	entfällt bei oraler Gabe	Einnahme nicht mit fettreicher Mahlzeit
Temozolomid (2.14.2)	Temodal®	200 mg/m² (p.o.)		nein	nein	nein	moderat	Obstipation	ja, nach 3–4 Wochen	nein	selten	nein	nein	nein	nein	nein	ja (Krampfanfälle)	cave Entwicklung PCP bei gleichzeitiger Steroidgabe; Allopurinol und Azathioprin erhöhen Toxizität	entfällt bei oraler Gabe	Einnahme nüchtern
Trametinib (MEK-Inhibitor) (2.10.2)	Mekinist®	2 mg/d (p.o.) 1× tägl.	akneiformes Exanthem; retinale Venenokklusion; Retinopathie; Ödeme peripher; Hypertonus; Anämie	nein	nein	nein p-gp	keine	Diarrhöen; Hepatotoxizität	nein	nein	nein	nein	ja	ja	ja	ja	nein	keine	entfällt bei oraler Gabe	1 h vor oder 2 h nach einer Mahlzeit einnehmen, nicht zusammen mit Grapefruitsaft
Vemurafenib (BRAF-Inhibitor) (2.10.1)	Zelboraf®	960 mg/d (p.o.) 480 mg–0–480 mg	Sonnenschutz Patient; epitheliale Tumore; QT-Zeit Verlängerung	nein	nein	ja	gering	Diarrhöen; Obstipation; Hepatotoxizität	nein	nein	ja	nein	ja	nein	QT-Zeit Verlängerung; Arrhythmie	nein	nein	Marcumar; multiple andere	entfällt bei oraler Gabe	Einnahme unzerkaut

Tab. 8.1 (Fortsetzung)

Medikament	Name	Dosis Monotherapie	zu beachten	Bei Niereninsuffizienz anpassen	Bei Leberinsuffizienz anpassen	Verstoffwechselung über Cytochrom P450*	Nausea	Gastrointestinaltrakt	Knochenmarksuppression	Unverträglichkeit	Alopezie	Polyneuropathie	Palmoplantare Erythrodysästhesie	Nephrotoxizität**	Kardiotoxizität	Lungentoxizität	Neurotoxizität (z.B. Ototoxizität)	Wechselwirkungen	Paravasat	Besonderheiten bei Applikation
Vincristin (2.14.6)	Vincristin® Oncovin®	1,4 mg/m²	Obstipation	nein	ja	ja	minimal	Obstipation	selten gering	ja (anaphylaktoide Reaktion, Ödeme)	ja, reversibel	ja	nein	nein	selten	nein	ja	kein Nifedipon; cave Kombination mit Mitomycin macht Bronchospasmus; senkt Phenytoin- und Digoxinspiegel	Hyaluronidase + Wärme	keine
Vindesin (2.14.7)	Eldisine®	3 mg/m²	nicht bei gleichzeitiger Bestrahlung der Leber; prophylaktische Gabe Antiepileptikum bei Hirnmetastasen; Obstipation	nein	direktes Bilirubin > 3 mg/dl → Dosisreduktion um 50%	ja	minimal	Obstipation	ja	Bronchospasmen	ja	ja	nein	nein	nein	nein	ja	cave Kombination mit Mitomycin macht Bronchospasmus	Hyaluronidase + Wärme	keine
Vismodegib (Hedgehog-Inhibitor) (4.3.3)	Erivedge®	150 mg/d (p.o.) 1× tgl.	Muskelkrämpfe; Geschmacksstörung	nein	nein	nicht relevant	ja	Diarrhöen; Obstipation	nein	nein	ja	nein	nein	nein	nein	nein	ja	verstärkte Wirkung durch Clarithromycin/ Erythromycin/ Azithromycin	entfällt bei oraler Gabe	

Diese Tabelle dient der groben Übersicht über die wichtigsten Spezifika der aufgeführten Zytostatika. Sie erhebt keinen Anspruch auf Vollständigkeit und ersetzt in keinem Fall die Fachinformation.

* Cytochrom P 450 Induktoren: Omeprazol, Phenytoin, Rifampicin, Isoniazid, Carbamazepin, Alkohol
* Cytochrom P 450 Inhibitoren: Ketokonazol, Itrakonazol, Fluconazol, Erythromycin
**unter allen zytostatischen Therapien kann es durch Hyperurikämie zu einer Niereninsuffizienz kommen
DPD = Dihydropyrimidindehydrogenase
PCP = Pneumocystis jirovecii-Pneumonie
HCT = Hydrochlorothiazid
PML = Progressive multifokale Leukenzephalopathie
p.o. = per os

Serviceteil

Sachverzeichnis – 356

© Springer-Verlag GmbH Deutschland, ein Teil von Springer Nature 2019
L. Heinzerling et al., *Medikamentöse Tumortherapie in der Dermato-Onkologie*
https://doi.org/10.1007/978-3-662-58012-7

Sachverzeichnis

A

Acitretin 144, 160
Acrolein 166
Aderhautmelanom ▸ Uveamelanom
Akneiformes Exanthem 262
Alemtuzumab 16, 145, 170
Alizaprid 249
Alkylanzien, Ansatzpunkte 20
Allopurinol 279
All-trans Retinsäure 270
Alopezie 30, 34
Amifostin 268
Amitryptilin 253
Anagen-Effluvium 264
Anämie 243
Angiosarkom 222
Angst 259, 286
Ansprechrate 5
Anthrazyklin, Ansatzpunkte 21
Antiangiogenese 22
Antibiotika, Ansatzpunkte 21
Antidepressiva 253, 266
– atypische 260
– trizyklische 260
Antiemetika 247
Antiepileptika 266
Antikonvulsiva 253
Antikörper, monoklonale 16
Antimetabolite, Ansatzpunkte 20
Anti-PD1-Antikörper 60
Anti-PD1-Inhibitoren 264
Antiphlogistika, nichtsteroidale 252
Applikation 39
Aprepitant 248
APUD-System 231
Area under the curve 7
Arzt-Patienten-Gespräch 286
Atemnot 255
Autoimmunhepatitis 28

B

Basaliom
– Klinik 209
– metastasiertes 211
– noduläres 209
– sklerodermiformes 209
– superfizielles 209
– Therapie 210

Basalzellkarzinom 209
Basalzellkarzinom-Syndrom 211
Bednar-Tumor 215
Bevacizumab 22, 92
Bexaroten 144, 160
Binimetinib 81
Bleomycin 206
Blutbildveränderungen 243
Bortezomib 146, 171
Bowen-Karzinom 195
BRAF-Inhibitoren 60, 77
BRAF-Mutation 56
Brentuximab Vedotin 16
Budd-Chiari-Syndrom 32
Buprenorphin 252, 253
Busulfan 115
B-Zell-Lymphome
– diffuse großzellige 174, 177
– follikuläre 174
– kutane 137, 174
  – Diagnostik 179
  – intravaskuläre großzellige 174, 179
  – niedrig-maligne 174
  – Therapie 181

C

Calvert-Formel 7
Capecitabin 206
Carbamazepin 253
Carboplatin 99, 206
Carmustin 108
CD8$^+$-T-Zell-Lymphom
– Primär kutanes aggressives epidermotropes 154
Cetuximab 16, 199, 202
Chemoembolisation, transarterielle 121
Chemoresistenz 17
Chemosaturation 121
Chemotherapeutika 16
  ▸ Zytostatika
– Melanom 94
Chemotherapie ▸ Tumortherapie
– adjuvante 18
– antiangiogene 22
– intermittierende hochdosierte 18
– Kombinationstherapie 23
– metronomische 18, 22

– neoadjuvante 18
– Phasen 18
– Schwangerschaft 38
Chlorambucil 149, 162
CHOP 173
Cisplatin 61, 97, 206
Citalopram 253
c-kit-Mutation 56
Clarkson-Syndrom 279
Coasting-Effekt 265
Codein 252
Complete response 5
Cyclophosphamid 166
CYP2C9-Weg 271
CYP2C19-Weg 271
CYP3A4-Weg 271

D

Dabrafenib 60, 77, 79, 264
Dacarbazin 94
Daunorubicin 169
Denileukin diftitox 145
Denosumab 61, 63
Depression 259
Dermatofibrosarcoma protuberans 215
Dermatotoxizität 33
Dexamethason 248
Dexrazoxan 269
Dextromethorphan 269
Diarrhö 254
Diclofenac 252
Dignity-Psychotherapie 290
Dinitrochlorbenzol 93
Diphenylcyclopropenon 93
disease control rate 5
Diurese, forcierte alkalische 279
Docetaxel 106
Dolasetron 247
Dosisberechnung 7
Doxorubicin 164
– Liposomal verkapseltes 145
– pegyliertes liposomal verkapseltes 163
DTIC 61
Durchbruchschmerz 253
Dysästhesie 265
Dyspnoe 255

Sachverzeichnis

E

ECOG 34
EGFR-Follikulitis 29
Elektrochemotherapie 119
Entstauungstherapie 259
Erbrechen 246
– akutes 247
– antizipatorisches 247
– verzögertes 247
Ergebnisqualität 6
Erhaltungstherapie 18
Erlotinib 86
Erythem, toxisches 33
Erythrodysästhesie, palmoplantare 29
Erythropoetin 243
Erythrozytentransfusion 243
Etoposid 116
Etoricoxib 222
Everolimus 227
Evidenzniveau 5
Extremitätenperfusion 120
– hypertherme 234

F

Fatigue 256
Fehlermanagement 6
Fentanyl 252
Fibroxanthom
– atypisches 229
Filtrationsrate
– glomeruläre 7
– 5-Fluorouracil 204
Folsäureantagonisten 20
Forodesin 172
Fotemustin 61, 104
Fractional-cell-kill-Hypothese 19

G

Gefitinib 199
Gemcitabin 61, 110, 168
Gesprächsführung 286
Giant-cell-Fibroblastom 215
Glutathion 270
Gompertz-Kinetik 18
Good Clinical Practice 3
Gorlin-Goltz-Syndrom 211
Granisetron 247
granulomatous slack skin 147

H

Haarausfall 263
Haloperidol 249
Hand-Fuß-Syndrom 260
– Chemotherapie-assoziierte 33
– Multikinase-assoziierte 29
Hedgehog-Inhibitoren 213
Hepatotoxizität 31
Hirnödem 256, 281
Histon-Deacetylase-Inhibitoren 172
Hormontherapie 23
– ablative 23
– additive 24
5-HT3-Rezeptor-Antagonisten 247
Hydromorphon 252
Hydroxycarbamid 117
Hydroxyurea 117
Hyperkalzämie
– osteolytische 276
– tumorindizierte 276
Hyperpigmentierung 34
Hypersensitivität 267
Hypersensitivitätspneumonitis 33
Hypertrichose 30

I

Ibritumomab-Tiuxetan 183
Ibrutinib 184
Ibuprofen 252
Imatinib 65, 84, 217
Imiquimod 93, 212
immune-related response criteria 5
Immun-Escape 10
Immunsuppression 10
Immuntherapie 10
Induktionschemotherapie 18
Infusionsgeschwindigkeit 39
Interferone 88
Interferonresistenz 88
Interferon-α 88, 158
Interleukin-2 60, 91
Ipilimumab 60, 74
Isotretinoin 160

K

Kachexie 257
Kapillarlecksyndrom 279
Kaposi-Sarkom 218
– endemisches 218
– HIV-assoziiertes 218
– klassisches 218
Kardiomyopathie 31

Kardiotoxizität 31
– anthrazyklinassoziierte 31
Karnofsky-Index 34
Keimzentrumslymphom, primär kutanes 174, 175
Keratoakanthom 207
Killerzelllymphom, extranodales natürliches 153
Klarzellsarkom 230
Knospe-Schema 149, 173
Ko-Analgetika 253
Konsolidierungstherapie 18
Kreatinin-Clearance 7

L

Laborbefunde, Normwerte 7
Laktatdehydrogenase 67
Lamotrigin 253
Leberinsuffizienz, Chemotherapie 37
Lebervenenverschlusssyndrom 268
Leiomyosarkom 228
Lentigo-maligna-Melanom 49, 50
Leukaemia cutis, aleukämische 184
Leukenzephalopathie, progressive multifokale 268
Lomustin 109
Lorazepam 249
Lungenfibrose 33
Lungenödem, nichtkardiales 33
Lungentoxizität 33
Lymphödem 258
Lymphome
– CD30+-primär kutane anaplastische großzellige 150
– kutane 135
  – Epidemiologie 139
  – primäre 137
  – Prognose 138
  – sekundäre 137
  – WHO-EORTC-Klassifikation 137
  – Zelltyp 138
– plasmozytoide dendritische 184

M

Marginalzonenlymphom, primär kutanes 175, 176
Marginalzonenzellen 177
MDR-1-Gen 20
MEK-Inhibitoren 60, 80

Melanom 45
- akrolentiginöses 49, 50
- amelanotisches 50
- Ausbreitungsdiagnostik 67
- bei unbekanntem Primärtumor 50
- Chemosaturation 121
- Chemotherapie 61
- desmoplastisches 50
- Elektrochemotherapie 119
- Epidemiologie 48
- extrakutanes 50
- Extremitätenperfusion 120
- Fernmetastasen 54, 59
- Hautmetastasen 61
- Hirnmetastasen 61
- Immuntherapie 60
- Knochenmetastasen 61
- Lymphknotenmetastasen 53
- Metastasen
  - zerebrale 59
- mit unbekanntem Primärtumor 50
- Mutationsanalyse 55, 56
- Nachsorge 67
- noduläres 49, 50
- Radiofrequenzablation 122
- Risikofaktoren 48
- Satellitenmetastasen 59
- selektive interne Radiotherapie 121
- spitzoides 50
- Stadieneinteilung 52
- Staging 67
- stereotaktische Bestrahlung 122
- superfiziell spreitendes 49
- TACE 121
- Therapie
  - solitäre 65
  - stadiengerechte 57
- Tumormarker 65
- ulzeriertes 52
Melanose, neurokutane 49
Melphalan 113
MELTUMP 50
Merkelzellkarzinom 231
Mesna 166
Metamizol 252
Methadon 253
Methotrexat 145, 161, 204
Metoclopramid 249
MF, follikulotrope 146
MIA 66
Mitosehemmer, Ansatzpunkte 21
Mitoserate 17

Morphin 252
Mucinosis, follicularis 146
Mucosales Melanom ▶ Schleimhautmelanom
Mukositis 262
- enterale 263
- orale 263
Multikinaseinhibitoren 82, 261
Mycosis fungoides 139
- epidemiologie 139
- Histologie 140
- Klinik 139
- Prognose 140
- Stadieneinteilung 140
- Therapie 142
Myelosuppression 37

N

Naevus, Ota 51
Naloxon 252
Natriumthiosulfat 269
Nausea 246
Nävus, kongenitaler 48
Nebenwirkungen 24
- Chemo 30
- Immun 25
- zielgerichtete 29
Neoplasie, hämatodermische 137, 184
Neurokinin-Rezeptor-Antagonisten 248
Neuromelanose 49
Neurotoxizität 32
Neutropenie 244
Niereninsuffizienz, Chemotherapie 37
Nierentoxizität 32
Nilotinib 85
Nivolumab 73, 202
Non-Hodgkin-Lymphome 137
Normwerte 7
Norton-Simon-Modell 18
Nortriptylin 253
NRAS-Mutation 56

O

Obstipation 254
Olaratumab 225
Olzanzapin 248
Ondansetron 247
Opiat-Rotation 253
Opiode
- schwach wirksame 252
- stark wirksame 252

Oxaliplatin 100
Oxcarbazepin 253

P

Paclitaxel 105
Palliativversorgung 287
Palonosetron 247
Panitumumab 199
Papulose, lymphomatoide 151
Paracetamol 252
Parästhesie 265
parathyroid hormone-related protein 276
Paravasat 249
Paronychien 261
Partial response 5
Patientenverfügung 289
Pazopanib 225
PD1-Antagonisten 73, 234
Pembrolizumab 73, 202
Pentostatin 146, 171
Performance-Status 34
Perikardektomie 283
Perikarderguss, maligner 282
Perikardiodese 283
Perikardiozentese 283
Pethidin 252
photodynamische Therapie 212
Photopherese, extrakorporale 157
Photosensitivität 30, 34
Pioglitazon 221, 227
Piritramid 252
Platinverbindungen 20
Plattenepithelkarzinom 193
- akantholytisches 195
- desmoplastisches 195
- Histopathologie 194
- Klinik 194
- lymphoepitheliomartiges 194
- metastasiertes 199
- Risikofaktoren 193
- spindelzelliges 194
- Stadieneinteilung 195
- Therapie 195
- verruköses 194
Pneumonitis, interstitielle 33
Polyneuropathie 265
Polyomavirus 231
PPAR-Agonisten 22
Pregabalin 253

Sachverzeichnis

Prochlorperazin 249
Progressive disease 5
Proteasom-Inhibitoren 171
Proteinkinaseinhibitoren 22
Protektiva 268
Prozessqualität 6
Psychoonkologie 289
Psychostimulanzien 260
Pulpitis 261
Purin-Nukleotid-Phosphorylase-Hemmer 146, 172
PUVA-Therapie 149, 156
Pyrimidinanaloga 20

Q

Qualitätsmanagement 6

R

Radiation-Recall-Reaktion 262
Radiofrequenzablation 122
Radiotherapie
– selektive interne 121
– stereotaktische 122
Rapamycin 220
Rasburicase 279
Recall-Phänomen, Auslöser 34
RECIST-Kriterien 4
Remissionsgrad 4
Retikulose, pagetoide 143, 146
Retinoide 158
Retinoidrezeptoren 159
Rexinoidrezeptoren 159
Rhabdomyosarkom 229
Rituximab 16, 65, 181
RO5185426 60

S

S-100 66
SALT-Lymphome 174
Salvagetherapie 18
Sarkom, fibromyxoides 230
Schlafstörungen 257
Schleimhautmelanom 50, 52, 57
Schmerz
– neuropathischer 252
– nozizeptiver 252
– sympathischer 252
Schmerztherapie, terminale 253
Selumetinib 60
serious unexpected suspected adverse reaction 25

Sézary-Syndrom 148
– Epidemiologie 148
– Histologie 148
– Klinik 148
– Stadieneinteilung 140
– Therapie 149
Sézary-Zellen 148
Shunt, perikardio-peritonealer 283
Sorafenib 65, 82
SPIKES-Protokoll 287
Spinalkanalskompression 281
Stable disease 5
Sterbebegleitung 290
Stickstofflostverbindungen 20
Strukturqualität 6
Studie 3
– Endpunkte 4
– Phasen 3
Suizidalität 289
Sunitinib 83

T

TACE Chemoembolisation, transarterielle
Tamoxifen 112
Telogen-Effluvium 264
Temozolomid 61, 95
Thalidomid 221
Therapieansprechen 4
Thrombopenie 244
Tilidin 252
TKIresistenz, Mechanismen 15
Topiramat 253
Topoisomerasehemmer, Ansatzpunkte 21
Trabectidin 229
Tramadol 252
Trametinib 60, 80
Trauerbeistand 290
Treosulfan 111
Trichomegalie 30
Trofosfamid 114
Tropisetron 247
Tumorlysesyndrom 277
Tumorregression 4
Tumorschmerz 251
Tumortherapie Chemotherapie
– Nebenwirkungen 24
– Planung 34
– Vorbereitung 34
– Wirkmechanismen 10
– zielgerichtete 13
T-Zell-Leukämie, adulte 152

α/β-T-Zell-Lymphome
– follikuläre 175
– Primär kutane CD4[+] klein-/mittelzellige pleomorphe 155
– subkutane pannikulitisartige 152
γ/δ-T-Zell-Lymphom
– kutanes 154
T-Zell-Lymphome
– elastolytische 147
– extranodale 153
– kutane 137
  – Diagnostik 155
  – periphere 154
  – primäre 139
  – Therapie 156
– kutane aggressive epidermotrope 154

U

Ulcus
– rodens 209
– terebrans 209
unerwünschte Arzneimittelwirkung 25
unerwünschtes Ereignis 25
Uromitexan 270
Uveamelanom 51
– Therapie 65

V

V600-Mutation 56
VEGF-Antikörper 22
Vemurafenib 60, 78, 264
venoocclusive disease 268
Vinblastin 217
Vincaalkaloide, Ansatzpunkte 21
Vincristin 61, 101, 167
Vindesin 61, 103
Vismodegib 264
Vitamin E 270
Vorinostat 146, 172

W

Wachstumsfaktoren 18
Weichteiltumoren 215
Winkelmann-Schema 149, 173

X

Xerosis 261

Z

Zalutumumab 199, 207
Zanolimumab 16, 171
Zell-Leukämie, dendritische 184
Zellzyklus 17
Zweitmalignom 268
Zytokine 88
Zytokin-Freisetzungs-Syndrom 280
Zytostatika
– Ansatzpunkte 19
– bei Leberinsuffizienz 34
– bei Niereninsuffizienz 34
– Infusionsmodalitäten 39
– Langzeitnebenwirkungen 31
– Nebenwirkungen 24
Zytostatikakombinationstherapie 23
Zytostatikaresistenz 17
– Mechanismen 19

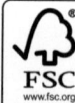

MIX
Papier aus verantwortungsvollen Quellen
Paper from responsible sources
FSC® C105338

If you have any concerns about our products,
you can contact us on
ProductSafety@springernature.com

In case Publisher is established outside the EU,
the EU authorized representative is:
Springer Nature Customer Service Center GmbH
Europaplatz 3, 69115 Heidelberg, Germany

Printed by Libri Plureos GmbH
in Hamburg, Germany